消化系统疾病临床治疗进展

杨　琳　等主编

U0395968

上海科学普及出版社

图书在版编目（CIP）数据

消化系统疾病临床治疗进展／杨琳等主编.—上海：上海科学普及出版社，2023.9
ISBN 978-7-5427-8588-6

Ⅰ.①消… Ⅱ.①杨… Ⅲ.①消化系统疾病–治疗 Ⅳ.①R570.4

中国国家版本馆CIP数据核字（2023）第202624号

统　　筹　　张善涛
责任编辑　　郝梓涵
整体设计　　宗　宁

消化系统疾病临床治疗进展

主编　杨　琳　等

上海科学普及出版社出版发行

（上海中山北路832号　邮政编码200070）

http://www.pspsh.com

各地新华书店经销　　山东麦德森文化传媒有限公司印刷
开本 787×1092 1/16　印张 23　插页 2　字数 589 000
2023年9月第1版　　2023年9月第1次印刷

ISBN 978-7-5427-8588-6　定价：198.00元
本书如有缺页、错装或坏损等严重质量问题
请向工厂联系调换
联系电话：0531-82601513

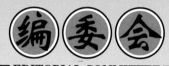

EDITORIAL COMMITTEE

主　编

杨　琳　吴　涛　郑永涛　李　强
邱　娜　庞　强　倪志壮

副主编

代建平　徐　帝　曾　煜　彭利军
吴新举　田瑞龙

编　委（按姓氏笔画排序）

田瑞龙（冠县人民医院）

代建平（冠县柳林镇中心卫生院）

朱宜瑾（山东省济微监狱）

李　强（枣庄市立医院）

杨　琳（济南市槐荫人民医院）

吴　涛（枣庄市山亭区人民医院）

吴新举（宁阳县中医院）

邱　娜（高密市中医院）

庞　强（微山县人民医院）

郑永涛（邹平市人民医院）

倪志壮（乳山市人民医院）

徐　帝（山东省军区济南第一退休干部休养所）

彭利军（临沂市人民医院）

董倩倩（中国人民解放军联勤保障部队第九六〇医院）

曾　煜（四川大学华西医院）

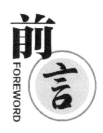

前言 FOREWORD

消化系统是维持机体生存的重要系统之一,它的主要功能是摄取、转运和消化食物,吸收营养,排泄废物;此外,还具有外分泌、内分泌功能和防御作用。消化系统疾病包括消化道和消化腺的疾病,病变的类型包括炎症、肿瘤、代谢异常、先天性器官畸形、功能性和动力障碍性疾病等。消化系统疾病种类繁多,其中不少是严重危害人类健康的常见病和多发病。近年来,随着医学科学技术的不断创新、新药物的不断问世和介入治疗方法的不断开拓,消化系统疾病的诊断治疗水平得到了很大的提高。医务人员必须不断学习新知识,掌握新技术,才能提高诊治水平,从而更好地为患者服务。基于此,我们特组织编写了《消化系统疾病临床治疗进展》一书。

本书以消化科临床需要为内容取舍标准,对消化系统疾病的主要知识做了较为全面和深入的阐述。首先介绍了消化系统疾病的常见症状、常用检查、相关疾病的内镜治疗技术及应用;然后重点讲解了食管、胃十二指肠、小肠与大肠、肝脏等部位的常见病与多发病,并详细讲述了各疾病的病因、发病机制、临床表现、辅助检查、诊断要点、治疗的基本原则、各种治疗方案的实施方法等。本书突出消化科临床实践中的重点知识和逻辑思维,覆盖面广、实践性强,适合各级医疗机构临床医师阅读参考。

由于患者病情复杂,且存在个体差异,临床医师应根据具体情况,对本书提供的资料酌情参考并作出自己独立的判断。另外,鉴于编写经验、水平有限,书中难免存在不足之处,恳请读者在阅读过程中提出宝贵意见。

《消化系统疾病临床治疗进展》编委会

2023 年 7 月

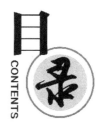

目录 CONTENTS

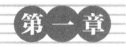

消化系统疾病的常见症状

第一节 咽下困难

咽下困难是指食物由口腔进入胃贲门受到阻碍的一种症状,表现为胸骨后疼痛、梗噎感、食物停滞或通过缓慢等。咽下困难可由中枢神经系统疾病、食管炎症或肿瘤所致梗阻,亦可由吞咽肌肉的运动障碍引起。假性咽下困难并无食管梗阻的基础,而多为一种咽颈部堵塞感,进食时有的反而减轻,应予以区别。

一、病因及分类

(一)机械性咽下困难

1.腔内因素

食团过大或食管异物。

2.管腔狭窄

(1)炎症:咽炎、扁桃体炎、口咽部损伤及食管炎。

(2)食管良性狭窄:良性肿瘤如平滑肌瘤、脂肪瘤、血管瘤、息肉;食管炎症,如反流性食管炎、放射性食管炎、腐蚀性食管炎、结核、霉菌感染等。

(3)恶性肿瘤:食管癌、贲门癌、肉瘤、淋巴瘤等。

(4)食管蹼:缺铁性咽下困难(Plummer-Vinson 综合征)。

(5)黏膜环:食管下端黏膜环。

3.外压性狭窄

(1)咽后壁包块或脓肿。

(2)甲状腺极度肿大。

(3)纵隔占位病变:如纵隔肿瘤、脓肿、左房长大、主动脉瘤等。

(4)食管裂孔疝。

(二)运动性咽下困难

1.吞咽启动困难

吞咽、口咽肌麻痹,口腔咽部炎症、脓肿;唾液缺乏,如干燥综合征。

2.咽、食管横纹肌功能障碍

运动神经元疾病、重症肌无力、肉毒中毒、有机磷中毒、多发性肌炎、皮肌炎、甲状腺毒性腺瘤等。

3.食管平滑肌功能障碍

进行性系统性硬化、糖尿病或酒精中毒性肌病、食管贲门失弛缓症、食管痉挛等。

二、诊断方法

(一)病史

详细询问咽下困难的起病、病程及进展、梗阻的部位、对不同食物(固体、液体)和温度的反应,以及伴随的症状,如疼痛、反食,有利于区分病变的性质和部位,确定咽下困难的类型。口咽性咽下困难主要由吞咽中枢至控制口咽部横纹肌的运动神经节病变引起,如脑血管病变、帕金森病、脑干肿瘤、脊髓前角灰质炎等;食管性咽下困难则主要由肿瘤、狭窄或痉挛等引起。食管癌的咽下困难病程较短,进行性加重,从干食发噎到半流质、流质亦难以下咽;食管良性肿瘤引起的咽下困难症状较轻,或仅为一种阻挡感;反流性食管炎的咽下困难不重,且多伴有反食、胃灼热、胸痛等反流症状;贲门失弛缓的咽下困难病程偏长,反复发作,发病多与精神因素有关,每次进食时需大量饮水以助干食下咽,后期有反食症状。

(二)体征

一般体征不明显,但口咽性吞咽障碍者可能发现局部的蓄食、软腭或咽后壁瘫痪等;有反流物上溢者可有肺部感染的体征;严重咽下困难患者有营养不良及失水等表现。

(三)实验室检查和特殊检查

1.X 线钡餐检查

X 线钡餐检查为最常用的重要检查方法,有助于确定机械性梗阻狭窄或动力性咽下困难、腔内梗阻或腔外压迫。连续摄片或录像可显示由咽部至食管下部的运动状况。

2.内镜检查

内镜检查可直接发现狭窄、肿瘤,并取活检确定黏膜或黏膜下病变性质,对狭窄者还可进行扩张治疗,良性肿瘤亦可进行摘除。超声内镜可以帮助确定病变范围和深度。

3.食管脱落细胞学检查

食管脱落细胞学检查对早期食管癌的诊断极有价值。

4.胸部 X 线检查及 CT 检查

胸部 X 线检查及 CT 检查可确定肺、纵隔的原发病变或并发症。

5.食管测压或 pH 监测

食管测压或 pH 监测可确定食管下括约肌(LES)功能及有否胃食管反流。

三、鉴别诊断

(一)食管癌

老年男性居多,咽下困难为早期症状,进行性加重,后期伴以反食及呕吐黏液等,X 线钡餐检查可见不规则充盈缺损、黏膜中断、管腔狭窄或管壁僵硬,胃镜可直接观察到早期黏膜变化,活检或食管脱落细胞学检查均有助于发现组织学依据。

(二)食管良性狭窄

常有吞服腐蚀药剂(如强酸、强碱)、长期胃内置管、食管手术等病史,虽有咽下困难,但病程漫长,缓慢进展,反食多见,X线钡餐可见不同程度狭窄,管壁整齐,比较对称,近端食管扩张明显。胃镜可以确定诊断。

(三)食管贲门失弛缓症

为食管贲门结合部肌间神经丛缺乏,致使迷走张力相对增高,LES不能松弛,食物通过受阻。可由情绪紧张等加重。患者以年轻女性居多,咽下困难呈慢性进程,间歇发作,重者呈持续性狭窄,上段食管扩张形成巨食管,可因食管反流而致肺部并发症。X线可见典型鸟喙样狭窄,胃镜可见食管上段扩张、下段狭窄,胃镜通过食管后,应特别注意有无贲门下肿瘤致继发性食管贲门失弛缓症,食管测压可呈典型高压带。

(四)反流性食管炎

由于LES功能失常,抗反流屏障功能降低,胃内容物反流入食管引起黏膜损伤,甚至溃疡。患者表现为胃灼热、反酸、胸骨后疼痛,甚至可反食和咽下困难。后期可致出血、狭窄、巴雷特食管等并发症,后者为食管腺癌的癌前病变,应予认真治疗,密切随访。

(五)膈肌裂孔疝

由于胃底经膈肌裂孔滑入膈上,形成滑动性食管裂孔疝,促成胃食管反流发生,咽下困难不重。如为食管旁疝则咽下困难较重。患者多因腹内压升高而出现症状,如胃灼热,反食,咽下困难。X线钡餐检查可以确诊。

(六)延髓麻痹所致运动性吞咽困难

延髓灰质炎引起延髓性麻痹,患者咽下困难常伴呛咳、构音障碍。进流质饮食或饮水时较固体食物咽下困难更重,出现呛咳,甚至自鼻孔溢出,检查时可发现舌咽部肌肉麻痹。咽异感症(或称癔球):患者常述吞咽困难,其实咽下并无困难,仅为一种咽部异物、吞咽不适、阻挡感觉,有称假性咽下困难。多由胃食管反流病引起,亦可由咽喉部炎症所致,患者以年轻女性多见,除上述症状外,常伴胃灼热、胸痞,可因情绪或刺激性食物引起,病情不重,预后良好,食管镜检查多无重要发现。

(邱 娜)

第二节 食 欲 缺 乏

食欲是对食物的一种欲望,是由过去进食经验的条件反射所形成。良好的食欲是健康标志之一。食欲缺乏或称食欲减退,是指对食物缺乏需求欲望,缺乏进食欲望,是临床上最常见的症状之一。症状可轻可重,可以是不良情绪引起的一过性不适,也可是严重疾病的表现之一,严重的食欲缺乏称为厌食。

一、病因

(一)器质性疾病

1.胃肠疾病

急慢性胃炎、幽门梗阻、胃大部或全切术后、急性肠炎、胃癌、阑尾炎、炎性肠病等。

2.肝胆胰疾病

急慢性肝炎、肝癌、胆道系统炎症和结石、慢性胰腺炎、胰腺癌。

3.内分泌疾病

甲状腺功能减退症、垂体功能减退症、肾上腺皮质功能减退症。

4.感染性疾病

结核性腹膜炎、肠道寄生虫病。

5.晚期恶性肿瘤

如胃癌、肝癌、胰腺癌、膀胱癌等,也可以是某些癌肿比较早期出现的症状之一,如胃癌。

6.肾衰竭

食欲缺乏可以是其主要症状之一。

7.代谢紊乱

如严重低钠或低钾血症、氮质血症、甲状旁腺功能亢进症、高钙血症、维生素 D 摄入过多等。

8.药物不良反应

如强心苷、奎宁、氯喹、磺胺类、四环素、各种抗癌化学治疗(简称化疗)药等。

9.其他

过度吸烟、慢性酒精中毒等。

(二)功能性障碍

功能性障碍主要指一些情绪因素,如忧郁、恐吓、发怒、沮丧等不良情绪,使食欲减退。神经性厌食则是精神异常所致摄入显著减少的一种病理状态。另外,一些外界因素,如食物味道很差、就餐环境恶劣等均可使食欲减退,但这不属于病理范畴。

二、诊断要点

食欲减退在临床上很常见,功能障碍和多种器质性疾病都可引起,还有许多一过性不良情绪引起者,其症状本身对诊断和鉴别诊断缺乏特征性意义,必须深入仔细询问病史、搜集其他伴随症状、全面查体,配合各种检查才能作出诊断。

(一)病史

如果就餐条件和食物调味改善食欲即恢复,多是外界因素所致。有明显心理和精神因素为诱因,食欲随情绪改善而迅速恢复,则是一过性情绪不良,也不属于疾病范畴,追踪观察即可明确此判断。但如果症状持续存在,或超过 2 周,则应考虑可能是某些疾病的表现。如患者有严重精神障碍或曾有要减轻体重的强烈欲望,有明显体重减轻,而又未能发现器质性疾病存在,要警惕神经性厌食的可能。

中年以上的男性患者,不明原因的顽固性厌食,要注意胃癌的可能,女性患者则更多考虑到神经性厌食。食欲缺乏缓慢发生,病程长,考虑如慢性萎缩性胃炎等,而病程短、进展迅速,则更多想到胃癌的可能。

伴随症状可提示食欲缺乏的原因。伴有呃气、上腹饱胀、上腹隐痛,多考虑上消化道疾病如胃炎、功能性消化不良等;伴明显厌油、乏力、发热、黄疸,首先考虑肝胆系统疾病;伴右上腹疼痛,可能是胆道感染;伴乏力、怕冷、性功能下降,要怀疑一些内分泌疾病,如甲状腺功能减退症、肾上腺皮质功能减退症,女性要考虑席汉综合征。因为许多药物可引起食欲缺乏,因此,必须强调深入仔细地询问患者的用药史。停药后食欲即恢复,可证明食欲减退是由药物不良反应所致。

(二)体征

出现胃型和振水声,多由幽门梗阻所致。厌食伴黄疸、肝大、肝区叩痛者,首先考虑黄疸型肝炎;有肝脾大、蜘蛛痣者,多见于慢性肝炎或肝硬化;伴周身水肿,尤颜面部为主者,多见于慢性肾功能不全;水肿以下肢明显、心脏扩大、肝大者,是充血性心力衰竭的表现。皮肤黏膜色素沉着,应注意慢性肾上腺皮质功能减退症。

(三)辅助检查

1.血常规

了解患者有无贫血及其程度,白细胞计数与分类对感染的诊断有意义。

2.粪便检查

了解有无肠道感染,粪便隐血阳性,提示消化道出血,若持续阳性,应注意胃肠道恶性肿瘤。

3.尿常规

低比重尿见于肾功能不全,尿 pH 低见于酸中毒,pH 高多见于尿路感染。

4.生化检查

AFP 有助于原发性肝癌的诊断,CEA 升高则见于多种胃肠道肿瘤。肝功能试验可协助诊断急慢性肝炎、肝硬化。

(四)器械检查

胃镜对胃炎、消化性溃疡、胃癌等具有重要诊断价值,超声波等影像学检查有助于肝硬化、肝癌、胆道和胰腺疾病的诊断。

三、鉴别诊断

(一)畏食

畏食指患者食欲正常,仅由于摄入时口咽部疼痛、咽下困难或进食后引起上腹疼痛等而不愿意进食,见于口咽炎症、溃疡、牙病、食管梗阻、急性胃炎、胃大部切除术后倾倒综合征等。耐心询问,让患者理解畏食与食欲缺乏的区别后回答提问,并仔细查体,可作出畏食的判断。

(二)急性肝炎

食欲缺乏是早期即出现的主要症状之一,可出现于黄疸发生之前,伴有明显厌油、恶心、乏力,查体有黄疸、肝区叩痛、肝大,结合实验室检查肝功能试验不难诊断。

(三)慢性肝炎和肝硬化

有慢性肝病史,除长期不同程度食欲缺乏外,常见乏力、肝区隐痛不适,查体发现皮肤晦暗,可有黄疸、蜘蛛痣、肝掌,肝脏轻度大或缩小,质地充实感,脾大,结合实验室、影像学检查有助于诊断。

(四)胃癌

中年以上,男性更常见,食欲缺乏可先于其他症状,进行性加重,逐渐伴有体重下降、上腹不适、黑便或大便隐血持续阳性,中、晚期患者查体可发现腹部包块,左锁骨上淋巴结肿大,胃镜检查可明确诊断。

(五)神经性厌食

神经性厌食是一种较严重的神经症,女性多见,患者多伴有严重的精神障碍,如强迫观念、抑郁、妄想等,对于肥胖和体形常过分担心,有或曾经有要减轻体重的异常欲望,其主要特征是查不出器质性疾病,但厌食严重伴体重减轻。有些患者的异常表现还有阵发性疯狂进食,偷吃食物后又诱发呕吐或欲使食物泻掉而服泻药的行为。尽管患者已营养不良,却常常表现得兴奋、警觉性强、精神状态尚好。需要注意鉴别的是,一些严重的食欲缺乏也可引起精神障碍,因此,在诊断神经性厌食前,务必仔细检查排除器质性疾病。

四、治疗

（1）治疗原发病。

（2）对一时未找到原发疾病者,密切观察随访,在未明确诊断前,不要滥用消食片、胃酶等药物。

（3）停用或调整某些药物,消除药物不良反应所致食欲缺乏。

（4）对晚期癌肿或不良情绪、忧郁等患者,精神治疗辅以助消化药物,适当体育活动,改善食品调味等对增加食欲有一定帮助。

（邱　娜）

第三节　恶心与呕吐

恶心与呕吐是临床常见症状,恶心为上腹部不适、紧迫,欲吐伴以迷走神经兴奋的一系列症状如苍白、冷汗、流涎、心动过缓等;呕吐则是胃内容物甚至部分小肠内容物经食管至口腔再排出体外的症状。恶心多为呕吐的先兆,二者均为一复杂的反射动作,且由多种原因引起。多数为消化系统疾病所致,少数由全身疾病引起,须全面、系统问诊、查体方能作出诊断。反复持续的呕吐亦可引起严重并发症,故应予重视。

一、病因及分类

由于发病机理不完全清楚,恶心呕吐尚无满意分类,一般分为反射性和中枢性两类。

（一）反射性呕吐

1.咽部受到刺激

如吸烟、剧咳、鼻咽部炎症或溢脓等。

2.胃十二指肠疾病

急慢性胃肠炎、消化性溃疡、急性胃扩张或幽门梗阻、十二指肠壅滞等。

3.肠道疾病

急性阑尾炎、各型肠梗阻、急性出血坏死性肠炎、腹型过敏性紫癜。

4.肝胆胰疾病

急性肝炎、肝硬化、肝淤血、急慢性胆囊炎或胰腺炎。

5.全身性疾病

如肾输尿管结石、急性肾盂肾炎、急性盆腔炎、异位妊娠破裂等。心肌梗死、内耳迷路病变、青光眼、屈光不正等亦可出现恶心呕吐。

（二）中枢性呕吐

（1）颅内感染、各种脑炎、脑膜炎。

（2）脑血管疾病：如脑出血、脑栓塞、脑血栓形成、高血压脑病及偏头痛等。

（3）颅脑损伤：脑挫裂伤或颅内血肿。

（4）癫痫，特别是持续状态。

（5）全身疾病，可能因尿毒症、肝昏迷、糖尿病酸中毒或低血糖累及脑水肿、颅压改变等而致。

（6）药物：某些药物可因兴奋呕吐中枢而致呕吐。

二、诊断方法

（一）病史

1.呕吐的特点

先有恶心继而呕吐多为反射性呕吐，由消化系统疾病、药物、中毒等引起；恶心缺如或很轻，呕吐剧烈呈喷射状为中枢性呕吐的特征，多由于颅内高压引起，患者常有头痛、脉缓；精神性呕吐，恶心轻微，呕吐不费力。

2.呕吐的时间

晨起恶心呕吐见于早孕、尿毒症、酒精中毒及鼻窦炎；晚上呕吐则见于幽门梗阻，呈朝食暮吐特征；餐后即吐、群体发病多为食物中毒；餐后或数餐之后呕吐见于胃储留、胃轻瘫。

3.呕吐物性质

含隔顿隔夜食物者提示幽门梗阻，一般不含胆汁；含大量胆汁则梗阻平面多在十二指肠乳头以下或空肠梗阻，量大带粪臭提示低位肠梗阻或胃、小肠结肠瘘；呕吐大量酸性胃液见于活动期溃疡或卓艾综合征。呕血者见于上消化道出血病例。

4.呕吐伴随症状

伴头痛、眩晕应考虑到颅内高压、青光眼、偏头痛等，伴眩晕者应考虑迷路病变，如迷路炎或氨基糖甙类药物的毒性；伴腹痛者多为消化系统疾病所致，溃疡病、胃炎、肠梗阻等于呕吐后腹痛减轻，而胆囊炎、胰腺炎呕吐后不能缓解；伴腹泻者多为急性胃肠炎或各种原因的急性中毒；伴黄疸、发热及右上腹痛者多为胆道感染所致。

5.其他病史

有神经衰弱症候群一般情况尚好者注意精神性呕吐；有腹部手术史者应考虑粘连、梗阻之可能；因其他疾病用药者（抗生素、抗肿瘤药、性激素类等）应考虑到药物的毒副作用；有其他消化道症状如厌食、厌油等应注意病毒性肝炎的黄疸前期。

（二）体征

应注意患者精神面貌、神志状态，疑有中枢性原因者应常规检查眼底有否视盘水肿，有否脑膜刺激征，另外应注意异常的呼吸气味，如肝臭、尿味、丙酮味等，注意有否充血性心力衰竭体征。腹部检查注意有否肝脾大、上腹压痛、肠型、蠕动波、振水声，以及肠鸣改变。

（三）实验室检查和特殊检查

根据上述资料的分析进行有选择性的，有的放矢的辅助检查，如对颅压升高者涉及头颅CT、血压等检查；对疑有肝炎者的肝功能检查；早孕的妊娠试验等。

呕吐物的检查应注意量、性状，有否胆汁、血液等，必要时做细菌培养、毒物分析，可能提供重要的病原学诊断依据。

三、鉴别诊断

恶心与呕吐鉴别涉及全身各系统许多疾病鉴别，根据其各自临床特点应无困难，兹不一一赘述。但临床实践中应特别注意器质性呕吐与神经性呕吐的鉴别（表 1-1），前者又应注意中枢性呕吐与反射性呕吐的鉴别（表 1-2）。

表 1-1　器质性呕吐与神经性呕吐的鉴别

	器质性呕吐	神经性呕吐
基本病变	存在	缺乏
精神因素	无	常伴怠倦、失眠、神经过敏、忧郁、焦虑等症状
恶心与干呕	一般较明显	缺乏
呕吐运动	较剧烈、费力	较轻，不费力
与进食的关系	不定	餐后即吐
呕吐量	多	少
食欲	减退	正常
全身情况	差	尚好或稍差

表 1-2　中枢性呕吐与反射性呕吐的鉴别

	中枢性呕吐	反射性呕吐
基本病变	神经系统疾病	消化系统疾病，药物毒物等
举例	颅内肿瘤	幽门梗阻
发作因素	咳嗽、弯腰等颅压升高因素	溃疡或肿瘤病变加重
恶心、干呕	不明显	明显
呕吐特点	喷射性，量不定	反射性，量偏大或储留性
伴随症状体征	头痛或眩晕、脉缓视盘水肿或神经系统异常	腹痛、腹胀胃、肠型或振水声等

四、处理原则

（一）病因治疗

初步判断神经性、器质性疾病的可能性，予以病因治疗。

（二）注意水盐平衡和营养支持

输液、输血，必要时全胃肠外营养（TPN）或胃造瘘、胃肠营养等。

（三）止吐药

1.抗胆碱能药

可阻断迷走神经冲动传入呕吐中枢，可用阿托品、普鲁苯辛或莨菪碱等。

2.抗组织胺类药物

可作用于迷路和化学受体促发带，或抑制 5-羟色胺（5-HT）活性，可用苯海拉明、异丙嗪或赛庚啶等。

3.吩噻嗪类药物

主要作用于呕吐中枢，可用氯丙嗪、奋乃静等药。

4.多巴胺受体阻滞剂

可使迷走神经兴奋性相对加强而促进胃排空，可用甲氧氯普胺、多潘立酮。

5.西沙必利

选择性地作用于胃肠道肌间神经促进胆碱能神经递质传递，促进胃肠蠕动，防止恶心呕吐，应用时应防心律失常。

6.高选择性 5-HT 受体拮抗剂

康泉、恩丹西酮,多用于肿瘤的化疗前或治疗中静脉推注或滴注,亦有片剂用于长期罹病的慢性恶心呕吐患者。

(邱　娜)

第四节　腹　痛

腹痛为最常见消化系统疾病症状之一,不仅为腹腔脏器疾病的主要表现,亦为某些腹腔外、全身性疾病常见症状;根据起病缓急、病程长短可分为急性与慢性腹痛;腹痛的机理极其复杂,可能因空腔脏器张力改变或穿孔;实质器官损伤与被膜牵张,腹膜或腹膜后组织炎症、浸润,以及胃肠道缺血等引起。尚可因腹腔外脏器的炎症牵涉到腹部或因精神神经因素诱致。因此,腹痛的诊断与鉴别涉及复杂的病理生理改变,常需依靠医师渊博的学识和丰富的临床经验。

一、病因

(一)急性腹痛

1.腹膜炎症

多由胃肠穿孔引起,少部分为自发性腹膜炎。

2.腹腔器官急性炎症

如急性胃炎、急性肠炎、急性胰腺炎、急性出血坏死性肠炎、急性胆囊炎等。

3.空腔脏器阻塞或扩张

如肠梗阻、胆道结石、胆道蛔虫症、泌尿系统结石梗阻等。

4.脏器扭转或破裂

如肠扭转、肠绞窄、肠系膜或大网膜扭转、卵巢扭转、肝破裂、脾破裂、异位妊娠破裂等。

5.腹腔内血管阻塞

如缺血性肠病、夹层腹主动脉瘤等。

6.胸腔疾病所致的腹部牵涉性痛

如肺炎、肺梗死、心绞痛、心肌梗死、急性心包炎、胸膜炎、食管裂孔疝。

7.腹壁疾病

如腹壁挫伤、脓肿及腹壁带状疱疹。

8.全身性疾病所致的腹痛

如腹型过敏性紫癜、腹型风湿热、尿毒症、铅中毒、血卟啉病等。

(二)慢性腹痛

1.腹腔内脏器的慢性炎症

如反流性食管炎、慢性胃炎、慢性胆囊炎及胆道感染、慢性胰腺炎、结核性腹膜炎、慢性溃疡性结肠炎、克罗恩病等。

9

2.空腔脏器的张力变化

如胃肠痉挛或胃肠、胆道运动障碍等。

3.溃疡

如胃、十二指肠溃疡。

4.腹腔内脏器的扭转或梗阻

如慢性胃、肠扭转。

5.脏器包膜的牵张

实质性器官因病变肿胀,导致包膜张力增加而发生的腹痛,如肝淤血、肝炎、肝脓肿、肝癌等。

6.中毒与代谢障碍

如铅中毒、尿毒症。

7.肿瘤压迫及浸润

以恶性肿瘤居多,可能与肿瘤不断长大,压迫、浸润与累及感觉神经有关。

8.胃肠神经功能紊乱

如胃肠神经症。

二、诊断方法

(一)病史

1.一般资料

年龄不同引起腹痛的原因亦不同,如幼年期以肠蛔虫、肠套叠、疝嵌顿等肠道病变为主;青年期以溃疡病、胆道蛔虫、阑尾炎多见;中老年则以胆囊炎、胰腺炎、恶性肿瘤及血管病变居多。女性尚应注意盆腔器官的炎症与肿瘤。

2.腹痛的特点

应通过问诊归纳出腹痛的病因与诱因,腹痛的性质和程度,腹痛的定位与放射部位,腹痛的病程与时间,特别是与进食、排便等的关系;同时注意腹痛伴随的症状,如发热、呕吐、腹泻等。

(二)体征

1.全身检查

体温、脉搏、呼吸、血压等可以反映病情严重度,神态、体位、面色、表情、出汗等更有助于病变性质、程度的判断。卧位屈膝、不愿移动多为腹膜炎;双手捧腹、辗转不安多为腹绞痛,黄染、紫癜、淋巴结肿大、直肠指检等对诊断均有重要价值。

2.腹部检查

腹部视听叩触是诊断的重要方法,应注意观察腹部外形及腹式呼吸;听诊肠鸣至少 1 分钟,注意异常血管杂音;叩诊应了解移动性浊音和局限性叩浊,肝浊音是否消失;触诊应注意压痛、肌张力、反跳痛,并可了解受损的脏器部位及腹膜激惹状态,确定有否包块、腹水、直肠和腹股沟的检查,必须强调防止病变遗漏。

(三)实验室检查和特殊检查

腹痛涉及的病因复杂,诊断性检查应根据病史、查体等临床资料综合分析之后进行部署。

1.三大常规

白细胞计数和分类在急性腹痛时多有升高,明显的中性白细胞计数升高提示细菌感染或化脓性病变。嗜酸性细胞升高提示寄生虫感染或变态反应性炎症。尿常规检查对泌尿道病变最有价值,尿糖及淀粉酶检查对原发疾病诊断意义重大。大便隐血检查对消化道出血疾病亦十分重要,镜检发现阿米巴、寄生虫卵对腹痛鉴别诊断亦有价值。

2.影像学检查

X线检查,立位腹部照片显示游离气体,可确定胃肠穿孔;肠腔积气提示肠梗阻,胰腺区或腹腔内钙化影对诊断慢性胰腺炎或腹腔结核有利,而腹脂线消失应考虑腹膜炎;X线钡餐及灌肠可检出消化道病变;B超图像对肝脾肾脏及胰腺病变的诊断可提供重要线索;胃肠内镜检查常对胃肠病变有确诊价值。

3.其他

血生化检查如血卟啉加尿卟啉检查对血卟啉病有确诊意义,各种肿瘤标记物中以 AFP 诊断肝癌意义最大,CA19-9 对胰腺癌次之,CA125 对腺瘤及卵巢癌亦属重要,其他如 CEA 亦有参考意义。腹腔穿刺液检查对腹痛、腹水常有确诊意义,诸如结核性腹膜炎、腹膜癌肿,以及内出血等;B超介导下的各种穿刺亦可用于肝、胰等器官疾病的诊断。

三、鉴别诊断

(一)急性腹痛

一般需要及时、正确的诊断,以确定内科或外科治疗的方向。

1.内脏急性炎症或肿胀

起病不一定急剧,但进展较迅速,腹痛部位与炎症部位相当,多为钝痛、胀痛伴以器官受累的相应体征。有感染的全身症状和血象升高等,常见疾病有急性阑尾炎、急性胆囊炎、胆石症、胆道蛔虫,以及急性胰腺炎、肠道憩室炎(如 Mechel 憩室炎)、急性盆腔炎等。

2.内脏急性穿孔或破裂

典型者起病急骤,进展迅猛,多迅速累及全腹形成全腹膜炎。腹痛多剧烈而持续,呈剧烈刀割样疼痛,常伴全身中毒症状及休克、腹膜激惹征、腹腔积气及移动性浊音。X线可及时发现空腔脏器穿孔所致膈下游离气体,常见疾病有胃十二指肠溃疡穿孔、伤寒或 Mechel 憩室或肠淋巴瘤穿孔、肝癌破裂、脾破裂、宫外孕破裂及卵泡破裂等。

3.空腔脏器急性梗阻或扭转

起病急骤,阵发性绞痛,伴以恶心、呕吐、腹胀,腹部压痛明显,可触及包块或肠型,持续而严重者可能有腹膜激惹征与休克。主要有肠梗阻、肠扭转、套叠、输尿管结石及卵巢囊肿扭转等。

4.急性缺血

多为腹中部内脏性疼痛,持续发展可致躯体性疼痛,腹痛部位变得与器官病变相当。伴恶心、呕吐甚至便血,可有腹膜激惹及肠麻痹,主要有肠系膜动脉栓塞和肠系膜血栓形成。

(二)慢性腹痛

鉴别诊断极为复杂,应特别注意腹腔外全身性病变引起的腹痛,应特别注意器官性与功能性疾病的鉴别。

1.慢性炎症或溃疡

起病缓慢,反复发作,程度一般不重。空腔脏器病变多为阵发性、节律性的规律,而实质脏器则为持续性隐痛或钝痛。常见疾病有胃十二指肠溃疡、炎症、肠结核、肠憩室炎、克罗恩病、溃疡

11

性结肠炎,应特别注意宫内膜异位、盆腔炎、肠系膜淋巴结炎等。

2.肿瘤性病变

肿瘤持续生长可致空腔脏器梗阻、实质脏器包膜伸张,以及神经受压症状,伴以相应功能障碍。常见肿瘤如胃癌、结肠癌、肝癌、胆道肿瘤及胰腺癌,多有明显消瘦、食欲缺乏,腹痛多为持续性,后期可触及包块。

3.慢性缺血性病变

可因动脉硬化导致胃肠道供血不足,形成肠绞痛或缺血性肠病,典型者老年男性多,呈阵发绞痛,餐后加重,症状明显而体征少,可伴有腹泻、便血等症状,硝酸甘油类药物可使缓解。

4.胃肠功能紊乱

多由胃肠动力障碍引起,亦可由精神紧张、抑郁诱发,一般腹痛缺乏规律性及典型性,无症状期与有症状期不确切,病程长而一般情况尚好,部分有特殊食物不耐受或诱发因素。胃肠镜、B超与X线对比检查等为阴性。常见者有非溃疡性消化不良、肠易激综合征、肝脾曲综合征及内脏抑郁症。

5.全身性疾病

糖尿病酸中毒及尿毒症,腹痛可累及全腹甚至肌紧张,类似急腹症;腹型紫癜(Henoch紫癜)可以反复腹痛为主要表现,患者多为儿童、青年,腹痛伴恶心、呕吐及腹泻、便血;腹型荨麻疹亦可以腹痛为主要表现,患者多有特殊过敏史,有的伴随皮肤荨麻疹;血卟啉病多系先天性尿卟啉原Ⅰ合成酶缺陷所致卟啉代谢紊乱,致使血红蛋白在代谢过程中卟啉前体或卟啉产生过多,在体内积聚而引起全身各器官的症状,除皮肤黏膜出疹、发炎外,可有反复发作、部位不定的腹痛,持续时间长短不一。某些药物和饮酒可诱发和加重,伴以恶心、呕吐,体检腹软,压痛部位不定。尿色带红色,曝晒后更明显,检查可发现血、尿卟啉增多可确诊;带状疱疹为病毒感染性疾病,多表现为肋间皮肤偏身的带状疱疹,由胸壁延及背部及腹部,多呈灼痛伴以感觉过敏,有时疱疹晚发最易误诊。

四、处理原则

(1)病因治疗:及时确定内、外科治疗的限度,初步判断功能性、器质性疾病的可能性,予以病因治疗。

(2)诊断不清勿用镇痛药,禁用吗啡、哌替啶等麻醉剂,并密切观察,根据轻重缓急予以相应处理,切忌大而化之,听之任之,或因患者呻吟而徒生厌烦情绪。

(3)有全身中毒表现、休克伴腹膜激惹征者,肠梗阻及内出血者应及时纠正休克及水电解质紊乱,并紧急外科会诊。

(4)估计为空腔脏器病变引致腹痛者,可用抗胆碱能药物,如阿托品肌内注射。

(5)诊断不清的腹痛缓解者,应提出适合患者的随访方案,如定期门诊、随时急诊、复诊及进一步检查措施。

(朱宜瑾)

第五节 腹 胀

腹胀是一种腹部胀满、膨隆的不适感觉,可由胃肠道积气、积液、腹水、实质性占位病变等引起,以胃肠道积气引起者为最多,当胃肠道产生的气体超过其吸收与排出的总量时,患者即有腹胀感,诊断时应注意排除器质性疾病。

一、病因

(一)胃肠疾病

急慢性胃炎、功能性消化不良、胃扩张、幽门梗阻、胃溃疡、胃癌;急、慢性肠炎、部分性或完全性肠梗阻(机械性、麻痹性)、肠系膜上动脉压迫综合征、吸收不良综合征、习惯性便秘、巨结肠、肠寄生虫病等。

(二)肝胆胰疾病

急慢性肝炎、肝硬化、原发性肝癌;胆囊炎、胆石症;急慢性胰腺炎、胰腺癌等。

(三)腹膜疾病

急慢性腹膜炎、腹膜原发或继发肿瘤,各种原因的腹水等。

(四)心血管疾病

充血性心力衰竭、心绞痛、心律失常、肠系膜血管栓塞或血栓形成等。

(五)急慢性感染性疾病

败血症或各型毒血症、伤寒、中毒性肺炎等。

(六)电解质紊乱

如低盐综合征、低钾等。

(七)其他

腹部外科手术后的粘连、糖尿病、硬皮病、甲亢所致肠蠕动障碍,药物使用如抗胆碱能药物、钙通道阻滞剂所致肠道平滑肌收缩减少。

二、诊断方法

(一)病史

胀气者多有腹部胀满、呃气、排气过多;每伴有各部位腹痛或恶心、呕吐、早饱、口臭、腹泻、便秘等症状,甚至影响睡眠和休息。一般排便后症状可稍减轻,某些食物如豆类、奶类,某些药物如麻醉剂、抗胆碱能药物可加重症状,部分患者可能有腹部外科手术病史,尚应注意询问其他疾病症状如糖尿病、甲状腺机能减退、硬皮病或肌营养不良等疾病的相应症状。注意如有发热、贫血、黄疸、呕吐、体重减轻、腹水、脂泻或血便等病史,提示器质性疾病。

(二)体征

有的并无阳性体征,有的可有腹部胀气、叩诊鼓音或腹胀局部的积气征。器质性疾病引起者可能发现发热、贫血、黄疸、腹水等相应的体征。动态观察腹胀的进展过程与饮食、排便及其他症状、体征的关系,对诊断甚有帮助。

（三）实验室检查和特殊检查

可视病情安排三大常规，胃、肠镜与X线腹部平片或钡剂对比检查。

三、鉴别诊断

（一）胃肠道梗阻

如幽门梗阻、肠梗阻等，患者多有相应部位腹痛、膨胀或胃肠型、振水声及高调肠鸣等，严重者呕吐大量宿食，根据病史一般诊断不难。必要时可做腹部平片、胃镜检查。

（二）胃肠道肿瘤

患者除表现胃肠道梗阻外，多有明显消瘦、贫血、排便障碍、大便隐血阳性或显性出血等，在肿瘤好发的年龄，根据病史、体征一般临床作出拟诊不难，胃、肠镜或X线对比检查可以确诊。

（三）腹腔结核

多有顽固的腹胀，伴或不伴明显腹水。患者每有低热、盗汗、纳呆、恶心、呕吐、腹泻、便秘等症状伴随，可能尚有其他部位结核，可根据临床表现、X线腹部平片、胃肠钡剂检查、肠镜予以确诊，有腹水者，腹水的检查更为重要。

（四）肝硬化、肝癌

即使早期患者，由于消化功能障碍、小肠细菌增生，可出现顽固性腹胀，伴以纳呆、厌油、腹泻、消瘦、乏力等症状，对脂餐厚味饮食耐受性差。如有腹水则更为明显，可通过临床表现及肝功检查等确诊。

（五）腹腔外器官引起腹胀

顽固性心力衰竭、心律失常、电解质紊乱，如低钾血症、代谢性疾病、糖尿病、胃轻瘫、甲状腺功能低下等，以及神经系统疾病等均可引起。

（六）消化吸收不良

各种原因消化不良（如慢性胰腺炎）和吸收不良（如成人乳糜泻），由于提供肠道细菌过多的产气基质，均可表现腹胀。国人对乳糖不耐受者多，进乳制品后亦易引起腹胀。腹胀亦可见于无器质性疾病的消化不良或肠道易激综合征。患者多有腹痛和其他消化不良症状，在排除器质性疾病后才能诊断。

四、处理原则

腹胀病因纷繁，程度各异，因此处理上应力求针对病因予以治疗，症状性腹胀，主要是由于胃肠积气和运动障碍引起，可针对此两方面进行。

（一）调整饮食成分

限制乳类、豆类、高糖食物，特别是乳糖酶缺乏者应限制牛奶量或在牛奶中加入乳糖酶制剂。

（二）避免吞气

减少嚼咀口香糖、吸烟，吞气症患者可进行教育，并嘱采取口咬一筷子或铅笔的简便方法，以防不自主吞气。

（三）祛风消胀药物

祛风剂可用豆蔻酊、陈皮酊、复方龙胆酊及薄荷水；消胀药物可用二甲硅油、活性炭等。

（四）促进胃肠蠕动

可用多潘立酮、西沙必利等药物。

(五)清利大便

可用大黄苏打、硫酸镁、甘露醇等口服,对便秘伴腹胀者有良好效果。亦可用高纤维膳食及大便容量扩张剂,以达到通便消胀之效。传统食品魔芋有同样功效,已有成药"通泰胶囊"上市。

(曾　煜)

第六节　腹　泻

腹泻指排便次数增多,粪质稀薄,容量增加或排脓血便而言,以大便性状及容量改变最为重要。腹泻有轻重缓急之分,轻者自行处理,无须就医,重者可危及生命;急性腹泻指病程 3 周之内,3 周以上有可能发展为慢性,慢性腹泻指病程 2 个月以上者。从病理生理的角度,腹泻可由肠黏膜分泌增加、渗出增加、腔内渗透压增高、肠道运动功能障碍或吸收不良等机制引起,具体的病因极其复杂。

一、病因

(一)急性腹泻

1.肠道疾病

肠道疾病包括由病毒、细菌、霉菌、原虫、蠕虫等感染所引起的肠炎及急性出血性坏死性肠炎、克罗恩病或溃疡性结肠炎急性发作、急性肠道缺血等。

2.全身性感染

如败血症、伤寒或副伤寒、钩端螺旋体病等。

3.急性中毒

服食毒蕈、河豚、鱼胆及化学药物如砷、磷等引起的腹泻。

4.其他

如变态反应性肠炎、过敏性紫癜、服用某些药物,如氟尿嘧啶、利血平及新斯的明等引起腹泻。

(二)慢性腹泻

1.消化系统疾病

(1)胃部疾病:慢性萎缩性胃炎、胃萎缩及胃大部切除后胃酸缺乏等。

(2)肠道感染:如肠结核、慢性细菌性痢疾、慢性阿米巴性痢疾、血吸虫病、梨形鞭毛虫、钩虫病、绦虫病等。

(3)肠道非感染性病变:Crohn 病、溃疡性结肠炎、结肠多发性息肉瘤、吸收不良综合征等。

(4)肠道肿瘤:结肠癌、结肠其他恶性肿瘤、小肠淋巴瘤、腺瘤性息肉等。

(5)胰腺疾病:慢性胰腺炎、胰腺癌、囊性纤维化、胰腺广泛切除等。

(6)肝胆疾病:肝硬化、胆汁淤滞性黄疸、慢性胆囊炎与胆石症。

2.全身性疾病

(1)内分泌及代谢障碍疾病:如甲状腺功能亢进、肾上腺皮质功能减退、胃泌素瘤、类癌综合征及糖尿病性肠病等。

（2）药物不良反应：如利血平、甲状腺素、洋地黄类、考来烯胺等。

（3）神经功能紊乱：如肠易激综合征、神经功能性腹泻。

（4）其他：系统性红斑狼疮、尿毒症、硬皮病、糖尿病、放射性肠炎等。

二、诊断方法

（一）病史

患者年龄、性别有助诊断，如肠道感染、炎性肠病以青壮年为多，而肠癌、胰腺癌以中老年多见；功能性腹泻及滥用泻剂者以女性为多。起病方式及病程极有价值，急性腹泻多有感染、中毒等流行病学史；腹泻持续二年以上多非肠癌；时发时愈可能为溃疡性结肠炎（UC）及阿米巴痢疾；晚间腹泻致觉醒多非功能性；禁食仍腹泻提示分泌过多或有渗出；大便>500 mL/d多非肠易激综合征（IBS），而<1 000 mL/d，不像胰性霍乱，粪便性状有助于区别小肠性与结肠性腹泻；慢性脓血便者应考虑慢性菌痢、阿米巴痢疾、溃疡性结肠炎、血吸虫病及结肠癌；腹泻以便血为主者应考虑肠结核、肠癌及肠道恶性淋巴瘤；大便量多、油腻、泡沫状，带恶臭提示脂肪吸收不良，水样便则为分泌性腹泻，如结合胆酸缺乏、胃泌素瘤等，仅见透明黏液者多为结肠过敏。腹泻伴随的症状如发热、贫血、消瘦、腹痛及腹块等亦有助确定疾病性质及部位。

（二）体检

应详尽而全面。如消瘦贫血者提示吸收不良、结核、甲亢、肠道肿瘤等；压痛指向病变部位，脐周多为小肠，下腹部多为结肠；腹内肿块应注意与痉挛的肠曲鉴别，并排除腹腔内脏器；肛周瘘管支持克罗恩病，指检有肿块或狭窄提示直肠癌，压痛提示可能有阑尾周围炎、盆腔炎症等。黄疸、腹水、肝脾大等提示腹泻与肝病有关；关节、皮肤损害常提示炎性肠病及肠源性脂代谢障碍。

（三）实验室和特殊检查

1.粪便

常规检查可初步确定有否炎症。Wright染色观察白细胞对判断急性腹泻性质有助，仅毒素作用于黏膜者无白细胞；碘染色查阿米巴包囊，苏丹Ⅲ染色可发现90%的脂肪泻。致病菌培养是诊断细菌感染的关键。24小时大便重量、大便电解质及渗透压测定有助于分泌性及渗透性腹泻的鉴别。

2.放射学检查

腹部平片对胰腺钙化、局限性肠充气有助；钡餐对慢性腹泻有重要提示，而钡灌肠每有炎性肠病的特殊发现。

3.内镜检查

急性腹泻1周内勿常规做结肠镜检查，慢性结肠性腹泻者应常规做乙状结肠镜检查；纤维及电子结肠镜可达回肠末段20～30 cm，对回、结肠病变可直接观察及提供活检标本；小肠镜及活检对部分病例也特别重要。如麦胶病时的黏膜萎缩，Whipple病时PAS染色阳性的巨噬细胞。

4.有关吸收不良的检查

（1）粪脂定量测定：患者每天摄入100 g脂肪，连续3天，测定粪便脂肪，每天排出量6 g以上为吸收不良。

（2）右旋木糖吸收试验：摄入5 g木糖，5小时小便排出1 g以上，或2小时血中不少于1 mg；低于血及尿木糖水平提示肠黏膜病变如麦胶病，使右旋木糖吸收减少。

（3）乳糖耐量试验：给50 g乳糖，测定2小时血糖浓度，正常人应提高20 μg/dL，乳糖酶缺乏者低于此值。

(4)维生素 B_{12} 吸收试验:口服同位素标记的维生素 B_{12},测定小便排出量,正常人 24 小时为口服量的 7%;回肠病变、回肠切除者或小肠细菌增生过长者下降。

三、鉴别诊断

(1)通过以上病史、体检及特殊检查,可以确定腹泻为急性或慢性,有否血性,有否脂泻,有否分泌性腹泻。同时对腹泻作出初步定位,如小肠性还是大肠性腹泻。最重要的是初步鉴别器质性还是功能性腹泻。

(2)如确定为器质性疾病,即当患者有血性腹泻、体重下降、夜间腹泻及大便失禁等,应及时酌情进行血象、血沉、电解质、粪便脂肪测定及苏丹Ⅲ染色等检查,以及安排结肠镜或钡餐检查,以助疾病的进一步定性、定位。特别是鉴别炎性、感染性腹泻。

(3)腹泻而无脓血、无失禁及夜间惊扰,体重保持,可能为功能性腹泻。如大便常规、血象、血沉、乙状结肠镜检查等均正常则功能性可能更大。但应注意鉴别甲亢、糖尿病、饮食不节、乳糖酶缺乏引起的腹泻。

(4)鉴别消化与吸收不良性腹泻:腹部平片、B超、经内镜逆行胰胆管造影(ERCP)可了解肝胆与胰腺病变,木糖试验及维生素 B_{12} 吸收试验可了解小肠吸收功能,必要时经小肠镜做黏膜活检。

(5)如疑有分泌性腹泻,可做 24 小时粪便定量,观察饥饿时腹泻有否减少,有助于诊断。

(6)如经上述检查,腹泻诊断仍不明者,应注意滥用泻剂、特发性胆盐吸收不良,以及胶原性结肠炎等少见疾病的可能。

四、处理原则

(一)急性腹泻
以维持水盐平衡最为重要,无恶心、呕吐者以口服补液盐(ORS)最好。

(二)病因处理
针对病因的治疗最为有效,但急性腹泻者多不可能,明确的细菌感染性腹泻抗生素治疗至关重要,常用者有诺氟沙星、环丙沙星、磺胺及甲硝唑等,感染控制后 2~3 天停药,勿随意更换或过早停用。慢性腹泻者明确病因后再予适当处理。

(三)止泻剂的合理使用
1.吸附剂
白陶土、活性炭、思密达用于轻症腹泻。

2.收敛剂
碱式碳酸铋、碱式硝酸铋、鞣酸蛋白用于分泌性腹泻。

3.阿片类
勿用于感染性腹泻,可用罂粟碱、樟脑酊、可待因,老年体弱者应注意呼吸及中枢抑制作用,现多用复方地芬诺酯 1~2 片临时口服。

4.钙通道阻滞剂
可用硝苯地平、硫氮唑酮、匹维溴铵,以选择性胃肠平滑肌作用者为最好。

(四)其他药物治疗
抗胆碱能药物用于有腹痛者及功能性腹泻者;可乐定可通过 α_2 肾上腺素受体兴奋、抑制

cAMP，从而治疗分泌性腹泻；小檗碱除抗菌作用外，有抑制腺苷环化酶（AC）的作用而治疗分泌性腹泻；赛庚啶可能通过 5-HT 抑制作用而止泻。盐酸咯哌丁胺具有钙通道阻滞和抑制乙酰胆碱释放的作用而止泻，用于分泌性、动力性腹泻效佳，可每次 2～4 mg。

（吴　涛）

第七节　呕血与黑便

呕血与黑便是上消化道出血的主要表现，病变部位包括屈氏（Treitz）韧带以上的消化道出血。呕血与黑便的外观与出血病变的部位、出血量的大小及在消化道停留的时间长短有关。

一、病因

（一）溃疡病

占上消化道出血的 50％～60％。溃疡侵袭血管及伴随的炎症，致血管破溃即可导致出血。

（二）门脉高压，食管、胃底静脉曲张破裂

占上消化道出血的 20％～30％，且多数表现为大出血。肝硬化是其主要原因，其他原因的门脉阻塞或肝静脉阻塞、继发门脉高压亦可引起大出血。静脉曲张破裂时出血量大，来势凶猛，血色偏红，不易自止，为其重要特点。

（三）食管、胃黏膜病变

食管贲门黏膜撕裂（Mallory-Weiss 综合征）、药物（如 NSAID）、异物或酸碱等化学刺激物对黏膜的损伤，都可引起食管、胃黏膜出血。

（四）胆道出血

胆道结石、管壁受压损伤伴炎症可致出血。肝癌、肝脓肿等破入胆管，亦可引起胆道出血。

（五）血管异常

特别是恒径动脉破裂（Dieulafoy 综合征）可致剧烈的上消化道出血。病变多在胃体上部。动、静脉畸形、血管发育不良等亦可致出血。

（六）全身疾病

血液病或肝脏病致凝血机制障碍，急性溃疡如灼伤、头伤、全身感染引起强烈应激性胃黏膜损伤，可致出血；尿毒症、血管疾病、结缔组织疾病引起胃十二指肠黏膜血管损伤，亦可致出血。

二、诊断方法

（一）病史与体征

过去胃肠肝胆疾病史、出血史、摄入药物或食物史、主要临床表现与体征对出血的部位、程度和出血量的判断，以及出血病因的分析都有重要意义，如出血的性状、是否伴随头晕、心慌、出汗、黑矇，甚至晕倒的情况。查体中注意脉搏、血压等生命体征、腹部压痛、肠鸣、腹水，以及肝脾大小等。大出血时由于病情紧急，需依据简要的病史查体，及时作出判断与抢救，再在处理过程中不断完善。

(二)实验室检查

出血后 3～4 小时血色素检查才能反映贫血的程度,而动态观察有助于活动出血的判断。白细胞在出血期间亦有增高,但少有超过 $15 \times 10^9/L$ 者,肝硬化出血患者则多无升高。血尿素氮于出血数小时后升高系因肠源性氮质血症所致,一般不超过 14.2 mmol/L,且 3～4 天才降至正常,肌酐一般不升高,可据此监测有否继续出血。

(三)安置胃管

小量至中量出血不必安置胃管,大出血者一般主张安置胃管,以便监测出血,在减压同时局部给药。但应注意抽吸引起黏膜的损伤,抽吸负压勿超过 6.7 kPa(50 mmHg)。勿安置过久,以免黏膜损伤。

(四)胃镜检查

急诊检查(出血 24 小时内)可使诊断准确率达 95%,可以发现出血的部位、病因,估计再出血的危险性。对食管静脉曲张破裂出血、溃疡病及血管畸形等均可同时进行治疗。如有休克,一般在循环稳定后都应尽可能进行紧急(6 小时以内)或急诊内镜检查。如无休克,一般主张在出血后 24～48 小时内进行。

(五)其他的特殊检查

X 线钡餐、^{99m}Tc 标记红细胞核素扫描、选择性肠系膜血管造影等在消化道出血时都可用,但对上消化道大出血价值都不如胃镜。

三、诊断程序

(一)确定是否上消化道出血

呕血者应排除鼻咽部出血和咯血,黑便或褐色大便者应排除铁剂、铋剂、活性炭、动物血、草莓及甘草等摄入的影响,吞下的血及抗凝剂使用亦有可能出现黑便,应予鉴别。短期内大出血者有可能先出现休克而尚无呕血、黑便时,应高度警惕,注意与其他原因休克鉴别。及时的直肠指检可查及黑便。

(二)失血量的估计

仅依据呕血和黑便的量估计失血量常不可靠,主要根据血容量减少所致循环改变来判断。①失血量在血容量 10%(400 mL 左右)以下时可无循环功能不全的全身表现;②失血量短期内达到血容量 20%(1 000 mL 左右)即可发现手掌横纹红色消失,血压测量收缩压在 13.3 kPa(100 mmHg)以下,坐位较卧位血压下降 1.3 kPa(10 mmHg)以上,且脉搏增快 20 次/分以上;③失血量更大时即致明显失血性休克。

(三)确定有否活动出血

(1)呕血与黑便的性状:呕血鲜红而持续,黑便稀薄或转暗红,伴以肠鸣活跃、腹痛、急迫等症状。

(2)补充血容量后循环不稳定,甚至恶化者。

(3)血色素、血细胞比容持续下降。

(4)血尿素氮在循环稳定,尿量充足时仍持续不降或再度上升提示活动出血。

(四)出血的病因诊断

应特别注意有无慢性上腹痛的病史、肝病的病史与体征、应用抗炎药、皮质类固醇等药物史;过去有否出血等。约 60% 的患者可以明确诊断。配合上述检查措施,特别是胃镜检查,95% 以上的出血可以确诊。常见的病因为溃疡病、食道胃底静脉曲张破裂、各种胃黏膜病变、食管贲门黏膜撕裂、胃癌、息肉、胃黏膜脱垂、憩室、食管裂孔疝、血管瘤与血管畸形及胆道出血等。

四、处理原则

(一)紧急抢救措施

卧床休息,头低位,加强护理。保持呼吸道通畅,有条件者应入监护室监护。密切观察出血情况、神志改变、生命体征、血象及 BUN、肌酐等变化,立即配血。对老年、重要器官病变者更应密切监护。

(二)及时补充血容量

及时建立大孔静脉通道,输液开始宜快,各种血浆代用品有利稳定血压,右旋糖酐-40 24 小时内用量不宜超过 1 000 mL。输血指征:①Hb<70 g/L;②出现休克征象;③大量呕血、便血及黑便者。必要时中心静脉压监测及心电监护。

(三)止血药物

用去甲肾上腺素 8 mg 加入生理盐水 250～500 mL;硫糖铝、凝血酶适量加入生理盐水经胃管灌注或口服;亦有用中药白及、五倍子、阿胶酌量加水灌入或口服止血。

(四)提高胃内 pH

提高胃内 pH 对溃疡病并发上消化道大出血特别重要。用抑酸剂如奥美拉唑 40 mg 静脉推注每天 2～3 次,或 80～120 mg 静脉滴注;亦可用西咪替丁 200 mg 或法莫替丁 20 mg 缓慢静脉注射,继以维持剂量静脉滴入,前者 800～1 200 mg/d,后者 20～40 mg/d。

(五)食管静脉曲张破裂出血

用垂体后叶素、生长抑素拟似剂降低门脉压;插入胃镜,确定出血部位,直视下于曲张静脉注射硬化剂或橡皮圈圈套止血;无内镜下止血条件者可置入三腔双囊管压迫止血,如乙氧硬化醇或油酸乙醇胺,或用橡皮圈、尼龙圈套扎止血效果最佳。

(六)非食管静脉曲张破裂出血的紧急处理

内镜下在出血部位喷洒止血药物如凝血酶、孟氏(Monsell)溶液和去甲肾上腺素溶液,后者一般用 8 mg 加入生理盐水 250 mL。可直视下在出血局部注射 0.1‰肾上腺素溶液 2～3 mL (0.1％肾上腺素 1 mL 加入生理盐水 9 mL),甚为简捷有效。亦可酌用 95％酒精或硬化剂适量注射。直视下用电凝、热探子、激光、微波等治疗亦可获立竿见影之效。

(七)外科手术指征

(1)对个别出血部位、病因不清者做剖腹探查。

(2)食管静脉曲张破裂出血者,内科止血无效。

(3)内镜治疗后又反复再发出血者。

(4)在急诊处理之后考虑分流手术解除门脉高压。

(倪志壮)

第八节 便 血

便血指血液自肛门排出,可为全血,或兼有粪质或呈脓血黏液便等。便血一般为下消化道出血的表现,但上消化道出血量大,血液在肠道停留时间短,亦可表现为便血。便血的颜色与出血部位的高低、出血量的多少,以及在肠道停留时间有关,因此可为鲜红、暗红、酱红甚至柏油样。便血的病因较为复杂,除因下消化道的肿瘤、炎症、血管病变等外,还可由于全身疾病,如某些急性传染病(伤寒、钩端螺旋体病等)、血液病、结缔组织疾病等引起。

一、病因

(一)消化道病变

便血一般为下消化道出血表现,其颜色主要取决于出血部位、出血量的多少,以及血液在肠内停留的时间,虽然部位高,如出血量大,排便快,亦可呈暗红或鲜红,部位低、出血少、停留时间长,颜色亦可偏暗,主要病因如下。

(1)各种肠道炎症,如溃疡性结肠炎(UC)、克罗恩病(CD)、结核、伤寒、肠寄生虫感染、阿米巴等。

(2)肿瘤:肠癌肿或息肉最常见,分别居便血第一、二位。

(3)血管病变:各种血管畸形、血管结构不良、血管瘤。

(4)痔、肛裂、憩室或损伤,亦可致便血。

(二)全身性疾病

1.血液系统疾病

凝血因子缺乏、血小板减少性紫癜、白血病、恶性淋巴瘤或再生障碍性贫血等。

2.结缔组织病

如系统性红斑狼疮、结节性多动脉炎或皮肌炎等亦可能因血管病变或血小板降低而致出血。

3.感染

伤寒、流行性出血热、钩端螺旋体病和重症肝炎等亦可致便血。

二、诊断方法

(一)病史

年龄不同引起便血原因不同,儿童以大肠息肉或肠道憩室为多;青年以炎性肠病为多,中老年以肿瘤、血管畸形为多;注意血色、血量及出血与粪便的关系,对诊断十分有助,出血量少,血色鲜红,附于大便表面,多为直肠肛门病变;出血渐多、间断变持续伴大便变形、腹痛、包块应注意大肠肿瘤;脓血、黏液便伴腹痛、里急后重为下段结肠炎症;如为果酱样或洗肉水样血便,应注意近段结肠或小肠病变,如阿米巴痢疾或出血坏死性小肠炎。肿瘤溃烂伴以感染则临床表现与感染性结肠炎无法区别。反复血便伴发热、腹痛者应注意肠道结核、克罗恩病或肠道淋巴瘤等疾病。

(二)体征

便血伴以皮肤紫癜可能为出血性疾病或凝血异常引起;伴皮肤黏膜毛细血管扩张则可能为遗传性毛细血管扩张症出血;伴口唇、指端色素沉着多为 Peutz-Jegher 综合征;有腹部包块、肠型应注意肠道肿瘤或慢性炎症致肠粘连、肠狭窄;肠鸣活跃者提示便血活动;肛门直肠检查可发现局部病变(痔、肛裂或肿瘤等)。

(三)实验室检查和特殊检查

1.粪便检查

黏液脓血便多为细菌性痢疾,应做粪便培养,亦可能为阿米巴痢疾,应注意认真检查阿米巴滋养体;慢性病程则可能为溃疡性结肠炎或肠癌伴感染;血吸虫流行区应注意查虫卵或孵化毛蚴。

2.血象及凝血检查

可了解和监测贫血程度,有否凝血机制异常。

3.结肠镜检查

结肠镜检查为诊断的最重要手段。可在肠镜所及范围内直接观察有否便血原因,并取活检做组织学诊断。疑有血吸虫病者可做直肠黏膜压片;便血而镜检阴性者,应考虑到有否在肠曲锐弯或肠袋近端遗漏病变,有否结肠血管病变(如结构不良)镜下不能显示,亦可能为更高部位出血,应布置进一步检查。

4.X线钡剂对比检查

对不愿或不能做结肠镜者,钡剂灌肠检查观察全结肠形态和运动,对发现息肉、溃疡、肿瘤很有帮助,但观察到的病变是否便血原因应仔细分析,但对黏膜血管病变无法作出诊断,亦有可能遗漏病变,应予注意;疑小肠病变出血者,应做小肠钡餐或插管造影以助诊断。

5.核素扫描

^{99m}Tc 标记红细胞的核素扫描可对活动性出血的部位作出准确判断,但一般要出血量大于 0.1 mL/min 时才能显示。

6.选择性动脉造影

用于经内镜及核素扫描未能确定便血及部位时,或为手术和介入治疗做准备,经股动脉插管可按临床表现预计出血部位,分别选择肠系膜上、下动脉造影,如出血量在 0.5 mL/min 以上,可以清楚显示出血部位造影剂外渗。无活动出血者有可能显示血管的畸形或病变,必要时亦可考虑进行该项检查。

三、鉴别诊断

(一)痔与肛裂

男性为多,可有肛门异物、疼痛感,出血与排便有关,排便时喷射状出血或便后滴血,或手纸染有鲜血,肛门直肠检查时可见病变,嘱做排便动作可使病变更清楚。

(二)直肠癌

中年以上男性多见,便血可为首发症状,亦可伴排便习惯改变,大便性状改变(变形、变细等),可为间歇或持续发生,可误认为痔、肛裂、结肠炎。约 50% 的大肠癌在直肠,其中大约半数又在指检可及范围,因此,直肠指检可触及距肛 8 cm 的肿块或发现血迹、黏液。乙状结肠镜检查则可直接观察及取活检确诊。

(三)结肠癌

患者多为中年男性,左侧结肠癌便血多伴以腹痛、腹块及排便习惯改变,右侧者常有贫血、腹泻、腹块等。可疑患者,及时做大便隐血及结肠镜检查十分重要。过去有结肠息肉者,或结肠息肉、癌肿家族史者应予重点筛查。

(四)炎性肠病

溃疡性结肠炎(UC)较克罗恩病(CD)便血多见,出血与疾病严重度成比例,常有腹泻、腹痛、里急后重伴随。结肠镜检查每有典型炎症改变。CD 之病变在小肠,腹痛、腹泻、腹块较常见,血便可多可少,必要时应做小肠钡餐确诊。急性出血坏死性小肠炎、伤寒等起病偏急,均有明显感染的全身症状,与炎性肠病不难鉴别。

(五)肠道憩室

Meckel 憩室多见于儿童或少年病例,一般位于末段回肠距回盲瓣 100 cm 范围之内。便血多为果酱色,伴以右下腹痛,甚至包块、压痛或肠套叠表现。结肠憩室在西方国家常见,50 岁以上患者占人群 10% 以上,多位于乙状结肠,可因溃疡、炎症反复出血,伴有炎症时则有腹痛、腹泻、发热等。做结肠镜检或钡灌肠照片均可诊断,但应特别注意结肠镜检查时勿误入憩室引致穿孔。

(六)肠道息肉及息肉病

引起便血常见,但量不大,息肉体积大者可伴腹痛、肠梗阻等表现,结肠镜检查及活检可以确诊,部分病例亦可同时做电凝摘除而根治。

(七)肠道血管病变

血管瘤、血管炎、缺血性肠病等均可引起出血,近年发现老年人便血,血管结构不良居多,为血管壁退行性改变,主要损害在脾曲或右侧结肠,表现为不同程度的便血,性状随病变部位及程度而不同,结肠镜检查有可能发现枯枝状、蜘蛛痣样血管扩张,血管造影可更精确显示出血病灶,对小肠病变者尤为有用,必要时剖腹探查。

(八)小肠肿瘤

虽然少见,但引起便血者不少,一般以平滑肌瘤、肉瘤或淋巴瘤为多,便血同时多有腹痛、腹块,如能提高警惕,及时进行小肠钡餐照片或选择性血管造影或血管数字减影检查,将及时明确诊断。

四、处理原则

(1)监测患者生命体征,注意血液循环系统的稳定。

(2)及时补充血容量,防治休克,必要时输血或输红细胞。

(3)若循环稳定,可考虑急诊或择期结肠镜检查,最有助于诊断。对息肉、血管病变有可能同时进行内镜治疗,包括暂时的喷洒或注射止血剂、电凝等治疗。

(4)无条件进行上述治疗或病情严重的大出血患者,亦可静脉滴注血管收缩剂,如垂体加压素 0.2~0.4 U/min,以减轻出血。

(5)严重病变可外科治疗,术中可配合内镜检查协助诊断。

(代建平)

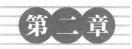

第二章 消化系统疾病的常用检查

第一节 上消化道内镜检查

消化内镜在临床应用已有悠久的历史,但它的迅速发展和广泛应用是近年的事。尤其是微型电荷耦合器件(CCD)用于内镜以后,电子内镜使图像更加逼真地显示在电视屏幕上,为开展教学、会诊及内镜下手术创造了条件,使它在消化系管腔中几乎达到"无孔不入,无腔不进"的境界,在临床消化病学领域里发挥着越来越大的作用,消化内镜已成为消化专业的常规诊治工具。上消化道内镜检查包括食管、胃、十二指肠的检查,是应用最早、进展最快的内镜检查,通常亦称胃镜检查。

胃镜检查可清晰地观察食管、胃、十二指肠球部和降部的黏膜,用以诊断或排除上消化道炎症、溃疡、肿瘤、息肉、憩室、食管-胃底静脉曲张、消化道狭窄、畸形或异物等。临床上,对胸骨后疼痛、烧灼感、咽下困难、中上腹胀痛、呕吐和上消化道出血的定性定位诊断、上消化道病变的术后随访都应行胃镜检查。尤其是对于上消化道出血者,有条件的应在出血后24~48小时内做紧急胃镜检查,否则急性胃黏膜病变易被漏诊。

一、检查前准备

(1)对患者做好解释工作,争取患者配合。

(2)检查当天需禁食至少5小时,在空腹时进行检查。

(3)术前常规使用咽部麻醉,一般采用吞服含有利多卡因的麻醉糊剂,必要时可服用去泡剂如二甲硅油。

(4)术前用药:一般均不必使用药物,但对于精神紧张显著者可在检查前15分钟肌内注射地西泮10 mg,为减少胃肠蠕动及痉挛,便于观察及利于内镜下手术,可术前使用阿托品0.5 mg或山莨菪碱10 mg肌内注射。

二、检查方法

(1)插入口咽部及食管:左手握住操纵部,右手扶持插入管的前端,沿舌根对向咽喉部,对准食管入口,轻轻推进入食管,沿食管腔缓慢进镜入胃。

(2)胃及十二指肠的观察:内镜通过齿状线即进入胃的贲门部,注气后沿胃小弯循腔进镜即可到达幽门,当幽门张开时,将内镜推入即可进入十二指肠球部,将内镜旋转 90°～180°角,并将镜角向上,使前端对向降部的肠腔推进内镜即可进入十二指肠降部,并可视及乳头。由此退镜观察,逐段扫描,配合注气及抽吸,可逐一检查十二指肠、胃及食管各段病变。注意胃肠腔的大小形态、胃肠壁及皱襞情况、黏膜、黏膜下血管、分泌物性状,以及胃蠕动情况。在胃窦时注意观察胃角及其附近;再退镜时注意观察贲门及其附近病变;逐段仔细观察,应无盲区,注意勿遗漏胃角上份、胃体垂直部、后壁及贲门下病变。

(3)对有价值部位可摄像、活检、刷取细胞涂片及抽取胃液检查助诊。

(4)术毕尽量抽气,防止腹胀。取活检者嘱其勿立即进食热饮及粗糙食物。

三、适应证

适应证比较广泛。一般说来,所有食管、胃、十二指肠疾病诊断不清者,均可进行此项检查。主要适应证如下。

(1)上腹不适,疑是上消化道病变,临床又不能确诊者。

(2)不明原因的失血,特别是上消化道出血者,可行急诊胃镜检查。

(3)对 X 线钡餐透视检查不能确诊或疑有病变者。

(4)需要随诊的病变如溃疡、萎缩性胃炎、胃癌前病变等。

(5)需要进行胃镜下治疗者。

四、禁忌证

随着器械的改良,技术的进步,禁忌证较过去减少。虽然多数情况下胃镜检查的禁忌证是相对的,但以下情况为绝对禁忌。

(1)严重心脏病:如严重心律失常、心肌梗死活动期、重度心力衰竭等。

(2)严重肺部疾病:如哮喘、呼吸衰竭不能平卧者。

(3)精神失常不能合作者。

(4)食管、胃、十二指肠穿孔的急性期。

(5)急性重症咽喉部疾病胃镜不能插入者。

(6)腐蚀性食管损伤的急性期。

五、并发症

内镜检查经过多年的临床实践及广泛应用,已证实有很高的安全性,但也会发生一些并发症,严重的甚至死亡。并发症的发生可能是患者不适宜做胃镜检查、患者不配合或是医师操作不当所致。1987 年我国全国内镜协作组总结的结果显示严重并发症的发生率约 0.012%,主要包括以下情况。

(一)严重并发症

1.心脏意外

心脏意外主要指心绞痛、心肌梗死、心律失常和心脏骤停。主要发生在原有缺血性心脏病、慢性肺疾病及老年患者。

2.低氧血症

低氧血症主要与患者紧张憋气、胃镜对呼吸道的压迫、术前使用肌松药等有关。

3.穿孔

穿孔的原因往往是患者不合作,而检查者盲目插镜、粗暴操作所致,最易发生穿孔的部位是咽喉梨状窝和食管下段,最主要的症状是立即出现的胸、背部疼痛,纵隔气肿和颈部皮下气肿,继而出现胸膜渗出和纵隔炎。一旦确诊需行外科手术。

4.感染

比较严重的是吸入性肺炎。大多发生于应用了较大剂量的镇静药物。

(二)一般并发症

1.下颌关节脱白

较多见,一般无危险,手法复位即可。

2.喉头痉挛

多发生于胃镜误插入气管所致,拔镜后很快即可缓解。

3.癔症

多发生于有癔症史者,检查前或检查时精神紧张不能自控所致,必要时可应用镇静剂。

4.食管贲门黏膜撕裂

常发生于患者在检查过程中剧烈呕吐,反应较大时。

5.咽喉部感染或脓肿

多由于插镜时损伤了咽部组织或梨状窝所致的感染。

6.腮腺肿大

由于检查过程中腮腺导管开口阻塞及腮腺分泌增加引起,常可自愈,必要时可给予抗感染治疗。

六、常见病的胃镜所见

(一)食管癌

1.早期食管癌

早期食管癌指癌肿仅侵犯黏膜及黏膜下层者。发生部位以食管中、下段居多。内镜下可分为 3 型:①隆起型(息肉样隆起、轻度隆起型);②平坦型;③凹陷型(糜烂型、溃疡型)。

2.中晚期(进展期)食管癌

中晚期(进展期)食管癌指癌肿已侵及固有肌层或超过固有肌层者。一般直径在 3 cm 以上。内镜下可分为 5 型。

(1)Ⅰ型:肿块型。呈息肉样肿块突入食管腔内,周围黏膜浸润不明显。

(2)Ⅱ型:溃疡型。溃疡基底部污秽、表面不平,有出血,溃疡边缘不整齐,并有小结节状隆起,但范围较小。

(3)Ⅲ型:肿块浸润型,即Ⅰ型食管癌周围黏膜有较广泛的浸润,病灶处往往有出血及坏死,边界不清楚。

(4)Ⅳ型:溃疡浸润型,即Ⅱ型食管癌周围黏膜有广泛的浸润。

(5)Ⅴ型:狭窄型。食管四周由于癌肿浸润引起食管腔严重狭窄,在检查时,内镜无法通过病变处(图 2-1)。

无论早期或中晚期食管癌,在可疑病变处做活组织检查,诊断即可明确。食管的其他肿瘤如肉瘤、乳头状瘤等皆需依赖组织学检查确诊。

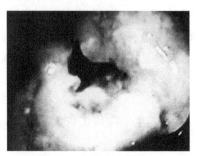

图 2-1　食管癌胃镜所见

(二)慢性胃炎

见图 2-2。

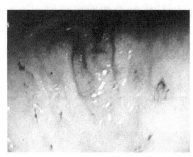

图 2-2　慢性胃炎胃镜所见

1990 年 8 月在澳大利亚悉尼召开的国际胃肠病学学术交流会上,制定了一整套慢性胃炎的分类和诊断方法,称为悉尼系统。该系统强调内镜与病理密切结合,胃炎的诊断包括组织学和内镜两部分,并尽可能找到病因或相关的病原,以及炎症的程度、活动性、萎缩程度、肠化生分级、有无幽门螺杆菌等。内镜要求明确炎症的部位(全胃炎、胃窦胃炎、胃体胃炎);对内镜下所见之异常进行分级,并根据其异常表现将胃炎分成 7 种基本类型,即充血渗出型、平坦糜烂型、隆起糜烂型、萎缩型、出血型、反流型、皱襞增生型。每种类型均要注明程度、部位,还有混合型,加上组织学检查部分,因而全面而客观。

(三)胃溃疡

急性胃溃疡即所谓应激性溃疡,常有明显的诱因。内镜下可见多发性、较浅小的溃疡,表面常覆盖白色渗出物,周围黏膜充血。伴出血的急性胃溃疡表面常有血凝块,周围有时可见一圈白色渗出物,用水冲去血凝块后显示溃疡面(图 2-3)。

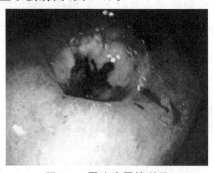

图 2-3　胃溃疡胃镜所见

(四)胃肿瘤

胃肿瘤中胃癌发病率最高,按恶性肿瘤死亡顺序排位,胃癌为我国死亡率最高的恶性肿瘤。自纤维胃镜广泛采用以来,胃癌的诊断水平明显提高,尤其是早期胃癌几乎皆依赖胃镜检查发现。胃的恶性肿瘤还有胃肉瘤、胃类癌、恶性黑色素瘤、卡波西肉瘤及低度恶性的血管内皮细胞瘤等。除内镜下表现各有特异外,诊断仍须依赖组织学检查。胃的良性肿瘤中较多见者为胃息肉、胃平滑肌瘤等,亦多依赖胃镜检查确诊。

(五)十二指肠炎

十二指肠炎的内镜表现可有多种,最常见的有黏膜充血、水肿、粗糙不平,点状出血、点状或斑片状糜烂,黏膜细颗粒状,血管显露或小结节状增生(图 2-4)。

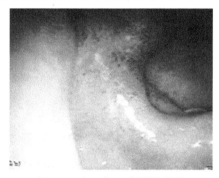

图 2-4 十二指肠炎胃镜所见

(六)十二指肠溃疡

内镜观察十二指肠溃疡需注意其部位、数目、大小、形态及病期等。十二指肠溃疡可为单发或多发,形态大致分为圆(或卵圆)形、不规则形、线形和霜斑样 4 种。球部恶性溃疡极罕见,因此对球部溃疡无须常规做活检。如溃疡污秽、巨大或周围有浸润疑为恶性时,则应做活检。

(庞　强)

第二节　下消化道内镜检查

下消化道内镜检查包括结肠镜和小肠镜检查。结肠镜检又可分为乙状结肠镜及全结肠镜检查,前者检查自肛门至乙状结肠 60 cm 范围的病变,而全结肠镜则可到达回盲部甚至末段回肠,从而了解部分小肠及全结肠病变以协助下消化道疾病的诊断。

因小肠长度长且弯曲,小肠镜检查难度大,技术要求高,患者相对痛苦较大,自 1969 年应用于临床以来,进展相对缓慢。长期以来临床上使用的小肠镜有推进型、探条型和肠带诱导型。探条型和肠带诱导型虽然理论上可观察小肠全部,但准备复杂、费时长、患者痛苦大;又不能用于治疗,近年来已几乎弃用。最常用为推进型,经口插入可推进观察至屈氏韧带以下 60～120 cm,准备简单、操作时间短并可活检,但无法观察远端病变。

新型双气囊电子全小肠镜的问世为小肠病变的诊断和治疗提供了低侵袭性、简便可靠的手段。该双气囊小肠镜为日本富士公司开发,由内镜和外套管组成,头端各有一个气囊。利用两个气囊交替反复地充气放气、固定小肠管和向近侧收缩折叠肠管,使得有效长度仅 2 m 的内镜和柔软的外套管交替地插入小肠深部,来完成对整个 6 m 长小肠的诊断和治疗。

术中小肠镜可经口、也可根据需要经肛门或肠切口插镜检查。术中小肠镜检查在外科手术者的帮助下常无困难,可有效地检查整个小肠,对小肠肿瘤、血管瘤、大血管病变、Meckel 憩室、节段性肠炎等有重要诊断价值。

一、检查前准备

肠道准备是检查成功的关键之一。

(1)向患者说明诊疗的目的和诊疗过程,消除患者的恐惧心理,争取患者合作。

(2)饮食准备:检查前 3 天进低脂、细软、少渣饮食。检查当天禁食。

(3)清洁肠道:一般采用泻剂清洁肠道法,最常用的泻剂为复方聚乙二醇电解质散剂,它是一种等渗性泻剂,具有在肠道内不吸收、不分解、不破坏电解质平衡、不损伤肠道黏膜、不产生可燃性气体等优点。其他如番泻叶、硫酸镁、甘露醇也可应用,不适宜上述方法的可采用灌肠清洁肠道。

(4)术前用药。①解痉药:可抑制肠蠕动,解除痉挛,利于观察或进行内镜下手术。②镇静、镇痛剂。③肛管麻醉剂:肛门部用 1% 的利多卡因棉球塞入肛管 2～3 分钟即可。

二、结肠镜检查

在对患者进行结肠镜检查过程中,检查者用其左手控制角度、送气、送水和吸引,同时用右手插入及旋转内镜,遵照不使肠管过度伸展的原则,通常是一边进行肠管的短缩化,一边进行插入。其主要是通过内镜的操作和肠内气体的调节,使结肠缩短变直,结肠镜即可顺利地通过乙状结肠、降乙移行部、脾曲、肝曲送达盲肠及回肠末端。退镜时,操纵上下左右旋扭,可灵活旋转先端,环视肠壁,适量注气、抽气,逐段仔细观察肠壁及皱褶里面的情况,注意肠腔大小、肠壁及袋囊情况。对转弯部位或未见到结肠全周的肠段,应调整角度钮及进镜深度,甚至适当更换体位,重复观察。对有价值部位可摄像、取活检及行细胞学等检查助诊。

(一)适应证

(1)原因未明的便血或持续便潜血阳性者。

(2)慢性腹泻原因未明者。

(3)钡剂检查疑有回肠末段及结肠病变需明确诊断者。

(4)低位肠梗阻及腹块不能排除肠道疾病者。

(5)为结肠息肉切除、止血,乙状结肠扭转或肠套叠复位者。

(6)结肠癌手术后、息肉切除术后需定期内镜随访者。

(7)肠道疾病手术中需内镜协助探查和治疗者。

(8)大肠肿瘤普查。

(二)禁忌证

(1)严重的心肺功能不全,如近期心肌梗死、心力衰竭、肺梗死等。

(2)休克、腹主动脉瘤、急性腹膜炎,尤其是有可疑肠穿孔时。

(3)相对禁忌证:妊娠期可导致流产和早产;腹腔内粘连、慢性盆腔炎等;不能合作的患者和肠道准备不清洁的患者;高热、衰弱、严重腹痛时应综合评价。

（三）并发症

1.肠穿孔

发生率为0.17％～0.90％，主要原因是操作时盲目滑行、原有肠道疾病如溃疡时注气过多或行息肉切除时。

2.肠道出血

主要见于服抗凝药、有凝血功能障碍时；血管病变活检时；息肉电切除时。

3.肠系膜、浆膜撕裂

较罕见，常发生于肠袢增大者用力进镜并过度充气时。

4.感染

当患者抵抗力低下，或行内镜下活检或切除治疗时，可引起菌血症。

5.心脏、脑血管意外

偶可发生。

6.气体爆炸

非常罕见，多在治疗时。

（四）常见结直肠病变的结肠镜所见

1.溃疡性结肠炎

主要侵犯直肠和乙状结肠，也可侵犯左半结肠、右半结肠，甚至全结肠。内镜下特征：大肠黏膜形态改变以糜烂、溃疡和假息肉形成为主。根据黏膜和肠腔的形态改变不同，一般可分为活动期和缓解期。

（1）活动期，受累肠黏膜弥漫性炎症，呈现相同的改变（图2-5）。①轻度：黏膜充血、水肿、血管纹理紊乱、模糊，有点状出血，肠腔形态不变，常呈痉挛状态；②中度：黏膜充血、水肿明显，黏膜面粗糙，呈颗粒状，肠壁质脆易出血，有多个细小、浅表溃疡，黏液分泌增多，呈黏液血性分泌物；③重度：黏膜充血、水肿更显著，病变部位几乎无正常黏膜，溃疡明显增多，并融合成片，极易接触出血或糜烂出血，有假膜或黏液脓血性渗出物覆盖，有时可见假息肉样黏膜增生。

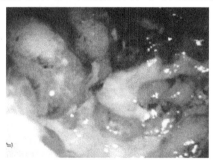

图2-5 溃疡性结肠炎（结肠镜所见）

（2）缓解期，主要表现为黏膜萎缩和炎症性假息肉形成。单次发作、轻度者，炎症消退后充血、水肿消失，糜烂或浅表溃疡愈合，渗出物吸收，不形成纤维化和瘢痕，黏膜可完全恢复正常。慢性持续性或反复发作者，黏膜出现萎缩改变，色泽苍白，血管纹理不清楚，炎症性假息肉形成，广基，大小与数目不等，分布密度不均。有时可有黏膜桥形成。

（3）溃疡性结肠炎后期可出现肠腔狭窄、肠段缩短，结肠袋消失，黏膜面粗糙呈虫咬样。

2.克罗恩病

同小肠克罗恩病表现(图 2-6)。

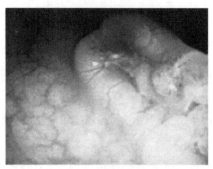

图 2-6　克罗恩病结肠镜所见

3.大肠息肉

(1)腺瘤。①管状腺瘤:最常见,一般有蒂,无蒂、亚蒂少见。球形、梨形,表面光滑或呈分叶状,明显充血发红,部分可见出血斑,使表面形成虎斑样。②绒毛状腺瘤:较少见,好发于直肠、乙状结肠,多为单发,大部分为无蒂型,菜花状,少数呈亚蒂绒样球样。表面不光滑,有细绒毛状突起,充血、水肿、糜烂,常附有多量半透明黏液。恶变率高达 40%~50%(图 2-7)。③混合型腺瘤:形态上类似于管状腺瘤,有蒂者多见,亚蒂者少见,表面不光滑,分叶状,并有许多较绒毛粗大的乳头状突起,故又称为乳头状腺瘤。④家族性腺瘤病:是一种家族性、遗传性疾病,以大肠多发性腺瘤为特征,数目超过 100 颗。内镜下息肉大量密集分布于全结肠,形态以管状腺瘤为主,个别呈绒毛状。⑤多发性腺瘤:腺瘤数量不超过 100 颗。以管状腺瘤多见,混合型及绒毛状少见。局限或散在发生,不一定有家族史。

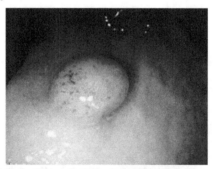

图 2-7　大肠息肉结肠镜所见

(2)炎症性息肉:一般为多发。多数息肉小于 0.5 cm,无蒂,表面色泽苍白,质脆,周围黏膜有炎症改变。

4.大肠腺癌

(1)早期大肠癌,仅侵犯黏膜、黏膜下层者,称为早期大肠腺癌。内镜下分为以下几种。①Ⅰ型(隆起型):类似于息肉,分为有蒂(Ip)、无蒂(Is)和亚蒂(Ips)。②Ⅱ型(扁平型):扁平隆起型(Ⅱa)为无蒂扁平息肉样隆起;扁平隆起凹陷型(Ⅱa+Ⅱc)为Ⅱa 型基础上顶部有溃疡。

(2)进展期大肠癌,癌肿已浸润肠壁肌层。内镜下分为以下几种。①Borrmann Ⅰ型(息肉型):癌肿呈息肉样隆起,表面高低不平或呈菜花样,有散在性糜烂及小溃疡,易出血。②Borrmann Ⅱ型(溃疡型):最常见,为无明显浸润的局限性溃疡癌,肿瘤境界清楚,病灶范围常较Ⅰ型为大,病灶中央有较大的溃疡,溃疡周围有结节状环堤,明显隆起形成火山口(图2-8)。③BorrmannⅢ型(溃疡浸润型):亦有溃疡凹陷病灶,其特点为该溃疡周边隆起性肿瘤的境界因向四周肠壁及黏膜浸润,而无明显界限,肿瘤表面有众多大小不一的糜烂及溃疡,常有明显的高低不平,触之易出血。④BorrmannⅣ型(硬化型):较少见,大多发生在左半结肠,尤其是直肠和乙状结肠。因结缔组织大量增生,使得病变区域纤维化,质地变硬,癌的环形浸润造成肠腔管状狭窄,表面有散在糜烂及小溃疡。⑤BorrmannⅤ型(特殊型):常见的是黏液癌,病灶呈肿块型,伴有绒毛状突起,肿瘤内有大量胶冻样黏液,质地疏松有弹性,边界不清,多见于升结肠和盲肠。

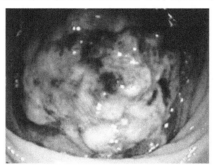

图2-8 进展期大肠癌结肠镜所见

三、小肠镜检查

(一)适应证

原因不明的腹痛和消化道出血,经各种其他检查未能确诊而高度怀疑小肠病变者。

小肠镜检查可明确小肠良、恶性肿瘤,原发性小肠淋巴瘤、小肠结核、克罗恩病、吸收不良综合征等。

(二)常见小肠病变的小肠镜所见

1.克罗恩病

内镜可见黏膜弥漫性糜烂性炎症、充血水肿,可见到溃疡,溃疡间黏膜正常。当溃疡继续发展,则变大变深,圆形或卵圆形,周围黏膜可有炎症,也可有假息肉样结节或卵石状改变。晚期克罗恩病有肠腔狭窄,环形皱襞消失,肠壁伸展不良,肠腔畸形(图2-9)。病变黏膜与正常黏膜间分界清楚。

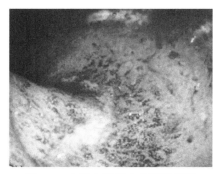

图2-9 小肠克罗恩病小肠镜所见

2.肠结核

肠结核多见于回肠及回盲部,偶见于空肠。内镜可见溃疡及假息肉形成。溃疡大小不等,深浅不一,边缘不规则,周围黏膜充血水肿轻;假息肉大小不等呈结节状(图 2-10)。

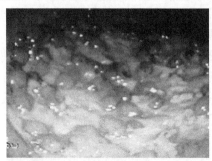

图 2-10　肠结核小肠镜所见

3.小肠肿瘤

(1)平滑肌瘤:平滑肌瘤内镜下呈现为隆起的黏膜下肿块,表面黏膜可正常或炎性充血,较大者表面可有糜烂或溃疡。

(2)腺瘤:多见于空肠,单个或多个,有蒂或无蒂。

(3)小肠癌:罕见,多在空肠上段,内镜下可见肠腔狭窄,环形皱襞消失,表面有溃疡,易出血,局部黏膜凹凸不平,病变近侧黏膜有不均匀隆起,肠腔不能扩张。活检病理可明确诊断。

(4)小肠恶性淋巴瘤:以回肠末端最多见,内镜可见环形皱襞不明显,黏膜面有多个米粒大小半球形黄色隆起,也可有溃疡,基底较硬,凹凸不平。

(庞　强)

第三节　胃液检查

胃液由胃黏膜各种细胞分泌的消化液及其他成分所组成,主要含有壁细胞分泌的盐酸,主细胞分泌的胃蛋白酶原,黏膜表面上皮细胞、贲门腺、胃底腺和幽门腺颈黏液细胞分泌的黏液等。胃分泌受神经、内分泌、食物和其他刺激因子等调节。胃、十二指肠及全身性疾病均可引起胃分泌功能异常,使胃液的量和成分发生变化。在其诸多成分中,胃酸分泌功能检查具一定实用价值,受到临床重视,而胃蛋白酶、黏液等检测很少应用。

一、胃液的收集

一般经插入胃管收集胃液。食管癌、食管狭窄、食管静脉曲张、心力衰竭、严重冠心病患者不宜插管。检查前停用一切对胃分泌功能有影响的药物,如抗胆碱能药物至少停用 48 小时,H_2 受体阻滞剂、质子泵抑制剂需停用 24 小时。禁食 12～14 小时,患者清晨空腹取坐位或半卧位,经口插入消毒胃管。咽反射敏感者可改经鼻孔插入。操作应敏捷、轻柔,尽量避免诱发咽反射和呕吐。当胃管插至 45 cm 标记处时,提示管端已抵贲门下,可注入少量空气,使胃壁撑开,避免胃管在胃内打折。然后嘱患者改左侧卧位,继续插管至 52～55 cm 标记处,管端达大弯侧胃体中部,即胃最低部位。也可借助 X 线定位。嘱患者饮 20 mL 水后如能回抽出16 mL 以上,说明胃管定位适当。用胶布将胃管固定于上唇部。在患者改变多种体位,如头低左侧卧位、俯卧位等过程中反复抽吸胃液,力求将空腹胃液抽尽;也可使用电动吸引器负压抽吸,压力维持在 4.0～6.7 kPa (30～50 mmHg)。然后根据临床需要,进行各种试验。此外,可应用胃液采集器获取微量胃液。方法:空腹时用温开水 10 mL 吞服胃液采集器。患者取右侧卧位。15 分钟后由牵引线拉出采集器,可挤出胃液 1.5～2.0 mL,足够用于生化检测。

二、检查内容

(一)一般性状检查

1.量

正常人空腹 12 小时胃液量为 10～70 mL,不超过 100 mL。超过此值视为基础胃液增多,见于:①胃液分泌过多,如十二指肠溃疡、Zollinger-Ellison 综合征等;②胃排空延缓,如胃轻瘫、幽门梗阻等。胃液不足 10 mL 者为分泌减少,主要见于慢性萎缩性胃炎和胃排空亢进。

2.色

正常胃液或为清晰无色,或因混有黏液而呈混浊的灰白色。如为黄色或绿色,为胆汁反流所致;咖啡色胃液提示上消化道出血。

3.气味

正常胃液有酸味。胃排空延缓时则有发酵味、腐臭味;晚期胃癌患者的胃液常有恶臭味;低位小肠梗阻时可有粪臭。

4.黏液

正常胃液中有少量黏液,分布均匀。慢性胃炎时黏液增多,使胃液稠度增大。

5.食物残渣

正常空腹胃液不含食物残渣,如其内混有食物残渣,提示机械性或功能性胃排空延缓。

(二)化学检查

1.胃酸分泌功能测定

(1)胃液酸度滴定和酸量计算法。胃液中游离酸即盐酸,正常人空腹时为 0～30 mmol/L,平均 18 mmol/L。结合酸指与蛋白质疏松结合的盐酸。总酸为游离酸、结合酸和各种有机酸之总和,正常值 10～50 mmol/L,平均 30 mmol/L。用碱性溶液滴定胃液首先被中和的是游离酸,然后有机酸和结合酸相继离解,直至被完全中和。根据滴定所用碱性溶液的浓度和毫升数,计算出胃液的酸度。以往用两种不同阈值的 pH 指示剂,如 Topfer 试剂(0.5 g 二甲氨偶氮苯溶于 95％酒精 100 mL 中)在 pH 3.5 时由红色转变为黄色,此时酸度代表游离酸;酚酞 pH 8～10 时变为微红且不褪色,可表示总酸。目前,应用酚红作 pH 指示剂,pH 7.0 变红色;用碱性溶液一次滴定至中性,测定总酸。常用碱性液为 100 mmol/L 或 50 mmol/L 浓度的氢氧化钠溶液。用于滴定的胃液取 10 mL 即可,需预先滤去食物残渣。滴定后按下列公式计算酸度。

酸度(mmol/L)＝NaOH 浓度(mmol/L)×NaOH 消耗量(mL)÷被滴定胃液量(mL)

胃酸分泌试验还常测定每小时酸量或连续 4 个 15 分钟酸量之和。每小时酸量的计算方法如下。

酸量(mmol/h)＝酸度(mmol/L)×每小时胃液量(L/h)

除上述滴定中和测定胃酸外,还可测定胃液中 Cl^- 浓度和 pH,然后查表求出酸分泌量。

(2)基础酸量、最大酸量和高峰酸量测定。胃酸分泌功能测定结果一般用下列术语来表示:①基础酸量(BAO)为刺激因子刺激前 1 小时分泌的酸量;②最大酸量(MAO)为刺激后 1 小时分泌的酸量;③高峰酸量(PAO)刺激后 2 个连续分泌最高 15 分钟酸量之和乘以 2,在同一患者 PAO>MAO。刺激因子可选用磷酸组胺或五肽胃泌素。后者是生理性物质,所用剂量为 6 μg/kg 时不良反应较小,故为临床首选。

五肽胃泌素胃酸分泌试验方法如下:在插入胃管后抽尽空腹胃液。收集 1 小时基础胃液,测定 BAO。然后皮下或肌内注射五肽胃泌素,剂量按 6 μg/kg 计算。再收集刺激后 1 小时胃液,一般每 15 分钟装 1 瓶,连续收集 4 瓶。计算每瓶的胃液量和酸量,求出 MAO 和 PAO。

临床意义:BAO 常受神经内分泌等因素影响,变异范围较大。如估计其对个别被测者有诊断价值,则需连续 2~3 小时测定 BAO。壁细胞对胃泌素刺激的敏感性及种族、年龄、性别、体重等因素也可影响 MAO 和 PAO。国内外资料表明,正常人和消化性溃疡患者所测得的胃酸值常有重合,故该项检查已不作为常规应用。在下列情况下该指标有参考价值。①刺激后无酸,且胃液 pH>6,可诊断为真性胃酸缺乏,见于萎缩性胃炎、恶性贫血和胃癌患者。因此有助鉴别胃溃疡为良性抑或恶性。②排除或肯定胃泌素瘤,如果 BAO>15 mmol/L,MAO>60 mmol/L,BAO/MAO 比值>60%,提示有胃泌素瘤可能,应进一步测定血清胃泌素。③对比胃手术前后测定结果,如术后 MAO 较术前下降 70%,<3 mmol/L,提示迷走神经切断完全;术后 MAO >19 mmol/L 则切除不完全;如术后 BAO、PAO 逐渐增高,可能发生了吻合口溃疡。④评定抗酸药物的疗效。

2.胰岛素试验

该试验用于迷走神经切断术后,估计迷走神经切断是否完全。其原理为注射胰岛素诱发低血糖,可刺激大脑的迷走神经中枢,引起迷走神经介导的胃酸和胃蛋白酶原分泌增加。据报道,该试验阳性者 2 年以后溃疡发生率可达 65%。

方法:本试验宜在手术 6 个月后进行。插胃管,收集 1 小时基础分泌胃液。然后静脉注射胰岛素 20 U 或 0.15 U/kg 体重。随后每 15 分钟收集一次胃液标本,连续收集 8 次;分别测定每个标本的量和酸量。另外在注射胰岛素前 45 分钟和注射后 90 分钟分别采血,测血糖,以证实注射后发生了低血糖。标准胰岛素试验可诱发严重低血糖,50% 以上患者发生心律失常。因此原有心脏病、低血钾、年龄超过 50 岁的患者禁做此试验。试验过程中应密切注意患者出现的低血糖反应。

判断标准:出现下列情况为阳性结果。①注射胰岛素后任何一个标本的酸度较注射前最大酸度增加幅度超过 20 mmol/L;或基础标本胃酸缺乏,而用药后酸度≥10 mmol/L。②在上述标准基础上,用药后第 1 小时呈现早期阳性结果。③注射后任何 1 小时胃液量较基础值增加。④基础酸量>2 mmol/L。⑤注射后任何 1 小时酸量较注射前增加 2 mmol/L。

目前已很少开展迷走神经切断术,而且胰岛素试验危险性较大,故已很少应用之。

3.胃液内因子检测

测定胃液内因子有助诊断恶性贫血。对具有一个或多个维生素 B_{12} 吸收不良病因的患者及怀疑成年和青少年类型恶性贫血的患者,该试验是辅助诊断项目之一。

从刺激后抽出的胃液中取样:先将胃液滴定至 pH=10,使胃蛋白酶失活 20 分钟;在检测或储存前再将其 pH 恢复到 7。用放射免疫法或淀粉凝胶电泳法测其中内因子。正常人胃液中内因子大于 200 ng/h;恶性贫血患者一般低于此值,但有少数患者可在正常范围;而有些吸收维生素 B_{12} 正常的胃酸缺乏患者却不足 200 ng/h。

恶性贫血在我国罕见,该试验很少开展。

4.隐血试验

正常人胃液中不含血液,隐血试验阴性。当胃液呈咖啡残渣样,怀疑上消化道出血时,常需做隐血试验加以证实。隐血试验方法较敏感,即使口腔少量出血或插胃管时损伤了黏膜也可产生阳性结果,临床判断时应加以注意。

5.胃液多胺检测

多胺是一类分子量很小的羟基胺类有机碱,主要有腐胺、精胺和精脒。多胺与恶性肿瘤的发生、消长和复发有一定内在联系,可视为一种恶性肿瘤标志物。胃癌患者胃液中的多胺水平显著升高,检测之对诊断胃癌,估计其临床分期及预后有一定价值,还可作为胃癌术后或其他治疗后随访的指标。

6.胃液表皮生长因子检测

表皮生长因子(EGF)具有抑制胃酸分泌和保护胃肠黏膜的功能。可用放射免疫法测定胃液中 EGF。轻度浅表性胃炎患者基础胃液 EGF 浓度为(0.65 ± 0.31) ng/mL,排出量为(31.48 ± 7.12) ng/h;消化性溃疡患者基础胃液及五肽胃泌素刺激后胃液中 EGF 均明显降低。目前该检查尚在临床研究阶段,其意义有待进一步阐明。

7.胃液胆汁酸检测

胃液中混有胆汁酸是诊断胆汁反流性胃炎的依据之一。胆汁酸有去垢作用,可损害胃黏膜。采用高效液相色谱法、紫外分光光度法测定胃液中的二羟胆烷酸、三羟胆烷酸、总胆汁酸等。正常人胃液中胆汁酸的含量极微,胆汁反流、慢性浅表性胃炎、慢性萎缩性胃炎、十二指肠溃疡等患者胃液中胆汁酸明显升高。

8.胃液尿素氮检测

幽门螺杆菌含尿素酶,分解尿素。正常人胃液尿素氮以 1.785 mmol/L 为临界值,低于此值提示幽门螺杆菌感染;在治疗过程中随细菌被清除而逐步升高,故可作为观察疗效的指标之一。肾功能不全或其他原因引起血清尿素氮增高时可影响测定结果。

9.胃液 CEA 检测

检测胃液 CEA 可作为胃癌或癌前期疾病初筛或随访的指标。国内报告用胃液采集器取微量胃液,联合检测其中 CEA、幽门螺杆菌抗体、氨基己糖、总酸、游离酸、胃泌素、pH 和总蛋白等 8 项指标,结果用电子计算机程序进行分析判断,诊断胃癌的准确性达 96.42%。

(三)显微镜检查

由于胃液中胃蛋白酶和盐酸能破坏细胞、细菌,即使标本抽取后立即送验,阳性率仍不高,且意义也不大。脱落细胞检查对诊断胃癌有一定帮助。

(杨　琳)

第四节　肝功能检查

目前用于了解肝脏合成、代谢、排泄等功能及判断肝脏病变情况的肝脏功能检查多种多样,只有依据病情仔细选择,并综合判断,才能真实反映肝脏功能,正确做出诊断。现将目前国内外常用的肝功能检查叙述于下。

一、胆红素代谢试验

(一)血清总胆红素测定

正常参考值 $2\sim17\ \mu mol/L$。血清总胆红素在 $<25.6\ \mu mol/L$ 时,肉眼看不到黄疸,称隐性黄疸,大于 $25.6\ \mu mol/L$ 则称显性黄疸。由于正常肝脏对胆红素的代谢有很大的储备能力,因此血清胆红素并非肝脏功能的敏感指标,即使严重溶血,血清胆红素浓度一般不超过 $85\ \mu mol/L$,如超过此值,常表示有肝细胞损害或胆管阻塞。临床主要用于了解黄疸情况、肝细胞损害程度,判断预后,指导治疗。

(二)血清直接胆红素测定

正常参考值 $0\sim4\ \mu mol/L$。结合胆红素能与重氮磺胺酸起直接反应,因此又称直接胆红素。常用反应 1 分钟时的胆红素量代表,故又称 1 分钟胆红素。血清直接胆红素/总胆红素比值,在胆汁淤积性黄疸常大于 60%,肝细胞性黄疸常在 $40\%\sim60\%$,而在发生非结合胆红素升高血症时,不超过 20%,在黄疸鉴别诊断上有一定参考价值,但这是指平均值,并非绝对。

(三)尿胆红素测定

正常人尿中无胆红素存在。因只有结合胆红素能溶于水,从尿中排出,故尿胆红素阳性表明血清结合胆红素升高。而尿胆红素阴性的黄疸患者表示为非结合胆红素升高。在血清胆红素升高以前,尿中胆红素即可查到,故可用于病毒性肝炎的早期诊断。

(四)尿中尿胆原测定

正常人尿中仅有少量尿胆原。增高主要见于胆红素生成过多(如溶血)和肝细胞损害(如肝炎、肝硬化、肝中毒、肝缺血等),减少主要见于胆管阻塞。持续黄疸伴尿中尿胆原消失,提示恶性胆管梗阻,而间歇性常提示胆石症。病毒性肝炎早期肝细胞损害,尿胆原增加,高峰期因肝内胆汁淤积,尿中尿胆原可一过性减少,恢复期可再度增加,至黄疸消退后,才逐渐恢复正常。故有利于判断病情。

二、蛋白质代谢

除免疫球蛋白外,血浆内几乎所有的蛋白质均在肝脏合成,如清蛋白,酶蛋白,运载蛋白,凝血因子 I、II、V、VII、IX、X 等。除支链氨基酸在肌肉内分解外,大多数必需氨基酸均在肝内分解。肝脏还可将蛋白质代谢产物氨转化为尿素,由肾脏排出体外。故肝脏在蛋白质代谢过程中起着重要的作用。测定血浆蛋白水平、进行凝血试验、测定血氨及氨基酸水平,就可以反映肝脏功能。

(一)血浆蛋白测定

1.总蛋白

总蛋白正常参考值为 $68\sim80\ g/L$。肝病时,清蛋白合成减少,但 γ-球蛋白常增加,故而血清总蛋白量一般无明显变化。一般来说,血清总蛋白小于 $60\ g/L$ 时,表明预后不良。

2.清蛋白

清蛋白正常参考值 $35\sim55\ g/L$。清蛋白仅由肝脏制造,正常人每天合成约 $10\ g$,清蛋白半衰期较长,约 20 天,因此不是反映肝脏损害的敏感指标。清蛋白减少是慢性肝病尤其是肝硬化的特征,反映肝脏合成代谢功能和储备能力,是估计预后的良好指标,小于 $25\ g/L$ 时表示预后不良。另外,营养不良、代谢加速、蛋白丢失过多及高 γ-球蛋白血症均可出现低清蛋白血症,应予鉴别。

3.前清蛋白

前清蛋白亦由肝细胞合成,半衰期 1.9 天。因半衰期短,肝病时变化敏感,反映近期肝损害比清蛋白要好。采用改良缓冲液在醋纤电泳上可以分出前清蛋白,参考值 0.28～0.35 g/L。

4.球蛋白

球蛋白蛋白电泳可将球蛋白分为 α_1、α_2、β、γ-球蛋白。①α_1-球蛋白:在肝实质细胞破坏,如肝坏死、肝硬化时,α_1-球蛋白减少,与清蛋白减少相平行,对判断肝病病情和预后有参考意义。因 α_1-球蛋白中含有许多急性期反应蛋白和甲胎蛋白,故而在急性反应和肝癌时升高。②α_2 和 β-球蛋白:在慢性胆汁淤积伴高脂血症时,两者平行升高,而在肝细胞严重损害时则降低。③γ-球蛋白:为免疫球蛋白,在肝脏疾病时升高。持续增高提示疾病转为慢性。如电泳时形成 β-γ 桥,提示肝硬化,用以鉴别慢性肝炎与肝硬化。

但应注意,血清蛋白改变可见于许多非肝脏疾病,如急慢性炎症、肿瘤、营养不良、肾病等,严格地说血清蛋白测定不能算作一项特异的肝功检查项目。

(二)蛋白质代谢产物测定

1.血氨

血氨正常参考值 13～57 μmol/L。肝脏利用血液中的氨合成尿素,经肾脏排出体外,在肝功不全或门体分流时血氨升高。在诊断肝性脑病中有重要地位,多数肝性脑病患者血氨增高,但不是一个绝对可靠的诊断指标。

2.游离氨基酸测定

游离氨基酸测定正常时支链氨基酸(BCAA)与芳香族氨基酸(AAA)的比 BCAA/AAA＝3.0～3.5(即 Fischer 比率)。严重肝病时,由肝脏代谢的 AAA 浓度升高,而主要由肌肉代谢的 BCAA 则因肝病时血中胰岛素浓度升高而大量进入肌肉组织,血 BCAA 浓度下降,故比值下降,可降到 1 以下。有研究中认为其与肝性脑病的发生有关,有助于判断预后,并有治疗意义,输注支链氨基酸可改善部分肝性脑病症状。

(三)凝血因子与凝血试验

纤维蛋白原,凝血酶原因子Ⅱ、Ⅴ、Ⅸ、Ⅹ、Ⅶ,纤溶酶原,抗纤溶酶,抗凝血酶Ⅲ等均在肝脏合成,因肝脏贮备能力很大,故而只有严重肝病时,才会出现出血与凝血障碍。测定凝血因子可以了解肝脏功能,临床应用较多的是凝血试验。

1.凝血酶原时间(PT)

常用 Quick 法测定,正常参考值 14～17 秒,比对照延长 3 秒有意义。PT 与因子Ⅶ、Ⅹ、Ⅱ、Ⅴ、Ⅰ活性有关,是测定外源性凝血过程的试验。这些凝血因子的血浆半衰期均短于 1 天,故 PT 在监视急性肝病的病理时特别有用。急性肝病时,PT 明显延长预示暴发性肝坏死的发生,当 PT 活动度即 $k/(pt-\gamma)$,其中 $k=303$,$\gamma=8.7$ 为常数,正常时为 80％～100％,下降至正常对照的 10％以下时,提示预后恶劣。因子Ⅱ、Ⅶ、Ⅸ、Ⅹ 为维生素 K 依赖性因子,当胆汁淤积、脂肪泻等出现时维生素 K 吸收减少,从而维生素 K 依赖性因子减少,PT 延长,此时肌内注射足量维生素 K 后 PT 可恢复正常,可以此鉴别肝细胞性黄疸和胆汁淤积性黄疸。

2.部分凝血活酶时间(PTT)

为内源性凝血系统的过筛试验,正常参考值 60～85 秒,较对照延长10 秒以上为延长,提示因子Ⅷ、Ⅸ、Ⅺ、Ⅻ缺乏或活性减低,也可见于因子Ⅰ、Ⅱ、Ⅴ、Ⅹ 缺乏或活性减低。严重肝病或

DIC 时延长。

3.凝血酶时间(TT)

反映血浆纤维蛋白原的反应性,正常参考值 16～18 秒,较对照延长3秒为延长,见于严重肝病、纤溶亢进、血中类肝素抗凝物质存在时。

三、肝脏负荷试验

本组试验原理是向体内输入主要在肝内代谢的物质,测定其代谢速度,可反映肝脏功能。

(一)药物代谢试验

常用安替比林口服检测其血浆清除率或半衰期,该试验是慢性乙型肝炎活动性的良好指标。应用 ^{14}C 氨基比林(二甲基氨基安替比林)在肝中代谢最后生成 $^{14}CO_2$ 从呼吸中排出,计算一定时间内呼气中排出的 ^{14}C 的百分比。此呼气试验可方便地反映肝内药物代谢动力学。研究表明肝炎和肝硬化患者呼出 $^{14}CO_2$ 减少,异常程度与凝血酶原时间、清蛋白、空腹血清胆汁酸等具有良好的相关性,而胆汁淤积病例本试验正常或轻度异常。 ^{13}C-美沙西汀呼气试验也可用于反映肝实质细胞损害情况。

(二)半乳糖廓清试验

半乳糖进入肝内后迅速磷酸化,用一次性静脉注射法测定血中半乳糖清除速率,或用 ^{14}C-半乳糖呼气试验测定呼气中的 $^{14}CO_2$ 量,可以判断肝脏功能,其最大价值在于随访肝病经过和判断疗效。

(三)尿素合成最大速率测定

本测定主要用于预测肝硬化患者能否代谢氮负荷,是否需调整饮食结构,预防肝性脑病。还用于门-体分流术后估计发生肝性脑病的危险,但本试验敏感性差,未广泛应用于临床。

(四)色氨酸耐量试验

空腹静脉注射色氨酸 4 mg/kg 体重,45 分钟时测定游离色氨酸与总色氨酸(F/T)比值,正常人F/T$<$0.14,肝损害时比值增加,耐量减退。

四、肝脏排泄试验

肝脏是重要的排泄器官,除可排泄内源性物质,如胆汁酸、胆固醇、胆红素,还可排泄外源性物质如药物、色素、毒物等。测定肝脏排泄能力,可反映肝脏功能。

(一)色素排泄试验

1.磺溴酞钠(BSP)试验

因 BSP 偶可发生严重变态反应,又有 ICG 试验可将其取代,故已废除 BSP 试验。

2.靛氰绿(ICG)试验

将 ICG 注射于患者静脉后,一定时间内采取血样,测定 ICG 在血中的含量,了解 ICG 排泄情况。15 分钟血中潴留率 R_{15} ICG 正常值(7.83$\pm$4.31)%,每增加 5 岁,潴留率可增加 0.2%～0.6%,上限为12.1%。ICG 注入血液后,迅速与清蛋白和 α_1-球蛋白结合,分布于全身血管,几乎全部被肝细胞摄取,再逐步排入胆汁中。它没有肝外清除,不从肾排泄,不参与肝肠循环,以游离形式排入胆汁,是一种单纯的排泄试验,ICG 几乎无毒性及变态反应。影响 ICG 清除的主要因素是肝血流量、功能性肝细胞总数、胆汁的排泄和胆管通畅程度,黄疸对 ICG 无影响。ICG 潴留率主要反映肝细胞贮备功能,目前认为是在测定肝血流量和慢性肝病患者的肝功能方面最有价值、最实用的色素,但其费用昂贵限制了应用。

(二)血清胆汁酸代谢试验

肝脏在胆汁酸的生物合成、分泌、摄取、加工转化中占重要地位,因而血清总胆汁酸可以较特异地反映肝细胞功能,在严重肝病时,其比胆红素更敏感地反映肝损害。对肝硬化有特别的诊断参考价值,阳性率高于 ALT,且可用于判断预后。在急慢性肝炎、胆汁淤积时均可升高。本试验虽然有重要的理论意义,但在临床上还没有把它列入常规肝功能检查项目。目前主要用于先天性和溶血性高胆红素血症的鉴别诊断,此两者血清胆汁酸正常,且有助于随访肝病发展和判断疗效。

五、肝脏疾病的酶学标志

(一)反映肝细胞损害的标志

1.转氨酶

临床上常用谷丙转氨酶(ALT)和谷草转氨酶(AST)。ALT 在肝内含量最多,仅存在于肝细胞质内,而 AST 在心肌中含量最高,在肝中存在于肝细胞线粒体(AST 线粒体同工酶,m-AST)和细胞质(AST 细胞质同工酶,c-AST)中。当肝细胞病变引起细胞膜通透性改变时或肝细胞破坏时,ALT 和 AST 可从细胞逸出进入血流,由于肝细胞内转氨酶浓度比血清高 $10^3 \sim 10^4$ 倍,故肝细胞损坏时,血清转氨酶浓度敏感地升高。其中 ALT 比 AST 更为敏感和特异。正常参考值 ALT(改良赖氏法)$2 \sim 40$ U/L,AST $4 \sim 40$ U/L,AST/ALT 正常约 1.15。在急性病毒性肝炎、中毒性肝坏死、肝缺氧时转氨酶可明显升高,但升高幅度与肝细胞损伤严重程度不一定平行。如急性重型肝炎时,肝细胞大量坏死,不能合成转氨酶,可出现"酶胆分离"的现象,ALT 可见轻度升高或下降,而黄疸升高明显,提示预后恶劣。肝硬化活动期、肝癌、肝脓肿、胆管阻塞时,转氨酶可轻至中度升高。AST/ALT 比值在轻度肝损害时可降到 1 以下,而在严重肝损害时,则因线粒体中 AST 也释放入血,使血清 AST 升高幅度较 ALT 为大,比值升高,如乙醇性肝炎时 AST/ALT>2.0。因 ALT 在体内分布广,许多肝外病变时亦可升高,需加以鉴别。

2.乳酸脱氢酶(LDH)及其同工酶

LDH 广泛存在于人体组织中,缺乏特异性。用电泳法可分离出5种同工酶区带($LDH_1 \sim LDH_5$),LDH_5 主要来自肝脏及横纹肌,在肝病及恶性肿瘤时 LDH_5 升高,而心梗时 LDH_1 升高,故分析血清 LDH 同工酶有助于病变定位。正常参考值:LDH 比色法 $190 \sim 310$ U。

3.谷氨酸脱氢酶(GLH)

主要分布于肝细胞线粒体内,尤以小叶中央区为主。而酒精性肝病及缺血性肝炎主要累及这些部位,故血清 GLH 活性可作为酒精性肝损害的标志,在缺血性肝炎,诊断价值高于转氨酶。非肝胆疾病很少升高。GLH 明显升高说明肝细胞有坏死病变。正常参考值 $0 \sim 1.5$ U/L。

4.血清谷胱甘肽 S 转移酶(GST)

肝细胞损害时,活性升高,GST 变化与肝脏病理变化有良好的一致性,在反映肝细胞损伤方面,其较 ALT 更为敏感。正常参考值 (13.6 ± 5.8)U/L。

5.腺苷脱氨酶(ADA)

正常参考值<25 U(改良 Morrtinek 法)。在急性肝实质细胞损伤时,ADA 和 ALT 往往同时升高。在慢性活动性肝炎和肝硬化时 ALT 可不升高,而 ADA 升高较明显。在阻塞性黄疸时,ADA 活性很少升高,可与肝细胞性黄疸相鉴别。

(二)反映胆汁淤积的酶类

1.碱性磷酸酶(ALP)及其同工酶

正常血清中的 ALP 及其同工酶的主要来自骨和肝,正常参考值为25～90 U/L。肝脏疾病时,ALP 浓度升高,主要是肝细胞过度制造 ALP 释放入血。肝内外胆管阻塞时,胆汁淤积,胆汁酸诱导肝细胞合成 ALP 增加并可将 ALP 从肝细胞内脂质膜上渗析出来,故血清 ALP 升高最显著。黄疸患者同时测定 ALP 和 ALT 或 AST 有助于鉴别诊断。肝炎、肝硬化时血清 ALP 轻至中度升高。肝硬化患者血清 ALP 浓度大于正常值 3 倍时应怀疑原发性肝癌。血清 ALP 升高亦见于各种骨骼疾病。ALP 同工酶测定有助于鉴别不同来源的 ALP。用聚丙烯酰胺凝胶梯度电泳,可将血清 ALP 分出活性带Ⅰ～Ⅶ。ALP I 诊断原发性肝癌敏感性差,但特异性很高,且与AFP 间无相关性。ALPⅦ见于肝外阻塞性黄疸和转移性肝癌,用于鉴别诊断。而 ALPⅢ则主要见于骨病。

2.γ-谷氨酰转肽酶(γ-GT、GGT)

γ-GT 广泛分布于人体组织中,如肾、胰、肝内,正常人血清 γ-GT 主要来自肝脏,正常值<40 U/L。急性病毒性肝炎时,γ-GT 明显升高;慢性肝炎活动期 γ-GT 活力常增高,故可作为反映慢性肝病活动性的指标之一,慢性迁延性肝炎则多正常。肝内外阻塞性黄疸时 γ-GT 均可升高,原发性肝癌及酒精中毒者,γ-GT 也可明显升高。用聚丙烯酰胺梯度凝胶电泳可分离出肝癌特异性区带 γ-GTⅡ,对肝细胞癌的敏感性为 80%～90%,特异性为 90%,且与甲胎蛋白无相关性,故可与其联合诊断肝癌。由于 γ-GT 敏感性太高,在多种肝病及多种肝外疾病,如心肌梗死、胰腺疾病、糖尿病、风湿性关节炎、肺疾病等时均可升高,故可作为肝脏疾病的筛选试验。

3.5'-核苷酸酶(5'-NT)

血清 5'-NT 升高见于肝胆疾病及正常妊娠。对于肝胆疾病其诊断意义与 ALP 相似,但骨病时不升高,故主要临床价值在于判断血清 ALP 升高是由肝胆系统疾病还是骨骼疾病引起。正常参考值2～17 U/L。

4.亮氨酸氨基肽酶(LAP)

与 5'-NT 一样,血清 LAP 升高仅见于肝胆疾病和妊娠。胆管阻塞时酶活性明显升高,尤以肝外恶性胆管梗阻时更为显著,骨病时正常。也可用于确定 ALP 升高是否来源于肝胆。正常参考值:男 306～613 nmol/(s·L),女 272～488 nmol/(s·L)。

(三)反映肝纤维化的酶类

1.单胺氧化酶(MAO)

肝硬化时 MAO 常明显升高,MAO 活力与肝脏表面结节形成的进程相平行。当肝内形成桥状纤维结缔组织时,约80% MAO 升高;当假小叶形成时,MAO 活力几乎均增高。肝坏死时,肝细胞线粒体内 MAO 释放,血清 MAO 也可增高。MAO 同工酶可区别两种来源,MAO$_1$、MAO$_2$ 主要来自线粒体,MAO$_3$ 主要来自结缔组织,后者对肝硬化诊断有意义。MAO 正常参考值:12～40 U。

2.脯氨酰羟化酶(PH)

PH 是胶原合成酶,可用夹心酶联法测定血清免疫反应性脯氨酸羟化酶 β-亚单位(SIR-β-PH),普遍认为 SIR-β-PH 含量可以反映肝纤维增生的活动程度,但尚未常规应用。

3.胆碱酯酶同工酶(CHE)

有报道,在肝纤维化时,CHE1、2、3 相对减少,CHE5 相对升高,有利于诊断。

六、肝纤维化的血清学标志

纤维化是一个极其复杂的动态过程。目前临床上对肝纤维化的诊断仍以肝活检为主,但它具有创伤性,难以动态观察,所以肝纤维化的血清学诊断成为目前研究的一个热点。目前,已发现许多肝纤维化的血清学标志物,一般认为应联合不同类型的指标进行综合判断。酶学标志见前述,现将临床上已应用的其他标志简述如下。

(一)Ⅲ型前胶原肽(PⅢP)

PⅢP已广泛应用于临床。其含量反映肝中活动性纤维增生,是诊断肝纤维化或早期肝硬化的良好指标,对慢性肝病预后判断有一定意义。正常人血清PⅢP含量为$7.0 \sim 9.9$ ng/mL。肝硬化晚期因纤维合成已不活跃,PⅢP可降低。另外,在急性肝炎和肝癌患者PⅢP也可升高。

(二)Ⅲ型原胶原(PCⅢ)

PCⅢ与PⅢP有相似的临床意义,能反映肝纤维化程度,但肝脏炎症对PCⅢ影响较小,有研究者认为其较PⅢP诊断肝纤维化价值更高。

(三)Ⅳ型胶原($C_{Ⅳ}$)

Ⅳ型胶原正常值为(99.3 ± 24.8) ng/mL,是构成基底膜的一种成分。肝纤维化时基底膜增生,$C_{Ⅳ}$是最早增生的胶原。$C_{Ⅳ}$可敏感地反映肝纤维化的程度,是判断肝纤维化尤其是早期肝纤维化的指标。可将$C_{Ⅳ}$分离为TS胶原和NC_1片断,其中血清TS与肝纤维化程度正相关,是诊断肝纤维化的良好指标。

(四)层粘连蛋白(LN)

LN是基底膜的主要成分,与$C_{Ⅳ}$构成基底膜的骨架。已有研究证明,血清LN水平与肝纤维化程度及门静脉高压间呈正相关。此外,原发性肝癌患者血清LN也可增高。正常值为$0.81 \sim 1.43$ U/mL。

(五)透明质酸(HA)

HA是细胞外间质的重要成分,可反映已形成的肝纤维化程度,对判断肝病严重程度及预后有一定临床意义。正常参考值$2 \sim 110$ ng/mL。肝硬化患者>350 ng/mL。

(六)纤维连接蛋白受体(FNR)

血清FNR水平与肝纤维化程度高度正相关,是一种较好的肝纤维化标志物。

(七)其他

组织金属蛋白酶抑制剂(TIMP-1)有助于诊断活动性肝纤维化。转化生长因子-β_1(TGF-β_1)是众多细胞因子中,对肝纤维化最重要的因子,其活性能较好地反映肝纤维化的进展情况,并可用于判断预后及疗效。

七、肝癌标志

(一)甲胎蛋白(AFP)及其异质体

AFP对肝细胞癌(HCC)具有确立诊断、早期诊断和鉴别诊断的价值,其动态变化比绝对值意义更大。正常参考值<25 ng/mL。诊断HCC标准:血清AFP>500 ng/mL持续4周或AFP在$200 \sim 500$ ng/mL持续8周者,在排除其他引起AFP增高的因素外,结合定位检查,即可做出肝癌诊断。许多亚临床肝癌或小肝癌血清AFP浓度在$200 \sim 500$ ng/mL,注意观察此范围AFP的动态变化有助于早期诊断。AFP低浓度持续阳性(低持阳)是指连续2月查AFP 3次以上,均在 50～200 ng/mL。AFP 低持阳患者是肝癌高发人群,其中部分已是亚临床肝癌,应密切随访。AFP 是肝癌最重要的血清学标志,但诊断肝细胞癌有一定的假阳性和假阴性,影响了其诊断价值。AFP 假阳性可见于肝炎、肝硬化等非癌性肝病,以及胚胎癌、孕妇等。在肝炎、肝硬化时常伴有 ALT 升高,随病情好转 AFP 可下降,且 AFP 多<200 ng/mL。AFP 假阴性可见于不合成 AFP 的细胞株较多的肝细胞癌、小肝癌、分化较好或分化程度极低的肝癌,假阴性率约 30%。AFP 异质体的研究提高了 AFP 的诊断价值。用亲和电泳和层析技术可分为 LCA 结合型和 LCA 非结合型 AFP,LCA 结合型有利于早期诊断肝细胞癌,尤对 AFP 低浓度者特别适用。另外,AFP 单克隆抗体对肝癌的早期诊断和病情监护均有较高价值,已在研究之中。人们正在不断探索 AFP 以外的其他肝癌标志,与 AFP 互补诊断,也取得了一些进展。

(二)诊断价值肯定、常与 AFP 联检的标志

(1)γ-谷氨酰转肽酶Ⅱ(γ-GTⅡ):如前所述,γ-GTⅡ是 γ-GT 的肝癌特异性区带,且与 AFP 浓度无关,可与 AFP 联检。

(2)酸性同工铁蛋白(HTFA):肝癌细胞合成、释放 HIFA,肝细胞癌时 HIFA 明显升高,优于常规血清铁蛋白(SF)测定价值,并有助于疗效观察。正常参考值(火箭电泳法)16～210 mg/L。

(3)异常凝血酶原(AP):在 AFP 低浓度和阴性的肝细胞癌患者中阳性率可达 67%～69%,与 AFP 联检可使肝细胞癌检出率明显提高。

(4)5'-核苷酸磷酸二酯酶同工酶Ⅴ(5'-NPDV):聚丙烯酰胺电泳时,病理情况下可出现 5'-NPD 的 V 带,诊断肝细胞癌的敏感率为 84%,特异性仅为 48%,但测定快速同工酶带迁移率时,特异性明显提高。

(5)碱性磷酸酶同工酶:用聚丙烯酰胺凝胶梯度电泳,可将血清 ALP 分出活性带Ⅰ～Ⅷ,ALP1 诊断肝细胞癌特异性达 98.6%,但敏感性差。用等电聚焦电泳法(IEF)分出 ALP 1～5 条区带,其中 ALP3 检测肝细胞癌敏感性、特异性均较好。

(三)其他有参考价值的标志

有 α-L-岩藻糖苷酶(AFU)、α$_1$ 抗胰蛋白酶(α$_1$-AT)、醛缩酶-A(ALD-A)、丙酮酸激酶同工酶-M$_2$(Pyk-M$_2$)、α$_1$-抗糜蛋白酶(α$_1$-AC)、铜蓝蛋白(CP)等。这些标志在肝癌时均可升高,诊断肝癌的特异性多在 90% 以上,敏感性多在 70%～80%,其中 AFU 水平和血清 AFP 值及肝癌大小无关。α$_1$-AT 用刀豆素 A 亲和双向免疫电泳时峰值的变化可作为判断良恶性肝病的参考。ALD-A 在肝癌时水平增高,且与 AFP 水平无关。AAC 在肝癌组升高,而慢性良性肝病时降低,故研究者认为其较 α$_1$-AT 更有利于良恶性肝病的鉴别。

多种血清标志物联检可互补诊断,尤其可提高 AFP 阴性肝癌的诊断率。国内报道,AFP 与 γ-GTⅡ联检率达 94.4%,认为 γ-GTⅡ是另一亚于 AFP 的肝癌标志,建议首先联检此二者用于诊断肝癌。AFP 联检 SF 阳性率为 92.3%～93.9%,两者同时阴性可排除肝癌。另外,还有用 AⅢ、α$_1$-AT、AFU、AFP 异质体与 AFP、GGTⅡ联检,指标增多,联检率也提高,可提高肝癌的诊断率。

(杨 琳)

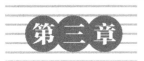

第三章　消化系统疾病的内镜治疗技术及应用

第一节　内镜下射频消融术

一、概述

内镜下射频消融术是指内镜下插入射频消融附件,利用射频能量传导产生的热量作用于靶组织,导致病变组织汽化或凝固,从而达到治疗目的微创治疗技术。射频消融的深度为 $500\sim1\,000\,\mu m$,可有效地毁损病变黏膜,而且非常安全,基本不会造成穿孔。内镜下射频消融主要用于食管、胃黏膜层病变的治疗,在巴雷特食管(Barett's esophagus,BE)的治疗中取得了显著的临床效果,最近研究显示其在食管早期癌的治疗中也有较好的疗效。

二、适应证与禁忌证

(一)适应证
食管及胃黏膜层的病变,包括 BE 及食管、胃早期癌,不典型增生及肠化。

(二)禁忌证
(1)严重凝血功能障碍。

(2)严重心肺疾病不能耐受内镜检查者。

(3)食管-胃底静脉曲张患者。

(4)患者不配合,以及不同意接受治疗者。

三、术前准备

(一)器械准备
目前内镜下射频消融设备主要为 BARRX 公司的 HAO 系统,有两种 HALO 射频消融系统,它们在治疗早期食管癌和癌前病变上皮方面有各自的优势与作用。第一种是 HALO-360 射频消融系统,由射频能量发生器、消融导管和可测量食管内径的球囊组成。射频能量发生器还可用来扩张放在食管内的球囊,以便测定食管目标区的食管内径。当病变区域的食管内径(mm)确定后,选择适当直径的 HALO-360 射频消融导管进行射频消融治疗。消融导管远端有一个被电极包裹的球囊,电极由许多间隔紧密的双极电极带组成。射频能量发生器通过放置在食管内的消融导管,传递一定量的射频能量到球囊电极上,以达到需要射频消融的效应。在我们推荐的能量密度和手术次数下,既往研究中表明所施行射频消融治疗的最大深度是黏膜肌层。第二种是 HALO-90 射频消融系统,由射频能量发生器和安装在内镜前端的指状电极组成。HALO-90 射频消融系统可以在内镜直视下,对小范围病变进行更精确地局灶消融治疗。无论是首次治疗还是第二次治疗,从射频能量的传导、消融的深度来看,HALO-90 系统和 HALO-360 系统本质上是相同的,两种系统的电极设计也是相同的。两种系统的区别在于 HALO-90 表面积更小,能对残余病变组织进行更精确的选择性局灶消融术治疗;HALO-90 电极安装在内镜前端,而 HA-LO-360 是通过消融导管与球囊上的电极相连接。

(二)患者准备

(1)通过病程、症状评分、既往治疗情况及多种术前检查,完成患者信息登记表,明确贲门失弛缓症的诊断及分级,评估手术的难度及预期效果。严重肺部感染病史者术前行肺功能检查。

(2)术前签署知情同意书,并告知可能获得的益处和风险。

(3)术前流质饮食2天。手术当天行内镜检查,以确认食管内无内容物潴留,为手术提供良好的视野,并预防麻醉过程中的反流误吸。

四、操作步骤

(一)HALO-360 系统操作步骤

首先内镜下确定病变部位,导丝引导下插入测量球囊进行测量,从食管胃交界线(TGF)近端 12 cm 开始测量,经导丝导引,将测量球囊向前推进,以 1 cm 为间隔,测量内径,自近端至远程,一般需要的测量步骤为 5～7 个,测量时如发现直径跃变,说明球囊已在贲门内;退出测量球囊,插入消融导管,进行消融,选用合适尺寸的消融导管,经导丝引导,将消融导管向前推进,放在病变近端约 1 cm 处,球囊充气,进行消融,球囊自动抽空,向前推进 3 cm,再次消融,球囊自动抽空,将消融导管抽出,清除凝固物;导丝引导重复消融后完成治疗。

(二)HALO-90 系统操作步骤

内镜头端预置 HALO-90 消融导管,贴近病灶进行消融,对每个病灶消融 2 次,清除凝固物,重复2次,治疗完成(图 3-1)。

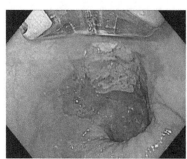

图 3-1　HALO-90 系统操作步骤

五、术后处理

术后常规禁食1天,抑酸治疗两周即可。如有出血则适当给予止血治疗。

六、术后并发症

HAO 系统消融的特点是一致的消融和可控的深度,能有效去除病变黏膜,每个操作者之间差异性低,因此并发症发生率非常低。28 000 例患者的研究发现,狭窄发生率仅 0.13%,穿孔发生率为 0.03%。

(庞　强)

第二节　内镜下消化道支架置入术

一、概述

(一)消化道支架植入原理

消化道是人体最长的器官,包括食管、胃、肠、肝、胆、胰等脏器,本节主要介绍食管、胃流出道、十二指肠、小肠及结直肠支架置入治疗及进展。

支架按照材质可分为塑料支架、金属支架、生物材料支架等。按照支架是否覆膜可分为无覆膜支架、部分覆膜支架、全覆膜支架(图 3-2)。临床上需根据患者病变部位、性质的不同而选择适合的支架。消化道支架常采用内镜直视、X 线透视或两者结合的途径置入病变部位。

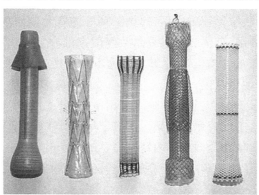

图 3-2　不同种类支架

消化道支架置入术大多数应用于消化道狭窄的患者,选择合适的支架,经口或经肛置入体内,支架置入后通过膨胀产生的径向力将狭窄的管腔撑开并维持腔道的通畅。支架除发挥支撑作用外,覆膜支架还可以起到阻止肿瘤组织通过网孔向腔内生长和封堵瘘(漏)口的作用。近年来有报道,支架亦可以通过其压迫管壁的作用治疗食管静脉曲张性出血。

消化道支架是一种用于消化道通畅功能重建的治疗器械。为了安全准确地置入支架,需要专业的影像学技术人员、医护人员,以及配套的设备如专门的操作室、高分辨的 X 光透视仪、齐全的内镜设备、操作过程中所需的辅助器械(如导丝、导管、输送器等)、氧气、吸引器、抢救仪器、心电监护仪、术后恢复室。

(二)发展史

20 世纪 50 年代,Coyas 和 Tiboulet-Piton 首次对在食管插管中使用塑料导管进行了报道,其后 Mousseau 和 Barbin 发展了食管导丝牵引技术,1959 年 Celestion 使得该技术得到扩展。1977 年 Atskinson 首次成功地在内镜下进行了食管支架置入术,开拓了内镜下食管支架置入的新领域,显著降低了手术操作的风险,得到了大范围的推广。

1983 年 Fremberge 首次应用自膨式螺旋状金属支架对食管恶性狭窄进行治疗并获得成功。1993 年 Knyrim 等人在新英格兰医学杂志上发表了关于自膨式金属支架和塑料支架食管恶性梗阻治疗的随机对照研究报道,自此,自膨式金属支架完全取代了塑料支架在食管狭窄中的应用。

如果说金属裸支架的出现是治疗消化道良恶性梗阻的一个重要的方法,那么,1996 年出现的覆膜金属支架则拓展了支架置入的适应证。覆膜支架被称为"第二代支架",是在裸支架即"第一代支架"的基础上发展而来的。覆膜金属支架除了可以保持管腔通畅,还可以减少对黏膜的刺激和肉芽组织的反应性增生,阻止肿瘤组织向腔内生长,并对封堵消化道瘘(漏)有良好疗效。近期,还有关于覆膜支架治疗食管静脉曲张破裂出血的文献报道。

随着支架越来越广泛的应用,支架置入后引起的局部黏膜的炎症反应或增生的炎性组织、肿瘤组织过度生长等导致支架再次发生狭窄的并发症一直没有得到彻底解决。因此,致力于抑制黏膜增生和抑制肿瘤生长的新型消化道支架即"第三代支架"受到越来越多的关注。目前研究较多的新型消化道支架有药物洗脱支架、生物可降解支架、载放射性粒子支架和纳米银胆道支架等。虽然目前这些新型消化道支架的研究还处于动物实验和小范围临床试验阶段,但无论是实验室研究结果还是临床疗效都显示了其有效抗黏膜组织增生或抑制肿瘤生长的潜能。

(三)国内外概况

消化道支架临床应用的历史并不长,20 世纪 80 年代中期,国外消化道金属支架逐渐应用于临床,首先是在食管和胆管狭窄治疗中应用,起到了良好的解除梗阻的效果。其在随后的 20 年迅速发展。目前,在美国、德国、韩国、中国、爱尔兰等国家都有各种消化道支架的生产地。研究发现,在发展中国家和地区,消化道支架的应用还远不及发达国家和地区的水平。因其费用昂贵,在一定程度上限制了其使用范围。

消化道支架及支架技术于 1990 年前后进入我国市场,首先用于胆管狭窄的治疗,随后,国内也相继有学者研究出中国自主的消化道支架。范志宁等设计了镍钛记忆合金单丝网状支架用于食管狭窄的治疗,并于 1997 年在美国胃肠内镜杂志(Gastrointestinal Endoscopy)发表消化道裸支架研究与临床应用的论著,这是首次报道食管单丝网状结构裸支架的论文。

二、适应证与禁忌证

(一)适应证

对于不同部位的消化道往往需要选择不同类型的支架,而不同部位支架置入的适应证也不完全一致。

1.食管支架置入术适应证

(1)食管恶性狭窄:对于食管肿瘤晚期不能手术治疗的患者,置入支架可以改善患者生存质量,延长生存时间。多选用覆膜金属支架,可以降低肿瘤向支架内生长,以及支架内堵塞的发生率,也可选择载药支架或载放射性粒子支架。对于食管下段或贲门部肿瘤引起的狭窄,宜选择防滑和抗反流支架。

(2)食管良性狭窄:包括炎症性、放射性损伤、化学腐蚀性损伤、贲门失迟缓等引起的狭窄。传统金属支架由于取出困难,不适合用于食管良性狭窄的治疗。此类疾病可选择全覆膜可回收支架、自膨式塑料支架及生物可降解支架。

（3）食管气管瘘（漏）和食管纵隔瘘（漏）：选用覆膜金属支架。一方面可起支撑作用并防止肿瘤向腔内继续生长，更主要的是封堵瘘（漏）口；良性疾病患者可促进瘘（漏）口的愈合，为进一步治疗提供有力的保证。

（4）残胃支气管瘘（漏）、吻合口支气管瘘（漏），覆膜金属支架可用于封堵瘘（漏）口。

（5）食管静脉曲张破裂出血的止血：选用可回收的覆膜金属支架，凭借支架置入后的径向力压迫破裂的血管，达到即刻止血的目的。

2.胃流出道、十二指肠及小肠支架置入术适应证

（1）胃窦恶性肿瘤引起的胃流出道狭窄：失去手术机会或不能耐受手术患者可置入胃流出道支架，需根据患者病情具体情况定制合适的金属支架。

（2）十二指肠原发恶性肿瘤导致的十二指肠恶性狭窄。

（3）邻近脏器的恶性肿瘤浸润十二指肠导致的十二指肠恶性狭窄。

（4）胃癌术后吻合口肿瘤复发导致的胃出口狭窄。

（5）胃手术后吻合口狭窄扩张无效。

（6）空回肠良恶性狭窄：虽然全世界仅有几例，但是其效果显著。

3.结直肠支架置入术适应证

（1）可切除的结直肠恶性狭窄发生急性肠梗阻：术前解除梗阻，作为手术治疗的桥梁。

（2）不可切除的结直肠恶性或复发狭窄的姑息治疗。

（二）禁忌证

（1）不配合或不稳定的患者（如精神病患者或智力障碍患者）。

（2）有严重心、肺功能不全且无法纠正。

（3）伴有气腹或腹膜炎体征的上消化道穿孔。

（4）明确诊断有腹腔广泛转移、多发性狭窄梗阻，估计1～2根支架无法缓解。

（5）门静脉高压所致胃底重度静脉曲张出血期或有严重的出血倾向。

（6）距门齿≤20 cm的食管病变。

（7）绞窄性肠梗阻。

（8）距肛管齿状线上缘≤2 cm的直肠病变。

三、术前准备

（一）食管支架置入术前准备

1.对症治疗

（1）营养支持，纠正水、电解质紊乱。

（2）做好对患者、家属的解释工作，缓解患者的紧张和恐惧心理。向患者交代术中可能出现的不适反应及并发症，取得患者的配合，并签署知情同意书。

2.胃肠道准备

术前清洁食管是必不可少的，应至少禁食8小时，如果患者梗阻情况严重可适当延长禁食时间，也可以通过留置胃肠减压管、胃镜吸引冲洗来进行食管的清洁。

3.术前检查

（1）术前常规检查心电图、胸片等评估患者心肺功能。检查出凝血时间、血小板计数、凝血酶

原时间等。告知患者术前至少1周停止服用影响凝血功能的药物,有凝血功能异常者应及时纠正。

(2)术前1～2天行消化道钡剂或含碘水溶性造影剂造影、胃镜检查及活检组织学检查,明确狭窄部位、长度、狭窄程度及性质,以及有无瘘管形成。对食管气管瘘(漏)的患者忌用钡剂造影,而用含碘水溶性造影剂。

(3)术前行CT检查观察有无胸主动脉和气管的浸润。

4.术前用药

(1)镇静和镇痛药:包括地西泮和哌替啶。如患者完全可以配合,可不必使用镇静剂,使患者保持清醒状态,治疗过程更加安全。

(2)平滑肌松弛剂:术前10分钟可肌内注射山莨菪碱。

(3)基本抢救药物:以备出现意外情况可以及时抢救。

(二)胃流出道、十二指肠及小肠支架置入术前准备

1.对症治疗

同食管支架置入前处理。因其并发症发生率要高于食管支架置入术,与患者沟通要更仔细。

2.胃肠道准备

胃流出道支架置入前应术前禁食24小时,对严重狭窄者术前2天应放置胃引流管行胃肠减压,减小胃的容积。

3.术前检查

(1)术前常规检查心电图、胸片等评估患者心肺功能。检查出凝血时间、血小板计数、凝血酶原时间等。告知患者术前至少1周停止服用影响凝血功能的药物,有凝血功能异常者应及时纠正。

(2)术前1～2天行消化道钡剂或含碘水溶性造影剂造影、胃镜检查及活检组织学检查,明确狭窄部位、长度、狭窄程度及性质,以及有无瘘管形成。对食管气管瘘(漏)的患者忌用钡剂造影,而用含碘水溶性造影剂。

(3)术前行CT检查观察有无胸主动脉和气管的浸润。

4.术前用药

(1)镇静和镇痛药:包括地西泮和哌替啶。如患者完全可以配合,可不必使用镇静剂,使患者保持清醒状态,治疗过程更加安全。

(2)平滑肌松弛剂:术前10分钟可肌内注射山莨菪碱。

(3)基本抢救药物:以备出现意外情况可以及时抢救。

(三)结直肠支架置入术前准备

1.对症治疗

同食管支架置入前处理。

2.胃肠道准备

肠道支架置入前,对尚无肠梗阻症状者限食流质,术前12小时口服聚乙二醇或磷酸钠盐口服液导泻,术前6小时完全禁食;对已有肠道梗阻症状者应提前禁食,忌用导泻剂防止因梗阻段近端高压导致肠腔破裂穿孔;对完全性肠梗阻者应及时给予留置胃管进行胃肠减压。术前根据患者情况清洁灌肠1～2次。

3.术前检查

术前一般检查同食管支架置入术。影像学检查包括普通X线检查和造影检查。

（1）普通 X 线检查：通过腹部透视或拍腹部立、卧位平片了解肠道梗阻程度和部位，梗阻上段肠道的扩张情况，判断是完全性还是不完全性梗阻，单一部位还是多部位梗阻，单纯性还是绞窄性梗阻。

（2）造影检查：以水溶性含碘造影剂或小剂量稀钡行气钡灌肠观察梗阻部位、程度和有无结直肠瘘等。忌用大量钡剂灌入狭窄段上端，以免钡剂沉积加重梗阻。

4.术前用药

同食管支架置入前用药。

四、操作步骤

（一）食管支架置入术

1.病变部位定位

术前常规吞钡或碘油 X 线摄片，了解狭窄的长度、形态、部位，以及有无瘘管等情况，选择合适的支架（图 3-3）。一般支架上下缘需超过病变部位上下缘 2 cm 以上。对于需暂时性置入支架的疾病如食管良性狭窄、良性食管瘘（漏），以及食管静脉曲张破裂出血等，可选用挂线或双向记忆镍钛合金全覆膜支架，因其取出更方便，对组织损伤更小。残胃支气管瘘（漏）、吻合口支气管瘘（漏）可用伞状堵漏器。

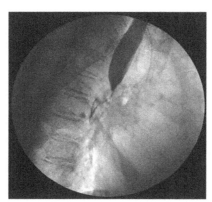

图 3-3　支架置入前行食管造影示食管狭窄合并上段食管明显扩张

2.狭窄部位扩张

对于食管狭窄的患者，支架置入前需常规对狭窄段进行扩张，主要有探条扩张和球囊扩张两种方法。置入支架前对狭窄段进行有效的扩张，可以使支架置入后扩张充分，并且避免支架与消化道管壁之间形成沟隙。

常规在内镜直视和 X 线监视下插入不锈钢导丝并通过狭窄段，根据狭窄的程度确定选用适宜的探条扩张器或球囊；如狭窄严重或狭窄段扭曲成角，普通不锈钢导丝不能通过狭窄段，使用直径为 0.035 inch 的超滑导丝或 0.038 inch 的斑马导丝通过狭窄段，再沿导丝插入探条或气囊进行扩张。将狭窄段扩张到1.2 cm后维持1～2分钟。

3.支架置入

管腔扩张到 1.2 cm 后将导丝留在原位，沿导丝插入支架输送器，在 X 线引导下正确定位后退出支架外套管释放支架，支架逐步膨胀后拔出支架输送器。再次行内镜检查观察支架膨胀情况、是否有出血，并确定支架位置是否准确，如位置有误，则用支架回收器、活检钳调整或取出重放。行 X 线透视或摄片确认支架位置和确定有无穿孔。

(二)胃流出道、十二指肠及小肠支架置入术

1.病变部位定位

经内镜插入导丝和造影管到达狭窄上口,插入超滑导丝或斑马导丝通过狭窄部。沿导丝插入造影管并注射造影剂,确定导丝位于肠腔内,以及明确狭窄部位和长度。根据病情选择合适支架,支架两端均应超过狭窄部位 2 cm 以上。置入十二指肠水平部及以下病变部位支架时,如普通内镜难以到达的可以使用大通道内镜。

2.狭窄部位扩张

对狭窄病变通常采用气囊扩张,按常规扩张食管的方法将狭窄段扩张到 1.2 cm 后维持 1~2 分钟。

3.支架置入

胃流出道和十二指肠支架置入术大多数采用经内镜(TTS)置入支架。经内镜沿斑马导丝置入支架输送器,在 X 线监视下准确定位,边退外套管边释放支架,并始终保持支架两端超过病变部位 2 cm,确保支架位置准确。支架释放后拔出输送器和导丝,行 X 线透视或摄片确认支架位置和有无穿孔。

以上方法只能置入无覆膜金属支架,如置入覆膜金属支架,因支架输送器无法通过内镜钳道,则需在 X 线监视下置入;而输送器质硬不易通过幽门及十二指肠弯曲部位,因此不易置入。

(三)结直肠支架置入术

1.病变部位定位

以水溶性含碘造影剂或小剂量稀钡行气钡灌肠观察梗阻部位、程度和有无结直肠瘘等。结直肠支架一般选择无覆膜支架。覆膜肠道支架近年来也有报道,但其移位发生率较高。

2.狭窄部位扩张

肠道支架置入术中导丝通过狭窄段是成功置入支架的关键步骤。肠道支架置入前一般不扩张狭窄段,因为有可能增加穿孔的风险。斑马导丝能通过狭窄段的,无须扩张。斑马导丝不能通过的,先用带0.035 inch超滑导丝的造影管通过狭窄段,注射造影剂证实造影管位于肠腔中,再交换插入 0.038 inch 的斑马导丝。如肠道狭窄扭曲成角,在 X 线监视下经内镜沿导丝插入经气囊扩张狭窄段至 1.2 cm 并维持 1~2 分钟。

3.支架置入

结直肠支架置入术大多数采用经内镜(TTS)置入支架。经内镜沿斑马导丝插入支架输送器,在 X 线监视下正确定位,边退外套管边释放支架,并始终保持支架两端超过病变部位 2 cm,确保支架位置准确。支架释放后拔出输送器和导丝,行 X 线透视或摄片确认支架位置和有无穿孔。

以上方法只能置入无覆膜金属支架,如置入覆膜金属支架,因支架输送器无法通过内镜钳道,则需在 X 线监视下置入;输送器质硬难以通过肠道弯曲度较大部位,且输送器不易到达右半结肠,因此不易置入。

五、术后处理

(一)食管支架置入术后处理

术后应密切观察患者临床症状,如有疼痛、呕吐等需排除术后并发症并给予及时的处理。对

于老年及有基础疾病的患者给予必要的心电监护,密切观察生命体征的变化。

支架术后患者应待支架膨胀固定后才可逐渐开放饮食,并禁止冷水冷饮等,防止记忆合金支架遇冷收缩,移位甚至脱落。患者开放饮食后,应细嚼慢咽,少食多餐,切勿进食黏稠、多纤维素或硬质食物,餐后保持坐位或立位,以防胃食管反流、支架堵塞等并发症。术后定期行上消化道造影或透视观察支架在位情况。

(二)胃流出道、十二指肠及小肠支架置入术后处理

术后需观察有无呕吐、呕血、黑便、腹痛及发热等症状。术后定期行上消化道造影或透视观察支架在位情况。术后 24 小时进食流质饮食、1 周后进食半流质饮食为主,多选择稀软食物。切勿进食黏稠、多纤维素或硬质食物,以防造成支架管腔阻塞。进食后应保持坐位或立位。术后定期行上消化道造影或透视观察支架在位情况。

(三)结直肠支架置入后处理

术后观察有无腹痛、腹胀、黑便、便血、发热等症状。适当补充液体、电解质及抗炎处理,同时密切观察病情,及早发现和及时处理并发症。

患者术后一般于 24 小时后开放流质饮食,与其他部位支架置入后类似,尤其需要避免粗纤维食物。结直肠支架置入后也应定期复查。

六、术后并发症及处理

虽然大样本文献报道及临床应用证实消化道支架置入后可明显改善患者生存质量,延长患者生存时间,但支架置入后仍可出现一系列并发症。常见的有疼痛及异物感、支架移位、出血、反流及支架再狭窄等。我们应予以充分认识,通过严密的临床观察,积极地处理以预防或早期治疗相关并发症。

(一)食管支架置入术并发症

1.疼痛及异物感

50% 以上的患者术后均会出现疼痛及异物感,表现为胸骨后及上腹疼痛、异物感。原因多为支架张力和支架膨胀后,扩张狭窄段和刺激局部引起,一般可自行缓解,少数无法缓解的患者可考虑使用止痛药物。术后应给予抑酸、止痛等对症治疗。

2.胃食管反流

尽管目前有防反流支架的应用,但仍然不能完全防止胃内容物的反流。患者应进食后取半卧位,睡眠时抬高床头,避免吸烟和进食刺激性食物,可服用抑酸药物来缓解症状。

3.出血

出血分为早期出血和晚期出血,早期出血一般由操作原因引起,晚期出血可由肿瘤坏死、瘘或支架刺激引起。肿瘤组织本身质脆,易出血;术前大剂量放射治疗(简称放疗)、化疗的患者食管壁变薄、脆,也易发生出血;扩张食管时可出现狭窄处少量渗血。内镜检查无活动性出血时一般无须特殊处理。出现大出血时可内镜下治疗,如局部注射 1∶10 000 肾上腺素或喷洒去甲肾上腺素、止血夹止血等,出现不可控制的大出血且内镜下无法处理时应及时转外科治疗。特别是食管主动脉瘘大出血首先应使用气囊压迫,有条件的可行夹层动脉支架介入治疗。

4.穿孔

由于食管壁经放疗、化疗后失去弹性或扩张时气囊或探条直径过大导致局部狭窄撕裂甚至穿孔(图 3-4)。可置入覆膜金属支架封堵穿孔部位。

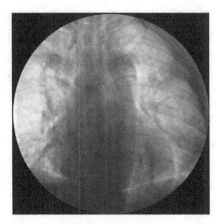

图 3-4 气囊扩张术后透视下发现纵隔气体,提示食管穿孔

5.支架堵塞与再狭窄

早期主要原因是食物堵塞端口,后期主要因为肿瘤生长或肉芽组织增生。支架置入术后早期应嘱咐患者以软食为主,忌食黏稠、多纤维素或硬质食物。一旦发生吞咽困难应及时就诊,检查梗阻原因并采取内镜检查及疏通。

对于肿瘤患者,肿瘤可通过无覆膜的支架网孔向支架腔内生长,也可过度生长超过支架端口引起再狭窄,因此,肿瘤患者应尽量选用覆膜支架,术后结合放、化疗以控制肿瘤生长,减少肿瘤生长导致的再狭窄。一旦肿瘤向两端生长并引起再狭窄,可再次置入支架或狭窄部位球囊扩张(图 3-5)。目前有研究报道新型药物洗脱支架、载放射性粒子支架可抑制肿瘤的生长。

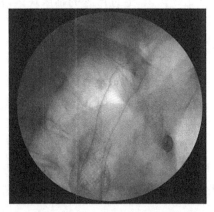

图 3-5 支架植入后发生再狭窄,在原支架上方再植入一枚金属支架

食管在不断蠕动的过程中与支架口发生摩擦刺激局部黏膜增生和肉芽组织的增生也可引起支架口的再狭窄。因此,对于良性狭窄的患者解除梗阻后应尽早取出支架,避免黏膜增生和再狭窄发生。

6.食管气管瘘

食管气管瘘多由肿瘤向纵隔或气管浸润性生长后坏死形成。发生瘘后多采用再次置入覆膜食管支架封堵瘘口的治疗方法(图 3-6)。支架引起的高位食管气管瘘可置入主气管覆膜支架封堵瘘口。如食管支架突入气管中,可置入气管覆膜支架通畅气道。

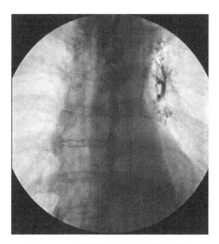

图 3-6　食管造影发现食管气管瘘

7.支架移位

金属支架移位发生率约为 5%，全覆膜支架移位发生率更高。因此，需定期行上消化道造影或透视观察支架的在位情况。一旦发现移位应及时调整，不能调整的应取出重新置入支架。另外，还可发生食管支架移位至气管，可置入气管覆膜支架通畅气道。

8.心律失常

置入支架时迷走神经受到刺激、长期不能正常进食导致电解质紊乱或因疼痛及精神紧张刺激均可引起心律失常。因此，术前应完善相关检查排除严重心肺疾病、纠正电解质紊乱，术后给予镇静、镇痛药物，并予以心电监护、密切观察心律变化。

9.压迫周围脏器

支架过度膨胀直接挤压或肿瘤浸润导致气道严重狭窄从而引起呼吸困难，此时应立即取出食管支架或置入气管支架解除气道梗阻。

(二)胃流出道、十二指肠及小肠支架置入术并发症

1.穿孔

穿孔多与支架置入前气囊扩张有关，也有支架相关穿孔的报道。穿孔发生率低，但后果严重。如术后患者出现剧烈腹痛后发热、血象升高应考虑穿孔可能。X 线透视及摄片发现膈下游离气体或后腹膜气体即可确诊。一般情况下，小的穿孔通过胃肠减压、禁食，以及抗生素使用可得到控制，大的穿孔一经诊断应立即外科手术引流。

2.出血

出血不多见，扩张狭窄段和支架置入后的刺激均可引起管壁出血。少量出血时，口服止血药即可，大量活动性出血需要内镜介入如微波、射频、氩离子凝固等止血措施。

3.胆管炎、胰腺炎及梗阻性黄疸

这种情况见于乳头开口被置入的十二指肠金属支架所覆盖，以覆膜支架更多见。已有胆道梗阻或为了避免支架置入后发生胆道梗阻，可在置入十二指肠支架前经 ERCP 或 PTCD 放置胆道支架(图 3-7)。也可在置入十二指肠无覆膜支架后经支架网孔置入胆管支架，但这样会增加第二枚支架置入的困难。

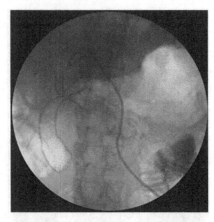

图 3-7　十二指肠及胆管梗阻患者植入胆管和十二指肠双支架,以及 PTCD 引流管

4.支架移位和脱落

覆膜支架移位率要高于无覆膜支架。支架移位主要由于狭窄部位扩张过大、狭窄段太短、狭窄部组织受支架压迫坏死脱落导致管腔增大,使原支架失去着力点所致。胃流出道狭窄的患者可根据其胃窦腔形状设计支架口有宽大喇叭口的支架,以防止支架移位。支架部分向下移位可重新置入支架与原支架部分重叠。支架完全移位脱落后,一般可从肛门排出,无须特殊处理,但应密切观察,如有穿孔应及时手术。支架如向上移位,可通过内镜取出重新置入。

5.食物堵塞

应嘱咐患者以软食为主,忌食黏稠、多纤维素或硬质食物。一旦发生梗阻应及时就诊,检查梗阻原因并采取内镜检查及疏通。

6.再狭窄

同食管支架置入术后再狭窄及处理。

(三)结直肠支架置入术并发症

1.出血

出血是最常见的并发症,主要由于支架压迫肿瘤组织引起。迟发性出血可见于支架引起的肠黏膜溃疡。大部分可通过保守治疗控制,极少数需输血或外科手术。

2.疼痛、里急后重感及大便失禁

疼痛是肠道支架置入术后的常见并发症,一般可在有限的时间内缓解,剧烈疼痛应排除穿孔、支架移位等严重并发症。支架位置距离肛门较近也是剧烈疼痛的重要因素,可伴有里急后重和大便失禁。对于疼痛难以耐受的患者给予适当的止痛药;对于无法耐受疼痛或出现里急后重、大便失禁的患者应及时取出支架。

3.粪石梗阻

服用缓泻药可有效地预防粪石引起的梗阻。一旦怀疑粪石梗阻,应行内镜下机械再通。

4.菌血症和发热

菌血症和发热见于完全性梗阻的患者,有专家推荐支架置入前后应用广谱抗生素。

5.支架移位

有文献报道,裸支架置入后支架移位发生率为 3%～12%,覆膜支架移位发生率为 30%～50%。支架置入后早期发生移位的,多与支架位置不准有关,因此,放置时应使支架中心部位(腰部)位于狭窄处,且支架上下缘应超过狭窄处 2 cm。肠道支架移位后往往很难调整支架位置,需内镜下用圈套器、活检钳等将支架取出。

6.穿孔

穿孔是最严重的并发症。患者如出现腹膜炎症状则应高度怀疑穿孔的发生。透视或 CT 观察到膈下游离气体或后腹膜气体即可确诊(图 3-8)。小的穿孔通过禁食及广谱抗生素使用可得到控制,小穿孔形成局限性脓肿可通过引流联合抗生素保守治疗,大的穿孔一经诊断应立即外科手术治疗。

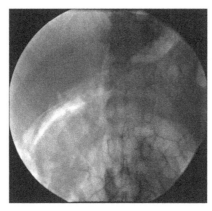

图 3-8 透视下可见后腹膜气体及肾影确诊支架植入术后肠道穿孔

7.再梗阻

支架置入术后再梗阻发生率平均 12%(10%～92%),再梗阻大多是因为肿瘤侵袭长入支架内引起。梗阻后可通过再次置入支架术治疗。有文献报道,新型结直肠药物洗脱支架也可有效抑制肿瘤侵袭,正在研发过程中。

（庞 强）

第三节 内镜下胃减容术

肥胖症是指体内脂肪堆积过多和/或分布不均匀,体重增加。病态肥胖症常伴发高血压、2 型糖尿病、缺血性心脏病、血脂异常、关节退行性变、睡眠呼吸暂停及某些肿瘤等。因此,有效控制体重、预防和控制并发症备受关注。肥胖症治疗包括一些保守疗法,如控制饮食、体育锻炼、生活习惯改善及食欲的降低等,但这些治疗效果并不理想。由于观察到胃石能在胃内存在很长时间并可导致体重明显下降,Nieben 等于 1982 年提出使用胃内球囊来减少胃内容积来治疗肥胖症,即胃减容术(BIB)。

胃内球囊有下列几种:Garren-Edwards 型胃内球囊(GEGB)是一种聚氨基甲酸酯制成的圆柱状装置,可以充入 220 mL 空气,Ballobes 型胃内球囊是另一种可充入 475 mL 空气的球囊。但大量临床试验研究表明这两种球囊和饮食、行为调整等治疗方法相比,并不能有效地降低体重,没有明显优势,并伴有很高的并发症,如胃糜烂、胃溃疡、小肠梗阻、贲门撕裂等。目前临床上已不采用这些球囊治疗肥胖症。Taylor 型胃内球囊呈梨形,由硅树脂材料做成,可以充填

550 mL生理盐水,但由于缺乏大量实验数据及长期随访资料,未能在临床上推广。BiEonterics胃内球囊系统具有理想的胃内球囊特征。①用液体来充满水囊而不是空气使饱胀感更为明显,使患者减少食物的摄入量,形成新的饮食习惯;②表面更换;③装有不透射线的标志物,以便于定位及随访;④所用的材料不容易受胃酸腐蚀而导致水囊渗漏;⑤大小可调整。正是这些特征,使其得到了更广泛的应用。

一、适应证与禁忌证

(一)适应证

(1)严重肥胖症患者即体重指数(BMI)≥40,治疗肥胖的手术或其他手术之前为降低手术风险而进行短期减肥时使用。

(2)BMI为35～40且有并存疾病患者。

(3)BMI<35的肥胖患者在长期节食和行为调整失败的情况下。

(4)BMI<30的患者,同时辅以节食和行为调整。

(二)禁忌证

(1)有胃肠道炎性疾病,包括严重食管炎、活动性胃十二指肠溃疡、癌症、克罗恩病等。

(2)胃肠道手术史、胃肠道畸形。

(3)无法配合操作或有精神、心理疾病者。

(4)正在接受阿司匹林、抗凝血药或其他刺激胃肠道药物治疗的患者。

(5)患有出血风险的疾病。

(6)酒精或药物成瘾者。

(7)已怀孕或正在哺乳的患者。

(8)大的食管裂孔疝(>5 cm)。

二、球囊置入的机制与方法

(一)机制

胃内球囊放置会导致体重下降的确切机制目前还不知道。可能和下列原因有关:胃排空延迟,激素的作用,胃内容减小后导致的饱胀感,行为的调整及神经内分泌因素等。

(二)术前准备

胃内球囊置入可以在门诊进行或短期住院治疗,手术前需进行血常规、血液生化、心电图、上消化道钡餐造影检查;专科人员评价患者营养状态、心理状态。还应常规进行胃镜检查除外上消化道疾病并检测幽门螺杆菌(Hp),如Hp感染应先进行内科治疗。术前向患者及家属告知手术的整体规划,可能出现的并发症,取得患者及家属的理解并签署同意书。

(三)手术方法

1.球囊置入

患者左侧卧位,首先进行胃镜检查,以除外重度食管炎,消化性溃疡等球囊置入的禁忌证,取出胃镜。用润滑剂给BIB系统润滑,将之轻柔地通过咽喉部插入食管并进入胃内。重新插入胃镜,确认球囊位于下食管括约肌之下,并完全进入胃腔(注意尽量使球囊靠近贲门下方)。取出导丝后,将充液管和装满无菌生理盐水和0.1%亚甲蓝的充液系统相连接,用60 mL的注射器向球囊缓缓地注入生理盐水,一般注入500 mL,最多不超过700 mL。充完液后,将注射器直接连在充液管的 Luer 阀门上,回拉注射器,在阀门上形成真空,以确保阀门密闭。将充液管从球囊上释放,轻轻拉出,检查阀门无渗漏,确认球囊漂浮在胃腔内,推出胃镜。

2.取出球囊

球囊放置时间最长不能超过 6 个月。在取出球囊之前,一定要确认球囊中的生理盐水尽可能的排空,以免损伤食管括约肌。首先插入胃镜,通过活检孔道置入硬化剂注射针或是剪刀,破坏球囊,使生理盐水排出后,用圈套器或异物钳将球囊抓住,缓慢从胃腔拉出,阻力很大时不要暴力操作,以免损伤食管和咽喉部。必要时可以肌内注射氢溴酸山莨菪碱,使肌肉松弛,便于球囊拉出。

(四)术后处理及随访

球囊置入的最初 24 小时,不要做剧烈运动;手术后前 3 天,只能进流质饮食,逐渐过渡到半流质、固体食物;口服止吐、抑酸及解痉等药物;球囊置入后的第 1 个月每周随访 1 次,询问患者的饮食和营养情况并记录患者体重,同时注意术后的症状及可能出现的并发症;以后每个月随访 1 次;每 2 个月检查 1 次腹部平片,确定球囊的位置,并检测血、尿和便常规。

三、胃内球囊置入后的疗效

Genco 等报道了 2 515 例肥胖症患者接受 BIB 治疗,同时采用饮食控制(4 148 kJ/d),结果表明球囊置入后 6 个月 BMI 平均下降了 4.9,球囊置入前的合并症如高血压、糖尿病及睡眠呼吸暂停等有 89.1% 得到部分或完全缓解。巴西的一项前瞻性多中心研究表明球囊置入后 6 个月 BMI 平均下降了 5.3,体重平均下降 15.3 kg,额外体重丧失为 48.3%,治疗前伴有合并症的患者有 90.8% 得到缓解。对于 BMI 基础水平≥50 的重度肥胖症患者,体重平均下降了 26.1 kg,将手术前的 ASA(美国麻醉医师协会)分级从Ⅲ～Ⅳ级降为Ⅱ级,有效地降低了围手术期的风险。Pasulka 等研究也表明术前体重下降 10%～20%,可明显降低术后并发症的出现,因此,对于重度肥胖患者,BIB 的置入可作为手术治疗前的有效辅助治疗措施。Herve 等评价了 BIB 取出 1 年后 56% 患者仍可以维持较为满意的体重水平。另外,BIB 置入可改善患者的精神状况。

四、并发症

最常见的早期并发症是恶心、呕吐,球囊放置 1 周内呕吐的发生率可达 77%,上腹痛为 13%～20%。由于无法忍受球囊而必须早期将其取出也是比较常见的并发症,为 5%～7.7%。其他并发症还包括胃溃疡(0.2%～2.2%)、食管炎(1.27%～4.8%)、胃食管反流(11.5%～12.4%)、球囊自行排出(3.7%～19%),还有一些少见但较为严重的并发症,如消化道穿孔、小肠梗阻、急性胃扩张等。为了降低小肠梗阻的风险,可以在球囊里加入少量的亚甲蓝,当球囊破裂后,亚甲蓝可以改变患者尿液的颜色,使之呈绿色,以便患者能及时发现就诊。另外球囊破裂后,大量液体进入肠道会导致腹泻,出现绿色便。

胃内球囊放置是一种微创的治疗方法,可以安全有效的治疗肥胖症。

(吴　涛)

第四节 经皮内镜胃造口术

经皮内镜胃造口术(percutaneous endoscopic gastrostromy,PEG)是在内镜引导下,经皮穿刺放置胃空肠造瘘管,以进行胃肠营养和/或减压的目的。

一、适应证

凡各种原因造成的经口进食困难引起营养不良,而胃肠道功能正常,需要长期营养支持者,特别适合于下列情况:①各种神经系统疾病及全身性疾病所致的不能吞咽,伴或不伴有吸入性呼吸道感染。如脑干炎症、变性或肿瘤所致的咽麻痹,脑血管意外、外伤、肿瘤或脑部手术后意识不清,经口腔或鼻饲补充营养有困难者,各种肌性病变造成的吞咽障碍及完全不能进食的神经性厌食及神经性呕吐患者。②食管病变所致狭窄、头颈部肿瘤累及下咽部和食管造成进食困难。③恶性肿瘤引起的恶病质及厌食,需经胃肠道补充营养者。④作为胃肠减压的一种。⑤长期输液,反复发生感染者。⑥严重的胆外瘘需将胆汁引流回胃肠道者。⑦食管切除术后胸腔胃不宜经口饮食者。

二、禁忌证

(1)各种原因所致幽门梗阻。

(2)大量腹水。

(3)凝血障碍或近期进行抗凝治疗及术前服用阿司匹林。

(4)有胃溃疡或胃出血病史,门静脉高压致腹壁和食管-胃底静脉曲张者。

(5)胃大部切除术后,残胃位于肋弓之下,无法从上腹部经皮穿刺胃造瘘。

三、术前准备

(一)器械准备

根据不同的置管法准备不同的器械。

(1)前视或前斜视治疗用纤维或电子胃镜,内镜用全套器,小手术切开包,有效吸引器一台。

(2)牵拉式置管法备用3号粗线或导引钢丝150 cm,16号套管穿刺针,胃造瘘管。

(3)直接置管法备用18号穿刺针,16 F或18 F特制套有塑料外鞘的中空扩张器,12 F或14 F Foley气囊胃造瘘管和一根40 cm长的"J"型引导钢丝。

(二)患者准备

(1)常规做心电图、查血常规、凝血3项。

(2)禁食8小时以上,预防性静脉滴注足量广谱抗生素,防止造瘘口周围炎及与PEG相关性蜂窝织炎,肺部感染等。

(3)术前20~30分钟常规肌内注射地西泮10 mg、丁溴东莨菪碱20 mg或山莨菪碱10 mg,并做麻药皮试。

(4)口服祛泡剂,同时用1‰利多卡因喷雾麻醉咽喉黏膜。

(5)患者左侧卧位,先常规对食管、胃、十二指肠进行内镜检查。

(三)工作人员准备

胃镜操作者、经皮穿刺者各一名,护士两名,分别协助术者固定胃镜、监护患者呼吸和帮助术者进行内镜操作。

四、操作方法

(一)牵拉式置管法

(1)体表定位:患者左侧卧位,术者插入胃镜转平卧,头部抬高 15°~30°角并左转,双腿伸直。向胃腔注气,使胃前壁与腹壁紧密接触。胃镜在胃内前壁窦一体交界处定位,同时在体表左上腹腹壁透光处,确定穿刺点。助手在腹壁透光处用手指按压此点,术者在内镜直视下可见胃腔内被按压的隆起,指导助手选定体表 PEG 最佳位置(通常在左上腹、肋缘下,中线外 3~5 cm)。术者固定胃镜前端,并持续注气保持胃腔张力。护士协助术者将圈套器经胃镜活检孔插入胃腔内,并张开置于胃内被按压的隆起处。

(2)局部麻醉:助手常规消毒穿刺点皮肤,铺无菌巾,用 1‰利多卡因局部逐层浸润麻醉至腹膜下。

(3)助手将穿刺点皮肤纵切 0.5~0.8 cm 至皮下,再钝性分离浅筋膜至肌膜下。

(4)助手用 16 号套管穿刺针经皮肤切口垂直刺入胃腔的圈套器内,术者镜下直视指导护士套住穿刺针头。助手左手始终固定穿刺针外套管,右手拔出金属针芯,并将长 150 cm 的粗丝线或导丝经穿刺针外套管插入胃腔,圈套器套紧粗丝线或导丝后,连同胃镜一同退出口腔外。使粗丝线一端在腹壁外,一端在口腔外。

(5)术者将口端粗丝线或导丝与造瘘管尾部扎紧,造瘘管外涂润滑油,助手缓慢牵拉腹壁外粗丝线或导丝,将造瘘管经口、咽喉、食管、胃和腹壁轻轻拉出腹壁外。

(6)再次插入胃镜,观察造瘘管头端是否紧贴黏膜,确认后退出胃镜。用皮肤垫盘固定、锁紧造瘘管,并于造瘘管距腹壁 20 cm 处剪断,按上"Y"形管。

(二)直接置管法

(1)器械、体表定位、麻醉及患者准备同牵拉式置管法。

(2)术者插入胃镜向胃腔内注气,使扩张的胃壁紧贴腹壁,助手用 18 号穿刺针在确定好的腹壁穿刺点处垂直刺入胃内,拔出针芯,将"J"型导丝头端由针管插入胃腔。

(3)助手拔去穿刺针,沿导丝切开皮肤至肌膜,依据扩张器的直径确定切口的大小。再将特制套有外鞘的中空扩张器在导丝引导下,分次旋转钻入胃腔内,拔出扩张器,保留外鞘于胃腔内。

(4)用选好的 Foley 气囊胃造瘘管通过外鞘插入胃腔,并向气囊内注气或注水,使其充分扩张,然后向外牵拉,使张大的囊壁紧贴胃黏膜,拔出外鞘,将腹壁外造瘘管固定好,缩紧或缝于皮肤上,剪掉多余造瘘管,按上"Y"型管。

(吴　涛)

第五节 内镜逆行胰胆管造影术

一、超声内镜引导下胆管引流术

(一)概述

ERCP下胆管引流是目前临床上治疗胆道梗阻的标准方法,经验丰富的内镜医师,ERCP胆管引流的成功率为90%~95%,仍有部分患者不能顺利经ERCP胆管引流术解除胆道梗阻。其主要原因包括胃肠道手术后消化道重建肠腔改道、本身解剖结构异常、各种原因的胃肠道梗阻造成的狭窄及乳头插管困难等情况。对于恶性梗阻性黄疸,经ERCP胆道引流失败后通常采用经皮经肝胆管引流(percutaneous transhepatic biliary drainage,PTBD)。但是PTBD并发症可高达15%(包括腹膜炎、败血症和胆管炎),病死率可达5%,PTBD尚需经胸腹壁等周边结构、穿过肝脏进入胆道,术中和术后并发疼痛,胆汁被引流至体外,以致生活质量降低。外科手术也是ERCP失败后的选择之一,但外科手术的死亡率和并发症发生率更高,现在已很少选择外科手术进行胆道引流。

超声内镜(EUS)能提供清晰的肝左叶及肝外胆管的影像,能用于胆道疾病的诊断和介入性治疗。EUS引导下胆管穿刺引流(endoscopic ultrasonography-guided biliary drainage,EUS-BD),给胆管疾病治疗提供了新方向。1996年Wiersema等首次报道了EUS引导下经十二指肠胆管穿刺造影术用于ERCP失败的病例,此后,2001年Giovannini等报道EUS引导下经十二指肠穿刺胆管置管引流术治疗梗阻性黄疸。随着EUS仪器设备和操作技术逐渐发展,EUS引导下的介入治疗技术也逐渐趋于成熟。国内外都已逐渐开展对于ERCP治疗失败患者行EUS-BD治疗梗阻性黄疸的先进技术,结果显示疗效佳,并取得了一定的经验。

(二)适应证和禁忌证

目前EUS-BD不是行胆管减压引流的常规方法,适用于经ERCP胆管减压引流不成功的病例。包括选择性胆管造影及乳头插管不成功患者,胃肠道改道手术后胆道梗阻者。

绝对禁忌证极少,包括已知或者怀疑内脏器官穿孔者;相对禁忌:明显出凝血障碍行穿刺有出血风险者,心肺功能不全,食管重度狭窄者。

(三)操作步骤

1.技术及设备

(1)放射科机房,患者全身麻醉,吸氧。

(2)线阵式扫描超声内镜,其扫描方向与内镜长轴平行,可直视穿刺针道,具有彩色多普勒功能,能够显示扫描区血管及血流情况,以利于穿刺时避开血管,以增加穿刺的安全性,活检孔道直径3.7 mm或以上,并配备有抬钳器,可通过大部分内镜附件,方便进行治疗操作。

(3)19 G超声内镜专用穿刺针,可通过0.035 inch导丝,扩张探条或扩张球囊,胆道塑料或金属支架。注射针内可预先抽满造影剂,导丝经侧孔Y连接器连上以使随后造影剂注射方便。

2.操作步骤

EUS-BD可经贲门或胃体上部小弯胃壁进行左肝内胆管穿刺引流即肝内途径(图3-9),也可经十二指肠壁或者胃窦壁行胆总管穿刺引流即肝外途径。EUS实时引导下胆管穿刺成功后插入导丝,这时可有两个选择,一是留置导丝,退出超声内镜,插入十二指肠镜,进行对接操作并置入胆管支架;二是超声内镜直接置入胆管支架。

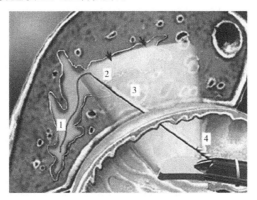

1.导丝;2.穿刺针;3.支架放入左肝管(箭头);4.引入推送器

图 3-9 EUS-BD 示意图

先进行 EUS 扫查,显示扩张的胆管,彩色多普勒显示周围血管,避开血管后明确穿刺部位,在 EUS 实时监测下将 19 G 穿刺针刺入扩张的胆管,穿刺后注入造影剂进行胆管造影,循着穿刺针将导丝置入胆管,留置导丝并退出穿刺针,随后用探条扩张通道或者先用针状刀扩大穿刺通道再行扩张,经导丝在 X 线透视下置入胆管支架,最后拍片确定支架位置良好。

3.患者处理

患者术前接受预防性抗生素治疗,术后住院观察生命体征并加用抗生素治疗,根据淀粉酶等情况确定是否需要使用生长抑素。

(四)术后并发症及处理

目前报道 EUS-BD 并发症的发生率约为 14%,包括胆汁性腹膜炎、胆管炎,出血等。EUS-BD 的主要风险可能为胆汁性腹膜炎,尤其是支架放置失败的病例。虽然至今为止没有 EUS-BD 发生严重甚至致死的并发症,但是所有的报道都是个案或者少量的病例,因此认为这类技术的并发症风险较小尚为时过早。随着 EUS 引导下胆管引流术的进一步开展,也许 EUS-BD 相关并发症的报道也会随之增加。

(五)临床评价

EUS 技术在近年内取得了很大进展,特别是线阵超声内镜的出现使得 EUS 由单纯诊断转变成了集诊断与介入治疗为一体的新技术。EUS 引导下的 FNA 是各种介入性治疗的基础,在此基础上逐渐发展了 EUS 引导下胰腺假性囊肿内引流术、腹腔神经丛阻滞止痛术、肿瘤内药物注射、肿瘤放射粒子植入术等介入性 EUS 技术。近年来 EUS 引导下胆管引流术也开始逐渐在临床中应用,并取得了良好的效果(表3-1)。1996 年 Wiersema 等最先报道了 7 例 ERCP 失败的患者,在 EUS 引导下经十二指肠壁穿刺胆管行胆管造影,其中 5 例获得成功。此后,Giovannini、Burmester 等学者相继报道了 EUS 引导下胆管穿刺造影,并成功置入胆管支架,术后患者黄疸减退。此后又有多名学者报道了该技术的应用情况,但多为少数病例的报道。但是关于 EUS-BD 尚无临床指南。

表 3-1　EUS 引导下胆管穿刺引流治疗梗阻性黄疸

作者	年份	例数	穿刺针	支架	成功率	并发症
Giovannini	2001	1	针状刀	10 F 塑料	100%	无
Burmester	2003	2	针状刀	8.5 F 塑料	50%	胆汁性腹膜炎 1 例
Puspok	2005	5	针状刀	7～10 F 塑料	80%	无
Kahaleh	2006	1	19 G FNA 针	金属支架	100%	气腹 1 例
Ang	2007	2	19 G 针状刀	7 F 塑料	100%	气腹 1 例
Yamao	2006	5	19 G 针状刀	7～8.5 F 塑料	100%	气腹 1 例
Fujita	2007	1	19 G FNA 针	塑料	100%	无
Tarantino	2008	4	19 G/22 G FNA 刀	塑料	100%	无
Itoi	2008	4	19 G FNA 针	7 F 塑料,鼻胆管	100%	胆汁性腹膜炎 1 例

若用 19 G 穿刺针进入胆道后即用探条扩张瘘口有时候会非常困难,此时可以先用过导丝的针状刀接混合电流扩大穿刺点后再使用探条扩张瘘口,就比较容易了,也可使用囊肿切开刀。也有报道 EUS 引导下直接使用针状刀穿刺胆管,针状刀外套管沿针芯进入胆道,然后拔出针芯,并沿着外套置入导丝。穿刺针穿刺的优势在于在 EUS 或 X 线下,都显示得很清晰,而且能很好地用力,缺点是穿刺针较硬,容易成角。针状刀的优势在于导丝和针芯可以快速交换。目前对使用何种穿刺针或者针状刀进行穿刺并无明确规定,可以根据操作者的经验和对穿刺针的熟悉程度选择相应的穿刺针。

在胆管穿刺成功,支架置入前,通常需要进行扩张形成瘘口。由于十二指肠和胆管之间的瘘口为人为造成,无明显狭窄段,有支架移位的风险,理论上讲双猪尾支架似乎可减少支架移位的风险,而直头支架在支架回收或者更换时较容易,金属覆膜支架也有支架移位风险,而且覆膜可能覆盖另外的一个管腔,如胆囊管或者一支肝内胆管,而金属非覆膜支架只用于塑料支架更换时,此时窦道已经完全形成。理论上金属支架的通畅期要长于塑料支架,但是经十二指肠壁放置金属支架需谨慎,因为金属支架张开后瘘口会扩大,且金属支架有网眼,有导致胆汁性腹膜炎的风险。支架放置后短期效果良好,长期疗效如何尚需进一步研究。Yamao 等报道 5 例胆管恶性梗阻患者行 EUS 引导下经十二指肠胆管置管引流术,均成功放置塑料支架,塑料支架的通畅期为 211.8 天。支架通畅期与经乳头放置相似。

至今为止,EUS-BD 尚无形成临床指南。对于 EUS-BD 经十二指肠穿刺行肝外引流还是经胃壁穿刺肝内胆管肝外引流,穿刺成功后留置导丝直接放置支架还是退出超声内镜换十二指肠镜进行对接手术,放置塑料支架还是金属支架进行引流目前尚无定论,尚需要更多的病例进行对照研究。

总之,EUS 引导下胆管引流术在国内外刚刚开展,对于 ERCP 进行胆管引流失败的病例是个较好的选择,具有良好的应用前景。然而该技术的开展需在具有大量治疗性 EUS 经验的医疗机构,需要有丰富经验 EUS 专家和 ERCP 专家进行才能提高其成功率,更好避免并发症的发生。

二、超声内镜引导下胰管穿刺引流术

(一)概述

ERCP 下胰管支架植入术是目前解除胰管内高压和胰腺实质压力增高而导致的腹痛的常规

治疗方法。胰管的狭窄,胰管内结石及胰管中断是造成慢性胰腺炎胰管梗阻至胰管内高压的三大主要原因。另外,胰腺术后胰肠吻合口狭窄也可导致胰管梗阻引发腹痛的一个原因。经ERCP 胰管减压引流可使60%～80%患者的症状达到完全或部分缓解。以往,对于 ERCP 失败或无法行 ERCP 治疗的患者来说,只能行外科手术或保守治疗。而 EUS 能清晰显示胰腺实质、胰管及胰腺周围血管的影像。近年来,随着 EUS 操作技术及 EUS 相关设备的发展,EUS 引导下的胰腺介入治疗技术也逐渐趋于成熟。国内外最近发展了一项 EUS 介入治疗技术即超声内镜引导下胰管穿刺引流术(EUS-guided pancreatic duct drainage),被用于 ERCP 失败患者的胰管梗阻的解除。

(二)适应证与禁忌证

1.适应证

由于 ERCP 治疗失败或者胰肠吻合术后不能行 ERCP 者,包括胰管梗阻造成胰管高压或者复发性胰腺炎。

2.禁忌证

无绝对的禁忌证。

(1)有出血性疾病或凝血功能障碍者或正在行抗凝治疗的患者。

(2)全身状况差不能耐受麻醉者。

(3)食管狭窄不能通过内镜者。

(4)穿刺路径有大血管而无法避开。

(5)胃肠道壁和主胰管之间的距离较远。

(6)多节段性胰管狭窄。

(7)EUS 下胰管显示不清楚。

(三)术前准备

1.患者准备

术前常规禁食禁水 12 小时以上。术前常规一次静脉预防性用抗生素。治疗前 20～30 分钟服用祛泡剂和咽部麻醉剂,必要时解痉药物,需使用静脉全身麻醉。

2.器械准备

(1)内镜:超声内镜为线阵扫描穿刺超声内镜,可以清楚显示穿刺针道,活检孔道直径 3.7 mm 或 3.8 mm,可通过 10 F 支架,具有彩色多普勒功能,可显示穿刺区域血管及血流情况。若使用对接技术,EUS 穿刺胰管导丝置入后需要使用治疗性十二指肠镜或者肠镜或者单气囊或双气囊小肠镜。

(2)附件。导丝:0.032、0.025、0.020、0.018 inch 导丝;用于消化道壁切开装置,如针状切开刀或囊肿切开刀,便于支架的置入;扩张球囊;猪尾或直头塑料支架或者覆膜金属支架;高频电发生器等。

(四)操作方法

超声内镜引导下胰管穿刺引流术可以分为两种。

顺行性法:EUS 穿刺成功进入主胰管后造影并留置导丝,经胃直接放置胰管支架;逆行性或者对接法:EUS 穿刺成功胰管造影并留置导丝后(导丝需出十二指肠乳头或者胰肠吻合口),退出超声内镜,换成十二指肠镜进行对接,逆行性通过十二指肠镜经十二指肠乳头放置支架入胰管。

1.超声内镜引导下胰管穿刺引流术(顺行法)

使用线阵扫描型穿刺超声内镜对胰腺进行扫描,避开穿刺路径的血管,选择距离主胰管最近路径的位置,确定穿刺部位。在 EUS 引导下将 19 G 或 22 G 超声内镜穿刺针穿刺入主胰管,进行胰管造影,并将导丝经穿刺针留置于主胰管内,尽量将导丝顺行通过十二指肠乳头入十二指肠(此时,导丝不易滑脱出胰管),若该方向不能完成,则导丝将逆行进入胰尾部。用小口径探针,4.5 F 顶端锥形的 ERCP 套管或电热导管以扩张经腔管道。然后使用 4 mm 或 6 mm 球囊扩张器进一步扩张,再将合适长度的猪尾支架或直头塑料支架经胃壁或十二指肠壁置入主胰管,X 线拍片显示支架定位良好。

2.超声内镜引导下经十二指肠乳头对接引流术(对接法或逆行法)

首先 EUS 扫描胰腺和胰管及周围血管,明确穿刺部位。EUS 引导下穿刺主胰管,对胰管进行造影,X 线下显示扩张的胰管,将导丝顺行通过十二指肠乳头或已行胰十二指肠切除术后患者的胰肠吻合口,插入肠腔,此后退出 EUS 镜子,采用十二指肠镜或者结肠镜对接,经十二指肠镜或结肠镜找到导丝,将导丝通过圈套器拉入镜子的活检孔道完成对接,或者沿着出乳头的导丝插入第二根导丝进入主胰管,此后操作同 ERCP。由于只是要将导丝入主胰管并通过十二指肠乳头开口或手术吻合口进入肠腔为目的,所以可以不使用大通道的超声内镜。

(五)术后处理

术后处理基本同 EUS 引导下穿刺及 ERCP 术后处理。

(1)术后常规禁食 24 小时。无出血、腹痛、发热等异常,可逐步进流食、半流食及普食。

(2)术后常规抑制胰酶、抑酸、抗感染治疗 3 天。

(3)检查术后 3 小时血淀粉酶及 24 小时血淀粉酶、血常规。

(4)术后密切观察患者有无腹痛、腰背部剧烈疼痛、呕血、发热等情况。

(六)术后并发症及处理

EUS 引导下胰管穿刺引流术的并发症发生率较低,约 5.8%。最常见的并发症是术后短暂的腹痛,一般可逐渐缓解。另外,可有出血,少量渗血在术中常见,可使用止血药物或行内镜下止血,大量活动性出血,必要时行血管造影和栓塞治疗,无效者应考虑外科手术治疗。其他如急性胰腺炎、胰漏、胰周脓肿,应做相应的对症处理,必要时 EUS 下引流。也有出现支架移位,理论上双猪尾支架移位风险更小,推荐选择双猪尾支架,若出现移位或者支架堵塞,建议放多个支架,但是多个支架的放置可能增加胰漏的风险。

(七)临床评价

EUS 已经从单纯的诊断性技术逐渐步入介入治疗的时代。越来越多的 EUS 引导下的介入治疗被逐渐应用于临床中。而其中 EUS 引导下的胰管穿刺引流似乎是所有的 EUS 介入治疗中难度最大的,最难获得成功的。目前,EUS 引导下的胰管穿刺引流术在国内外刚刚起步,尚无形成治疗的共识或者指南。

1995 年第一次报道了联合应用 EUS 引导下穿刺并造影和 ERCP 对一例胰胆吻合术后患者主胰管结石进行取石术。此后有关 EUS 引导下胰管穿刺引流的手术逐渐增多,主要用于 ERCP 失败的患者。最新的来自 Mayo Clinic 的最多病例数(43 例)的研究显示,EUS 引导下的胰管穿刺引流手术成功率 73%,83% 的患者支架位置良好并且症状完全消失,非常有趣的是即便在 EUS 引导下穿刺造影胰管没有明显梗阻或者扩张的患者都能通过支架置入使得患者症状完全消失。虽然 EUS 引导下的胰管穿刺造影成功率为 98%,但仍有 11 例患者最终未能成功置入支架,原因包括导丝未能置入主胰管或通过乳头或者胰肠吻合口,未能顺利扩张消化道腔壁;在之后的对接后 ERCP 中导丝滑脱。置入的直头或者猪尾支架大部分是 7 F,也有 5 F、10 F 和 3 F 的,平均长度 9 cm,也有 1 例 10 mm 直径 8 cm 长的覆膜金属支架。中重度并发症发生率5.8%,包括 1 例急性胰腺炎,住院 11 天后痊愈;1 例胃壁扩张周围的胰周脓肿,EUS 引导下穿刺引流后痊愈;1 例有 3 cm 长的导丝的外层在导丝退出过程中被针刀刮下并遗留在后腹膜,但是无明显的后遗症。第二军医大学附属长海医院于 2009 年在国内率先对 1 例 Whipple 术后胰管扩张伴腹痛、脂肪泻的患者行 EUS 引导下经胃壁胰管穿刺引流术,置入长 5 cm 直径 7 F 的双猪尾支架。术后随访 1 年,患者腹痛消失,体重增加 10 kg,CT 复查示胰管扩张较术前明显好转(图 3-10)。

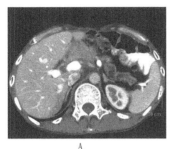 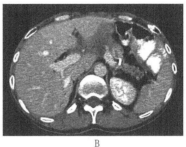

图 3-10 CT 显示 EUS 引导下胰管穿刺引流术后主胰管扩张明显好转

迄今为止,EUS 引导下胰管穿刺引流术在国内外刚起步,对于具体使用顺行性还是对接的方式,使用哪种支架等尚需进一步的研究。由于该技术对术者要求较高,同时具有一定的并发症发生风险,主要选择性用于胰管梗阻而 ERCP 手术失败的患者,有广阔的前景,但这项技术的开展,需要在较大的内镜中心,同时具有丰富 EUS 和 ERCP 经验的专家来进行,这样才能提高手术成功率,减少并发症的发生。

(吴 涛)

第六节 上消化道狭窄的内镜治疗

消化管狭窄是消化道病变后期的常见并发症,严重影响患者的生活质量,并可导致营养不良等并发症,加速原有疾病的发展,内镜下的扩张,对解除梗阻、提高生活质量是一简便有效的治疗方法。而临床上以食管、贲门病变引起狭窄为主。

食管、贲门狭窄常见病因包括食管、贲门肿瘤、食管动力障碍、食管胃吻合术后狭窄、食管炎瘢痕狭窄等。临床表现为不同程度的吞咽困难,1977 年 Stooler 按症状轻重将吞咽困难分为 5 级。①0 级:无症状,能进各种食物;②1 级:能吞咽大部分固体食物;③2 级:能吞咽半固体食物;④3 级:仅能进流质食物;⑤4 级:不能吞咽液体食物。食管狭窄的治疗包括药物治疗、内镜下治疗和外科手术治疗等。内镜下治疗对解除梗阻、提高生活质量是一种简便有效的方法,主要方法有扩张术(探条扩张术、气囊或水囊扩张术)、切开术(圈套器切开术、电刀切开术)、支架置放术、凝固疗法(微波凝固疗法、电凝固疗法、激光凝固疗法)、注射疗法、光动力学治疗、冷冻疗法等。本节将就最常见的探条和球囊扩张术,金属支架置入术加以阐述。

一、探条扩张术

目前国内常用探条控制器是 Savary 扩张器,一般由聚乙烯或聚乙烯化合物、可塑性硅胶等制成,有多种不同的外径可供选择,分别为 5 mm、7 mm、9 mm、11 mm、13 mm、15 mm 和 16 mm 等。该控制器前端呈锥形,可通导丝,有不透 X 线标志,可以在内镜和/或 X 线透视下进行。

(一)适应证与禁忌证

1.适应证

(1)食管炎性狭窄。

(2)食管术后吻合口狭窄。

(3)先天性食管狭窄:如食管环、食管蹼。

(4)功能性食管狭窄:贲门失弛缓症等。

(5)晚期食管癌或贲门癌梗阻。

(6)瘢痕性食管狭窄。

2.禁忌证

(1)上消化道内镜检查禁忌者。

(2)食管化学性灼伤后两周内。

(3)食管病变疑为穿孔者。

(二)术前准备

1.患者准备

(1)了解食管狭窄的病因、部位、特点及手术方式。

(2)常规行食管钡餐(或碘油)、内镜检查及病理学检查。

(3)其他术前准备同常规上消化道内镜检查。术前 15 分钟肌内注射地西泮 5～10 mg,溴化东莨宕碱 20 mg,必要时肌内注射哌替啶 50 mg。

2.器械准备

(1)前视式上消化道内镜。

(2)Savary 探条扩张器。

(3)专用或其他导丝。

(三)操作方法

(1)内镜直视及 X 线监视下将导丝通过食管狭窄段。

(2)保留导丝退出胃镜。

(3)根据食管狭窄程度确定选用适宜的探条扩张器。使患者头稍后仰,使咽与食管稍成直线位,助手拉紧导丝,术者左手用涂有润滑剂的纱布擦扩张器,右手按执笔式或在 X 线监视下徐徐推进探条,通过狭窄区,将探条停留 30 秒左右,退出探条时,助手不断推进导丝,以免导丝脱出。

(4)逐级更换探条,尽可能将狭窄段扩至最大程度,然后将探条与导丝一并退出。

(5)再次通过胃镜,观察扩张后情况。

(四)注意事项

(1)操作应在导丝引导下及 X 线监视下进行,以确保安全。

(2)探条扩张原则:探条号码由小到大,动作轻柔,切勿粗暴,当阻力较大时,不可强行用暴力通过。

（3）术后检查有无颈、前胸皮下气肿，并禁食 2～4 小时，无特殊不适可进流食。

（4）扩张术后，常规胸腹部 X 线透视检查或吞碘油造影以除外穿孔并发症。

（5）贲门切除患者，扩张后常引起胃反流，平卧及睡眠时应抬高床头 15°～30°角，并给予制酸剂。

（6）部分患者术后常胸骨后疼痛，可对症处理。

（五）并发症及处理

1.穿孔

患者可感剧烈胸痛，出冷汗及发热，继发纵隔及胸腔感染，口服液体造影剂 X 线透视，可见漏出食管外及纵隔气影。一旦证实应立即禁食、输液、胃肠减压、应用抗生素，保守治疗无效者应行手术治疗。

2.出血

可再行内镜检查，明确原因，镜下止血。

3.感染

感染发生机会较少，但不可忽视扩张创面引起局部感染及反流误吸导致的呼吸道感染，一旦发生应积极处理。

4.反流性食管炎

反流性食管炎发生率较高，治疗后常规抗反流治疗。避免暴饮暴食，少进油腻食物，常规服用制酸剂及黏膜保护剂。

5.狭窄复发及再狭窄

食管狭窄探条扩张后部分患者会近期复发，可再次扩张，恶性狭窄可在扩张后置入金属支架，难治性食管良性狭窄可在反复扩张无效后尝试置入可取出全覆膜金属支架。

二、气囊扩张术

（一）适应证与禁忌证

同探条扩张术法。

（二）术前准备

1.患者准备

同探条扩张术法。

2.器械准备

（1）气囊扩张器：对食管狭窄可经内镜活检钳道通过气囊（through the scopy，TTS），或先经内镜通过导丝，退出内镜后再沿导丝通过气囊（over the wire，OTW），气囊直径因使用目的不同而异，食管气囊为 6～20 mm，贲门失弛缓扩张气囊为 30 mm、35 mm 和 40 mm。

（2）前视内镜。

（3）专用或其他导丝。

（三）操作方法

1.经内镜气囊技术（TTS）

（1）按常规插入胃镜，胃镜头端置于食管狭窄处上方。将涂布润滑剂的气囊导管从活检孔道中插入，在内镜监视下气囊通过狭窄部位。

（2）气囊充气，通过外接压力泵控制气囊压力，根据患者耐受情况持续扩张 30～60 秒，放气后休息几分钟,再重复操作,直至注气时阻力明显减少为止。

2.经导丝气囊扩张术(OTW)

(1)插入内镜至狭窄部近端,在 X 线监视下,将导丝通过狭窄部,退出内镜,保留导丝。

(2)沿导丝将气囊通过狭窄部。

(3)在 X 线监视下,将气囊正确定位,注气,使压力至 6~8 psi(psi 为压力单位,1 psi=6.8 948 kPa),持续 1~3 分钟。

(4)放气后休息,重新充气,可反复操作 1~2 次,可见狭窄的"凹腰征"逐渐消失。

(5)抽尽气囊中的气体或液体,退出导丝和气囊导管。

(四)并发症及预防

基本上类同探条扩张术,但气囊扩张是助手注气,术者并无手感,因而并发穿孔的概率远较探条扩张者多,尤其是 OTW 气囊扩张法,通常发生的是深度撕裂而不是一种贯穿的裂伤,内科保守治疗多治愈,对膈下有游离气体的穿孔患者必须立即施行外科手术。

三、食管金属支架置留术

(一)适应证与禁忌证

本术主要适用于食管、贲门部肿瘤所致狭窄或癌肿复发所致之狭窄,一般认为良性病变不用此法,但近年来有报道全覆膜可取出支架治疗食管难治性良性狭窄,取得较好效果。

(二)支架类型

金属支架由推送器及支架两部分组成,推送器是金属支架重要组成部分,其主要功能是将套在端部的支架安放到狭窄部位。各公司生产的金属支架推送器,其外径、塑料的成分均不完全相同。支架的类型大致可分成以下 3 类。

1.Wallstent 支架

由不锈钢合金丝构成,网眼管状结构。完全扩张时直径 14~20 mm,可用长度从 53~106 mm。压缩时内径减小、长度增加;扩张时内径增大、长度减小。改进型有哑铃状、体部涂硅胶的带膜支架。这是最早用于食管的金属支架。

2.Ultraflex 或 Strecker 支架

由 0.15 mm 镍钛合金编成管状,最大直径 18 mm;近端增大至直径 20 mm。可用长度 7~15 cm。镍钛合金具有记忆特性,随温度增加可以使其成形。是较有前途的食管支架。

3.Gianturco 支架

由 0.3~0.5 mm 不锈钢钢丝编成多角 Z 型圆柱状,单个支架完全膨胀时直径为 14~20 mm,长度2.0 cm。多个支架体相连可使支架长度增至 8~14 cm。中间或次节支架装有"倒钩"以防滑脱。现有多种改进型,其中以涂硅胶的带膜支架较多见。此支架临床应用较多。

(三)术前准备

1.患者准备

术前患者应做内镜及胃肠钡餐检查,以了解狭窄病变的部位、长度、狭窄程度、有无食管支气管瘘。常规检查出凝血时间、血小板计数、凝血酶原时间,术前肌内注射地西泮 5~10 mg,溴化东莨菪碱20 mg 及哌替啶 50 mg。

2.器械准备

(1)前视式内镜、导丝、扩张探条或气囊扩张器等。

（2）支架选择：食管支架品种较多，带膜支架适用于癌性狭窄，或并有食管支气管瘘患者；病变累及贲门者，应尽量选用防反流支架，该型支架末端装有防反流膜瓣，可减轻胃食管反流的发生。选用支架的长度应超过狭窄段上下端各1～2 cm。

（四）操作方法

（1）内镜下将导丝通过狭窄部。

（2）用 Savary 探条或气囊扩张器（TTS）对狭窄部进行扩张至所需的最大直径。撤出探条或气囊保留导丝。

（3）定位：用内镜观察狭窄部位黏膜情况，结合 X 线，确定狭窄部位，以确定放置支架的位置与长度，一般支架应超过病变两端各1～2 cm，对于吻合口支架和贲门支架，其远端不应留置过长，一般不超过1 cm为宜。

（4）退出内镜，沿导线插入支架推送器，务必使支架两端标记与定位相一致。

（5）拔除支架外套管，使支架扩张。

（6）再次插入内镜观察支架安放情况。

（五）注意事项及术后处理

（1）食管支架安放关键是要定位正确，应提倡在内镜及 X 线下正确定位，在插入推送器及拔除支架外套管时，应保持正确位置。

（2）术后至少观察6小时。48小时吞咽液体食物，随后逐渐增加半固体、固体食物。

（3）术后常有胸痛及胃食管反流症状，可应用止痛药、抑酸药及抬高床头等处理。

（4）常规应用抗生素，防止食管黏膜破损所致的感染。

（5）对使用镍钛合金支架患者，应避免吞咽过冷食物或饮料，以防支架变形滑入胃内。

（6）术后24小时、1周、2个月、6个月进行随访钡餐检查或内镜检查；以后一般6个月或一年复查一次。

（六）并发症及处理

1.出血

早期主要为扩张及支架损伤所致，应做相应处理。

2.穿孔或食管支气管瘘

较少见，可再置入一带膜支架。

3.呼吸系统感染

呼吸系统感染主要是反流误吸引起。

4.反流性食管炎

反流性食管炎较常见，主要发生于贲门切除患者或贲门部放置支架患者，易引起反流，而致严重的反流性食管炎及并发出血。置入防反流支架可减轻反流性食管炎的发生。大多数患者使用药物即可控制，有些患者需服用稍长时间抗酸药物。

5.支架移位及脱落

其原因是狭窄部位扩张过大及狭窄段太短。脱落后应在内镜下取出，移位严重者应取出原支架，重新置入。

6.再狭窄

支架上下端因受刺激，组织过度增生而致狭窄，也可经支架网孔向腔内生长致狭窄。虽带膜支架可以减少食管腔内再狭窄发生率，但对肿瘤组织还不能起到很好阻碍作用。发生狭窄后可用探条或气囊扩张治疗,也可在内镜下用氩气刀、微波或激光烧灼治疗,无效者,可再行置入一支架。

7.食物嵌顿

食物嵌顿多为患者吞咽大块食物或未咀嚼、咀嚼不全的食物所致。少数为支架入口没有增宽或位置不正所致。金属支架置入后,对固体和半固体食物应充分咀嚼后方可吞咽。嵌顿食物用内镜取出或探条推入即可恢复正常吞咽。

（吴　涛）

第七节　消化道息肉的内镜治疗

消化道息肉是临床常见的疾病。早在 1952 年,就有人把息肉归入癌前状态,并以此为依据,对息肉患者行胃大部切除术、结肠切除术等。自内镜问世以来,对息肉有了全新的认识,使其得以早期发现、早期诊断、早期治疗,不仅可以对息肉进行全瘤活检,治疗其出血等症状,而且可以阻断癌的发生。消化道息肉摘除已成为内镜下最基本、开展最为普遍的微创治疗。与手术相比,痛苦少,费用低,已越来越多地为消化科医师所掌握,为患者所接受。随着内镜技术的发展和新技术的不断开发,内镜下息肉切除适应证和禁忌证也在变化,原来属于禁忌范围现已变为适应证,临床上应根据患者具体情况来分析决定。

一、息肉切除适应证和禁忌证

（一）适应证
(1)各种大小的有蒂息肉和腺瘤。
(2)直径小于 2 cm 的无蒂息肉和腺瘤。
(3)多发性腺瘤和息肉,分布散在,数目较少。

（二）禁忌证
(1)有内镜检查禁忌证者,如严重的心肺疾病。
(2)直径大于 2 cm 无蒂息肉和腺瘤。
(3)多发性腺瘤和息肉,局限于某部位密集分布,数目较多者。
(4)家族性腺瘤病。
(5)内镜下形态已有明显恶变者。
(6)有心脏起搏器者,因高频电可能对起搏器产生干扰,故对于放置有心脏起搏器者,不宜行高频电息肉摘除。

二、息肉切除方法

（一）高频电息肉切除术
1.器械准备
(1)高频电发生器:高频电发生器是利于高频电流通过人体时产生的热效应,使组织凝固、坏死来到达息肉切除、止血等治疗目的。其电流频率是大于 300 kHz,无神经效应,对心肌无影响,对人体绝对安全。目前临床上应用于内镜治疗的高频电发生器有日本欧林巴斯公司生产的

UES-10 型，PSD-10 型，ERBE-ICC200 型、ICC-300E 等。各种类型的高频电发生器均可产生电凝、电切和电凝电切混合电流。切开波是连续等高的正弦波，通电单位面积电流密度大，在短时间内局部组织达到很高温度，使组织水分蒸发、坏死而达切开效果，凝固波是间歇减幅正弦波，通电时局部组织温度低，不引起组织气化，仅使蛋白变性凝固，达到止血目的。电切波组织损伤小，但凝血作用弱，易引起出血。电凝波有止血作用，但组织损伤大，易引起穿孔。混合波是根据需要可选择一定比例同时发生电凝、电切波。息肉切除时选择何种波形电流并无严格规定，要根据操作者习惯和息肉具体情况而定。ERBE 专为内镜手术设计的 ENDO-CUT 功能将切割过程分为自动电切和电凝两部分交替进行，切割速度受到仪器自动控制，这样可避免因切割速度太快导致出血及切割速度过慢凝固过度而导致组织穿孔的危险。

(2)圈套器：按圈套钢丝张开的形状分为六角形、新月形和椭圆形 3 种。适用于有蒂息肉和直径大于 0.5 cm 的无蒂息肉。

(3)热活检钳：与普通活检钳相似，能咬取组织并通电灼除息肉。钳取中央组织不会灼伤，可做病理学检查。

(4)电凝器：前端呈球形，与热活检钳相似，通电后可灼除息肉，适用于直径小于 0.5 cm 的息肉。与热活检钳不同的是不能取活检。

2.术前准备

术前应了解患者的全身脏器功能，检测凝血机制，如有凝血机制障碍，应纠正后才施行。停用抗凝药物 1 周以上。内镜下息肉切除一般可门诊施行，但对无蒂较大息肉或多发性者，估计出血、穿孔危险发生可能性较大者，以住院治疗更为稳妥。小儿，尤其是学龄前儿童一般需要在麻醉下施行。向患者交代病情，签署知情同意书。

患者需禁食 4～6 小时，咽部局部麻醉，解痉剂和镇静、麻醉药可酌情应用。电极板敷以湿纱布，捆绑于患右侧大腿或小腿部位。取掉患者所有金属物品，以免导电造成损伤。仔细检查高频电发生器与患者、内镜及电源连接情况，确保连接无误。取左侧卧位，并可依息肉生长部位调整体位，以易于观察，易于圈套电切为原则。

3.操作方法

首先在内镜下做完整的检查，一旦发现息肉，观察其部位大小、形态和数目。套持息肉时要利用调节镜端的弯角、旋转镜身、改变患者体位方向等，使息肉置于视野中央，充分暴露，息肉与镜端的距离一般保持 2 cm 为宜，若体积巨大，可适当远些。插入圈套器，令助手打开圈套拌，最好套拌面与息肉相垂直，套持息肉。依息肉形状不同选择套持点，有蒂息肉套在蒂的息肉侧，无蒂息肉套在基底稍上方，选择好位置后助手缓慢地关闭和收紧圈套拌，动作要轻柔，切忌用暴力，套住息肉后即可通电。一般采用先电凝，后电切，反复间断多次通电，也可以用混合电流，每次通电时间为数秒钟，逐渐割断。在通电时要注意有无胃肠蠕动，一旦有蠕动出现即要停止通电，避免灼伤邻近黏膜成出血。切下后，可采用抓持器或网篮将息肉抓持，随镜身退出，送病理学检查。

各种形态息肉的切除方法如下。①直径小于 0.5 cm 无蒂息肉：该型息肉一般采用电凝灼除或热活检灼除法。热活检灼除法适用于相对体积较大无蒂息肉，用热活检钳咬持息肉头部，然后向上轻轻提拉息肉，使基底形成天幕状假蒂，通凝固电流后基底黏膜发白，即行拔取。电凝器灼除术适用于更小息肉，插入电凝器，轻轻接触息肉即通电，息肉发白，即可灼除。因该法不能取活组织，可先用活检钳咬取部分息肉后再电凝以免漏掉早期癌。②直径小于 2 cm 的无蒂息肉：圈套钢丝打开后，用塑料管头端顶住息肉的基底部，回收圈套器，在收紧圈套器之前，稍上抬圈套器,在息肉基后较稍上方将息肉套住,这是圈套最佳部位,不可过深或将邻近正常黏膜套入。轻轻关闭拌套,稍收紧轻轻提拉,将息肉提起,基底呈天幕状时通电切割。先电凝后电切或采用混合电流,逐渐切下。注意电流选择要合适,避免造成出血或穿孔。③有蒂息肉:长蒂息肉圈套位置选择蒂的中央,尽可能保留残蒂 1 cm 左右,并提起悬在腔中,与周围没有接触,再通电。不要怕残蒂留得过长,因为息肉蒂柄是正常的黏膜,由于息肉重力和蠕动将黏膜牵拉而形成,并非是肿瘤性组织。一旦息肉摘除后重力作用消失,残蒂 3~5 个月自然消失,恢复平坦。而残留较长蒂柄可保证电凝安全,避免穿孔,如摘除后发生即刻出血时,可立即于残蒂再圈套凝固止血。短蒂息肉的圈套位置尽可能选择在蒂的息肉侧,当圈拌套入息肉后先不紧收钢丝,提高圈套器放置在蒂与息肉交界颈部再收紧钢丝,将息肉悬在肠腔中,与周围组织无接触再通电。细蒂息肉要注意关闭套拌钢丝时一定轻而慢,稍有阻力即停止收勒,如关闭圈套器用力稍过猛可造成机械性切割而出血然后通电,一般可只用凝固电流。

粗蒂息肉供血的血管较粗,位于蒂中央,电切时电凝不充分易造成中央血管出血,因此需要反复交替使用电凝电切电流,逐渐割向中央,特别是快要切断的时候,一定要先凝固再切断。为预防粗蒂息肉出血可采用尼龙绳结扎加电切法,本方法为首先用尼龙绳套在蒂的基底部,收紧尼龙绳,观察息肉的颜色变为暗紫色,说明尼龙绳阻断了息肉的血流,然后用圈套器在结扎上方的蒂部作息肉高频电切除,这样可有效地预防出血的发生。1995 年,日本 Hasachi 开创了内镜下金属止血夹的应用,也可预防和治疗粗蒂大息肉电凝切除所引起出血的并发症。本方法是在内镜下先用金属夹夹住蒂的基底部,一般夹 3 个左右,以夹住后息肉表面颜色变暗红或紫色为标准。然后在金属夹上方做息肉电凝切除术。操作成功的关键是夹子尽量靠近息肉的基底部,为随后电凝圈套切除术留出足够的蒂长度。金属夹方向应与管腔平行,便于圈套器的操作。圈套器套持的切割点尽量与金属夹保持一定距离,避免接触产生异常电流灼伤肠壁,或造成金属夹当即脱落引起出血。当然金属夹最适用于息肉切除后,在电凝不足以造成即刻出血时,立即插入金属夹在残端夹持止血治疗。

头部大的有蒂息肉圈套后要悬于肠腔中与周围黏膜不接触有一定困难,可采用密接法切除,抽吸管腔内气体,使息肉与周围黏膜接触面积足够大,使单位面积中通电量减少,则接触面的温度降低不至于灼伤接触部管壁造成穿孔。较大的息肉一次不能圈套入,可采用分块切除,先切除部分息肉头部,使头部体积变小,再套入摘除。息肉圈套选择位置太近肠壁,如将邻近正常黏膜一起套入,或息肉未悬在肠腔中,而与周围或对侧肠壁有接触会引起异常电流,或圈套钢丝未收紧,钢丝接触周围黏膜,均属不正确圈套法,容易引起穿孔。

(4)直径大于 2 cm 的无蒂息肉:该形态息肉属相对禁忌范围,因为在内镜下摘除易引起出血和穿孔。故术前准备应按剖腹手术肠道准备方案施行,一旦出现并发症可立即行手术处理。如基底较窄仍可按上述方法圈套摘除。宽基底者需采用黏膜切除法(EMR)。先用注射针,在息肉底部注射高渗盐水或1∶10 000肾上腺素盐水 1~2 点,每点 1 mL,然后用上述方法做圈套摘除。胃镜头端可加装透明帽,如果有双活检管道治疗镜,可先伸入抓持钳,咬持并提起息肉头部使基底形成假蒂,再圈套电凝摘除。如为更大的息肉可用分块分期切除法。需注意的是,该方法每次摘除息肉宁少勿多,每次切除后表面残留溃疡,再间隔 2~3 周待溃疡面愈合后做第二次切除。

4.并发症的防治

并发症的种类以出血多见,穿孔次之。大部分出血者经保守治疗而痊愈。而穿孔相反,穿孔比出血所引起的后果严重。并发症发生后不及时诊断和处理会引起死亡。内镜下息肉电凝摘除术引起的并发症,肯定要较内镜诊断为多,故对息肉摘除的操作要求较高,因此主张必须取得了一定诊断操作经验者,才能开展息肉摘除。为了减少和避免并发症的发生,全面了解息肉切除的基本原理,了解并发症发生的原因,掌握并发症的防治方法,给予开始工作者全面的培训,掌握扎实的基本功,都是必不可少的。

(二)高频电息肉切除术并发症

1.出血

根据发现的时间和不同原因可分为即刻或早期出血和迟发性出血。即刻出血即是在术中或息肉刚摘除后在内镜下见残端出血,早期出血是息肉摘除后 24 小时内出血,它们的发生原因相同。迟发性出血是指息肉摘除结束的 24 小时后发生,常见是 3～7 天,最长的有 10 余天才发生。

(1)即刻或早期出血。①未通电即勒断造成机械性切割:主要是手术者和助手配合不默契,助手套圈收紧过快用力过度,手术者尚未踏下电凝发生器的开关即切下息肉,或刚圈套住息肉,即发生较强的蠕动波,致使息肉移位,尤其发生在细蒂息肉。②电流功率选择过小,凝固不足:实际是通过机械性切割力切下息肉,或功率选择过大,未起到凝固作用很快切下息肉,均会造成早期出血。③电流类型选择不当:电切电流因凝固作用极小,故在切割息肉时用单纯电切电流会引起即刻出血,故应采用电凝电流或混合电流。④粗蒂和无蒂息肉:一般中心有较粗血管,如切割时未交替使用先电凝后电切反复通电逐渐切割的方法,会造成中心血管未凝固而即刻或早期出血。⑤圈套位置不佳时就收紧,重新松开圈套器再选择,结果黏膜部分机械性切割或钢丝粘着息肉撕裂而出血。

(2)迟发性出血:由于息肉电凝摘除后残端有灼伤的焦痂形成,焦痂在日后脱落时形成溃疡,此时凝血不全会引起出血。①电流功率选择过弱,电凝时间过长造成电凝过度,使残端创面溃疡过大、过深。②高血压、动脉硬化或有凝血机制障碍者,在焦痂脱落时血管内血栓形成不全,引起迟发性出血。③术后活动过度,饮食不当导致焦痂脱落过早,引起创面损伤而出血。

(3)防治。①预防:术前认真校试器械,圈套收紧关闭要缓慢,用力要适当,整个操作过程中,视野要清晰,术者与助手配合默契。高频电发生器的电流强度类型选择要合适,严格按照先电凝后电切逐渐切割的原则,粗蒂或无蒂息肉需交替使用电凝、电切电流,术后要注意休息及饮食,避免重体力活动 1～2 周。②治疗:对于摘除后有少量的渗血,可不做处理,随访观察。如果出血量多,则应立即进行止血。即刻出血可立即施行内镜下止血的各种措施,包括药物喷洒、黏膜下药物注射、止血夹、电凝、氩气刀、激光、微波等。对于有蒂息肉如残留有较大残蒂时可立即圈套电凝止血。Shinya 主张在圈套收紧钢丝后无须电凝持续保持 15 分钟,使残蒂肿胀压迫血管止血,可避免因再圈套电凝位置太靠近肠壁造成穿孔的危险。动脉喷射性出血止血夹夹闭血管止血疗效最确切,黏膜下注射配合止血夹治疗。

对于早期或迟发性出血,一般先行积极保守治疗,如补充血容量,应用止血药物和垂体后叶素、奥曲肽等,大多数可以治愈,尤其是迟发性出血。如果保守治疗失败即做内镜下止血,如再失败则应剖腹手术止血。

2.穿孔

穿孔可发生于摘除术时的即刻,也可发生在术后数天。迟发性穿孔的原因是由于焦痂深达浆膜,当时因焦痂遮盖无穿孔症状,一旦焦痂在术后脱落时出现穿孔的症状。

(1)原因:①圈套切割部位距管壁太近。②通电时未将息肉向上提拉,形成天幕状假蒂。③邻近正常黏膜一起被套入误切,或圈套钢丝与周围管壁接触,这大部分是在操作时视野不清,未看清完整的息肉及圈套钢丝,勉强施行引起。④电流强度选择过弱,通电时间长,使残端灼伤过深至管壁多层,往往引起数天内穿孔。⑤圈套钢丝未收紧通电,致使通电时间过长,灼伤过深。⑥通电时胃肠蠕动,使圈套钢丝损伤管壁造成穿孔。

(2)诊断:发生穿孔会因为不同的部位引起不同的症状。食管穿孔引起颈部及胸部皮下气肿、胸痛、吞咽困难及梗阻感伴发热等纵隔炎的症状。明确诊断可依靠胸片有纵隔气肿征象,吞水溶性造影剂做食管 X 线检查可明确穿孔部位。胃及十二指肠穿孔均引起腹膜炎症状。在穿孔瞬间剧烈腹痛,以后主要腹胀,数小时后出现严重腹痛、反跳痛、腹部板样强直、肝浊音消失等弥漫性腹膜炎的症状和体征。为了能早期诊断和及时治疗,对疑有穿孔者应做腹部 X 线透视,如膈下有游离气体则可确诊。

(3)防治:术前认真调试器械,圈套时切割点选择要稍远离肠壁,有蒂息肉在蒂的息肉侧,无蒂者在基底上方。套取后钢丝收紧要得到确认,然后自腔内提拉,形成天幕状,避免将周围黏膜套入。电流功率要选择适当、避免通电时间过长。术中通电时要避免肠蠕动,一旦有蠕动要立即停止通电。术后尽可能吸净肠腔内气体。以上要点多加注意,穿孔一般是可以避免的。一旦发生穿孔,在食管或腹腔内,应该尽早手术治疗,否则会因感染、败血症、休克导致死亡或造成术后其他后遗症。手术方式,可根据具体情况,选择修补、局部切除或造瘘等方式,腹腔外穿孔可采取保守治疗,禁食,补液,胃肠减压,一般不需要手术治疗均能治愈。

3.灼伤、浆膜炎

这种并发症程度往往较轻,一部分患者无临床症状,只是内镜下见到邻近黏膜灼伤,呈白色浅灼伤溃疡,一般无须处理。如灼伤过深或息肉摘除时残端创面过大、过深可引起浆膜炎,但未穿孔,临床表现为术后数天内出现腹痛,腹部检查有局部反跳痛,少部分可有肌紧张。但腹部 X 线透视无膈下游离气体可与穿孔鉴别。

(1)原因:①摘除时由于通电时间过长,电流过大等致灼伤过深。②摘除时息肉与周围黏膜有接触,而且未按密接法摘除息肉,接触面积小引起异常电流,造成接触处管壁灼伤、浆膜炎,严重者甚至会穿孔。

(2)防治:其预防与穿孔相同,因两者发生的原因,机制基本相同,只是程度稍有不同而已。治疗上经对症处理,随访观察几天后即自愈。部分浆膜炎者也可有腹痛、肌紧张、局部压痛、发热等症状。灼伤、浆膜炎与穿孔相鉴别较为重要,主要依靠反复 X 线透视或平片检查有无膈下游离气体。

(三)其他切除息肉的方法

1.氩离子凝固术

氩离子凝固术(APC)也是一种热能凝固术,但它不是通过治疗器具与组织接触而起作用,是通过气体将热能转化致组织凝固而起作用,因此其具有特殊性。氩离子凝固术是 20 世纪90 年代初期由德国学者 Grund 首先应用于内镜治疗,在我国则是上海瑞金医院吴云林教授在内镜治疗中首先引进该项技术。10 余年来,国内外学者在该项技术的应用中取得了较好的成绩,同时也积累了一定的经验,并且展示了该项技术在内镜治疗中的特殊作用及发展前景。氩离子凝固术的设备包括一台高频电发生器、一个氩气源、一条可以通过内镜活检管道的氩气喷射管、电极板和脚踏开关。氩气通过喷射管喷出,经过喷射管远端电极与组织产生的电场时,氩气被离子化形成氩离子束,氩离子束将钨丝电极产生的高频电能量传到组织而起到凝固作用。氩离子束可以形成纵向与侧向的电流,所以喷射管不需与组织垂直。通常氩离子对组织凝固的深度在

4 mm以内,在控制好高频电输出的功率及每次作用的时间下,凝固深度则会更浅。这是氩离子凝固术特色之一:作用表浅,对周围组织损伤小。

氩离子凝固术可用于直径<1.0 cm无蒂息肉的治疗,在内镜观察清楚病灶并确定使用氩离子凝固治疗术时,将喷射管沿着内镜的活检管道插入,插入时要注意勿将喷射管弯折,将喷射管前端伸出内镜先端部约1.0 cm,距病灶0.2~0.5 cm,通常伸出喷射管后先接触病灶,再退回喷射管,主要靠移动内镜来调整喷射管先端和病灶的距离。在确定调整好位置后,抓住时机及时踩踏脚闸开关,应用氩离子凝固治疗,一般1~3 秒/次,病灶组织表面变为白色,有时呈焦黑色。每个病灶治疗的次数,要视病灶的大小、性质而定。

APC主要并发症有穿孔,胃肠胀气也较常见。预防措施主要有操作时避免氩离子束导管前端与病灶组织垂直;功率要根据治疗部位而定,避免过大及作用时间过长;凝固止血次数应视出血病灶及息肉大小而定;治疗后应多吸气。

2.微波治疗

微波治疗的本质系加温治疗。将微波通过同轴电缆(天线)经内镜器械管道孔插入,在内镜直视下,对息肉进行治疗,使息肉凝固坏死,以达到治疗目的。适用于广基或难以圈套电凝电切者,亦可治疗多发性息肉。

(1)器械准备:①内镜,可采用各种内镜,包括电子内镜。②内镜微波治疗仪,基本技术参数为微波频率2 450 MHz,波长12 cm,微波输出功率0~200 W(可调),同轴电缆(微波天线)要有隔热塑料包裹,以防损伤内镜,其直径及长短要适合所采用的内镜。亦可用针状电极,其针尖长度为2~4 mm,以便插入靶组织,再行微波辐射。还应具备时控装置,将连续发射的微波变成脉冲发射,脉冲时间在2~60秒内可调。微波产生由脚踏开关控制,最好有自动关闭系统及报警器。

(2)操作方法:①常规插入内镜,调节内镜至适当位置。②从器械孔道插入微波同轴电缆或针状电极。如采用同轴电缆,则可按息肉大小、类型使其接触到息肉的表面或蒂部2~5 mm处,如采用针状天线则将其刺入息肉。③微波的辐射功率多选用40~50 W,脉冲时间选择3~20秒,具体需根据操作者的经验而定。脉冲次数根据息肉大小而定,一般为1~7次,通常2~4次即可烧灼完毕。微波辐射后,可见胃肠蠕动立即明显减弱,组织表面呈现红色凝固斑或呈棕黑色。小息肉可立即消失,有蒂者可立即脱落。较大的息肉产生变形、变性、萎缩。对于大息肉可多次治疗,直至达到治疗目的。多枚息肉,亦可逐个治疗。术中应注意吸引,清除烟雾。④对于有蒂息肉,应力争回收。⑤术后处理同息肉电凝电切术。罕见出血或穿孔。出血可因组织凝固后与同轴电缆粘连,造成撕裂出血,应注意预防。因微波对深层组织无明显损伤,故不易发生穿孔。术后的溃疡按急性溃疡处理,多于1个月左右完全愈合。

3.其他方法

息肉其他治疗方法还有采用药物注射(如纯酒精)、冷冻法、激光烧灼法等治疗,但这些方法治疗效果并不满意,后者器械昂贵,目前极少采用。

三、息肉的回收和术后处理

息肉摘除术后,要做全瘤病理学检查,对决定进一步随访和处理有很大价值。小于0.5 cm的息肉,一般用热活检钳灼除,故不存在息肉回收问题。如果息肉较小,可通过将其吸引至滤过装置来进行回收。较大息肉可用息肉抓持钳或网篮取出,亦可用圈套器代替。术后处理原则是预防并发症的发生。因摘除息肉的大小、形态不同,所残留溃疡面大小也不一样,溃疡愈合长短时间不同,故不可生搬硬套,千篇一律,应在一般原则的基础上,具体情况具体对待。

各部位息肉切除的共同处理原则有以下几方面。①术后1周避免剧烈运动,小息肉时间适当缩短,大息肉时间适当延长。②术后禁食、卧床休息6小时。③术后需按溃疡病处理,用药2~4周。④术后1~3个月复查胃镜。

息肉切除术后随访原则:单发性息肉摘除后1年随诊检查1次,阴性者术后3年再随诊1次,再阴性者5年随诊1次即可。多发性息肉开始6个月随访检查1次,以后2年、3年、5年随访1次。凡随访检查时有息肉新生,则再次内镜下摘除,随访计划按上述方案重新开始。

四、各部位息肉切除特点

(一)食管

食管息肉的发病率较低,要注意与黏膜下间质瘤的鉴别,以避免造成穿孔。从解剖特点来看,食管无浆膜层,管壁较薄,如操作不当极易引起穿孔,且穿孔后可引起纵隔炎,后果严重。所以对食管息肉选择行内镜下摘除的适应证掌握要严格。有蒂型息肉各种大小均可,对于亚蒂型或有蒂型体积大于2cm应相对禁忌。

术后禁食时间相对比胃息肉摘除要长,一般24小时,然后流质饮食2~3天,然后进半流质饮食1周左右。摘除后开始数天常有胸骨后疼痛或烧灼感,可服用氢氧化铝凝胶等药物。

(二)贲门部息肉

贲门息肉亦较少见,良性的贲门隆起大部分为炎性息肉,如发生在贲门切除术后的吻合口处,或见于反流性食管炎。对炎性息肉的处理不必过于积极,通常在治疗后会自行消失。在治疗时,由于贲门部血管丰富,较易出血,因而电凝要充分。对老龄患者,由于贲门部距心脏较近,要注意心脏并发症,有条件术中要有心电监护。

(三)胃息肉

在上消化道息肉中,以胃息肉最多。治疗前要做到必须明确息肉的部位、数量与形态分型,并行病理检查明确病变的性质。治疗时要注意:①对Ⅰ型与Ⅲ~Ⅳ型息肉,尽量用圈套器械,以彻底摘除息肉;②对Ⅰ~Ⅱ型息肉则以电灼为主,息肉应尽量回收,送大体病理活检;③多发性息肉一次切除不宜太多,一般不超过5个息肉,以免黏膜创伤面积过大。

(四)十二指肠息肉

十二指肠的息肉相对少见,在诊断上,避免将十二指肠腺体增生误诊为息肉。更不应该将乳头或副乳头误诊为息肉,以免造成严重后果。由于十二指肠肠壁较薄,因而电切时使用的功率不应太大。

(吴 涛)

第八节 静脉曲张性上消化道出血的内镜治疗

食管-胃底静脉曲张破裂出血是门静脉高压症的并发症,各种原因导致的门静脉高压皆可造成食管-胃底静脉曲张,其中95%因各种原因的肝硬化所致,其他可见于肝癌、门静脉闭塞、脾静脉血栓及肿瘤压迫、各部位的动-门静脉瘘、Budd-Chiar 综合征、缩窄性心包炎等。

静脉曲张破裂出血病情凶险,急性大量出血病死率高,短期内可再发出血,造成肝功能迅速衰竭,对手术耐受性小,所以急性出血很少考虑外科手术止血,传统的内科药物治疗和三腔二囊压迫止血仅能暂时控制出血,早期再出血率高,目前内镜治疗是最合适的选择。

一、静脉曲张分类

(一)食管静脉曲张

食管静脉曲张(EV)位于贲门齿状线以上的食管黏膜下的静脉曲张。

(二)胃底静脉曲张

反转内镜所观察到的贲门周围、胃底部黏膜下的静脉曲张。

(三)接合部静脉曲张

接合部静脉曲张位于贲门齿状线以下即胃-食管黏膜移行接合部黏膜下的静脉曲张。

二、静脉曲张分度

(1)根据静脉曲张的严重程度,Soehendra 将曲张静脉分为 3 度,此分类法较简单明了,便于掌握(表 3-2)。

表 3-2　Soehendra 食管、胃底曲张静脉分度法

分度	食 管	胃 底
Ⅰ	扩张的静脉直径<5 mm,直径延伸,且局限于食管下段	扩张的静脉直径<5 mm,与黏膜皱襞几乎无法区别
Ⅱ	扩张的静脉直径 5～10 mm,蛇行状稠密分布,延伸至食管中段	扩张的静脉直径 5～10 mm,呈单发状或片状
Ⅲ	扩大的静脉直径>10 mm,丰满、密集、并排、簇状,伴有薄壁红色征(樱桃红征)	扩大的静脉直径>10 mm,多为大而多的薄壁串珠样混合物

(2)国内将 EV 采用较简单并实用的分度方法为轻、中、重 3 度;轻度指曲张静脉直径<3 mm,局限于食管下段,呈蛇行扩张;中度为曲张静脉直径 3～6 mm,范围不超过食管中段,呈扭曲的结节状隆起;重度是曲张静脉直径>6 mm,范围延伸至食管上段,呈明显的结节状隆起以致阻塞部分食管腔。

(3)胃静脉曲张(gastric varices,GV)大多伴有食管静脉曲张,少数不伴有食管静脉曲张,称为孤立性胃静脉曲张(IGV),内镜下 GV 的分类方法尚无一致意见。

三、结扎治疗术

1986 年,Stiegmann 等首次报道了对食管静脉曲张患者成功地实施了经内镜结扎治疗(endoscopicvariceal ligation,EVL),这一方法日益受到各国学者的注意。

(一)适应证

原则上各种原因所致肝硬化门静脉高压症引起的 EV 出血和可能发生出血的病例均为内镜结扎术的对象。

(1)食管静脉曲张急性出血时的紧急止血,即内镜结扎距离出血发作时间在 8～72 小时,在积极复苏、输血、输液、应用加压素等治疗的同时,尽早予以 EVL 术。

(2)食管静脉曲张急性出血时的延迟止血,即非手术方法使出血得以暂时停止,病情初步稳定,此后逐渐恢复稳态水平,约需 3 个月,这段时间往往为时甚短而复发出血,因而在这个相对稳定的时间内施行延迟性 EVL 术很有必要。

(3)应用 EVL 术行 EV 根治性治疗后,为预防静脉曲张复发,可重复行 EVL 术。因为在结扎根治性治疗的终结时,总有部分静脉太小,以致不能被结扎器所抽吸,因而有小的静脉曲张复发出血率 5.6%,强调根治后定期强制性复查内镜,若发现静脉曲张复发即同时再予以结扎,这样始终维持患者为根治状态。

(4)外科手术再出血,因首次出血的病死率是 30%~50%,EVL 术由于并发症发生率低,疗效肯定,在对预防 EV 首次出血中的作用和地位受到越来越多的学者的重视。尤其是对出血高危患者预防首次出血时,可采用 EVL 术。对肝硬化食管静脉曲张首次出血的高危人群,一般先给予药物治疗,如普萘洛尔、硝酸异山梨酯。但在下列情况下应及时进行 EVL 术:①对 β 受体阻滞剂有反指征或有明显不良反应者;②对药物治疗不能耐受者;③对药物疗法反应不佳,用药品 HVPG≥1.6 kPa(12 mmHg)者。目前,EVL 术主要应用于未经内镜硬化治疗的食管静脉曲张曾有出血史或正在出血的患者。

(二)禁忌证

(1)以往曾经进行过栓塞、硬化治疗的急性再发出血和再发曲张静脉形成,由于食管壁纤维化使结扎难以完成。

(2)食管狭窄扭曲,食管憩室者。

(3)2 度以上胃底静脉曲张(出血或无出血)。

(4)凝血功能严重障碍,结扎 4 天橡皮圈脱落后,有早期再发大出血的可能者。

(5)循环不稳定的患者。

(6)对乳胶过敏的患者。

(三)结扎器的使用方法

结扎器分单环发和多环发两大类。由于单环发在使用过程中需提前在食管内插入直径为 2 cm 外套管,患者不易耐受,故临床已很少应用。目前多使用连发结扎器,连发结扎器套柱上备有结扎橡胶圈 4~8 个不等,由于橡胶圈太多,外套柱加长,给操作带来不便,常用五连发或六连发结扎器。

1.组成

组成连发结扎器由 3 个部分组成。

(1)透明外套柱:使用时插入胃镜前端,其上备有多个橡胶圈。

(2)牵拉线:有丝线和金属线两种。

(3)操作手柄:安放在胃镜活检插孔内。旋转手柄,通过牵拉线作用于外套柱上的橡胶圈使其释放。

2.操作方法

将安装好结扎器的胃镜送入食管齿状线附近,确定结扎部位,将内镜对准曲张静脉持续负压吸引,将曲张静脉吸入外套柱内,待视野一片红时旋转手柄释放圈套。套圈脱落后牢牢地将曲张静脉结扎为饱满球形,旋转退镜,重复上述操作,完成对所有曲张静脉结扎治疗。

3.EVL 治疗注意事项

(1)结扎区域以齿状线上 1~5 cm 区域为宜。

（2）结扎力求完全、彻底，结扎时一定要持续吸引待视野完全红时释放套圈。套扎不完全会导致橡胶圈早脱，影响疗效，甚至会导致出血。

（3）每条曲张静脉结扎1～2点即可。

（4）如遇到红色征或黏膜表面有糜烂，尽量避开，在其远端结扎，否则宜导致术后出血。

（5）如遇到吸引不利，视野不能变红往往是由于外套柱贴黏膜壁过紧，此时适当退镜或调整内镜前端方向可见视野突然变红，便于理想结扎。

（6）密集结扎术：即在每条曲张静脉套扎3～4点以获得较高的曲张静脉消失率。溃疡发生率增多，但曲张静脉消失率有所提高。

（7）低蛋白血症及血糖持续居高不下者，应择期治疗，否则术后近期出血率高。

（8）伴有重度胃底曲张静脉破裂出血者，不宜单纯进行食管静脉曲张结扎治疗，应采用联合治疗。

（9）硬化治疗术后患者及残存细小静脉曲张者，不宜首选结扎治疗。

（四）疗效判断

1.活动性出血控制的判断

内镜结扎术后，吸尽食管腔内的血液，见无持续出血，术后72小时内无新的上消化道出血证据，表示活动性出血已控制。

2.食管静脉曲张根治的判断

食管末端5 cm内及胃近端1～2 cm内无曲张静脉残留者，可判断为根治。

3.远期疗效

采用内镜结扎治疗食管静脉曲张出血进行较长期的追踪，对再出血的频率、静脉曲张的复发和存活率进行研究已受到重视。EVL术后静脉曲张复发率较高，达35%～47%，故往往需要2～3次结扎治疗方才可达到曲张静脉消失的目的。有少数患者即使连续3～5次治疗，亦很难达到曲张静脉消失之目的。

曲张静脉回缩情况以术后第3周最佳，侧支循环于术后4周开始建立，12周时程度最重。所有EVL术后静脉消失不理想或术后复发率高的患者，大多是由于食管壁内深层静脉扩张或交通支的缘故。

术后单纯用胃镜复查食管静脉曲张之变化，判断治疗效果及预后有一定的局限性。看不到食管壁内深层静脉曲张的情况。对伴有食管壁深层静脉扩张或伴有交通支形成的患者单纯结扎治疗效果不理想。应改用食管静脉曲张硬化疗法或硬化与结扎并用联合治疗可收到良好的效果。微探头超声胃镜在食管静脉曲张治疗的临床应用，对选择食管静脉曲张的治疗方案及判断预后有一定的指导意义。

（五）并发症

动物实验及临床研究表明，由于结扎术后食管肌层是完整的，因而该治疗是安全的，并发症发生率较低。

1.会咽-食管保护管置放相关并发症

此并发症主要包括食管撕裂伤及出血，挤压伤、食管静脉破裂出血及食管穿孔。导致食管静脉破裂出血的原因有两种：①保护管置入过程中直接损伤；②咽道管插入食管上段后，压迫曲张静脉使食管中段曲张静脉回流受阻，压力升高，导致破裂出血。使用扩张器置放保护管，较经内镜置放可以降低上述并发症的发生率，使用多连发结扎器则无此类并发症。一旦发生食管黏膜下损伤和食管穿孔,应终止进行内镜结扎治疗,必要时进行对比剂的食管造影,进一步证实有无黏膜下损伤,有无对比剂渗入纵隔现象,以及有无纵隔气肿和颈部皮下组织积气。否则,应立即禁食、输液、抗生素治疗,并严密观察,必要时请胸科会诊,以便及时手术处理。

2.结扎治疗相关并发症

①胸痛:发生于术后2～3天,持续2～3天后自行缓解,一般不需特殊处理;②急性食管梗阻或出血:因结扎的曲张静脉阻塞食管腔而致狭窄,过早进食非流质食物使结扎球过早脱落致出血;③食管瘢痕狭窄:因反复结扎脱落形成溃疡,愈合后瘢痕形成,导致食管狭窄。

(六)术后处理

(1)术后严密检测患者血压、脉搏及一般情况。术后不用鼻胃导管。

(2)术后禁食72小时,以防结扎圈因进食过早脱落致大出血,禁食期间予以补液静脉营养支持。72小时后可进流食,逐渐过渡到软食。

(3)结扎术后患者可出现短时间的胸骨后疼痛和吞咽不适,持续2～3天可自行缓解,一般不需特殊处理。

(4)并发曲张静脉破裂出血,应改行硬化止血或栓塞止血。

(5)食管撕裂及出血可试用金属夹子钳夹止血。

(6)食管狭窄采用"内镜扩张术"或"Savary-Gilliard扩张器扩张"。

(7)食管穿孔可采用手术或保守治疗。

(8)结扎团块4～10天开始坏死,随后坏死组织腐脱、橡皮圈脱落,遗留基底部白色深1～2 mm直径10～12 mm的圆或椭圆的浅溃疡,2～3周后覆盖上皮组织修复。故结扎后应休息12～14天再行下一次结扎,直至曲张静脉根治,如经过4次结扎治疗仍见到Ⅱ度曲张静脉,则应改换或联合使用硬化术。曲张静脉根治1～2年内应每3个月复查一次内镜,若有静脉曲张复发,即予以再结扎直至根治,随后6～12个月内镜随访一次,3年后终生内镜随访,每年一次,只要发现食管曲张静脉就进入根治性结扎治疗,使之终生内镜随访。

四、硬化治疗

内镜下静脉曲张硬化疗法(endoscopic variceal sclerosis,EVS)的原理是使用注射局部黏膜和曲张的静脉发生化学性炎症,曲张的静脉内血栓形成,2周后肉芽组织逐渐取代血栓,3个月后肉芽组织逐渐机化,静脉周围黏膜凝固坏死形成纤维化,增强静脉的覆盖层,从而防止曲张静脉破裂出血,同时可以消除已经出现的曲张静脉。

(一)适应证

(1)急性食管及结合部曲张静脉出血,须立即止血。

(2)食管静脉曲张出血的间歇期。

(3)既往曾接受分流术或脾切除术后再出血。

(4)重度食管静脉曲张,有出血史者,全身情况不能耐受外科手术。

(5)结扎治疗术中并发大出血,可以快速盲目的再结扎,但成功率低,如再结扎失败,应立即改为硬化治疗。

(6)既往无曲张静脉出血史的患者,预防性内镜硬化治疗是相对适应证。

(二)禁忌证

(1)Ⅱ度以上胃底静脉曲张。

(2)长期用三腔二囊管压迫可能造成较广泛的溃疡及坏死,EVS疗效常不满意。

(三)手术方法

1.硬化剂

有关硬化剂的选择和用量目前尚无统一规范,理想的硬化剂应是组织反应轻,黏度小并能迅速形成血栓,能收缩血管,引起无菌性组织坏死。常用硬化剂如下。①1%乙氧硬化醇:本品较为理想,其特点是硬化剂效果可靠,局部及系统不良反应小,本品每点注射1～2 mL,一次总量为每点4～6 mL,一次总量不超过20 mL;②5%鱼肝油酸钠:使用也较为普遍,注射量为每点4～6 mL,一次总量不超过20 mL;③5%油酸氨基乙醇:本品刺激性较小,目前也较广泛采用,注射量每点2～3 mL,一次总量不超过25 mL;④0.5%～1.5%硫酸(sodium teradecyl sulfate,STD):每点注射5 mL左右,本品注射5 mL左右,本品组织损伤较大,已较少使用。

2.注射方法

注射方法有3种:曲张静脉内注射、曲张静脉旁注射和联合注射。对小的曲张静脉做血管内注射,对大的曲张静脉采取联合注射法,即先注射在曲张静脉旁,以压迫曲张静脉使其管腔缩小,随后再行静脉腔内直接注射使之闭塞,因为纯静脉内较大量注入硬化剂可能导致系统不良反应,而只产生有限的局部作用。具体操作方法根据曲张静脉程度选择。

(1)曲张静脉硬化法:①常规内镜检查上消化道,排除其他病灶出血,记录食管静脉曲张的程度及范围,内镜对准食管-胃接合部以上2 cm的食管下段曲张静脉。②插入内镜注射针(针头处于套管内)并伸出镜端约1.0 cm,使其前端对准待硬化的曲张静脉。③伸出注射针头,直接穿刺静脉,采用"运动注射法",即在注射过程中不断做注射针的小幅度出入运动,目的是使硬化剂能够渗入静脉周围,高压快速推入2～3 mL。

(2)Ⅱ～Ⅲ度曲张静脉硬化法:①前两步同Ⅰ度曲张静脉硬化法;②使食管腔足够充气,直视下伸出针头并迅速穿刺入曲张静脉旁的黏膜下;③采用"进针注射法",即针头浅刺黏膜后即同时注射硬化剂,一边穿刺进针,一边缓慢推注硬化剂,注射量以使局部在镜下出现灰白色黏膜隆起为准,一般每点注射1～2 mL,同样手法注射曲张静脉的另一侧;④在已被硬化的曲张静脉两旁注射针眼之间,直接穿刺曲张的静脉,在静脉腔内注入1%乙氧硬化醇。

(3)食管壁硬化法:每次曲张静脉硬化治疗后,对可见的食管下段静脉柱之间的黏膜采用"进针注射法"硬化食管壁。使镜下见灰色隆起。此法对提高治疗的长期效果、预防新生曲张静脉的形成和出血是十分必要的。

(4)镜下柱状出血硬化止血法:首先从出血点的远侧(胃腔侧)开始,环绕出血点静脉内、静脉旁注射止血是十分必要的。

(5)择期重复内镜硬化治疗:重复EVS治疗操作简单,损伤较小,且不影响肝功能,虽不一定能改善远期生存,但确能根除食管曲张静脉,是出血间歇期预防再出血的唯一有效途径。曲张静脉是通过连续多次的注射才能完全消失。重复治疗应在1～2周后施行,直至曲张之静脉完全消失或只留白色硬索状血管为止,这一点至关重要,实验及临床报告,多次注射者,病理性炎症及血栓明显,但不宜过频(<1周),间期过短止血效果不佳,不良反应发生的频度和严重不良反应的发生都要多。多数病例施行3～5次治疗可以使可见曲张静脉根除,第一次复查胃镜应在根除后4周,此后1～2年内每3个月内镜随访一次,随后6～12个月内镜随访一次,3年后终生内镜随

访每年一次,每次随访内镜只要有可见的曲张静脉消失,长期系统内镜随访是硬化治疗的基本环节,其目的在于通过反复注射完全消除可见的曲张静脉,使食管黏膜下层组织纤维化,从而降低晚期再发出血率。

(四)疗效判断

近 10 年来的前瞻性对照观察,EVS 急诊止血疗效为 75%～94%。经过重复治疗的病例,再出血率明显减少,硬化组再出血率为 8%～43%,对照组为 27%～75%。大约 10%的患者曲张静脉未根除之前持续出血,对于这些 EVS 无效的患者应及时采取其他的治疗,通常推荐外科分流或断流手术。

影响疗效的因素如下。①硬化剂注射次数:多数认为注射 4 次以上疗效好;②硬化治疗的时机:食管静脉曲张出血尤其是大出血的患者择期 EVS 术较紧急 EVS 术效果好,且较安全;③肝病的严重程度:Sauerbruch 报道 96 例 EVS 术前瞻性研究证明预后与肝病严重程度密切相关,硬化剂治疗后 1 年生存率 ChildA 级患者 100%,B 级 82%,而 C 级 38%。

EVS 术存在的主要问题是门静脉高压症持续存在,曲张静脉终将复发或再出血,患者需终生随访、重复内镜检查或硬化治疗。

(五)并发症

发生率为 10%～33%。其中 1/3 为严重并发症,病死率为 0～2.3%。

1.出血

对穿刺点渗血,可用镜身或肾上腺素棉球压迫,一般就可止血,注射后几日再出血,主要是穿刺痂皮脱落,黏膜糜烂溃疡所致,溃疡引起出血大部分为渗血,用热凝、电凝等方法有时难以控制,常用止血夹子来控制出血。持续较大的出血来源于破裂的曲张静脉,最好的办法是使用组织黏合剂栓塞静脉,或再次行 EVS 术以控制出血。气囊压迫止血可使穿孔危险增大,应尽量减少使用。

2.溃疡

溃疡发生率为 22%～78%,有浅溃疡和深溃疡两类,一般多无症状,可在 3～4 周内自愈。发生原因与硬化剂的刺激性、注射次数、硬化剂黏膜下泄漏程度有关,大而深的溃疡可能并发出血,可予抗溃疡及止血药物治疗。

3.穿孔

穿孔发生率通常很低,<1%,可因注射针头过粗或过长、过深注射使硬化剂引起食管肌层广泛坏死而穿孔。一旦发生,应立即胃肠引流,必要时胸腔引流,全胃肠外营养和抗生素联合保守治疗,小穿孔可以愈合,大穿孔病死率高达 75%～100%,操作中应高度重视。

4.狭窄

狭窄发生率为 3%,主要见于长期重复注射治疗的患者,血管旁注射法更易发生,为食管壁坏死过深的结果。早期在坏死愈合后,狭窄形成前,采用每周两次的单纯内镜扩张术,可以防止狭窄发生,后期对于已形成的狭窄可使用 Savary-Gilliard 扩张器进行扩张治疗,但最大扩张不宜超过 12.8 mm,无须外科治疗。

5.其他

如胸骨后疼痛、吞咽哽噎感、发热等较为常见,一般在术后 2～3 天内自行消失,无须处理。此外尚可发生菌血症、吸入性肺炎、胸腔积液、脓胸、颈部气肿、纵隔炎、食管旁脓肿等。尽量用短的注射针(<5 mm)、尽量采用血管内注射法、及时应用抗生素可预防此类并发症的发生。

(六)术后处理

(1)密切检测患者的血压、脉搏及一般情况。

(2)禁食、补液1天,此后温流质饮食2天,一周内半流食,逐渐在8～10天内过渡到软食。

(3)术后卧床休息1～2天,然后可起床进行轻微的活动,原则上还是多卧床少活动,更忌做下蹲、屈身弯腰等较大的活动。

(4)酌情使用抗生素。特别是对一般状况差,有重大全身疾病和/或有吸入可能者。

(5)口服黏膜保护剂。

五、栓塞治疗术

1981年,Gotlib首先使用了组织黏合剂(Histoacryl)行内镜下栓塞治疗术。组织黏合剂即N-J基-α-腈基丙烯酸酯(N-buutyl-2,cyanoacrylate)是一种快速固化的水溶性制剂,静脉注射后与血液接触能在几秒钟内发生聚合反应、硬化,迅速堵住出血的食管曲张静脉或胃曲张静脉。目前有学者认为栓塞疗法为食管静脉曲张活动性出血首选方法,也是胃静脉曲张出血内镜治疗唯一可选择的有效措施。

(一)适应证

组织黏合剂注射法的原理与硬化疗法是相似的,因而其适应证也基本相同,且可用于胃底静脉曲张的治疗,故较硬化治疗适应证更为广泛。

(1)急性活动性食管和胃底曲张静脉出血期,有人主张作为首选。

(2)三度红色征(＋)的食管静脉曲张。

(3)二度以上的胃底静脉曲张。

(4)结扎治疗和硬化治疗术中并发大出血者。

(二)禁忌证

同一般内镜检查的禁忌证。

(三)术前器械准备

1.内镜

选择同硬化治疗,为了预防黏合剂与内镜前端黏合造成内镜损害,使用硅油涂抹内镜前端蛇骨管部位及镜面,形成硅油保护层。工作通道也应吸入硅油,使工作通道腔面内面形成硅油保护膜。

2.注射针

不同于硬化治疗,适用于栓塞治疗的注射针头工作长度为7 mm,直径0.7 mm,注射针内芯塑料管长度180 cm,直径为4 F,过长的内芯导管将明显增加栓塞剂注射过程的难度。胃底曲张静脉栓塞时,针头可略长出1～2 mm。注射前先用蒸馏水检查注射针是否通畅,同时计量注射针内芯容量,通常长180 cm,外径为4 F的塑料导管内芯容量为0.7 mL。检查注射针确实通畅后向内注入少许脂溶性碘剂(Lipiodol),然后将其排出,目的是使Liplodol在针芯内层管壁形成一层膜,以防止组织黏合剂过快凝固。

3.栓塞剂

目前广泛使用的栓塞剂为组织黏合剂——组织丙烯酸酯是氰基丙烯酸类高分子化合物的一种,由于其具有长烷基链的特点,因而组织毒性低,少量使用不会造成人体中毒反应。其为水溶性液体,空气中生理盐水环境下,20秒完全固化,遇血则立即发生固化,因此限量情况下,将其直接注射到局部曲张静脉栓塞,不至于产生系统静脉栓塞的不良反应。为防止 Histoacryl 在注射针内芯导管内很快固化,而黏堵住管腔,无法注射到曲张的静脉腔内,临床应用时主要采用两种方法。①稀释法:将 Histoacryl 与 Lipiodol 以0.5 mL∶0.8 mL 比例的注射器内混合备用,总量为 1.3 mL,其聚合时间可延长至 20 秒;②"三明治夹心法":即生理盐水 1 mL,Histoacryl 0.5 mL,生理盐水 0.5 mL,稀释的目的在于可以减缓组织黏合剂过快凝固,混合脂溶性碘剂可便于进行 X 线透视及拍片。与 Histoacryl 不同的是 D-TH 液采用"原液法"(即不作任何稀释注射),操作方便。目前临床上多采用稀释法。

4.其他准备

装有混合液的注射器和备好的注射针分别放置于工作台备用,另备数个 2 mL 注射器,抽满蒸馏水,用于冲刷掉注射针管内残余的黏合剂及冲洗注射针。由于组织黏合剂的黏合性很强,每个操作者都应戴上保护眼镜,以防高压推注时不慎溅入眼睛。

(四)术前患者准备

患者的眼睛应采取保护措施,余同结扎治疗术。

(五)操作方法

(1)常规内镜检查确定排除其他原因出血,寻找合适的注射部位,出血间歇期选曲张静脉最隆起点为注射部位,出血活动期注射部位以曲张静脉的部位不同而不同,食管曲张静脉尽可能于出血点或其近侧(近贲门侧)注射,结合部曲张静脉接近贲门出血点注射,当出血点直接注射困难时,可在出血点旁最容易注射处进针,胃底曲张静脉尽可能接近出血点注射,如不可能,可在出血点旁穿刺破裂出血的血管。

(2)插入备好内镜注射针(此时针头退入外管内)用注射针外管前端触探静脉,以判定确实为曲张静脉,并最后确定针头穿刺部位。

(3)将备好黏合剂混合液的注射器与注射针尾相连。

(4)注射针外管前端恰好接触注射部位,伸出针头并使之穿刺入血管腔内,应尽可能避免静脉旁过深注射至食管肌层,因为静脉旁组织黏合剂注射将会导致严重的局部黏膜深溃疡。

(5)快速、强力推入黏合剂混合液。Ⅲ度食管曲张静脉从贲门到食管中段,每点注射0.5 mL,最大量不超过 1.0 mL,Ⅰ度胃底曲张静脉每点注射 0.5 mL,Ⅱ~Ⅲ度胃底曲张静脉每点注射 1.0 mL,每根曲张静脉注射 2~3 点。于选择的被穿刺部位准确地进行静脉腔内注射组织黏合剂是栓塞技术的关键,如静脉旁黏膜下注射则出现蓝灰色黏膜隆起,而准确注入静脉腔内则无此现象,应尽可能避免静脉旁注射,以免导致严重的局部黏膜深溃疡。

(6)快速更换注射器,注入 0.7~1.0 mL 蒸馏水(内镜注射针内芯容量),以确保所有黏合剂完全注入曲张静脉内,随即可见活动性出血立即停止。

(7)然后迅速将注射针头退入注射针外管内,并使整个注射针前端于食管腔中央向前插入,使针端远离镜面,以确保内镜镜面不被粘住。一次注射后至少 20 秒内避免吸引,以防从充血点注射部位漏出的未凝固的黏合剂被吸入内镜工作通道造成管腔阻塞。已经凝固的黏膜如被吸入工作通道,需要立即退出内镜,使用内镜刷清除。

(8)20 秒之后再以相同的方法进行其他部位的栓塞治疗。

(9)制订栓塞治疗计划:①食管曲张静脉出血急性期栓塞止血后,对其他可见的曲张静脉同时进行硬化治疗或结扎治疗,并进入根除治疗计划。三度红色征时,局部栓塞后,小的曲张静脉同时进入根除治疗计划;②接合部曲张静脉出血急性期栓塞治疗止血后,第 4 天随访,如有曲张静脉,可进行再次栓塞或配合硬化治疗;③胃底曲张静脉出血急性期栓塞止血后,对其他的曲张静脉也同时进行栓塞,术后第 4 天进行第一次内镜随访,确保是否有未被栓塞硬化的曲张静脉,如有则再次栓塞治疗,此后每周复查内镜一次,并视情况决定是否栓塞治疗,直到所有曲张静脉被完全栓塞。

(六)并发症

1.大出血、食管狭窄、溃疡及穿孔

主要原因是栓塞技术错误和用量过大,技术的关键是掌握快速准确的静脉腔内阻塞,静脉旁、黏膜下或过深食管肌层注射及过量注射,是造成上述并发症的根本原因。一旦发生,同硬化剂并发症的治疗。

2.异位栓塞

如单次注射组织黏合剂混合液的量不超过 1.0 mL,则无造成系统栓塞的危险。

(七)术后处理

(1)术后常规处理同硬化剂治疗。

(2)栓塞治疗期间应停止使用所有制酸剂,因为胃内低酸环境易诱发感染。

(3)注入的组织黏合剂本是一种异物,但在食管或胃壁内存在一至数天不会造成任何出血或其他不良反应,以后逐渐被排入食管、胃腔内,必要时可以通过内镜异物取出方法加以取除。

(吴　涛)

第九节　非静脉曲张性上消化道出血的内镜治疗

非静脉曲张性上消化道出血是临床上常见的类型,原因众多,常见的有溃疡、炎症、黏膜病变、黏膜撕裂、肿瘤及内镜治疗后出血,其中以消化性溃疡最常见。

一、分类

(1)根据临床表现分类分为活动性出血、自限性出血和慢性出血。

(2)内镜下表现分类:目前世界范围内较为广泛应用的是改良 Forrest 分类法。

1)Forrest Ⅰ:活动性出血。①Ⅰa 为喷射性活动性出血(动脉性)。②Ⅰb 为渗出性活动性出血(静脉性或微小动脉性)。

2)Forrest Ⅱ:近期出血性病灶(黑色基底血块附着,突起血管)。①Ⅱa 为有"可见血管残端"。②Ⅱb 为无"可见血管残端"。

3)Forrest Ⅲ:单发病灶但无近期出血迹象。

对于消化道出血,传统的方法是药物或急诊手术止血,药物止血失败者也转为手术治疗。随着内镜技术的发展,内镜止血已成为目前消化道出血治疗的首选方法。

二、药物喷洒止血

(一)适应证及禁忌证

(1)适应证:①局限性的较表浅的黏膜面糜烂或溃疡面出血;②贲门黏膜撕裂;③内镜下黏膜

活检术后及息肉切除术后出血。

（2）禁忌证：①弥漫性黏膜病变；②巨大血管瘤出血；③应激性溃疡；④食管、胃、肠滋养动脉破裂出血。

（二）术前药物准备

1.去甲肾上腺素溶液

可收缩局部血管，浓度为 8 mg/100 mL，每次用量 20～40 mL，最多100～200 mL。可用冰盐水来配制，收缩血管效果更好。

2.凝血酶

直接作用于局部出血部位中的纤维蛋白原，使其成为纤维蛋白，加速血液的凝固达到止血。浓度 400 U/mL 为宜，临用时新鲜配制。

3.孟氏液（Monsell）

即碱式硫酸亚铁溶液，经硫酸亚铁经硫酸和硝酸处理后加热制成，是一种强烈的表面收敛剂，遇血后使血液发生凝固，在出血创面形成一层棕黑色、牢固黏附在表面的收敛膜，5％～10％浓度最适宜，用量 20～40 mL。动物实验结果表明，Monsell 溶液能收缩出血灶周围组织的血管，甚至使血管痉挛使出血减少或停止，并有促使血液凝固的作用。本品主要用于溃疡边缘渗血、出血、糜烂性胃炎、息肉摘除术后表面渗血等，对动脉喷射性出血效果较差。本药可使胃肠道平滑肌强烈收缩，剂量过大时患者可有腹痛和呕吐等不良反应，个别患者由于食管和喉头痉挛，以致胃镜拔出困难。

（三）操作方法

（1）常规急诊内镜检查。

（2）先清除血凝块和胃肠内潴留液，暴露出血部位，自活检孔道插入冲洗管，直视下向出血病灶喷洒止血药，出血停止后退镜。

三、局部注射止血

20 世纪 70 年代初期，Soehendra 首次将内镜注射止血技术应用于临床，目前已成为治疗内镜基本技术之一。

（一）适应证

（1）溃疡面显露的小血管出血。

（2）贲门黏膜撕裂综合征。

（3）Dieulafoy 病变出血。

（4）局限性血管畸形出血。

（5）胃肠道早期癌或息肉内镜下切除术后出血。

（二）禁忌证

（1）广泛损伤性出血，如弥漫出血性胃炎、广泛的血管畸形、结肠血管发育不良。

（2）大而深的十二指肠球部和胃溃疡并出血。

（三）操作方法

1.器械

内镜注射针，主要有金属和塑料注射针两种，塑料注射针较金属注射针更为实用，且易清洗消毒，目前还有一次性塑料注射针，使用更方便、安全。塑料注射针有外径 5 F(1.59 mm)和 7 F

(2.23 mm)两种,分别适合于工作通道为 2.8 mm 和 3.7 mm 的内镜。注射针的外径 0.5 mm,长度应小于 7 mm,以防发生穿孔,针尖的斜坡面(马蹄面)应小。注射针管应可选用 1 mL、2 mL或 5 mL 注射器,使用前应常规检查注射针头是否通畅。如注射油性或高黏度药液时,可用高压注射手枪。

2.药物准备

(1)高渗盐水-肾上腺素溶液(hypertonic saline-epinephrine,HS-E):该溶液止血机制为肾上腺素有强力的血管收缩作用,而高渗钠可延长作用时间。肾上腺素局部作用的时间,并使黏膜下组织肿胀,使血管发生纤维化变性及血管内血栓形成。局部注射 HS-E 液后,胃壁局部血流缓慢,有利于止血。为预防溃疡形成,该溶液配制为 1.5% NaCl 溶液 20 mL 加 0.1% 肾上腺素1 mL,为了减少疼痛还可酌情加入 2% 利多卡因。

(2)1:10 000 肾上腺素配制法:为 1 mL(含 1 mg)肾上腺素加生理盐水至 10 mL。

(3)95%~100% 无水酒精:注射于出血的周围或基底部,可使其脱水、固定,引起血管收缩、管壁坏死或血栓形成达到止血目的,同时尚有刺激局部组织修复的作用。

(4)1% 乙氧硬化醇:可使局部组织水肿,出血灶周围压力增高,压迫血管,血管内血栓形成。

(5)高渗盐水或生理盐水:注射于出血血管的周围或基底部,使黏膜下组织肿胀,压迫血管,达到止血的目的。高渗盐水浓度多为 15%~20%,总量 3~5 mL,生理盐水量为 10~20 mL。

3.操作方法

(1)根据出血部位选择使用前视或前斜视治疗内镜,有抬举器更好。

(2)常规插入内镜,行消化道急诊内镜检查,发现活动性出血灶后用蒸馏水冲去渗血。

(3)从活检管道插入注射针,注射针伸出内镜前端 3 cm 左右,以免伸出过长使操作失控,伸出过短使刺入部位发生裂伤。

(4)注射针头刺入出血灶应保持 45°角,以免角度过大使针头刺入太深,过小使针头刺入太浅,针头刺入出血灶的深度一般是 3~5 mm,使针头刺入黏膜层、黏膜下层而不会进入肌层引起坏死、溃疡、穿孔。

(5)在距离出血病灶 1~2 mm 处分为 3~4 点注射,每点注射的量依止血药物的种类不同而不同。1:20 000 去甲肾上腺素和 HS-E 每点注射 1~2 mL,总量 5~10 mL。1:20 000 肾上腺素每点注射 0.5 mL,总量不超过 10 mL,无水酒精每点注射 0.1~0.2 mL(最好使用皮试注射器),注射速度应小于 0.2 mL/s,总量不超过 1.2 mL,以免引起黏膜坏死。凝血酶注射总量 10~15 mL,1% 乙氧硬化醇注射总量不超过 5 mL。

4.注射技术

(1)溃疡性出血:采用 3 种方式。①溃疡基底部直接注射;②出血血管周围注射;③可见血管直接注射。首先推荐单纯去甲肾上腺素注射,次选去甲肾上腺素+乙氧硬化醇联合注射,即在溃疡基底部黏膜下层环绕血管直接注射 5~10 天肾上腺素稀溶液,在上述部位待出血停止后,视野清楚情况下,再注射乙氧硬化醇,以加强止血作用。

(2)贲门黏膜撕裂综合征:沿撕裂黏膜的边缘逐点注射,如见出血点或有血管残端,应直接进行出血点部位注射止血,最常使用的止血剂是 1:20 000 肾上腺素。

(3)内镜治疗术后出血:最常见的是息肉切除术后及十二指肠乳头切开术后出血,息肉切除术后出血常发生在粗蒂、广蒂或无蒂大息肉,可在电凝切除术前预防性注射 1:20 000 肾上腺素于息肉蒂基底部中央3～5 mL,注射量不宜过多,以免影响息肉切除术。息肉切除后基底部少量渗血,注射方法同溃疡出血,环形局部黏膜下注射1:20 000肾上腺素,如基底部动脉性出血或可见血管残端则不宜采用注射止血术,应选用止血夹钳夹止血。

5.退镜

注射后观察数分钟,也可在内镜直视下用冰盐水冲洗血凝块以判断止血效果,必要时可补充注射,确认无新鲜出血后退镜。

6.并发症及处理

可能发生的并发症如下。①局部并发症:注射高渗盐水、酒精及乙氧硬化醇时,可发生注射后疼痛,而且过量过深注射时将导致注射局部黏膜坏死,如超过正常剂量,坏死将扩大,最终发生穿孔。坏死面如并发活动性出血常需手术。②全身不良反应:肾上腺素吸收可导致心动过速或血压明显升高,但发生率很低,预防措施是降低注射浓度减少注射量。对原有心血管疾病的患者慎用去甲肾上腺素及肾上腺素稀释液注射。

四、金属钛夹止血术

金属夹子钳夹止血法是近年来国外开展的一种有效的内镜止血方法,其基本原理是利用特制金属小止血夹,经内镜活检孔插入内镜,对准出血部位,直接将出血的血管或撕裂的黏膜夹持住起到机械压迫止血及"缝合"的作用,特别是对非静脉曲张性急性活动性出血及可见血管残端是一种简便有效的立即止血和预防再出血发生的方法。

(一)适应证及禁忌证

1.适应证

(1)急慢性消化性溃疡出血,直肠孤立性溃疡出血。

(2)贲门黏膜撕裂综合征。

(3)Dieulafoy病。

(4)非门静脉高压性胃底静脉瘤并急性大出血。

(5)肿瘤出血——血管残端可见性出血。

(6)内镜治疗术后出血如组织活检后出血、息肉切除术后出血、黏膜切除术后出血。

(7)带蒂息肉切除前预防出血。

(8)直径小于0.5 cm的穿孔并出血。

2.禁忌证

(1)直径大于2 mm直径的动脉性出血。

(2)溃疡大穿孔合并出血。

(3)弥漫性黏膜出血。

(二)术前准备

器械准备如下。

1.持夹钳

由操作部、外管、内管及金属夹钩4个部分组成。且均有旋转装置,用于钳夹前调整金属夹方向。根据所需内镜的长度及活检孔道不一样,其长度和外径亦不一样。

2.金属夹

根据夹臂的长度不同分为标准型、长夹子及短夹子3种类型。又根据夹子臂之间的夹角分为 90°、135°两种类型。根据用途又分为止血夹子和病变标记夹子。

（三）操作方法

（1）常规插入胃镜,寻找出血灶,并明确部位,暴露清晰血管断端。

（2）从内镜工作钳道插入安装好的止血夹系统,在术者指导下,助手持止血夹持放器,向后移动手柄部的塑料管关节,使止血夹伸出显示视野中。若出血部位特殊,如胃底部,首先伸直内镜前端使止血夹伸出镜端,再反转或较大角度弯曲内镜前端。

（3）适当向后移动手柄部内芯线滑动柄,止血夹张开度将达到最大(1.2 cm),继续向后移动,止血夹将逐渐缩小张开度,缩小的程度与向后移动的距离成正比。根据病灶的大小决定选择止血夹的张开度,如夹子张开度过小,不能适应钳夹止血。

（4）助手通过顺时针方向旋转止血夹手柄部的方法调节钮或新型持放器的旋转齿轮,以调整前端止血夹方向。

（5）当止血夹的张开度和方向恰好与钳夹目标相适应时,术者推进止血夹,使张开的止血夹尽量垂直接触出血部及部分周围组织,此时助手用力使内芯线滑动柄向后滑动,套锁止血夹,当听到"喀嗒"声说明夹子已完全合拢。

（6）推动内芯线滑动柄,使内芯线前端小钩脱离止血夹连接柄,退出止血夹持放器,操作完成后认真观察结扎是否牢固,是否确实有效止血。结扎止血的数量,可根据病灶大小,长度而定,一次可使用一至数个止血夹。

五、电凝止血术

高频电流通过人体会产生热效应,使组织凝固,坏死达到止血目的。

（一）适应证及禁忌证

1.适应证

溃疡病出血、局限的胃黏膜糜烂出血、胃肠息肉切除术后出血、贲门黏膜撕裂综合征、小血管畸形出血。

2.禁忌证

弥漫性胃黏膜糜烂出血、深溃疡底部出血。

（二）术前准备

同常规内镜检查,并于术前筋内注射地西泮 10 mg 及丁溴东莨菪碱 20 mg,以减少胃肠蠕动及恶心、呕吐等反应。对出血量较大的患者,先纠正低血容量状态,如胃内有大量积血,应插入较粗的胃管将积血抽净并冲洗,以便易于暴露出血病灶。

（三）操作方法

（1）常规插入内镜,发现出血病灶后,用生理盐水冲洗病灶表面血凝块,充分暴露病灶,尤其是出血血管更应暴露清晰。

（2）检查高频电发生器及各种电极连接有无故障。

（3）插入相应的电凝电极探头,探头正面对准出血病灶,轻轻按压在出血病灶中心部位,运用单纯凝固波形电流,电流指数为 3～4,通电时间为 2～3 秒,确认出血停止后退出内镜。

（4）轻轻撤离电凝器,对病灶适量注水,观察 1～2 分钟,确认出血停止后退出内镜。

（四）疗效判断

一般来说,高频电凝止血的疗效可达 80%～90%,单极电凝止血较多极电凝止血成功率更高,首次止血成功率为97％,第2次电凝的成功率为94％。多极电凝止血取消了对极板,电流的热能仅作用于每对电极间组织,凝固坏死的范围小,局限于表层,对深层组织影响不大,首次止血率可达94％,但再出血率较高达19％,但 Laine 证实,在无隆起血管溃疡组,多极电凝(MPEC)治疗使再出血率、急诊手术率、住院时间及医疗费用都明显降低。

(五)并发症

1.穿孔

穿孔发生率为1.8％,多发生于单极电凝止血,因其通电时难以预测管壁损伤程度及深度,一旦发生即按急性胃肠穿孔常规处理。

2.出血

单极电凝探头可能与凝固组织粘连,导致黏膜撕裂,引起继发性出血。为预防并发症的发生,电凝强度不能过高,通电时间不能太长,电凝创面不要过大,术后还要给予口服肠道抗生素、止血剂、黏膜保护剂,并给予半流质饮食,以促使电凝创面愈合。

六、微波止血术

微波止血术也是一种温热凝固疗法,它是利用电磁波产热来达到治疗目的,微波治疗可使组织的极性正负离子在瞬间产生局部高速震荡,从而产生高温,使蛋白凝固,达到止血目的。微波所引起的局部组织升温程度远不如高频电凝所引起的那么高,一般不超过100 ℃,与高频电凝止血术相比更加安全,其适应证同电凝止血术。

操作方法:常规插入内镜明确出血部位及性质,将微波电极经内镜活检孔插入,针头电极伸出内镜前端2～3 mm,瞄准出血病灶,将电极插入出血灶黏膜内1～2 mm,选择辐射功率30～50 W,通电时间10～15秒进行辐射,辐射后病变表面即刻出现白色凝固斑或呈棕黑色。病变范围大者,可更换部位,反复辐射凝固,直至出血停止。内镜直视观察数分钟,确定未再出血后退出内镜。注意电极拔除前通过离解电流,使电极与组织分离,缓慢将电极拔出,以免撕伤组织再致出血。

该方法可使直径3 mm的血管凝固,其疗效评价不一。Tabuse 等报告虽然微波治疗的首次止血率为100％,但有21％的患者发生再出血。

七、热探头止血术

热探头(heater probe,HP)是一种接触性探头,可以压迫出血的血管阻断血流,然后供热闭塞血管,起到压迫和凝固血管的双重止血作用。热探头为一中空的铝制圆锥体,内有线圈,顶端表面涂有聚四氟乙烯层,探头将电极能转变为热能,温度可达150 ℃,传导到组织表面,使组织脱水,蛋白凝固,血管萎缩而止血。探头上带有间歇水喷头,可同时灌洗,以清除血液和其他组织碎屑。

方法:常规插入内镜,发现出血灶或出血血管后,清洗病变表面的血凝块,在内镜直视下,将热探头对准出血灶,热探头轻轻压在出血灶或出血血管表面,加压要适中,切勿重压以免损伤组织太深而致穿孔。热探头与出血病灶接触要紧密,否则影响止血效果。然后通电进行热凝固,待病变组织颜色变苍白后注水使探头冷却,并与凝固组织分离,如仍有出血,可再重复几次,直至出血停止,观察数分钟,确认无出血后退镜。注意在热凝固止血后,热探头脱离凝固组织前应充分喷水,使探头冷却,确认与组织分离后再退出探头,否则因探头与组织粘连而撕脱组织导致再出血。

八、氩离子电凝止血术

氩离子电凝止血术又称氩离子束凝固术（argon plasma coagulation，APC）是一种非接触性电凝固技术，其原理是利用特殊装置将氩气离子化，将能量传递至组织起到凝固作用。APC 术不仅用于治疗消化道出血，而且对早期癌肿、良恶性狭窄、息肉、血管畸形、巴雷特食管、糜烂性出血性胃炎等方面的治疗也有较好的疗效。

方法：在内镜直视下，先进镜观察出血病灶，然后经内镜钳道插入氩离子束凝固器导管，导管伸出内镜头端，直至病灶上方 0.3～0.5 cm，以每次 1～3 秒的时间施以氩离子凝固治疗后病灶表面泛白、泛黄甚至出现黝黑样变，氩离子凝固止血次数视出血病灶大小而定。APC 主要并发症有穿孔，发生率约 4%，胃肠胀气也较常见，少见的有局限肉芽肿性炎性息肉形成。治疗食管疾病时可发生吞咽疼痛、咽下困难、食管狭窄、食管出血，胸骨后疼痛及发热等。

（吴　涛）

第十节　消化道早期肿瘤的内镜治疗

消化道肿瘤的治疗方法包括手术切除、药物化疗、放疗和内镜治疗，以及联合治疗。治疗方法的正确选择，对于保证患者生存期间的生活质量，以及提高 5 年生存率至关重要。消化道肿瘤的治疗方法仍应首选外科手术切除；对于不能耐受手术或拒绝手术的早期消化道肿瘤患者，可进行内镜治疗。本节主要讲述胃癌及大肠癌的内镜治疗。

一、经内镜注射化疗药物

目前普遍认为胃癌、大肠癌对于全身化疗不敏感且不良反应较大，严重地影响了患者的生存质量。近年来，随着内镜技术的发展，内镜下注射化学药物因方法简单、操作方便，没有严重的并发症，无全身化疗的不良反应，有一定的近期疗效而作为一种姑息治疗手段广泛应用于临床，以延长患者生命，减轻患者痛苦，改善患者生存质量。

（一）作用机制

局部抗癌药作用机制研究较少，其基本原理为局部的高浓度抗癌药物对肿瘤细胞增殖有较高的杀伤作用，阻碍癌细胞 DNA 复制和生物合成，抑制癌细胞分裂生长，较全身化疗浓度高而不良反应少。

（二）常用化疗药物

常用化疗药物是氟尿嘧啶、丝裂霉素（MMC）、平阳霉素、博来霉素（BLM）和阿霉素（APM），每次注射的总剂量分别为 50～500 mg、2～6 mg、10 mg、10 mg、10 mg，剂量大小视肿物大小而异。博来霉素是安全、有效的内镜下注射用抗癌药物，对正常组织损伤轻微，但对癌组织有致坏死作用。注射时将药物稀释成 5 mg/mL 的溶液，注射于病灶部位，每次 2～3 点，每点 1～2 mL，每周 1 次，直至活检阴性为止。丝裂霉素可引起癌组织坏死、脱落，从而达到治疗目的，但局部常形成深溃疡。选择癌中心及周围 2～3 点，每点注射 0.5 mL，浓度为 0.4～0.5 mg/mL，每周 1 次，直至活组织检查无癌组织为止。氟尿嘧啶每次总量不超过 250 mg，注射于癌中心及周围，每点 1 mL，每次 3～4 点,每周 1 次,连续注射 3 周。

(三)注射方法

将注射针直接刺入肿瘤实体内,深度 0.3～0.5 cm,进针太浅药物易外溢,针方向与肿瘤实体角度呈 45°为佳,每点注入 0.5～1.0 mL 药液,在肿瘤部位以每隔 1 cm 间距注射,对于溃疡型肿瘤,应注射于溃疡边缘的隆起处,切忌注射于溃疡底部,以免引起穿孔。在肿瘤基底部注射时避免将药物注入正常黏膜内。在注射后常可引起注射部位的出血,在抗癌药物中加入肾上腺素可达到减少出血的目的,又可提高化疗药物局部浓度,最大限度抑制肿瘤细胞的异常增殖。

(四)疗效

国内学者方瑞辉、沈炳华等报道了内镜下局部注射化学药物治疗食管癌、胃癌取得了一定的疗效,肿块缩小,但大于 3 cm 的瘤体疗效较差,对于胃癌引起的消化道梗阻,治疗后可使梗阻减轻,解除痛苦,因此有一定的近期疗效,但未见有报道晚期肿瘤经注射治疗根除的,因此它只是一种姑息性治疗手段,但本方法设备简单,操作方法容易掌握,无绝对禁忌证,凡能接受内镜检查的患者均可接受治疗,可以延长患者生命,减轻痛苦,提高生存质量。

近年来,内镜化疗缓释粒子瘤体内植入应用于临床,该技术是根据化疗的基本原理研制成功的一项治疗肿瘤的靶向化疗新技术,是将粒子植入肿瘤或肿瘤浸润组织,通过其释放的肿瘤药物,使肿瘤或肿瘤浸润组织受到最大程度的毁灭性损伤,而正常组织不受损伤或仅轻微损伤。

(五)适应证

(1)病变以增生型或隆起型为主。

(2)用于术前、放疗前或结合其他肿瘤的治疗方法。

(六)禁忌证

(1)严重心肺疾病不能耐受者。

(2)严重凝血机制障碍者。

(七)术前准备

粒子植入器及药物:济南新华鲁抗医药器械有限公司生产的 RC-BE150 型消化内镜粒子植入器,可与钳道 2.8 cm 及以上的内镜配合使用,其前端穿刺针孔内预置入化疗药物 5-FU 制成的缓释粒子氟安 4 粒(每粒含 5-FU 1.67 mg),缓释时间 15～30 天,药物缓释渗透半径为 3.5 cm。

(八)操作方法

(1)术前常规内镜检查进一步明确肿瘤的部位、范围。

(2)用内镜导管注入生理盐水清洗肿瘤表面的污物,清晰暴露植入的部位。

(3)打开粒子植入包,将无菌纱布铺在工作台上,将两支植入器取出,并将植入器盒上的两个槽内分别倒入生理盐水和 75% 的酒精,用于每次植入后植入器的清洗和消毒。

(4)将装有粒子的不锈钢药管通过连接导管与植入器前端针连接,然后在粒子药管的另一端用专用推注针栓将粒子推入植入器内(每次 4～6 粒)。

(5)植入粒子剂量应根据病变的大小,放置化疗缓释粒子氟安 100～200 mg。

(6)操作医师或助手在每次将装入粒子的植入器插入内镜前必须确认植入针已经退入外套管内,以免在插入内镜工作管道时造成内镜的严重损害。

(7)植入器的注射针以 45°～75°角穿入瘤体内,深度 0.5～1.0 cm,以 0.5～1.0 cm 的间隔反复进行注射,植入粒子的原则是先下后上、由远而近,严禁在病变的边缘植入,以防造成正常组织的损伤。

(8)操作医师将注入针植入瘤体内,在助手缓慢推注粒子器的同时操作医师有一个退针的动作,以减少粒子推出时的阻力。

(9)每次植入完退出植入器,助手用无菌纱布将植入器前端的血迹擦净,并在生理盐水内清洗,在酒精槽内消毒后擦干再装入粒子,反复进行。

(10)植入期间瘤体出血时可用1:10 000肾上腺素盐水喷洒止血。

(11)粒子植入完后,植入的瘤体表面止血可采用肾上腺素盐水或凝血酶喷洒止血。

(九)术后处理

内镜粒子植入术后常规禁食1天,静脉应用抑酸药物及抗生素预防出血及感染。

(十)临床评价

化疗缓释剂氟安粒子植入肿瘤组织后缓慢释放出5-FU,5-FU在肿瘤细胞内转变为氟尿嘧啶脱氧核苷酸,抑制胸腺嘧啶核苷酸合成酶,阻断脱氧尿嘧啶核苷酸转变为脱氧胸腺嘧啶核苷酸,从而抑制DNA的生物合成,此外还有抑制RNA合成的作用。胃肠道的化疗药物中以5-FU应用最为普遍,在化疗药物全身静脉应用、口服治疗及瘤体内直接注射治疗等方法中,瘤体内直接注射最为有效,试验表明以5-FU为例,口服给药全身正常组织药物占药物总量的28%~89.9%,癌组织内仅占0.1%~2.0%,化疗缓释剂瘤组织间植入给药,全身正常组织药物仅为药物总量的10%~35%,瘤组织内30%~45%,维持时间20~360小时。日本学者等在内镜下瘤体内注射化疗药物及免疫药物治疗胃肠道肿瘤的研究中发现,水剂化疗由于易于渗透,在瘤体内局部停留时间短暂,难以发挥持续长效的抗肿瘤效应,间质化疗是一种将抗癌药物赋予可缓释或不可降解的赋形剂内,制备成药物缓释系统,植入肿瘤组织与癌周组织的间质中,从而在起到局部持久化疗的同时明显减少全身毒副反应。

化疗缓释粒子氟安是我国唯一拥有自主知识产权的间质化疗剂药物,其有效成分为5-FU,5-FU的$t_{1/2}$仅为10~20分钟,制成缓释剂有益于其发挥持续、长效的抗癌活性,其缓释时间为15~20天,药物缓释渗透半径为3.5 cm。临床研究已证明:肿瘤组织间一次性给药即能满足较长时间的稳定的有效浓度,达到长期有效的化疗结果,同时癌细胞凋亡指数增加,增殖指数明显下降,使癌症患者复发和转移率减少。

试验表明,32例胃肠道癌肿并梗阻表现患者,经内镜癌肿内植入5-FU缓释剂氟安粒子,缓解临床梗阻症状的总有效率达84.4%,是一项有效的姑息性治疗方法。有报道在缓解临床梗阻症状,改善患者营养状况后再施行外科病灶切除术是本项治疗的又一临床指征。本组病例选择时未纳入此类患者,对此尚需多中心、大样本的临床研究。

综上所述,内镜化疗粒子植入解除中晚期癌肿并胃肠道梗阻症状疗效确切,具有简便、快捷、安全、毒副作用小、患者适应面广、易于操作、可重复治疗等优点,值得临床推广应用。

二、内镜黏膜切除术

对于早期胃癌、大肠癌可用黏膜切除术来治疗。内镜下早期癌切除术或黏膜切除术(EMR)是指直径<2 cm的消化道原位癌、黏膜或黏膜下层癌,无肌层浸润、无淋巴结转移,内镜直视下切除癌灶的方法。EMR技术最早在德国和日本用于大片组织活检,近年来发展用于消化道早期癌的切除。

(一)早期胃癌内镜黏膜切除术

1.适应证

(1)直径≤2.0 cm 的Ⅱa型高分化早期癌。

(2)直径≤1.0 cm 的Ⅱc型高分化早期癌。

(3)≤2.0 cm 的胃炎样癌。

(4)≤0.5 cm 的Ⅱc型未分化癌。

(5)癌前病变的切除,如重度异型增生病灶,扁平隆起型腺瘤等。

2.禁忌证

如果病变表面有明显的溃疡或溃疡瘢痕,则提示癌肿已累及黏膜下层,内镜下无法安全切除者为禁忌证。

3.操作方法

(1)操作方法:可依据病变的形态及胃内部位的不同而不同,若病变呈有蒂或亚蒂状息肉样隆起,单纯用息肉切除法即可,但对扁平隆起型、平坦型、Ⅱc样凹陷型者,则需用黏膜切除法进行,它是一种内镜黏膜下注射法与息肉切除法结合起来的方法。

1)抓提-圈套切除法:经超声内镜或染色确定病灶的范围,为了防止遗漏,保证完整切除,切除前可进行病灶周围标记,常用方法为病灶的四周黏膜下注射亚甲蓝或墨汁。治疗时首先将内镜注射针经胃镜活检孔插入病变边缘的黏膜下层,可一点或多点注入 0.05‰肾上腺素生理盐水 2～4 mL,使病变组织连同周围黏膜呈黏膜下肿瘤样隆起,然后用夹持钳穿过圈套器将该病变提起,同时用圈套器套住隆起之病变并缩紧,然后放开夹持钳再接通高频电凝波或凝切混合波,先弱后强切下局部病变组织,并取出体外。操作时可用双腔治疗型胃镜或两根细径胃镜替代双腔内镜。一般 2.8 mm 的通道插入鼠齿钳,3～7 mm 的通道插入圈套器,对不同部位的病变可选用不同型号的胃镜。如病变在胃体、胃角或胃后侧壁,可用侧视型胃镜进行观察、注射和提起黏膜,前视型内镜圈套切除;病变在胃窦,则可用双腔道前视型治疗内镜或两根前视型内镜。病变黏膜下注入生理盐水后,使局部病变黏膜下层厚度增加,电阻增大,电流的凝固作用仅局限在黏膜下层,对肌层很少损伤,可有效地降低穿孔等并发症的发生。同时,注射液中的肾上腺素可预防切面凝固不全时的出血。

2)结扎-圈套切除法:其原理同曲张静脉结扎术,经超声内镜及黏膜染色确定病灶范围后,使用结扎器对准病灶,负压吸引后结扎,使扁平病灶人为造成"假隆起病灶",而后,采用隆起息肉切除法切除病灶。在制造"假隆起病灶"时,应适当吸引仅套住黏膜层即可,应绝对避免对病灶强力吸引以致连同肌层一起套起,否则,切除时易造成穿孔,特别是薄壁部位。

采用此法时,普通单发圈套器结扎后视野有限,常需退出内镜,卸去结扎器,不利操作,Wilson-Cook 公司生产的 6 连发圈套器最后一枚橡皮筋释放后将有宽敞的视野,可同时进行病灶切除。

3)吸引圈套切除法:于内镜前端安装一透明套帽,在圈套器张开置于病灶周围时,对准病灶局部持续负压吸引,制造假隆起。当假隆起在内镜下较明显时,助手收紧圈套器,套住病灶,停止吸引,保持圈套状态稍退后内镜,进行通电切除病灶。

此法类似于"结扎-圈套切除法",收紧圈套器前应绝对避免强力吸引病灶局部,以防同时套住肌层组织。

(2)标本处理:术后取出标本要注明部位,如为多次分块套切者,应将不同部位分别标出,注明套切的基底层,因为切下病灶的不同部位可能既有正常组织、介于正常和癌灶之间的增生活跃过渡区,也有癌灶区域,标本送病理科后,应将病灶每 2 mm 切片一张,注明该片的部位,以便确定癌灶浸润的深度、广度。

(3)疗效评定。完全切除:癌灶边缘与切除断端的最短距离大于或等于 2 mm(相当于正常腺管 10 个以上)为完全切除;不完全切除:癌灶边缘与切除断端的最短距离<2 mm;残留切除:切除断端仍有癌细胞残留。对不完全切除的高分化型腺癌,可再作内镜切除治疗,而低分化型腺癌,应行外科手术治疗。当病灶检查提示有黏膜下层浸润或为残留切除时,应追加外科手术治疗。目前国外报告大宗病例的内镜下切除结果,完全切除率在 69.7%～90.0%,术后 5 年生存率可达 80%～100%。内镜下切除之标本一般在 8～30 mm,应常规送病理组织学检查,并行每 2 mm 间隔的连续切片,确定切除是否完全及病变浸润深度,而实体显微镜检查可指导制作合适的显微镜切片标本,以便更准确地评估早期癌切除效果。

日本学者提出确定内镜切除的黏膜标本边缘无癌细胞存在应符合下列标准:①每个切片边缘均未见癌细胞;②任一切片的长度应大于相临近切片中癌的长度;③癌灶边线距切除标本断端,高分化型管状腺癌应为 1.4 mm,中分化型管状腺癌则为 2 mm。为达到内镜完全性切除,术前准确估计病变的大小及浸润深度和仔细寻找多发癌灶十分重要,必要时可喷洒亚甲蓝溶液染色确定病变范围。有文献报道,直径<2 cm 的高分化型黏膜层胃癌,内镜切除的 5 年生存率已达 82.3% 或更高。大泉晴史报道一组 247 例患者经内镜切除 256 个病灶,残留切除率 9.7%(24/247),复发率 12.9%(30/232),在胃镜随访过程中又发现 11 例新癌灶,将这 65 个病灶中的 26 个再次内镜切除,均达到完全切除,其早期胃癌内镜切除的总治愈率为 86.2%(213/247),最长者已随访十余年。田中雅也对内镜切除的早期胃癌48 例50 个病灶,腺瘤 31 例 33 个病灶的切除标本做连续切片检查,结果显示在 83 个病灶中,有 38 个病变断端为阴性,约占 45.7%,并进一步分析指出,所有断端阴性者,病变均为<1 cm 无溃疡形成的黏膜层癌,并位于胃窦部或体部大弯侧。因此,符合上述条件的病变可应用黏膜切除法达到根治。

造成早期胃癌内镜不完全切除或残留切除的主要原因有:①病变周围伴随Ⅱb 的存在,术前未能准确地估计病变范围;②病变直径大于 2 cm;③病变部位操作困难。据统计,完全切除率胃窦为 66.7%,胃体、贲门为 52.6%,胃角为 40%。而在胃窦部的病变中,大弯最高,达 81.8%。其次为前壁(65%),小弯(54.5%),后壁(31.6%)。

(4)术后随访:早期胃癌内镜下黏膜切除后,应定期随访内镜观察局部愈合情况及有无复发迹象。术后 1 个月、3 个月、6 个月、12 个月及以后 5 年内每年 1 次内镜随访取活检检查,以免遗漏局部复发和残存灶。若早期胃癌黏膜切除术后 2 年内胃镜随访观察未见局部癌复发,则认为治愈。

4.并发症

内镜下早期胃癌黏膜切除术是一项新的内镜技术。只要有娴熟的息肉切除技术,注射止血技术及静脉曲张套扎技术,进行这种手术的安全性是非常高的。总的并发症约 2.24%,其中 78.9% 为出血,穿孔占 11.3%,死亡率为 0.007%。

(1)出血:发生率在 1%～5%,多发生于溃疡型或平坦型病变套切的过程或术后,出血原因多为套切过深或过大,由于术前注射了肾上腺素,出血方式一般为渗血,可再局部注射 1∶10 000 肾上腺素液或喷洒其他止血药。

(2)穿孔:由于黏膜下注药使之与黏膜下层分离开,套切时很少发生穿孔,一旦发生应及早外科手术切除病灶或穿孔修补手术。

内镜下黏膜切除术治疗早期胃癌是一项很有前途的方法,对患者损伤少,切下的组织中做病理检查,对手术的效果可以做出较为可靠的判断,严格把握适应证是提高切除率和减少复发率的关键,而超声内镜对病变深度的判断,以及有无淋巴结转移具有决定性意义。

(二)大肠癌内镜黏膜切除术

1.适应证

(1)局限于黏膜层(M)和黏膜下层(SM_1)癌。

(2)宽基隆起性肿瘤。

(3)平坦增高性肿瘤。

(4)平坦性或凹陷性肿瘤。

(5)侧向发育型肿瘤直径在 10～40 mm 范围内。

(6)直径<10 mm 的凹陷型癌(Ⅱc 型癌)。

(7)息肉样恶性肿瘤需要将病变及周围可能有残留肿瘤的黏膜组织全部切除者。

(8)为了使早期大肠癌在内镜下黏膜切除达到根治目的,避免癌的残留和复发,将病变大小限于 2 cm 之内。

2.禁忌证

(1)明确癌已浸润黏膜下层以上结构。

(2)癌肿侵及黏膜下层。

(3)局部注射后,病变抬举不完全者。

(4)黏膜下层与肌层之间粘连者。

(5)有结肠镜检查禁忌证。

(6)凝血功能障碍,有出血倾向者。

在进行 EMR 之前,对于已经怀疑恶性肿瘤的病变,首先要明确是黏膜内癌还是黏膜下癌。黏膜内癌是 EMR 的绝对适应证,黏膜下癌则必须明确癌细胞的浸润深度,浸润深度在黏膜下层 1/3 以内(SM_1)是 EMR 切除的适应证,如果浸润深达 2/3(SM_2)以上,虽可切除病变,但有可能残留恶性肿瘤细胞,或已有淋巴结转移。内镜下判断肿瘤浸润深度的方法。①空气介导变形:首先肠腔内充气使病变完全展开,然后吸气,如果病变形态出现凹陷样改变则可以初步判断肿瘤没有浸润至黏膜下全层;如果无论如何吸气,病变形态均无改变,则肿瘤可能已经浸润达黏膜下全层或更深,此时已经是手术的适应证。②抬举征阳性:在黏膜下注射生理盐水时,如果病变黏膜可以完全与固有肌层分离,则为抬举征阳性,可以采用 EMR 方法切除病变;如果病变不能与固有肌层分离,则抬举征阴性,表明肿瘤组织已经浸润至肌层,不能采用 EMR 切除病变。③超声内镜检查判断肿瘤浸润深度。

3.术前准备

(1)血常规、血型、出凝血时间、心电图检查。

(2)清洁肠道。

4.判断标准

(1)放大内镜:隆起型的腺开口以ⅢL、Ⅳ型为主;凹陷型的腺开口以Ⅲs 型为主。ⅢL 型多见于腺管腺瘤,多数为轻、中度不典型增生。Ⅳ型多见于绒毛状腺瘤,常伴有高度不典型增生,部分为 M 癌。Ⅲs 型多数为轻、中度不典型增生。Ⅴa 型以高度不典型增生、M 癌、SM 轻度浸润癌为主,ⅤN 型绝大多数为 SM 癌。

(2)超声内镜:可判断病变的浸润深度和有无淋巴结转移。

5.操作方法

(1)抓提-圈套切除法:经超声内镜或染色确定病灶的范围,为了防止遗漏,保证完整切除,切除前可进行病灶周围标记,常用方法为病灶的四周黏膜下注射亚甲蓝或墨汁。治疗时首先将内镜注射针经活检孔插入病变边缘的黏膜下层,可一点或多点注入 0.05‰肾上腺素生理盐水 2～4 mL,使病变组织连同周围黏膜呈黏膜下肿瘤样隆起,然后用夹持钳穿过圈套器将该病变提起,同时用圈套器套住隆起之病变并缩紧,然后放开夹持钳再接通高频电凝波或凝切混合波,先弱后强切下局部病变组织,并取出体外。

病变黏膜下注入生理盐水后,使局部病变黏膜下层厚度增加,电阻增大,电流的凝固作用仅局限在黏膜下层,对肌层很少损伤,可有效地降低穿孔等并发症的发生。同时,注射液中的肾上腺素可预防切面凝固不全时的出血。

(2)圈套切除法:①将病变调整至视野的 5～7 点处,用 0.4％靛胭脂溶液 5～10 mL 经活检通道喷洒于病变区,对病灶进行染色,观察病变的范围及腺管开口形态,判断病变的性质,是否有癌的存在,如果有则进行空气介导变形观察或超声内镜检查。②将内镜注射针经内镜活检孔插入,在病变边缘的远端将注射针刺入黏膜下层,并注入生理盐水,然后注射病变的两侧,最后注射病变的近端。注入量以将病变黏膜完全形成隆起或以与黏膜下层分离且病变位于隆起的顶端为佳,注射后通常病变组织和周边的黏膜一同形成半球形隆起,注射液体量可为 2～5 mL,但需根据病变大小而定。原则上,以将病变完全与黏膜下层分离为准,因此注射液体量可多也可少。③退出注射针,插入圈套器,并将圈套器的开口完全置于病变隆起的黏膜并压紧,轻吸气使病变周围的部分正常黏膜一并套入,稍收紧圈套器至有抵抗感,此时病变应完全在所切除的黏膜范围内,同时将圈套器上举以防固有肌层夹入。④接通高频电发生器,选择切割电流(不用凝固电流、混合电流),功率为 3.5～4.0 W。病灶切除后,观察创面有无出血,如有少许渗血,通常可不必处理;如渗血较多可在创面喷洒去甲肾上腺素 8 mg 加生理盐水 100 mL 喷洒止血,或用氩气刀凝固止血。对创面较大者,可用钛夹缝合创面。

(3)透明帽法:在内镜先端部安置上塑料透明帽,内镜对准病变负压吸引,圈套器放置在透明帽的边槽内,再次吸引病变,然后收紧圈套器用高频电切除。

6.标本处理

术后取出标本要注明部位,如为多次分块套切者,应将不同部位分别标出,注明套切的基底层,因为切下病灶的不同部位可能即有正常组织,介于正常和癌灶之间的增生活跃过渡区,也有癌灶区域,标本送病理科后,应将病灶每 2 mm 切片一张,注明该片的部位,以便确定癌灶浸润的深度、广度。

7.疗效评定

(1)完全切除:癌灶边缘与切除断端的最短距离大于或等于 2 mm(相当于正常腺管 10 个以上)为完全切除。

(2)不完全切除:癌灶边缘与切除断端的最短距离<2 mm;残留切除:切除断端仍有癌细胞残留。对不完全切除的高分化型腺癌,可再做内镜切除治疗,而低分化型腺癌,应行外科手术治疗。当病灶检查提示有黏膜下层浸润或为残留切除时,应追加外科手术治疗。目前国外报告的大宗病例的内镜下切除结果,完全切除率在 69.7％～90.0％,术后 5 年生存率可达 80％～100％。

8.术后随访

早期大肠癌内镜下黏膜切除后,应定期随访内镜观察局部愈合情况及有无复发迹象。术后

1个月、6个月、12个月各1次,以后5年内每年1次内镜随访取活检检查,以观察局部复发和残存灶。如术后2年内未见局部复发为治愈。

9.并发症

内镜下早期大肠癌黏膜切除术是一项新的内镜技术。只要有娴熟的息肉切除技术,注射止血技术及静脉曲张套扎技术,进行这种手术的安全性较高,并发症的发生率较低,主要有以下两点。

(1)出血:发生率在1‰～5‰,多发生于溃疡型或平坦型病变套切的过程或术后,出血原因多为套切过深或过大,由于术前注射了肾上腺素,出血方式一般为渗血,可再局部注射1∶10 000肾上腺素液或喷洒其他止血药。

(2)穿孔:由于黏膜下注药使之与黏膜下层分离开,套切时很少发生穿孔,一旦发生应及早外科手术切除病灶或穿孔修补手术。

三、热极治疗

热极治疗的原理是利用其热传导和热辐射,将特制的热极探头接触病灶组织,当组织内的温度迅速上升至一定温度时,使组织蛋白凝固、坏死、炭化。

(一)特点

(1)预热时间短,热极探头升至预制温度的平均时间仅需2～3秒。

(2)适应性强,国产和进口胃镜、肠镜均可适用。

(3)使用范围广,对消化道出血、慢性糜烂性胃炎、小息肉、早期及晚期消化道肿瘤等疾病均有明确的治疗作用。

(4)使用安全,穿孔率最低,不损伤正常黏膜,不存在触电危险,不引起肠道可燃气体爆炸。

(5)不粘连组织,因此避免因粘连所致的继发出血。热极探头表层经特殊处理后,耐高温、抗腐蚀、不导电、不粘连。

(6)设有计算治疗时间的数字显示与间断加热同步发生的正常信号装置,供操作者估计治疗时间和监视仪器正常工作之用。

(二)安装方法

(1)热极探头、脚踏开关、电源线等连接于电控单元相应位置E、G、J。

(2)打开电源,彩色显示屏出现操作方法指南。在选项中预置治疗所需温度,脚踏开关此时显示屏显示秒时并同步发出信号,表明仪器工作状态正常,热极探头将预置温度恒定发热。

(三)热极治疗消化道肿瘤的适应证和禁忌证

1.适应证

(1)不愿或伴有其他器质性疾病,不宜外科手术的早期胃癌、大肠癌患者。

(2)不典型增生Ⅱ～Ⅲ级病灶。

(3)病灶绝对适应证:①直径<2.0 cm,除外癌灶较深的Ⅲ型癌;②分化型癌;③黏膜内癌;④病变界限清楚。

(4)病灶相对适应证:①直径>2.0 cm;②低分化癌;③浸润至黏膜肌层。

(5)失去手术机会的晚期肿瘤伴有消化道狭窄。

2.禁忌证

(1)患者不愿行内镜治疗或有抗拒心理。

(2)患者不能耐受内镜治疗。

(四)术前准备

(1)术前向患者说明治疗的目的和大致过程,解除患者的顾虑和恐惧,取得患者合作。

(2)术前查出、凝血时间,心肝肾功能及心电图。

(3)术日晨禁食水。

(4)术前 15～30 分钟肌内注射丁溴东莨菪碱 20～40 mg,地西泮 10 mg。

(5)咽部 2% 利多卡因喷雾麻醉。

(五)操作方法

(1)热极探头及其导管经内镜活检孔插入,直至从内镜观察窗或电视屏幕上看到热极探头伸出适当长度为止,并在选项中将计时器复零。

(2)将热极探头压紧病灶部位,脚踏开关,即可进行治疗。

操作过程中,应注意遵循清晰暴露病灶通过适当注气、活检钳洗剂、清水加压冲洗、抽吸黏液、残水等方法。蠕动的影响:术前可酌情用解痉、镇静剂,术中避免多余的抽镜、退镜、旋镜等以减少蠕动的刺激。减少正常黏膜的损伤:热极探头应紧贴或压迫病灶以增加摩擦力,减少滑脱而降低正常黏膜损伤的概率。提高疗效的技巧:预置温度,选择高温档(200～230 ℃)以缩短治疗时间,并根据病灶位置、形态、大小、质地和蠕动状态,热极探头对病灶紧密接触,同时借助内镜同步进退、同步横移或同步旋转热极探头,有利于提高疗效。

(六)并发症

未见有出血、穿孔等并发症出现。

(七)疗效评价

热极治疗消化道早期癌及晚期癌设备简单、价格低廉、操作方便,几乎无并发症出现,是一种比较理想的治疗消化道肿瘤的内镜方法,尤其对失去手术机会的晚期肿瘤患者。

四、微波治疗

微波是指波长 0.1～1.0 mm、频率为 300～300 000 MHz 的一种电磁波。微波能使介质或物体的阴、阳离子的极性分子发生振动而产生热能,在生物细胞内的各种离子亦是由于这种电场作用而产生热效应,此种热效应被称之为"微波热能"。

微波按波长分为 4 段:分米波(10～100 cm)、厘米波(1～10 cm)、毫米波(1～10 mm)及亚毫米波(0.1～1 mm)。

按效应分为 3 种:微波量在 10 mW/cm² 以上为热效应,1 mW/cm² 以下为非热效应,1～10 mW/cm² 为微热效应,在医疗领域中均应用热及微热效应。

微波以人体组织本身作为热源,利用其丰富的水分子产生不导电的热,临床上主要是利用这种热效应治疗疾病。微波致热效应的机制是:生物体是由极性蛋白极性水分子组成,它们呈杂乱排列,当磁控管产生的微波辐射至组织后,使极性分子随微波频率迅速旋转摆动,沿电场方向变化而变化,分子在做极性排列过程中,与相邻分子碰撞,摩擦,产生类似摩擦反应,使辐射区组织温度上升,组织凝固坏死。

微波在当代生物工程学中是一项新兴技术,在医学领域中的应用最初只作为温热疗法对局部组织照射,具有活血化瘀和消炎止痛的作用;微波使组织温度升高到 42 ℃(41～45 ℃)时,可以抑制癌细胞呼吸,抑制癌细胞 DNA 复制,RNA 转录及蛋白质合成,其中抑制 RNA 转录的作用迅速而明显,细胞核染色体出现明显改变,抑制丝状分裂,阻止肿瘤细胞增殖,细胞失去活力,细胞核损伤并可破碎,甚至细胞死亡。亦有实验报道,微波能增强 T 淋巴细胞和 NK 细胞对肿瘤细胞的作用。这都是微波用以治疗良、恶性肿瘤的依据。随着微波研究的深入,腔内微波疗法迅速发展,将微波发生器的探头通过内镜插入,直视下对病变进行治疗,称为"内镜-微波治疗"。国外首先是 1971 年高仓将微波应用于组织凝固术,1982 年日本田伏克淳应用微波治疗消化性溃疡及胃出血,近年来微波除止血、息肉切除外,还应用于消化道早期癌的治疗。

(一)内镜微波凝固装置

1.内镜

任何活检钳道直径≥2.7 mm 的国产或进口内镜均可使用。

内镜应用的国产微波仪,称之为"内镜微波仪",由微波发生器及同轴导线(天线)组成,其导线细而能通过内镜活检孔道,其顶部有特种辐射器装置。

2.微波发生仪

功率:5～200 mA。输出频率:2 450 MHz,波长 12 cm。定时装置:足踏起动,秒计,定时微波加热,自动控制时间,微波自动消失,有积累计时。

电源:200 V,预热 3 分钟。

3.同轴导线(天线)

同轴导线为特种金属导丝,外有隔热塑料包裹,根据各种内镜的类型,可配有粗细不同,长短不同的导丝。尖端辐射器是特种金属制成,要求不易熔化,不易变形脱落,不易黏附组织,其形态根据治疗要求而异,如有针状、杆状、半球状、铲状等,其长度不得超过 0.5 cm。

(二)微波凝固治疗

1.适应证

(1)不愿或伴有其他器质性疾病,不宜外科手术的早期胃癌、大肠癌患者。

(2)不典型增生Ⅱ～Ⅲ级病灶。

(3)病灶绝对适应证:①直径<2.0 cm,除外癌灶较深的Ⅲ型癌;②分化型癌;③黏膜内癌;④病变界限清楚。

(4)病灶相对适应证:①直径>2.0 cm;②低分化癌;③浸润至黏膜肌层。

2.禁忌证

(1)患者不愿行内镜治疗或有抗拒心理。

(2)患者不能耐受内镜治疗。

(3)有出血倾向者。

(4)严重心力衰竭或使用心脏起搏器,或体内有子弹头、吻合器用的金属钉(内镜微波凝固治疗时金属物可产生过热现象,损伤人体)。

3.术前准备

(1)术前向患者说明治疗的目的和大致过程,解除患者的顾虑和恐惧,取得患者合作。

(2)术前查出、凝血时间,心肝肾功能及心电图。

(3)术日晨禁食水。

(4)术前 15～30 分钟肌内注射丁溴东莨菪碱 20～40 mg,地西泮 10 mg。

(5)咽部 2％利多卡因喷雾麻醉。

4.操作方法

(1)进镜找到病灶后,以生理盐水冲洗病灶处黏液。

(2)0.5%亚甲蓝染色以显示病灶轮廓。

(3)经内镜钳道插入微波辐射天线,距灶缘 0.3～0.5 cm,点灼上下左右四点以标记切除范围。

(4)于病灶边缘的黏膜下层一点或多点注入 1∶10 000 肾上腺素 2～4 mL。一方面通过黏膜层隆起情况判断病灶浸润深度,另一方面天线头周围的水分可避免在微波凝固组织和封闭血管后移动天线头时相互粘连引起再出血。此外肾上腺素盐水可预防凝固不全时的出血。

(5)根据病灶及局部解剖情况,选用功率 20～30 W,针或柱状天线自病灶边缘向病灶中心规律点灼,每点 5～10 秒,直至创面出现白色凝固坏死,即达到治疗目的。

(6)创缘取组织送检,以判断是否有癌组织残留。

5.术后处理

(1)饮食:术后禁食 24 小时,24 小时后进流食,48 小时后低渣半流质饮食,1 周后正常饮食。

(2)抑酸:应用 H_2 受体阻滞剂或质子泵抑制剂。

(3)止血:预防局部出血,口服或静脉滴注止血剂。

(4)常规补液。

(5)观察:有无呕血、便血及腹痛等症状,警惕活动性出血和穿孔的发生。

(6)术后 3～4 周复查内镜并在病灶处取活检。

(三)疗效评价

(1)江畸等对几例Ⅱa、Ⅱc 型早期胃癌和 3 例Ⅲ型早期胃癌进行微波凝固治疗,以治疗后 1 个月开始随访 1 年,经内镜活检,所有病例癌细胞阴性。

(2)Kuyama 等报道 15 例早期胃癌行微波凝固治疗,其中Ⅲ型 1 例、Ⅱa 型 6 例、Ⅱa+Ⅱc 型 1 例、Ⅱc 型 7 例,密切随访,活检病理阴性 10 例,其中 2 例随访 33 个月无复发。

(3)田伏克淳报告 37 例早期胃癌微波治疗随访 1～102 个月,4 例局部复发,追加治疗后消失,除去 8 例因其他疾病死亡,29 例 5 年生存率为 91.7%。

(4)国内张立玮等人采用微波治疗早期胃癌 30 余例,平均每人治疗 2～3 次,无并发症发生,有 3 例分别于治疗后 5 年、1 年、10 个月复发,此 3 例均位于贲门部,Ⅱc 型,其中 1 例病灶 2.5 cm。分析原因:①由于贲门部蠕动频繁,一方面天线头不易固定每次接触烧灼病灶的边界不易掌握而易有遗漏,经大体标本组织学观察主要原因是癌边缘凝固不足,以致癌细胞被包埋于组织中;另一方面天线头对组织加压的力度不同,接触组织的面积就大小不定,从而输出频率不同;②微波治疗是对癌灶的破坏,无标本存留;③病灶直径<2.0 cm、Ⅱ型、Ⅱa 型及Ⅱb 型多为黏膜胃癌,而>2.0 cm、Ⅱa+Ⅱc、Ⅱc、Ⅲ型则黏膜下胃癌概率高。

根据以上易复发的原因,张立玮强调行早期胃癌微波治疗应注意以下几点:①凹陷型病灶,2.0 cm 者应慎行微波治疗,如病灶较大界限欠清者选择微波治疗应重复治疗 2～3 次;②微波治疗术后于创缘取组织送病理检查;③术后 1 个月、3 个月、6 个月、12 个月,以后每年一次均应行胃镜检查并取活检,如有复发或出血Ⅱ～Ⅲ级不典型增生,随时重复治疗,直至临床治愈;④如有条件者术前应行超声内镜检查,以确定肿瘤的浸润范围、深度,以及有无淋巴结转移。

内镜微波治疗早期胃癌简单、价格低廉、操作方便且安全有效,只要掌握了适应证,远期疗效较高。

内镜下微波治疗除用于早期胃癌外,还可应用于进展期胃癌,用以改善症状,提高生活质量。蔡华等经内镜应用微波加温及凝固治疗并注射丝裂霉素 2 mg＋5-Fu 250 mg,共 24 例(食管癌 12 例,贲门癌 2 例,胃癌 10 例),结果 CR 6 例(25％),PR 9 例(37.5％),MR 4 例(16.7％),NR 5 例(20.8％)。活检复查 11 例未见癌细胞,无穿孔或出血等并发症,也未见毒副作用。存活期最短 4 个月,最长 1 年,平均 6 个月。因此,对于进展期胃癌,内镜下微波治疗可作为姑息治疗方法之一。

对晚期直肠癌等引起的管腔狭窄,一些学者试用微波来改善症状。Tabuse 等对伴有出血和梗阻症状的 6 例直肠癌、5 例子宫癌及 1 例前列腺癌患者进行微波治疗,结果显示出血完全停止,并且由狭窄引起的肛门不适和直肠梗阻症状均得到缓解,从而大大提高了患者的生活质量。

五、激光治疗

激光含义是受激而发出辐射的光放大。即激光器在外界的能源作用下使介质原子里面绕核运转的电子从低能位跃居于高能位,当它在激光器谐振腔中受激于感应光后再返回到低能状态时释放出经受激辐射而放大的光能——激光。在医学中利用此种光能照射于组织,产生生物效应(如光凝固作用,光化学作用等)来达到治疗目的。高能激光的光凝固作用主要用于消化道出血、食管静脉曲张、痔及血管发育不良等疾病的治疗,高能激光对组织的汽化作用用于消化道肿瘤、良恶性疾病的梗阻、早期胃癌、肠结石等疾病的治疗。

通过内镜将 Nd：YAG 激光(掺钕钇铝石榴石)由光导纤维导入胃肠道腔内,在直视下对胃肠道良、恶性肿瘤照射烧灼,使组织细胞变性破坏、汽化,是治疗胃肠道良、恶性肿瘤行之有效的方法。对于不能手术的进展期胃癌、大肠癌,内镜激光治疗可以改善症状,延长患者生存时间,对于早期胃癌、大肠癌患者,手术切除后 5 年生存率＞95％,故应尽量以手术治疗为主,但无手术条件或拒绝手术者应用激光治疗是可取的,本文重点介绍激光在早期胃癌、大肠癌中的应用。

(一)激光治疗早期胃癌、大肠癌的适应证

激光治疗早期胃癌、大肠癌,有无淋巴结和远处转移是激光根治早期胃癌、大肠癌的必要条件,TanakaM,SuzukiH 等提出早期胃癌、大肠癌激光治疗的适应证。

(1)局限于黏膜内的Ⅰ型、Ⅱa 型癌,或癌组织＜30 mm 的Ⅱb 型和Ⅱc 型但癌组织＜10 mm。

(2)癌组织侵犯到黏膜的Ⅱa 和Ⅱc 型,癌组织＜10 mm;Ⅱa 型癌组织＜20 mm;Ⅱb 型和 c 型,癌组织＜10 mm;Ⅱa＋Ⅱc,癌组织＜10 mm。

(3)激光根治性治疗早期胃癌、大肠癌的相对适应证:①拒绝手术治疗的患者;②有其他绝对手术禁忌证或相对手术禁忌证致手术危险较大者;③高龄患者。术前判断是否适合行内镜激光治疗主要通过癌肿大小、组织学分类、侵犯深度和其他辅助检查来确定,对于癌肿的侵犯深度,以及有无周围淋巴结的转移可用超声内镜(EUS)来确定,它可分辨出消化道管壁的 5 层结构判断病变的浸润深度,有无邻近脏器的侵犯,以及周围有无肿大的淋巴结。

(二)方法

常用的激光器有 Nd：YAG 激光、Ar⁺ 激光等,主要是利用激光对肿瘤组织的汽化和凝固。对明显可见的肿瘤组织的中心部位采用汽化,周边交界不清部位可用凝固作用。按激光器输出特点,Nd：YAG 汽化治疗又可分非接触照射和接触照射两种方式。非接触照射是指激光输出器照射时不接触癌组织,离癌组织 0.5～2.0 cm,所用功率 40～60 W,时间 0.5～1.0 秒,间歇照射。接触照射是在激光光纤远端加一个抗高热的陶瓷头,照射时照射头可直接与癌组织接触,它

与非接触照射法相比,有以下几个优点:它有较好恒定的蒸发病变的作用。使用功率低,一般为15～30 W。穿孔机会少。胃的某些部位如贲门、胃体及胃窦后壁处则只能采用接触照射法。

激光照射时需注意以下几个问题:照射中心部位时,激光功率可大一些,多用汽化;边界清楚的癌组织用汽化;照射肿瘤周边部位时,功率可小一些,多用凝固作用。激光照射癌组织时应适当扩大边界0.5～2.0 cm,边界部位用凝固作用。一次照射不彻底或可疑残留癌组织时可多次照射。照射斑点之间可相互重叠一部分,不间隔照射。实际激光治疗操作中,对癌组织边界不清的,可采用自体荧光法或光敏剂荧光法等来确定癌组织边界,治疗中既不使正常胃组织受伤过多,亦不漏掉癌组织。

(三)疗效

(1)激光治疗早期胃癌、大肠癌疗效的评价主要从以下几点:①治疗后的病理检查结果;②术后随访、复发情况,以及5年生存率等;③与手术治疗相比较。

(2)激光治疗早期胃癌、大肠癌的疗效除与适应证的选择,以及具体治疗的准确性有关外,还具有以下特点:①对黏膜癌的效果优于黏膜下癌或侵犯到黏膜下层癌肿,激光治疗局限于黏膜层的癌有效率达80%～100%,侵犯到黏膜下层的有效率在80%以下;②癌组织越小,效果越好,有人研究表明,肿块<1.0 cm,有效率100%;<2.0 cm的有效率83.30%;>2.0 cm的64.7%;③疗效还与癌肿所在胃的部位有关,胃体最好,胃角次之,胃窦较差,有效率分别为95.0%、86.7%、71.1%;④对隆起型和平坦型效果优于凹陷型;⑤激光对鳞状细胞癌和腺癌的作用无明显差别。

(3)激光治疗早期胃癌在国外开展较多,治愈率较高。1986年Takemoto报道激光治疗早期胃癌47例,42例癌细胞消失,3例复发,2例死于其他疾病。1988年Tajiri报道74例早期胃癌62例治疗有效,有效率占84%。1994年浅本报道对87例绝对适应证进行分析,术后仅有3例活检证实有癌组织残留,治愈率为96.5%,Ito把激光治疗早期胃癌与手术治疗进行比较,56例激光治疗患者1年后活检阴性率73%;5年内有14例死亡,占25%。57例手术患者有11例在手术后5年内死亡,占19.3%。而激光治疗患者术后生活质量要好于手术切除患者,另外激光治疗的患者多是拒绝手术或有手术高风险的患者,若有高危险的患者也采用外科手术,则激光治疗与手术治疗效果可能无明显差别。

Gevers等对219例远端大肠癌患者进行了内镜下激光治疗。根据其主要症状分为3组:梗阻组、出血组和其他症状组。经首次治疗后症状缓解率为92%(198例),3组结果相似。长期症状缓解率为75%(160例),其中梗阻组76例(65.0%)、出血组63例(82.9%)和其他症状组21例(80.8%),可保持症状缓解直至死亡。

Takemoto研究认为超声内镜(EUS)用于早期胃癌具有许多优点,它不但可在术前研究癌组织侵犯深度和淋巴结有无转移,确定胃癌的分级,而且还可检测治疗是否彻底,以及复发等。采用超声内镜检查后,激光治疗早期胃癌可达到与手术治疗早期胃癌相同的结果。

(四)并发症及处理

激光治疗早期胃癌、大肠癌并发症较少,发生率在10%以内,主要有穿孔、出血、胸痛不适、低热、白细胞计数增多、菌血症等。

1.穿孔

穿孔是主要的并发症,发生率约5%,只要掌握好适应证,术中准确控制照射量和照射时间,引起穿孔机会很少。引起穿孔主要是所用能量过大或照射某一部位时间过长;亦可能由于胃过度充气扩张或皱曲;凹陷型胃癌易引起穿孔;当肿块较大时,采用光纤插入肿瘤组织照射时亦可因插入过深造成穿孔。

2.出血

当切割或汽化肿块过多过大时易引起出血,一般出血量少且可自行停止。急性出血多为动脉,可再行 Nd∶YAG 激光止血。慢性出血多发生在术后3~7天,一般采用内科保守治疗可治愈。为防止术后出血,要注意:①激光行切割或汽化等治疗结束前,可用小功率激光将出血部位再行凝固,治疗后局部喷洒肾上腺素液;②术后给予止血、抑酸药物治疗;③治疗创面较大时,治疗后应禁食3~7天,2周内不进固体饮食。

3.菌血症

激光治疗本身很少引起菌血症,多为内镜插入时损伤引起,只要术前、术后预防性应用抗生素多能防止它的发生。

4.其他并发症

激光照射肿瘤时可有胸痛不适,采用镇静等处理多在术后1周内缓解,有时激光治疗还伴有低热、白细胞计数增多等,多可于术后1~3天自行消失,严重时可应用抗生素。

总之,激光治疗早期胃癌、大肠癌是行之有效的,尤其是对年龄较大,有严重其他疾病的高危患者或拒绝手术治疗者,正确选择适应证,掌握好激光治疗技术,可达到根治性效果。

（吴　涛）

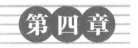

食 管 疾 病

第一节 食 管 憩 室

食管憩室一般病史较长,发展缓慢,属良性病变。不同部位的食管憩室,临床表现各异。通过 X 线钡餐和内镜检查可以发现食管憩室和假性憩室。多不需要手术切除憩室。可以行狭窄扩张术、抗反流治疗及应用钙通道拮抗剂。

一、咽-食管憩室(Zenker 憩室)

在食管憩室中最常见,是由于咽-食管连接区的黏膜在环状软骨近侧的咽后壁肌肉缺陷处膨出而成。当吞咽时下咽部压力增加,局部黏膜自环咽肌薄弱处膨出从而形成 Zenker 憩室。

上消化道钡餐检查时的发现率为 0.1%,其中 70% 发生于 70 岁以上者。男性约占 2/3,多位于左颈部咽-食管连接区。患者中食管裂孔疝的发病率明显高于正常人群。

初期憩室很小,可无任何症状,随着憩室逐步增大,临床表现为轻度吞咽困难,潴留在憩室里的食物可反流入口腔。饭后及睡眠时易发生呛咳。晚期表现有喉返神经受压引起的声嘶,饮水时有气过水声及反复发作的吸入性肺炎。体检时可在锁骨上方颈根部发现面团样肿块,按压时发出水过气声。

X 线钡餐侧位检查有助诊断。憩室内发生癌肿者,需手术治疗。

二、食管中段憩室

食管中段憩室较少见,为牵拉性的真性憩室。憩室一般不大,直径多在 1~2 cm,呈锥形,无颈。多数无症状,部分病例出现胸骨后疼痛、烧心感,少数有吞咽困难,极少数发生纵隔脓肿或食管气管瘘。无症状者不需要手术治疗。

三、膈上食管憩室

在食管憩室中最少见,男性多见,常发生在贲门食管连接之处上方,食物易潴留,不易排出。常伴食管痉挛、贲门痉挛、反流性食管炎或食管裂孔疝。诊断依赖 X 线检查,CT 扫描可鉴别纵隔肿瘤、脓肿。无症状者不需治疗,有明显症状如吞咽障碍、胸骨后疼痛及癌变者需做手术切除。

四、食管壁内假性憩室

多因黏膜下腺体炎症,炎症细胞浸润压迫腺体造成腺体阻塞,扩张形成吸袋,多继发于食管痉挛、胃食管反流和念珠菌病等。憩室常有规则地分布于整个食管,憩室很小,常为 1～3 mm。由于炎症及病情逐渐进展,70％～90％存在食管狭窄。大部分患者表现为间隙性吞咽困难,并伴有胸骨后疼。

(田瑞龙)

第二节　弥漫性食管痉挛

弥漫性食管痉挛(diffuse esophageal spasm,DES)是食管的一种不协调收缩运动,是食管源性胸痛的病因之一。临床主要表现为吞咽困难、反食和非心源性胸痛。女性多见,小儿罕见,随年龄增加而增加,一般症状较轻,常与胃食管反流性疾病(GERD)混淆。在进行食管测压的患者,DES 占 5％左右。

一、病因及发病机制

食管由内环、外纵两层肌肉组成。上食管括约肌(DES)、食管体部和下食管括约肌(LES)的协调运动是食管完成食物运输的关键。在 DES 时食管因内环、外纵两层肌肉和食管体部、LES 等不协调运动,可使食管中下段发生强烈的非推进性持续性或者重复性收缩运动。但 DES 的病因尚不明了,目前认为 DES 可能与食管神经-肌肉变性、精神心理因素、感觉异常、食管黏膜刺激、炎症及衰老等因素有关。

二、临床表现

(一)食管源性胸痛

胸痛可向后背放射,也可以向颈部和左手臂放射。疼痛可从闷痛、隐痛到酷似心绞痛。有时常与冠心病相混淆,但食管源性胸痛与进食生冷、坚硬的食物、吞咽等有关,而与体力活动等无关。

(二)吞咽困难

吞咽困难常与胸痛同时存在,但也可单独发生。DES 的吞咽困难常呈间歇发作,而发作时不论是进食液体或固体食物都会产生吞咽困难,这一点可以与食管癌等器质性病变相鉴别。

(三)反食

当吞咽困难发生时食物反流到口腔和鼻腔称反食。这时反流食物多是刚刚咽下不久的食物,这种食物常无胃内的酸味,可与呕吐相鉴别。

(四)体格检查

常无异常发现。

三、辅助检查

食管钡剂造影和食管压力测定常有一定帮助。

(一)食管钡剂造影

对 DES 确诊有很大的帮助,吞钡后可见食管呈多发痉挛性收缩,将冰、酸等加入钡剂中,可刺激食管产生痉挛性收缩。食管下段蠕动性收缩减弱。严重时食管中下段可见食管呈螺旋状、串珠状或卷曲状改变。

(二)CT 检查

食管呈多发痉挛性收缩,食管肌层可增厚。

(三)食管压力测定

典型的 DES 在 10 次吞咽中看见两次以上的不协调收缩波,但收缩幅度可以正常或升高。可有食管中下段的同步收缩波的出现。LES 松弛不完全,LES 压力可升高。而贲门失弛缓症时,虽然有 LES 松弛不完全,LES 压力可升高的存在,但这时食管体部的收缩波是同步低幅或正常收缩。

(四)胃镜

胃镜对 DES 的确诊帮助不大,但可除外器质性疾病。

四、诊断与鉴别诊断

由于临床症状没有特异性,所以诊断困难。许多患者虽然在食管测压和食管造影表现异常,但可以没有临床症状。与吞咽有关的胸痛、呈间歇性的吞咽困难和反食是弥漫性食管痉挛的主要症状。通过食管钡剂造影和食管压力检测可确诊。目前认为食管测压是诊断弥漫性食管痉挛最好的方法。

需与胃食管反流病、贲门失弛缓症、冠心病、心包炎、胸膜炎等相鉴别。

五、治疗

(1)钙离子拮抗药可减低食管的收缩幅度和收缩频度。常用的有:硝苯地平 10 mg,3 次/天,硫氮酮 30~90 mg,3 次/天。也可选用高选择性胃肠钙离子拮抗药,奥替溴铵 40 mg,3 次/天,匹维溴铵 50 mg,3 次/天,马来酸曲美布汀 100 mg,3 次/天。

(2)硝酸酯类药物可使血管和食管平滑肌舒张,特别是在急性胸痛发作时可明显缓解症状。可口含硝酸甘油 0.6 mg,或硝酸异山梨酯 10 mg,3 次/天。

(3)三环类抗抑郁药,如丙咪嗪 100 mg,3 次/天,阿米替林 150 mg,2 次/天。

(4)用肉毒杆菌毒素封闭受体,可减少神经末梢乙酰胆碱的释放。可通过胃镜在下食管括约肌上方注射,出现症状后可重复注射。

(5)虽然气囊扩张主要用于贲门失弛缓的治疗,但在 DES 时也考虑使用。

(6)在内科治疗效果不佳时,可选择食管肌肉切开术或者食管切除术。

弥漫性食管痉挛多为良性疾病,一般不影响寿命。然而严重的弥漫性食管痉挛可影响患者的生活质量。由于对该病的认识不同,误诊为冠心病或者食管肿瘤等疾病,可对患者的身心造成不必要的压力。所以,要正确的认识弥漫性食管痉挛。在治疗上应首选精神心理治疗和口服药物相结合,必要时再选择介入治疗或者外科手术治疗。

(彭利军)

第三节 贲门失弛缓症

贲门失弛缓症又称贲门痉挛,该症是由食管下端括约肌(LES)高压和吞咽时松弛不良,使食物入胃受阻。本病多发生于20～40岁,男女发病率相等。病因尚不明确,认为本病属神经源性疾病,食管壁内神经丛损害退行性变,自主神经(植物神经)功能失调,或血管活性肠肽在食管括约肌降低,致食管平滑肌张力增加,引起贲门失弛。

一、病因、发病机制与病理

病因尚不明确。研究发现本病患者食管壁肌间神经丛和LES内神经节细胞变性、数量减少甚至完全消失,脑干背侧迷走神经核亦呈类似表现,迷走神经干变性。LES压力明显增高,在吞咽后也不降低。同时,食管蠕动也发生障碍,变得弱而不协调,不能有效地推进食物。LES对促胃液素的敏感性增强,这可能与LES的去神经有关。

病理上,食管扩张,管壁变薄,黏膜常见炎性改变,有时可见溃疡。组织学检查食管壁肌间神经丛变性,神经节细胞减少或缺如。LES一般并不肥厚。

二、诊断

(一)临床表现

吞咽困难是常见最早出现的症状,早期呈间歇性,时轻时重,后期转为持续性,咽下固体和液体食物同样困难。常因情绪波动、进食过冷、过快或刺激性食物而诱发。可出现胸骨后及中上腹隐痛或剧痛,并可放射至胸背部、心前区和上肢,有时酷似心绞痛,常有食物反流,出现呕吐;呕吐物混有大量黏液和唾液,平卧时尤为明显。入睡后反流有时可并发吸入性肺炎。后期因食管极度扩张可引起干咳、气急、发绀、声嘶等。可继发食管炎症,出现糜烂、溃疡、出血等。

(二)实验室及辅助检查

1.X线检查

食管扩张明显时,胸部X线平片显示纵隔增宽,并可见液平面。吞钡检查,钡剂进入食管后不能顺利通过贲门。食管下端变细,呈漏斗状,亦有称鸟嘴状,边缘光滑。食管体部扩张,严重者因食管弯曲、延长而形成乙字状。X线钡餐检查为本病的主要检查方法,并可与癌肿、食管裂孔疝、反流性食管炎等其他疾病相鉴别。

2.食管测压

正常人吞咽后,食管体部出现由上向下传导的推进性蠕动波,同时LES完全松弛。贲门失弛症患者吞咽后,食管体部出现低幅同步收缩波,而非推进性的蠕动波;LES压力非但不降低,反而升高。食管内压高于胃内压力。食管测压可以在疾病的早期、X线检查尚无典型改变之前就出现异常,具有早期诊断价值。

3.内镜检查

内镜检查可见食管体部扩张或弯曲变形,其内可存留有未消化的食物和液体。食管黏膜可有充血、糜烂。LES持续关闭,但镜身不难通过,以此可与器质性狭窄相鉴别。结合活组织检查,可以排除由食管癌或贲门癌所致者。

三、治疗

(一)内科疗法

1.一般治疗

少食多餐,避免进食过快及过冷、过热或刺激性食物,解除精神紧张,必要时可予以镇静剂。

2.药物治疗

发作时舌下含硝酸甘油 0.3～0.6 mg,或口服双环维林 30 mg,可使痉挛缓解;溴丙胺太林 20～40 mg静脉滴注,可促进食物排空;也可试用硝苯地平、苯哒嗪、前列腺素 E。

3.插管吸引

食管极度扩张者应每晚睡前行食管插管吸引。

(二)扩张治疗

用探条或囊式扩张器扩张,可缓解梗阻症状,但常需反复扩张。

(三)内镜下括约肌内注射

在食管下括约肌呈现玫瑰花环处,即鳞状细胞和柱状细胞连接处,用注射硬化剂治疗针注入含 20 U 肉毒杆菌毒素的盐水 1 mL,总量 80 U,术后当天稍候即可进食。

(四)手术治疗

内科治疗无效或食管下段重度收缩者,及并发良性狭窄或食管癌时,应采取手术治疗,常用食管贲门黏膜下肌层纵行切开术。

(吴新举)

第四节　胃食管反流病

胃食管反流病(gastroesophageal reflux disease,GERD)是指胃内容物反流入食管,引起不适和并发症的一种疾病。GERD 可分为非糜烂性反流病、糜烂性食管炎和巴雷特食管 3 种类型,以非糜烂性反流病最为常见,约占 70%;糜烂性食管炎可合并食管狭窄、溃疡和消化道出血;巴雷特食管有可能发展为食管腺癌。

一、流行病学

GERD 的流行率有明显的地理差异。在西方较为常见,但亚洲的流行率也在逐年上升。西方国家人群中 7%～15% 有胃食管反流症状,2006 年的调查结果显示我国 GERD 症状人群发生率为 8.97%。

二、病因和发病机制

(一)下食管括约肌抗反流的屏障功能减弱

下食管括约肌是食管-胃连接处抗反流的第一道屏障。GERD 患者的下食管括约肌静息压明显低于正常。下食管括约肌的舒缩受神经、体液控制,也受胃肠激素的影响。胆碱能和 β-肾上腺素能拟似药、α-肾上腺素能拮抗剂、多巴胺、地西泮、钙通道阻滞剂、吗啡等药物,脂肪、咖啡等食物,抽烟、酗酒等不良嗜好和不良精神刺激均可引起下食管括约肌的压力异常。正常人腹内压增加时能通过迷走反射引起下食管括约肌收缩。当举重、弯腰或做 Valsalva 动作致腹压升高时,若下食管括约肌的压力不能同步升高,易引起胃食管反流。

(二)食管对胃反流物的廓清能力障碍

胃酸和胃蛋白酶是食管黏膜的主要损害因子。此外,反流物中还常混有含胆汁、胰酶及溶血卵磷脂的十二指肠液。胃酸和胆汁酸在食管黏膜的损害中具有协同作用,胆汁也可单独引起食管炎症。正常食管对反流物的廓清能力包括食管排空与唾液中和两部分。此外,唾液对食管的冲刷作用、唾液内的碳酸氢盐(pH 6～7)对反流物中酸的中和作用、坐立位时反流物的重力影响,都参与胃反流物的清除。当某些疾病如黏膜炎症、硬皮病等导致食管肌肉或神经受损时,则可因蠕动障碍而引起食管廓清能力下降。

(三)食管黏膜屏障功能的损害

食管黏膜屏障由前上皮屏障、上皮屏障和后上皮屏障三部分组成。

(1)前上皮屏障主要包括食管黏膜表面黏液层、不动水层、表面 HCO_3^- 复合物和黏膜表面活性物质。

(2)上皮屏障包括结构屏障和功能屏障。结构屏障由角质层上皮细胞的管腔侧细胞膜、上皮细胞间连接复合物和上皮细胞扭曲复杂的间隙组成。结构屏障具有很高的电阻,可维持对 H^+ 等的低通透性;功能屏障包括细胞内和细胞间缓冲系统、细胞膜上的离子转运系统。

(3)后上皮屏障主要包括食管血供、食管上皮损伤后的修复机制。当上述屏障功能受损时,即使在生理反流情况下,亦可引起食管炎症。

(四)GERD 发病的其他因素

1.裂孔疝和 GERD

不少 GERD 患者伴有裂孔疝。裂孔疝合并 GERD 的机制可能是下食管括约肌张力低下和/或出现频繁的下食管括约肌自发松弛有关。裂孔疝可能影响下食管括约肌关闭或增强感觉刺激以致发生下食管括约肌松弛。此外,卧位时疝囊有存液作用,吞咽时下食管括约肌松弛,容易促使反流发生。

2.食管胃角

食管胃角也称 His 角、His 瓣,是指食管腹内段与胃底所形成的夹角,正常情况下为一锐角。进食后胃底容受性舒张可使 His 瓣贴向食管壁,阻止胃内容物返向食管,起到抗反流作用。如果 His 角变钝或胃底容受性舒张障碍会影响 His 瓣的作用,容易发生反流。

3.心理-社会因素

心理-社会因素可以通过精神内分泌途径影响食管和胃的动力。有资料提示催眠疗法、行为认知疗法、抗抑郁或抗焦虑治疗可能对反流性食管炎的治疗有益。

三、病理生理改变

GERD 涉及的病理生理因素包括滑动型食管裂孔疝、下食管括约肌压力下降、一过性食管下括约肌松弛、酸度、肥胖、胃食管连接处扩张性增高、食管酸廓清时间延长、胃排空延迟等。影响 GERD 症状感觉的因素包括反流液的酸度、反流位置、反流物中存在气体、胃十二指肠反流、纵行肌收缩、黏膜完整性、外周及中枢致敏机制等。

糜烂性食管炎可据不同的发展阶段分为 3 期,即早期、中期和晚期。其中早期病变最具特性,而中、晚期则与其他类型的食管炎难以鉴别。很多学者以 Ismail-Beigi 的早期反流性食管炎为病理诊断标准:①基底细胞增生,其厚度超过黏膜上皮厚度的 15%(正常厚度约 10%);②固有膜乳头深度增加,其深度大于上皮厚度的 66%(正常厚度小于 66%)。仅凭上述改变,甚至在没有其他组织学异常表现的情况下,也可确定糜烂性食管炎的诊断。国际上对巴雷特食管的诊断存在两种见解:一种认为只要食管远端鳞状上皮被柱状上皮取代,即可诊断为巴雷特食管;另一种认为只有食管远端柱状上皮化生并存在肠上皮化生时才能诊断。鉴于我国对巴雷特食管的研究还不够深入,因此以食管远端存在柱状上皮化生作为诊断标准较为稳妥,但必须详细注明组织学类型及是否存在肠上皮化生。内镜与病理诊断相结合有助于巴雷特食管深入研究。

尽管非糜烂性反流病在胃镜下表现阴性,也无统一的非糜烂性反流病病理学诊断标准,但非糜烂性反流病可有一定的病理改变,如表层细胞肿胀,灶状基底细胞增生,炎症细胞浸润,上皮乳头内血管扩张、充血等表现。

四、临床表现

反流性食管炎的临床表现可分为典型症状、非典型症状和消化道外症状。典型症状有胃灼热、反流;非典型症状为胸痛、腹上区疼痛和恶心、反胃等;消化道外症状包括口腔、咽喉部、肺及其他部位(如脑、心)的一些症状。

(一)胸骨后烧灼痛

胸骨后烧灼痛又称胃灼热,症状多在进食后 1 小时左右发生,半卧位、躯体前屈或剧烈运动可诱发,而过热、过酸食物则可使之加重。烧灼感的严重程度不一定与病变的轻重一致。严重食管炎尤其在瘢痕形成者可无或仅有轻微烧灼感。

(二)胃-食管反流

患者每于餐后、躯体前屈或卧床时有酸性液体或食物从胃、食管反流至咽部或口腔。此症状多在胸骨后烧灼痛发生前出现。

(三)咽下困难

患者初期常可因食管炎引起继发性食管痉挛而出现间歇性咽下困难。后期由于食管瘢痕形成狭窄,烧灼痛反而减轻而为永久性咽下困难所替代,进食固体食物时可在剑突处引起堵塞感或疼痛。

(四)消化道外症状

反流液可侵蚀咽部、声带和气管而引起慢性咽炎、慢性声带炎和气管炎,临床上称之为 Delahunty 综合征。胃液反流及胃内容物吸入呼吸道尚可致吸入性肺炎。近年来的研究已表明 GERD 与部分反复发作的哮喘、咳嗽、声音嘶哑、夜间睡眠障碍、咽炎、耳痛、龈炎、癔球症、牙釉质腐蚀等有关。婴儿下食管括约肌尚未发育,易发生 GERD 并引起呼吸系统疾病甚至营养、发育不良。目前对 GERD 的研究已从胃肠专业涉及到呼吸、心血管、耳鼻喉科及儿科等多领域。

五、辅助检查

(一)X 线检查

传统的食管钡餐检查将胃食管影像学和动力学结合起来,可显示有无黏膜病变、狭窄、裂孔疝等,并显示有无钡剂的胃食管反流,因而对诊断有互补作用,但敏感性较低。

(二)内镜检查

鉴于我国是胃癌、食管癌高发国家,因此对拟诊患者一般先行内镜排查,特别是症状发生频繁、程度严重、伴有报警征象或有肿瘤家族史的患者。上消化道内镜检查有助于确诊糜烂性食管炎以及有无合并症和并发症,如裂孔疝、食管炎性狭窄、食管癌等,同时有助于诊断及评估本病的严重度。目前 GERD 的内镜下分级标准沿用洛杉矶标准,即 A～D 4 级。

(三)食管高分辨率测压

根据食管高分辨率测压的导管和测压原理,分为 21～36 通道的水灌注食管高分辨率测压和测压通道高达 33～36 通道的固态食管高分辨率测压。此后又发展出了 3D 食管高分辨率测压技术。食管高分辨率测压除帮助食管 pH 电极定位、术前评估食管功能和预测手术外,还能预测抗反流治疗的疗效和是否需长期维持治疗。因此,食管测压能帮助评估食管功能,尤其是对治疗困难者。GERD 行食管测压的主要阳性表现包括:①下食管括约肌压力下降、一过性食管下括约肌松弛发生频繁、合并裂孔疝;②食管体部动力障碍等。

(四)24 小时食管 pH 监测

24 小时食管 pH 监测即将一微探头经鼻插入食管下食管括约肌上方 5 cm 处,记录 24 小时中所有反流活动。24 小时食管 pH 监测能详细显示酸反流、昼夜酸反流规律、酸反流与症状的关联以及患者对治疗的反应,使治疗个体化,推荐在内镜检查和质子泵抑制剂(proton pump inhibitors,PPI)试验后仍不能确定反流时应用。检测指标包括以下几方面。①总酸暴露时间:24 小时总的、立位、卧位 pH<4 的总时间百分率;②酸暴露频率:pH<4 的次数;③酸暴露的持续时间:反流持续时间≥5 分钟的次数和最长反流持续时间。根据 pH 监测的有关参数由计算机测算酸反流积分。无线 pH 监测技术(Brava 胶囊)可以分析 48～72 小时的食管 pH 变化,提高患者检测时的舒适度及依从性,有助于更好地了解酸反流与临床症状之间的相关性。

(五)多导腔内电阻抗

多导腔内电阻抗可以不借助胃酸来确认食管内食物团块的存在,它可以同时监测酸、弱酸或非酸反流。多导腔内电阻抗通常与测压或 pH 监测相结合。当结合测压时,多导腔内阻抗测压法能提供食管收缩及食物团块输送的信息。当结合 pH 监测时,24 小时 pH-多导腔内阻抗监测法可以检测到不依赖 pH 改变的胃食管反流信息(包括酸和非酸反流)。通过 pH-多导腔内阻抗监测法检测,可以明确反流的分布及清除;依据 pH 的变化可简单区分酸与非酸反流;根据多导腔内电阻抗检测可区分反流物为液体、气体、或混合反流。pH-多导腔内阻抗监测法已成为诊治 GERD 的金标准,可以指导药物选择、手术治疗、内镜下抗反流治疗。

六、诊断和鉴别诊断

完整而准确的病史是 GERD 诊断的基础。对于伴有典型反流症状群又缺乏报警症状的患者,可行 PPI 诊断性治疗:服用标准剂量 PPI 每天 2 次,疗程 1～2 周。服药后若症状明显改善则为 PPI 试验阳性,支持 GERD 的诊断;若症状改善不明显则为 PPI 试验阴性,不支持该诊断。PPI 试验已被证实是 GERD 诊断简便、无创、敏感的方法,缺点是特异性较低。PPI 试验阴性有以下几种可能:①抑酸不充分;②存在酸以外的诱发因素;③症状非反流引起。

对于 PPI 治疗无效或具有报警症状(吞咽困难、吞咽痛、出血、体重减轻或贫血)的患者应行进一步检查。若内镜发现食管下段有明显黏膜破损及病理支持的炎症表现,则糜烂性食管炎诊断明确。非糜烂性反流病主要依赖症状进行诊断,患者以反流、胃灼热为主诉时,如能排除可能引起胃灼热症状的其他疾病,且内镜检查未见食管黏膜破损及其他器质性疾病,即可作出非糜烂性反流病的诊断。根据 24 小时食管 pH 测定结果,非糜烂性反流病可分为下列 3 个亚型:①食管有异常酸暴露;②食管测酸在正常范围,但超过 50% 的胃灼热症状发作与"生理性"酸反流相关,推测食管对酸敏感;③胃灼热症状与酸反流无关,这被认为是功能性胃灼热,主要与内脏敏感性增高有关。

七、治疗

治疗目的如下:①愈合食管炎症,消除症状;②防治并发症;提高生活质量,预防复发。治疗包括调整生活方式、内科、外科和内镜治疗。具体措施为抑酸以提高胃内 pH;增加食管对酸、碱反流物的清除;促进胃排空;增加下食管括约肌张力。

(一)调整生活方式

正确的体位是减少反流的有效方法,如餐后保持直立,避免过度负重,不穿紧身衣,抬高床头等。肥胖者应减肥。睡前 3 小时勿进食以减少夜间的胃酸分泌。饮食宜少量、高蛋白、低脂肪和高纤维素,戒烟、限制咖啡因、酒精、巧克力及酸辣食品。许多药物能降低下食管括约肌的压力,如黄体酮、茶碱、前列腺素 E_1、地诺前列酮和前列腺素 A_2、抗胆碱药、β 受体兴奋剂、α 受体阻滞剂、多巴胺、地西泮和钙通道阻滞剂等,在应用时应加以注意。

(二)内科药物治疗

药物治疗的目的在于加强抗反流屏障功能,提高食管清除能力,改善胃排空与幽门括约肌功能以防止胃、十二指肠内容物反流,保护食管黏膜。

1. 抑酸剂

抑酸剂包括 PPI 和 H_2 受体拮抗剂。PPI 能持久抑制基础与刺激后胃酸分泌,是治疗 GERD 最有效的药物。PPI 常规或双倍剂量治疗 8 周后,多数患者症状完全缓解,糜烂性食管炎得到愈合。但由于患者下食管括约肌张力未能得到根本改善,故停药后约 80% 会在 6 个月内复发。所以推荐在愈合治疗后继续维持治疗 1 个月。若停药后仍有复发,建议在再次取得缓解后按需维持治疗,在 PPI 中任选一种,当有症状时及时用药。为防止夜间酸突破的发生,对部分须严格控制胃酸分泌的患者,可以在 PPI 早晨 1 次的基础上,临睡前加用 H_2 受体拮抗剂 1 次,二者有协同作用。此外,洛杉矶分级 LA~C、LA~D,合并裂孔疝的 GERD 患者需要加倍剂量的 PPI。

2. 制酸剂和黏膜保护剂

制酸剂沿用已久,如氢氧化铝、碳酸钙、铝碳酸镁等。铝碳酸镁对黏膜也有保护作用,同时能可逆性吸附胆酸等碱性物质,使黏膜免受损伤,尤其适用于非酸反流相关的 GERD 患者。黏膜保护剂种类繁多,能在受损黏膜表面形成保护膜以隔绝有害物质的侵蚀,有利于受损黏膜的愈合。

3. 促动力药

如多潘立酮、莫沙必利、伊托必利等。多潘立酮为选择性多巴胺受体拮抗剂,对食管和胃平滑肌有显著促动力作用;莫沙必利是 5-羟色胺受体 4 激动剂,对全胃肠平滑肌均有促动力作用;伊托必利具有独特的双重作用机制,既可阻断多巴胺 D_2 受体,也可抑制乙酰胆碱酯酶活性,同时还能提高下食管括约肌的张力,对心脏无不良影响。

4. 联合用药

抑酸与促动力药物的联合应用是目前治疗 GERD 最常用的方法,与单用 PPI 相比,联用促动力药物通过抑制反流和改善食管廓清及胃排空能力起到协同作用。巴氯芬是一种 γ-氨基丁酸 b 型受体激动剂,巴氯芬 20 mg,每天 3 次,可以明显抑制一过性食管下括约肌松弛的发生;pH-多导腔内阻抗监测法阻抗监测显示巴氯芬可以明显减少非酸反流,但对食管酸暴露没有影响。巴氯芬停药前要逐渐减量,以防症状反跳。

5.个体化用药

可根据临床分级个体化用药。轻度可单独选用 PPI、促动力药或 H_2 受体拮抗剂;中度宜采用 PPI 或 H_2 受体拮抗剂和促动力药联用;重度宜加大 PPI 口服剂量,或 PPI 与促动力药联用。对久治不愈或反复发作伴有明显焦虑或抑郁者,应加用抗抑郁或抗焦虑治疗(如 5-羟色胺再摄取抑制剂或 5-羟色胺及去甲肾上腺素再摄取抑制剂)。

(三)GERD 的内镜下治疗

内镜手术适应证包括:①中、重度反流性食管炎,经内科治疗无效;②经久不愈的食溃疡及出血;③合并食管裂孔疝;④年轻人需长期大量药物治疗;⑤反复发作的食管狭窄;⑥反复并发肺炎等。2000 年 4 月,美国药物和食品管理局批准 Stretta 和 EndoCinch 两种内镜手术治疗 GERD;前者是对下食管括约肌区实施热凝固,后者是对贲门做缝合折叠,二者都可使 GERD 患者对药物治疗的依赖性降低,但长期安全性及有效性仍有待随访。对于并发食管狭窄的患者,应当首选扩张治疗。

巴雷特食管见于 10%~15% 的 GERD 患者。内镜检查时如发现上皮呈微红色,自胃延伸至食管腔,即可疑及此症。当长度>3 cm 时,称为长段巴雷特食管,<3 cm 时为短段巴雷特食管。巴雷特食管一般预后良好,但考虑到巴雷特食管发生食管腺癌的风险比一般人群高30 倍以上,故应定期内镜随访。巴雷特食管的内镜下治疗包括氩离子激光凝固术、消融术、内镜下黏膜剥离术等。

(四)GERD 的手术治疗

GERD 的手术治疗主要适应证:①年龄较轻,手术条件好的患者,可作为药物维持疗法的另一选项;②控制反流及其诱发的吸入性肺炎。药物治疗失败不是手术治疗的指征,这往往表明症状不是反流引起,而与内脏敏感性增高或焦虑、抑郁有关。手术治疗的首选方法是腹腔镜下 Nissen 胃底折叠术。手术成功率 85%~90%;死亡率约 0.2%;复发率 2%~8%。术后并发症可有咽下困难和气胀综合征(不能嗳气呕吐)。但是手术不能使症状根本治愈(50% 以上患者仍需再次接受药物治疗),也不能预防食管癌的发生。对无法停药且手术条件好的患者,手术治疗比终生服药更为可取,控制反流症状比药物疗法好。

(五)难治性 GERD 的诊疗

双倍剂量的 PPI 治疗 8~12 周后胃灼热和/或反流等症状无明显改善者称为难治性 GERD。首先需检查患者的依从性,并优化 PPI 使用。在药物的选择方面,抑酸强度高、个体间代谢速率差异小的 PPI(如埃索美拉唑)是优选。难治性 GERD 患者需进行食管阻抗-pH 监测及内镜检查等评估。若反流监测提示存在症状相关酸反流,可增加 PPI 剂量和/或换一种 PPI,或在权衡利弊后行抗反流手术治疗。GERD 伴食管外症状的患者 PPI 治疗无效时需进一步评估,寻找相关原因。

(徐　帝)

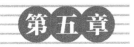 **胃十二指肠疾病**

第一节 急 性 胃 炎

急性胃炎是由多种不同的病因引起的急性胃黏膜炎症,包括急性单纯性胃炎、急性糜烂出血性胃炎和吞服腐蚀物引起的急性腐蚀性胃炎与胃壁细菌感染所致的急性化脓性胃炎。其中,临床意义最大和发病率最高的是以胃黏膜糜烂、出血为主要表现的急性糜烂出血性胃炎。

一、流行病学

迄今为止,目前国内外尚缺乏有关急性胃炎的流行病学调查。

二、病因

急性胃炎的病因众多,大致有外源和内源两大类,包括急性应激、化学性损伤(如药物、酒精、胆汁、胰液)和急性细菌感染等。

(一)外源因素

1.药物

各种非甾体抗炎药(NSAID),包括阿司匹林、吲哚美辛、吡罗昔康和多种含有该类成分复方药物。另外常见的有糖皮质激素和某些抗生素及氯化钾等均可导致胃黏膜损伤。

2.酒精

主要是大量酗酒可致急性胃黏膜胃糜烂甚或出血。

3.生物性因素

沙门菌、嗜盐菌和葡萄球菌等细菌或其毒素可使胃黏膜充血水肿和糜烂。幽门螺杆菌(Hp)感染可引起急、慢性胃炎,发病机制类似,将在慢性胃炎节中叙述。

4.其他

某些机械性损伤(包括胃内异物或胃柿石等)可损伤胃黏膜。放射疗法可致胃黏膜受损。偶可见因吞服腐蚀性化学物质(强酸、强碱或来苏尔及氯化汞、砷、磷等)引起的腐蚀性胃炎。

(二)内源因素

1.应激因素

多种严重疾病如严重创伤、烧伤或大手术及颅脑病变和重要脏器功能衰竭等可导致胃黏膜

117

缺血缺氧而损伤。通常称为应激性胃炎,如果系脑血管病变、头颅部外伤和脑手术后引起的胃、十二指肠急性溃疡称为 Cushing 溃疡,而大面积烧灼伤所致溃疡称为 Curling 溃疡。

2.局部血供缺乏

局部血供缺乏主要是腹腔动脉栓塞治疗后或少数因动脉硬化致胃动脉的血栓形成或栓塞引起供血不足。另外,还可见于肝硬化门静脉高压并发上消化道出血者。

3.急性蜂窝织炎或化脓性胃炎

此两者甚少见。

三、病理生理学和病理组织学

(一)病理生理学

胃黏膜防御机制包括黏膜屏障、黏液屏障、黏膜上皮修复、黏膜和黏膜下层丰富的血流、前列腺素和肽类物质(表皮生长因子等)和自由基清除系统。上述防御机制破坏或保护因素减少,使胃腔中的 H^+ 逆弥散至胃壁,肥大细胞释放组胺,则血管充血甚或出血、黏膜水肿及间质液渗出,同时可刺激壁细胞分泌盐酸、主细胞分泌胃蛋白酶原。若致病因子损及腺颈部细胞,则胃黏膜修复延迟、更新受阻而出现糜烂。

严重创伤、大手术、大面积烧伤、脑血管意外和严重脏器功能衰竭及其休克或者败血症等所致的急性应激的发生机制为:急性应激→皮质-垂体前叶-肾上腺皮质轴活动亢进、交感-副交感神经系统失衡→机体的代偿功能不足→不能维持胃黏膜微循环的正常运行→黏膜缺血、缺氧→黏液和碳酸氢盐分泌减少及内源性前列腺素合成不足→黏膜屏障破坏和氢离子反弥散→降低黏膜内 pH→进一步损伤血管与黏膜→糜烂和出血。

NSAID 所引起者则为抑制环氧合酶(COX)致使前列腺素产生减少,黏膜缺血缺氧。氯化钾和某些抗生素或抗肿瘤药等则可直接刺激胃黏膜引起浅表损伤。

酒精可致上皮细胞损伤和破坏,黏膜水肿、糜烂和出血。另外幽门关闭不全、胃切除(主要是 Billroth Ⅱ 式)术后可引起十二指肠-胃反流,此时由胆汁和胰液等组成的碱性肠液中的胆盐、溶血磷脂酰胆碱、磷脂酶 A 和其他胰酶可破坏胃黏膜屏障,引起急性炎症。

门静脉高压可致胃黏膜毛细血管和小静脉扩张及黏膜水肿,组织学表现为只有轻度或无炎症细胞浸润,可有显性或非显性出血。

(二)病理学改变

急性胃炎主要病理和组织学表现以胃黏膜充血水肿,表面有片状渗出物或黏液覆盖为主。黏膜皱襞上可见局限性或弥漫性陈旧性或新鲜出血与糜烂,糜烂加深可累及胃腺体。

显微镜下则可见黏膜固有层多少不等的中性粒细胞、淋巴细胞、浆细胞和少量嗜酸性粒细胞浸润,可有水肿。表面的单层柱状上皮细胞和固有腺体细胞出现变性与坏死。重者黏膜下层亦有水肿和充血。

腐蚀性胃炎者,若长时间接触高浓度的腐蚀物质,胃黏膜易出现凝固性坏死、糜烂和溃疡,重者穿孔或出血甚至腹膜炎。

另外少见的化脓性胃炎可表现为整个胃壁(主要是黏膜下层)炎性增厚,大量中性粒细胞浸润,黏膜坏死。可有胃壁脓性蜂窝织炎或胃壁脓肿。

四、临床表现

(一)症状

部分患者可有上腹痛、腹胀、恶心、呕吐和嗳气及食欲缺乏等。如伴胃黏膜糜烂出血,则有呕血和/或黑粪,大量出血可引起出血性休克。有时上腹胀气明显。细菌感染导致者可出现腹泻等。并有疼痛、吞咽困难和呼吸困难(由于喉头水肿)。腐蚀性胃炎可吐出血性黏液,严重者可发生食管或胃穿孔,引起胸膜炎或弥漫性腹膜炎。化脓性胃炎起病常较急,有上腹剧痛、恶心和呕吐、寒战和高热,血压可下降,出现中毒性休克。

(二)体征

上腹部压痛是常见体征,尤其多见于严重疾病引起的急性胃炎出血者。腐蚀性胃炎因口腔黏膜、食管黏膜和胃黏膜都有损害,口腔、咽喉黏膜充血、水肿和糜烂。化脓性胃炎有时体征酷似急腹症。

五、辅助检查

急性糜烂出血性胃炎的确诊有赖于急诊胃镜检查,一般应在出血后 24～48 小时内进行,可见到以多发性糜烂、浅表溃疡和出血灶为特征的急性胃黏膜病损,黏液糊或者新鲜或陈旧血液。一般急性应激所致的胃黏膜病损以胃体、胃底部为主,而 NSAID 或酒精所致的则以胃窦部为主。注意 X 线钡剂检查并无诊断价值。出血者做呕吐物或大便隐血试验,红细胞计数和血红蛋白测定。感染因素引起者,白细胞计数和分类检查,大便常规和培养。

六、诊断和鉴别诊断

主要由病史和症状做出拟诊,而经胃镜检查得以确诊。但吞服腐蚀物质者禁忌胃镜检查。有长期服 NSAID、酗酒及临床重危患者,均应想到急性胃炎可能。对于鉴别诊断,腹痛为主者,应通过反复询问病史而与急性胰腺炎、胆囊炎和急性阑尾炎等急腹症,甚至急性心肌梗死相鉴别。

七、治疗

(一)基础治疗

基础治疗包括给予镇静、禁食、补液、解痉、止吐等对症支持治疗。此后给予流质或半流质饮食。

(二)针对病因治疗

针对病因治疗包括根除 Hp、去除 NSAID 或酒精等诱因。

(三)对症处理

表现为反酸、上腹隐痛、烧灼感者,给予 H_2 受体拮抗药或质子泵抑制药。以恶心、呕吐或上腹胀闷为主者可选用甲氧氯普胺、多潘立酮或莫沙必利等促动力药。以痉挛性疼痛为主者,可给予莨菪碱等药物进行对症处理。

有胃黏膜糜烂、出血者,除可用抑制胃酸分泌的 H_2 受体拮抗药或质子泵抑制药外,还可同时应用胃黏膜保护药如硫糖铝或铝碳酸镁等。

对于较大量的出血则应采取综合措施进行抢救。当并发大量出血时,可以冰水洗胃或在冰水中加去甲肾上腺素(每 200 mL 冰水中加 8 mL),或同管内滴注碳酸氢钠,浓度为 1 000 mmol/L,24 小时滴 1 L,使胃内 pH 保持在 5 以上。凝血酶是有效的局部止血药,并有促进创面愈合作用,大剂量时止血作用显著。常规的止血药,如卡巴克络、抗血栓溶芳酸和酚磺乙胺等可静脉应用,但效果一般。内镜下止血往往可收到较好效果。

八、并发症的诊断、预防和治疗

急性胃炎的并发症包括穿孔、腹膜炎、水电解质紊乱和酸碱失衡等。为预防细菌感染者选用抗生素治疗,因过度呕吐致脱水者及时补充水和电解质,并适时检测血气分析,必要时纠正酸碱平衡紊乱。对于穿孔或腹膜炎者,则必要时外科治疗。

九、预后

病因去除后,急性胃炎多在短期内恢复正常。相反病因长期持续存在,则可转为慢性胃炎。由于绝大多数慢性胃炎的发生与 Hp 感染有关,而 Hp 自发清除少见,故慢性胃炎可持续存在,但多数患者无症状。流行病学研究显示,部分 Hp 相关性胃窦炎(<20%)可发生十二指肠溃疡。

(徐 帝)

第二节 慢 性 胃 炎

慢性胃炎是由各种病因引起的胃黏膜慢性炎症。根据新悉尼胃炎系统和我国 2006 年颁布的《中国慢性胃炎共识意见》标准,由内镜及病理组织学变化,将慢性胃炎分为非萎缩性(浅表性)胃炎及萎缩性胃炎两大基本类型和一些特殊类型胃炎。

一、流行病学

幽门螺杆菌(Hp)感染为慢性非萎缩性胃炎的主要病因。大致上说来,慢性非萎缩性胃炎发病率与 Hp 感染情况相平行,慢性非萎缩性胃炎流行情况因不同国家、不同地区 Hp 感染情况而异。一般 Hp 感染率发展中国家高于发达国家,感染率随年龄增加而升高。我国属 Hp 高感染率国家,估计人群中 Hp 感染率为 40%～70%。慢性萎缩性胃炎是原因不明的慢性胃炎,在我国是一种常见病、多发病,在慢性胃炎中占 10%～20%。

二、病因

(一)慢性非萎缩性胃炎的常见病因

1.Hp 感染

Hp 感染是慢性非萎缩性胃炎最主要的病因,两者的关系符合 Koch 提出的确定病原体为感染性疾病病因的 4 项基本要求,即该病原体存在于该病的患者中,病原体的分布与体内病变分布一致,清除病原体后疾病可好转,在动物模型中该病原体可诱发与人相似的疾病。

研究表明,80%～95%的慢性活动性胃炎患者胃黏膜中有 Hp 感染,5%～20%的 Hp 阴性率反映了慢性胃炎病因的多样性;Hp 相关胃炎者,Hp 胃内分布与炎症分布一致;根除 Hp 可使胃黏膜炎症消退,一般中性粒细胞消退较快,但淋巴细胞、浆细胞消退需要较长时间;志愿者和动物模型中已证实 Hp 感染可引起胃炎。

Hp 感染引起的慢性非萎缩性胃炎中胃窦为主全胃炎患者胃酸分泌可增加,十二指肠溃疡发生的危险度较高;而胃体为主全胃炎患者胃溃疡和胃癌发生的危险性增加。

2.胆汁和其他碱性肠液反流

幽门括约肌功能不全时含胆汁和胰液的十二指肠液反流入胃,可削弱胃黏膜屏障功能,使胃黏膜遭到消化液作用,产生炎症、糜烂、出血和上皮化生等病变。

3.其他外源因素

酗酒、服用 NSAID 等药物、某些刺激性食物等均可反复损伤胃黏膜。这类因素均可各自或与 Hp 感染协同作用而引起或加重胃黏膜慢性炎症。

(二)慢性萎缩性胃炎的主要病因

1973 年,Strickland 将慢性萎缩性胃炎分为 A、B 两型,A 型是胃体弥漫萎缩,导致胃酸分泌下降,影响维生素 B_{12} 及内因子的吸收,因此常合并恶性贫血,与自身免疫有关;B 型在胃窦部,少数人可发展成胃癌,与 Hp、化学损伤(胆汁反流、非皮质激素消炎药、吸烟、酗酒等)有关,我国 80%以上的属于第 2 类。

胃内攻击因子与防御修复因子失衡是慢性萎缩性胃炎发生的根本原因。具体病因与慢性非萎缩性胃炎相似,包括 Hp 感染;长期饮浓茶、烈酒、咖啡、过热、过冷、过于粗糙的食物,可导致胃黏膜的反复损伤;长期大量服用非甾体抗炎药如阿司匹林、吲哚美辛等可抑制胃黏膜前列腺素的合成,破坏黏膜屏障;烟草中的尼古丁不仅影响胃黏膜的血液循环,还可导致幽门括约肌功能紊乱,造成胆汁反流;各种原因的胆汁反流均可破坏黏膜屏障造成胃黏膜慢性炎症改变。比较特殊的是壁细胞抗原和抗体结合形成免疫复合体在补体参与下,破坏壁细胞;胃黏膜营养因子(如促胃液素、表皮生长因子等)缺乏;心力衰竭、动脉硬化、肝硬化合并门脉高压、糖尿病、甲状腺病、慢性肾上腺皮质功能减退、尿毒症、干燥综合征、胃血流量不足及精神因素等均可导致胃黏膜萎缩。

三、病理生理学和病理学

(一)病理生理学

1.Hp 感染

Hp 感染途径为粪-口或口-口途径,其外壁靠黏附素而紧贴胃上皮细胞。

Hp 感染的持续存在,致使腺体破坏,最终发展成为萎缩性胃炎。而感染 Hp 后胃炎的严重程度则除了与细菌本身有关外,还取决于患者机体情况和外界环境。如带有空泡毒素(VacA)和细胞毒相关基因(CagA)者,胃黏膜损伤明显较重。患者的免疫应答反应强弱、其胃酸的分泌情况、血型、民族和年龄差异等也影响胃黏膜炎症程度。此外,患者饮食情况也有一定作用。

2.自身免疫机制

研究早已证明,以胃体萎缩为主的 A 型萎缩性胃炎患者血清中,存在壁细胞抗体(PCA)和内因子抗体(IFA)。前者的抗原是壁细胞分泌小管微绒毛膜上的质子泵 H^+,K^+-ATP 酶,它破坏壁细胞而使胃酸分泌减少。而 IFA 则对抗内因子(壁细胞分泌的一种糖蛋白),使食物中的维生素 B_{12} 无法与后者结合被末端回肠吸收,最后引起维生素 B_{12} 吸收不良,甚至导致恶性贫血。IFA 具有特异性,几乎仅见于胃萎缩伴恶性贫血者。

造成胃酸和内因子分泌减少或丧失,恶性贫血是 A 型萎缩性胃炎的终末阶段,是自身免疫性胃炎最严重的标志。当泌酸腺完全萎缩时称为胃萎缩。

另外,近年发现 Hp 感染者中也存在着自身免疫反应,其血清抗体能与宿主胃黏膜上皮及黏液起交叉反应,如菌体 LewisX 和 LewisY 抗原。

3.外源损伤因素破坏胃黏膜屏障

碱性十二指肠液反流等,可减弱胃黏膜屏障功能。致使胃腔内 H^+ 通过损害的屏障,反弥散入胃黏膜内,使炎症不易消散。长期慢性炎症,又加重屏障功能的减退,如此恶性循环使慢性胃炎久治不愈。

4.生理因素和胃黏膜营养因子缺乏

萎缩性变化和肠化生等皆与衰老相关,而炎症细胞浸润程度与年龄关系不大。这主要是老龄者的退行性变-胃黏膜小血管扭曲,小动脉壁玻璃样变性,管腔狭窄导致黏膜营养不良、分泌功能下降。

新近研究证明,某些胃黏膜营养因子(胃泌素、表皮生长因子等)缺乏或胃黏膜感觉神经终器对这些因子不敏感可引起胃黏膜萎缩。如手术后残胃炎原因之一是 G 细胞数量减少,而引起胃泌素营养作用减弱。

5.遗传因素

萎缩性胃炎、低酸或无酸、维生素 B_{12} 吸收不良的患病率和 PCA、IFA 的阳性率很高,提示可能有遗传因素的影响。

(二)病理学

慢性胃炎病理变化是由胃黏膜损伤和修复过程所引起。病理组织学的描述包括活动性慢性炎症、萎缩和化生及异型增生等。此外,在慢性炎症过程中,胃黏膜也有反应性增生变化,如胃小凹上皮增生、黏膜肌增厚、淋巴滤泡形成、纤维组织和腺管增生等。

近几年对于慢性胃炎尤其是慢性萎缩性胃炎的病理组织学,有不少新的进展。以下结合2006 年9 月中华医学会消化病学分会的《全国第二次慢性胃炎共识会议》中制订的慢性胃炎诊治的共识意见,论述以下关键进展问题。

1.萎缩的定义

1996 年,新悉尼系统把萎缩定义为"腺体的丧失",这是模糊而易产生歧义的定义,反映了当时肠化是否属于萎缩,病理学家间有不同认识。其后国际上一个病理学家的自由组织——萎缩联谊会(Atrophy Club 2000)进行了 3 次研讨会,并在 2002 年发表了对萎缩的新分类,12 位作者中有 8 位也曾是悉尼系统的执笔者,故此意见可认为是悉尼系统的补充和发展,有很高权威性。

萎缩联谊会把萎缩新定义为"萎缩是胃固有腺体的丧失",将萎缩分为 3 种情况:无萎缩、未确定萎缩和萎缩,进而将萎缩分两个类型:非化生性萎缩和化生性萎缩。前者特点是腺体丧失伴有黏膜固有层中的纤维化或纤维肌增生;后者是胃黏膜腺体被化生的腺体所替换。这两类萎缩的程度分级仍用最初悉尼系统标准和新悉尼系统的模拟评分图,分为 4 级,即无、轻度、中度和重度萎缩。国际的萎缩新定义对我国来说不是新的,我国学者早年就认为"肠化或假幽门腺化生不是胃固有腺体,因此尽管胃腺体数量未减少,但也属萎缩",并在全国第一届慢性胃炎共识会议做了说明。

对于上述第 2 个问题,答案显然是肯定的。这是因为多灶性萎缩性胃炎的胃黏膜萎缩呈灶状分布,即使活检块数少,只要病理活检发现有萎缩,就可诊断为萎缩性胃炎。在此次全国慢性胃炎共识意见中强调,需注意取材于糜烂或溃疡边缘的组织易存在萎缩,但不能简单地视为萎缩性胃炎。此外,活检组织太浅、组织包埋方向不当等因素均可影响萎缩的判断。

"未确定萎缩"是国际新提出的观点,认为黏膜层炎症很明显时,单核细胞密集浸润造成腺体被取代、移置或隐匿,以致难以判断这些"看来似乎丧失"的腺体是否真正丧失,此时暂先诊断为"未确定萎缩",最后诊断延期到炎症明显消退(大部分在 Hp 根除治疗 3～6 个月后),再取活检时做出。对萎缩的诊断采取了比较谨慎的态度。

目前,我国共识意见并未采用此概念。因为:①炎症明显时腺体被破坏、数量减少,在这个时点上,病理按照萎缩的定义可以诊断为萎缩,非病理不能。②一般临床希望活检后有病理结论,病理如不作诊断,会出现临床难出诊断、对治疗效果无法评价的情况。尤其在临床研究上,设立此诊断项会使治疗前或后失去相当一部分统计资料。慢性胃炎是个动态过程,炎症可以有两个结局:完全修复和不完全修复(纤维化和肠化),炎症明显期病理无责任预言今后趋向哪个结局。可以预料对萎缩采用的诊断标准不一,治疗有效率也不一,采用"未确定萎缩"的研究课题,因为事先去除了一部分可逆的萎缩,萎缩的可逆性就低。

2.肠化分型的临床意义与价值用

AB-PAS 和 HID-AB 黏液染色能区分肠化亚型,然而,肠化分型的意义并未明了。传统观念认为,肠化亚型中的小肠型和完全型肠化无明显癌前病变意义,而大肠型肠化的胃癌发生危险性增高,从而引起临床的重视。支持肠化分型有意义的学者认为化生是细胞表型的一种非肿瘤性改变,通常在长期不利环境作用下出现。这种表型改变可以是干细胞内出现体细胞突变的结果,或是表现遗传修饰的变化导致后代细胞向不同方向分化的结果。胃内肠化生部位发现很多遗传改变,这些改变甚至可出现在异型增生前。他们认为肠化生中不完全型结肠型者,具有大多数遗传学改变,有发生胃癌的危险性。但近年越来越多的临床资料显示其预测胃癌价值有限而更强调重视肠化范围,肠化分布范围越广,其发生胃癌的危险性越高。10 多年来罕有从大肠型肠化随访发展成癌的报道。另一方面,从病理检测的实际情况看,肠化以混合型多见,大肠型肠化的检出率与活检块数有密切关系,即活检块数越多,大肠型肠化检出率越高。客观地讲,该型肠化生的遗传学改变和胃不典型增生(上皮内瘤)的改变相似。因此,对肠化分型的临床意义和价值的争论仍未有定论。

3.关于异型增生

异型增生(上皮内瘤变)是重要的胃癌癌前病变。分为轻度和重度(或低级别和高级别)两级。异型增生和上皮内瘤变是同义词,后者是 WHO 国际癌症研究协会推荐使用的术语。

4.萎缩和肠化发生过程是否存在不可逆转点

胃黏膜萎缩的产生主要有两种途径:一是干细胞区室和/或腺体被破坏;二是选择性破坏特定的上皮细胞而保留干细胞。这两种途径在慢性 Hp 感染中均可发生。

萎缩与肠化的逆转报道已经不在少数,但是否所有病患均有逆转可能,是否在萎缩的发生与发展过程中存在某一不可逆转点。这一转折点是否可能为肠化生,已明确 Hp 感染可诱发慢性胃炎,经历慢性炎症→萎缩→肠化→异型增生等多个步骤最终发展至胃癌(Correa 模式)。可否通过根除 Hp 来降低胃癌发生危险性始终是近年来关注的热点。多数研究表明,根除 Hp 可防止胃黏膜萎缩和肠化的进一步发展,但萎缩、肠化是否能得到逆转尚待更多研究证实。

Mera 和 Correa 等最新报道了一项长达 12 年的大型前瞻性随机对照研究,纳入 795 例具有胃癌前病变的成人患者,随机给予他们抗 Hp 治疗和/或抗氧化治疗。他们观察到萎缩黏膜在

Hp 根除后持续保持阴性 12 年后可以完全消退,而肠化黏膜也有逐渐消退的趋向,但可能需要随访更为长时间。他们认为通过抗 Hp 治疗来进行胃癌的化学预防是可行的策略。

但是,部分学者认为在考虑萎缩的可逆性时,需区分缺失腺体的恢复和腺体内特定细胞的再生。在后一种情况下,干细胞区室被保留,去除有害因素可使壁细胞和主细胞再生,并完全恢复腺体功能。当腺体及干细胞被完全破坏后,腺体的恢复只能由周围未被破坏的腺窝单元来完成。

当萎缩伴有肠化生时,逆转机会进一步减小。如果肠化生是对不利因素的适应性反应,而且不利因素可以被确定和去除,此时肠化生有可能逆转。但是,肠化生还有很多其他原因,如胆汁反流、高盐饮食、酒精。这意味着即使在 Hp 感染个体,感染以外的其他因素亦可以引发或加速化生的发生。如果肠化生是稳定的干细胞内体细胞突变的结果,则改变黏膜的环境也许不能使肠化生逆转。

1992—2002 年文献 34 篇,根治 Hp 后萎缩可逆和无好转的基本各占一半,主要由于萎缩诊断标准、随访时间和间隔长短、活检取材部位和数量不统一所造成。建议今后制订统一随访方案,联合各医疗单位合作研究,使能得到大宗病例的统计资料。根治 Hp 可以产生某些有益效应,如消除炎症,消除活性氧所致的 DNA 损伤,缩短细胞更新周期,提高低胃酸者的泌酸量,并逐步恢复胃液维生素 C 的分泌。在预防胃癌方面,这些已被证实的结果可能比希望萎缩和肠化生逆转重要得多。

实际上,国际著名学者对有否此不可逆转点也有争论。如美国的 Correa 教授并不认同它的存在,而英国 Aberdeen 大学的 Emad Munir El-Omar 教授则强烈认为在异型增生发展至胃癌的过程中有某个节点,越过此则基本处于不可逆转阶段,但至今为止尚未明确此点的确切位置。

四、临床表现

流行病学研究表明,多数慢性非萎缩性胃炎患者无任何症状。少数患者可有上腹痛或不适、上腹胀、早饱、嗳气、恶心等非特异性消化不良症状。某些慢性萎缩性胃炎患者可有上腹部灼痛、胀痛、钝痛或胀闷且以餐后为著,食欲缺乏、恶心、嗳气、便秘或腹泻等症状。内镜检查和胃黏膜组织学检查结果与慢性胃炎患者症状的相关分析表明,患者的症状缺乏特异性,且症状有无及严重程度与内镜所见及组织学分级并无明确的相关性。

伴有胃黏膜糜烂者,可有少量或大量上消化道出血,长期少量出血可引起缺铁性贫血。胃体萎缩性胃炎可出现恶性贫血,常有全身衰弱、疲软、神情淡漠、隐性黄疸,消化道症状一般较少。

体征多不明显,有时上腹轻压痛,胃体胃炎严重时可有舌炎和贫血。

慢性萎缩性胃炎的临床表现不仅缺乏特异性,而且与病变程度并不完全一致。

五、辅助检查

(一)胃镜及活组织检查

1.胃镜检查

随着内镜器械的长足发展,内镜观察更加清晰。内镜下慢性非萎缩性胃炎可见红斑(点状、片状、条状),黏膜粗糙不平,出血点(斑),黏膜水肿及渗出等基本表现,尚可见糜烂及胆汁反流。萎缩性胃炎则主要表现为黏膜色泽白,不同程度的皱襞变平或消失。在不过度充气状态下,可透见血管纹,轻度萎缩时见到模糊的血管,重度时看到明显血管分支。内镜下肠化黏膜呈灰白色颗粒状小隆起,重者贴近观察有绒毛状变化。肠化也可以呈平坦或凹陷外观的。如果喷撒亚甲蓝色素,肠化区可能出现被染上蓝色,非肠化黏膜不着色。

胃黏膜血管脆性增加可致黏膜下出血,谓之壁内出血,表现为水肿或充血胃黏膜上见点状、斑状或线状出血,可多发、新鲜和陈旧性出血相混杂。如观察到黑色附着物常提示糜烂等致出血。

值得注意的是,少数 Hp 感染性胃炎可有胃体部皱襞肥厚,甚至宽度达到 5 mm 以上,且在适当充气后皱襞不能展平,用活检钳将黏膜提起时,可见帐篷征,这是和恶性浸润性病变鉴别点之一。

2.病理组织学检查

萎缩的确诊依赖于病理组织学检查。萎缩的肉眼与病理之符合率仅为 38%～78%,这与萎缩或肠化甚至 Hp 的分布都是非均匀的,或者说多灶性萎缩性胃炎的胃黏膜萎缩呈灶状分布有关。当然,只要病理活检发现有萎缩,就可诊断为萎缩性胃炎。但如果未能发现萎缩,却不能轻易排除之。如果不取足够多的标本或者内镜医师并未在病变最重部位(这也需要内镜医师的经验)活检,则势必可能遗漏病灶。反之,当在糜烂或溃疡边缘的组织活检时,即使病理发现了萎缩,却不能简单地视为萎缩性胃炎,这是因为活检组织太浅、组织包埋方向不当等因素均可影响萎缩的判断。还有,根除 Hp 可使胃黏膜活动性炎症消退,慢性炎症程度减轻。一些因素可影响结果的判断,如:①活检部位的差异。②Hp 感染时胃黏膜大量炎症细胞浸润,形如萎缩;但根除 Hp 后胃黏膜炎症细胞消退,黏膜萎缩、肠化可望恢复。然而在胃镜活检取材多少问题上,病理学家的要求与内镜医师出现了矛盾。从病理组织学观点来看,5 块或更多则有利于组织学的准确判断,然而,就内镜医师而言,考虑到患者的医疗费用,主张 2～3 块即可。

(二)Hp 检测

活组织病理学检查时可同时检测 Hp,并可在内镜检查时多取 1 块组织做快速尿素酶检查以增加诊断的可靠性。其他检查 Hp 的方法包括:①胃黏膜直接涂片或组织切片,然后以 Gram 或 Giemsa 或 Warthin-Starry 染色(经典方法),甚至 HE 染色,免疫组化染色则有助于检测球形 Hp。②细菌培养,为金标准;需特殊培养基和微需氧环境,培养时间 3～7 天,阳性率可能不高但特异性高,且可做药物敏感试验。③血清 Hp 抗体测定,多在流行病学调查时用。④尿素呼吸试验,是一种非侵入性诊断法,口服 ^{13}C 或 ^{14}C 标记的尿素后,检测患者呼气中的 $^{13}CO_2$ 或 $^{14}CO_2$ 量,结果准确。⑤聚合酶链反应法(PCR 法),能特异地检出不同来源标本中的 Hp。

根除 Hp 治疗后,可在胃镜复查时重复上述检查,亦可采用非侵入性检查手段,如 ^{13}C 或 ^{14}C 尿素呼气试验、粪便 Hp 抗原检测及血清学检查。应注意,近期使用抗生素、质子泵抑制药、铋剂等药物,因有暂时抑制 Hp 作用,会使上述检查(血清学检查除外)呈假阴性。

(三)X 线钡剂检查

主要可以很好地显示胃黏膜相的气钡双重造影。对于萎缩性胃炎,常常可见胃皱襞相对平坦和减少。但依靠 X 线诊断慢性胃炎价值不如胃镜和病理组织学。

(四)实验室检查

1.胃酸分泌功能测定

非萎缩性胃炎胃酸分泌常正常,有时可以增高。萎缩性胃炎病变局限于胃窦时,胃酸可正常或低酸,低酸是由于泌酸细胞数量减少和 H^+ 向胃壁反弥散所致。测定基础胃液分泌量(BAO)及注射组胺或五肽胃泌素后测定最大泌酸量(MAO)和高峰泌酸量(PAO)以判断胃泌酸功能,有助于萎缩性胃炎的诊断及指导临床治疗。A 型慢性萎缩性胃炎患者多无酸或低酸,B 型慢性萎缩性胃炎患者可正常或低酸,往往在给予酸分泌刺激药后,亦不见胃液和胃酸分泌。

2.胃蛋白酶原(PG)测定

胃体黏膜萎缩时血清 PG I 水平及 PG I/II 比例下降,严重时可伴餐后血清 G-17 水平升高;胃窦黏膜萎缩时餐后血清 G-17 水平下降,严重时可伴 PG I 水平及 PG I/II 比例下降。然而,这主要是一种统计学上的差异(图 5-1)。

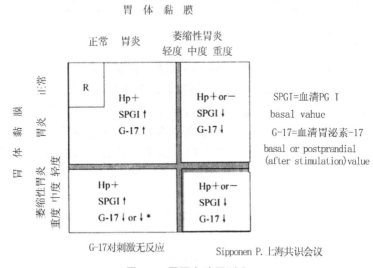

图 5-1 胃蛋白酶原测定

日本学者发现无症状胃癌患者,本法 85% 阳性,PG I 或比值降低者,推荐进一步胃镜检查,以检出伴有萎缩性胃炎的胃癌。该试剂盒用于诊断萎缩性胃炎和判断胃癌倾向在欧洲国家应用要多于我国。

3.血清促胃液素测定

如果以放射免疫法检测血清促胃液素,则正常值应低于 100 pg/mL。慢性萎缩性胃炎胃体为主者,因壁细胞分泌胃酸缺乏、反馈性地 G 细胞分泌促胃液素增多,致促胃液素中度升高。特别是当伴有恶性贫血时,该值可达 1 000 pg/mL 或更高。注意此时要与胃泌素瘤相鉴别,后者是高胃酸分泌。慢性萎缩性胃炎以胃窦为主时,空腹血清促胃液素正常或降低。

4.自身抗体

血清 PCA 和 IFA 阳性对诊断慢性胃体萎缩性胃炎有帮助,尽管血清 IFA 阳性率较低,但胃液中 IFA 的阳性,则十分有助于恶性贫血的诊断。

5.血清维生素 B_{12} 浓度和维生素 B_{12} 吸收试验

慢性胃体萎缩性胃炎时,维生素 B_{12} 缺乏,常低于 200 ng/L。维生素 B_{12} 吸收试验(Schilling 试验)能检测维生素 B_{12} 在末端回肠吸收情况且可与回盲部疾病和严重肾功能障碍相鉴别。同时服用 ^{58}Co 和 ^{57}Co(加有内因子)标记的氰钴素胶囊。此后收集 24 小时尿液。如两者排出率均大于 10% 则正常,若尿中 ^{58}Co 排出率低于 10%,而 ^{57}Co 的排出率正常则常提示恶性贫血;而两者均降低的常常是回盲部疾病或者肾衰竭者。

六、诊断和鉴别诊断

(一)诊断

鉴于多数慢性胃炎患者无任何症状,或即使有症状也缺乏特异性,且缺乏特异性体征,因此根据症状和体征难以做出慢性胃炎的正确诊断。慢性胃炎的确诊主要依赖于内镜检查和胃黏膜活检组织学检查,尤其是后者的诊断价值更大。

按照悉尼胃炎标准要求,完整的诊断应包括病因、部位和形态学三方面。例如,诊断为"胃窦为主慢性活动性 Hp 胃炎"和"NSAID 相关性胃炎"。当胃窦和胃体炎症程度相差 2 级或以上时,加上"为主"修饰词,如"慢性(活动性)胃炎,胃窦显著"。当然这些诊断结论最好是在病理报告后给出,实际的临床工作中,胃镜医师可根据胃镜下表现给予初步诊断。病理诊断则主要根据新悉尼胃炎系统如图 5-2 所示。

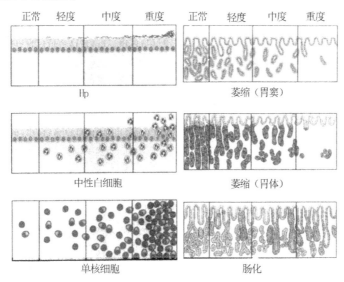

图 5-2 新悉尼胃炎系统

对于自身免疫性胃炎诊断,要予以足够的重视。因为胃体活检者甚少,或者很少开展 PCA 和 IFA 的检测,诊断该病者很少。为此,如果遇到以全身衰弱和贫血为主要表现,而上消化道症状往往不明显者,应做血清促胃液素测定和/或胃液分析,异常者进一步做维生素 B_{12} 吸收试验,血清维生素 B_{12} 浓度测定可获确诊。注意不能仅仅凭活检组织学诊断本病,特别标本数少时,这是因为 Hp 感染性胃炎后期,胃窦肠化,Hp 上移,胃体炎症变得显著,可与自身免疫性胃炎表现相重叠,但后者胃窦黏膜的变化很轻微。另外,淋巴细胞性胃炎也可出现类似情况,而其并无泌酸腺萎缩。

A 型、B 型萎缩性胃炎特点如下表(表 5-1)。

表 5-1 A 型和 B 型慢性萎缩性胃炎的鉴别

项 目		A 型慢性萎缩性胃炎	B 型慢性萎缩性胃炎
部位	胃窦	正常	萎缩
	胃体	弥漫性萎缩	多灶性
血清促胃液素		明显升高	不定,可以降低或不变

项 目	A型慢性萎缩性胃炎	B型慢性萎缩性胃炎
胃酸分泌	降低	降低或正常
自身免疫抗体(内因子抗体和壁细胞抗体)阳性率	90%	10%
恶性贫血发生率	90%	10%
可能的病因	自身免疫,遗传因素	Hp、化学损伤

(二)鉴别诊断

1.功能性消化不良

2006年,《我国慢性胃炎共识意见》将消化不良症状与慢性胃炎做了对比:一方面慢性胃炎患者可有消化不良的各种症状;另一方面,一部分有消化不良症状者如果胃镜和病理检查无明显阳性发现,可能仅仅为功能性消化不良。当然,少数功能性消化不良患者可同时伴有慢性胃炎。这样在慢性胃炎与消化不良症状功能性消化不良之间形成较为错综复杂的关系。但一般说来,消化不良症状的有无和严重程度与慢性胃炎的内镜所见或组织学分级并无明显相关性。

2.早期胃癌和胃溃疡

几种疾病的症状有重叠或类似,但胃镜及病理检查可鉴别。重要的是,如遇到黏膜糜烂,尤其是隆起性糜烂,要多取活检和及时复查,以排除早期胃癌。这是因为即使是病理组织学诊断,也有一定局限性。原因主要是:①胃黏膜组织学变化易受胃镜检查前夜的食物(如某些刺激性食物加重黏膜充血)性质、被检查者近日是否吸烟、胃镜操作者手法的熟练程度、患者恶心反应等诸种因素影响。②活检是点的调查,而慢性胃炎病变程度在整个黏膜面上并非一致,要多点活检才能做出全面估计,判断治疗效果时,尽量在黏膜病变较重的区域或部位活检,如系治疗前后比较,则应在相同或相近部位活检。③病理诊断易受病理医师主观经验的影响。

3.慢性胆囊炎与胆石症

其与慢性胃炎症状十分相似,同时并存者亦较多。对于中年女性诊断慢性胃炎时,要仔细询问病史,必要时行胆囊B超检查,以了解胆囊情况。

4.其他

慢性肝炎和慢性胰腺疾病等,也可出现与慢性胃炎类似症状,在详询病史后,行必要的影像学检查和特异的实验室检查。

七、预后

慢性萎缩性胃炎常合并肠上皮化生。慢性萎缩性胃炎绝大多数预后良好,少数可癌变,其癌变率为1%~3%。目前认为慢性萎缩性胃炎若早期发现,及时积极治疗,病变部位萎缩的腺体是可以恢复的,其可转化为非萎缩性胃炎或被治愈,改变了以往人们对慢性萎缩性胃炎不可逆转的认识。根据萎缩性胃炎每年的癌变率为0.5%~1%,那么,胃镜和病理检查的随访周期定位多长才既提高早期胃癌的诊断率,又方便患者和符合医药经济学要求。这也一直是不同地区和不同学者分歧较大的问题。在我国,城市和乡村有不同胃癌发生率和医疗条件差异。如果纯粹从疾病进展和预防角度考虑,一般认为,不伴有肠化和异型增生的萎缩性胃炎可1~2年做内镜和病理随访1次;活检有中重度萎缩伴有肠化的萎缩性胃炎1年左右随访1次。伴有轻度异型增生并剔除取于癌旁者,根据内镜和临床情况缩短至6~12个月随访1次;而重度异型增生者需立即复查胃镜和病理,必要时手术治疗或内镜下局部治疗。

八、治疗

慢性非萎缩性胃炎的治疗目的是缓解消化不良症状和改善胃黏膜炎症。治疗应尽可能针对病因,遵循个体化原则。消化不良症状的处理与功能性消化不良相同。无症状、Hp 阴性的非萎缩性胃炎无须特殊治疗。

(一)一般治疗

慢性萎缩性胃炎患者,不论其病因如何,均应戒烟、忌酒,避免使用损害胃黏膜的药物如 NSAID 等,及避免对胃黏膜有刺激性的食物和饮品,如过于酸、甜、咸、辛辣和过热、过冷食物,浓茶、咖啡等,饮食宜规律,少吃油炸、烟熏、腌制食物,不食腐烂变质的食物,多吃新鲜蔬菜和水果,所食食品要新鲜并富于营养,保证有足够的蛋白质、维生素(如维生素 C 和叶酸等)及铁质摄入,精神上乐观,生活要规律。

(二)针对病因或发病机制的治疗

1.根除 Hp

慢性非萎缩性胃炎的主要症状为消化不良,其症状应归属于功能性消化不良范畴。目前,国内外均推荐对 Hp 阳性的功能性消化不良行根除治疗。因此,有消化不良症状的 Hp 阳性慢性非萎缩性胃炎患者均应根除 Hp。另外,如果伴有胃黏膜糜烂,也该根除 Hp。大量研究结果表明,根除 Hp 可使胃黏膜组织学得到改善;对预防消化性溃疡和胃癌等有重要意义;对改善或消除消化不良症状具有费用-疗效比优势。

2.保护胃黏膜

关于胃黏膜屏障功能的研究由来已久。1964 年,美国密歇根大学 Horace Willard Davenport 博士首次提出"胃黏膜具有阻止 H^+ 自胃腔向黏膜内扩散的屏障作用"。1975 年,美国密歇根州 Upjohn公司的Robert博士发现前列腺素可明显防止或减轻 NSAID 和应激等对胃黏膜的损伤,其效果呈剂量依赖性。从而提出细胞保护的概念。1996 年,加拿大的 Wallace 教授较全面阐述胃黏膜屏障,根据解剖和功能将胃黏膜的防御修复分为 5 个层次——黏液-HCO_3^- 屏障、单层柱状上皮屏障、胃黏膜血流量、免疫细胞-炎症反应和修复重建因子作用等。至关重要的上皮屏障主要包括胃上皮细胞顶膜能抵御高浓度酸、胃上皮细胞之间紧密连接、胃上皮抗原呈递,免疫探及并限制潜在有害物质,并且它们大约每 72 小时完全更新一次。这说明它起着关键作用。

近年来,有关前列腺素和胃黏膜血流量等成为胃黏膜保护领域的研究热点。这与 NSAID 药物的广泛应用带来的不良反应日益引起学者的重视有关。美国加州大学戴维斯分校的 Tarnawski教授的研究显示,前列腺素保护胃黏膜抵抗致溃疡及致坏死因素损害的机制不仅是抑制胃酸分泌。当然表皮生长因子(EGF)、成纤维生长因子(bFGF)和血管内皮生长因子(VEGF)及热休克蛋白等都是重要的黏膜保护因子,在抵御黏膜损害中起重要作用。

然而,当机体遇到有害因素强烈攻击时,仅依靠自身的防御修复能力是不够的,强化黏膜防卫能力,促进黏膜的修复是治疗胃黏膜损伤的重要环节之一。具有保护和增强胃黏膜防御功能或者防止胃黏膜屏障受到损害的一类药物统称为胃黏膜保护药。包括铝碳酸镁、硫糖铝、胶体铋剂、地诺前列酮(喜克溃)、替普瑞酮(又名施维舒)、吉法酯(又名惠加强-G)、谷氨酰胺类(麦滋林-S)、瑞巴派特(膜固思达)等药物。另外,合欢香叶酯能增加胃黏膜更新,提高细胞再生能力,增强胃黏膜对胃酸的抵抗能力,达到保护胃黏膜作用。

3.抑制胆汁反流

促动力药如多潘立酮可防止或减少胆汁反流;胃黏膜保护药,特别是有结合胆酸作用的铝碳酸镁制剂,可增强胃黏膜屏障、结合胆酸,从而减轻或消除胆汁反流所致的胃黏膜损害。考来烯胺可络合反流至胃内的胆盐,防止胆汁酸破坏胃黏膜屏障,方法为每次 3~4 g,1 天 3~4 次。

(三)对症处理

消化不良症状的治疗由于临床症状与慢性非萎缩性胃炎之间并不存在明确关系,因此症状治疗事实上属于功能性消化不良的经验性治疗。慢性胃炎伴胆汁反流者可应用促动力药(如多潘立酮)和/或有结合胆酸作用的胃黏膜保护药(如铝碳酸镁制剂)。

(1)有胃黏膜糜烂和/或以反酸、上腹痛等症状为主者,可根据病情或症状严重程度选用抗酸药、H_2 受体拮抗药或质子泵抑制药(PPI)。

(2)促动力药如多潘立酮、马来酸曲美布汀、莫沙必利、盐酸伊托必利主要用于上腹饱胀、恶心或呕吐等为主要症状者。

(3)胃黏膜保护药如硫糖铝、瑞巴派特、替普瑞酮、吉法酯、依卡倍特适用于有胆汁反流、胃黏膜损害和/或症状明显者。

(4)抗抑郁药或抗焦虑治疗:可用于有明显精神因素的慢性胃炎伴消化不良症状患者,同时应予耐心解释或心理治疗。

(5)助消化治疗:对于伴有腹胀、食欲缺乏等消化不良症而无明显上述胃灼热、反酸、上腹饥饿痛症状者,可选用含有胃酶、胰酶和肠酶等复合酶制剂治疗。

(6)其他对症治疗:包括解痉止痛、止吐、改善贫血等。

(7)对于贫血,若为缺铁,应补充铁剂。大细胞贫血者根据维生素 B_{12} 或叶酸缺乏分别给予补充。

(徐　帝)

第三节　急性胃扩张

急性胃扩张是指无幽门或十二指肠机械性梗阻而突然发生的胃过度扩张。急性胃扩张是一种少见的急腹症,病情发展迅速,过程凶险,病死率较高。如果本病能够早期发现并得到及时处理,则预后良好。因此,临床上应对本病保持高度警觉。由于急性胃扩张的临床表现不典型,不易早期发现,患者常常被延误诊断和治疗。

一、病因

(1)急性胃扩张常见于手术后,尤其是腹膜后的手术后。术后发生胃扩张可能与下列因素有关:外科手术可直接刺激躯体及内脏神经或通过神经反射抑制胃的自主神经功能,导致胃壁平滑肌弛缓进而形成扩张;麻醉过程中口罩加压给氧或吞入大量空气;手术牵拉致持续性幽门痉挛;术中长时间牵拉小肠使肠系膜上动脉和主动脉夹角变小,压迫十二指肠水平段;术后给氧和胃管鼻饲可使大量气体进入胃内及胃管脱出或阻塞影响胃腔减压。近年来由于术前准备和术后处理的改进,特别是在腹部大手术时多放置胃管减压,发生于术后的急性胃扩张已经很少见。

(2)短时间进食过多,可影响胃的张力和胃的排空而诱发急性胃扩张,是急性胃扩张最常见的病因。暴饮暴食引发的急性胃扩张,其严重性较手术后急性胃扩张为大。大量食物吃进胃内,强行打乱神经反馈弧,使食物不能及时排空消化,引起分泌增加。食物不能排空消化而引发发酵,进一步加重胃扩张。大量食物进入胃内,还可使胃壁肌肉突然受到过度牵拉导致反射性麻痹。由于胃体积增加而收缩力下降,重力作用使扩张的胃压迫了十二指肠,胃内容更难排出,形成了恶性循环,对机体造成严重损害。据报道,约80%的急性胃扩张病例是在原发疾病基础上饮食过量或饮食不当而引发的,尤其是衰弱、慢性饥饿和神经性厌食或因肥胖症而节食者,胃的顺应性差,突然大量进食后可以诱发急性胃扩张,女性多见。

(3)洗胃可以引起急性胃扩张。机制是洗胃灌注的液体过多而未能及时完全呕出,使胃内液体短期内积聚过多,在数分钟内即可产生胃内高压状态,胃明显扩张。如果扩张的张力超过了胃壁的弹性限度,可导致浆肌层撕裂,最后胃全层破裂。洗胃引起的急性胃扩张,因缺血时间短,无组织坏死,仅引起胃动力障碍,一般不致引起严重后果。同时大剂量阿托品的应用也抑制了胃运动功能,促进了急性胃扩张的发生。因此,在临床上洗胃时应注意灌入的洗胃液的量应与排出的量大致相等。

(4)任何类型的创伤均可以引发急性胃扩张,尤以腹部损伤或气管切开者多见。各种外伤尤其是上腹部挫伤或严重复合伤,其产生的应激状态及创伤对腹腔神经丛的强烈刺激可诱发急性胃扩张。创伤性急性胃扩张较为罕见,但上腹部外伤后要考虑到急性胃扩张的可能,以免漏诊。

(5)另外,长期卧床者可以发生急性胃扩张。

(6)胃扭转、嵌顿性食管裂孔疝、幽门附近的病变,以及躯体部上石膏套后1～2天均可引起急性胃扩张。

(7)其他可引起急性胃扩张的疾病包括糖尿病、急性感染、水电解质紊乱、慢性消耗性疾病、肠扭转、精神性疾病和情绪紧张等。糖尿病神经病变,因其可导致内脏自主神经病变使胃张力改变、运动减弱。情绪紧张、精神抑郁和营养不良均可引起自主神经功能紊乱使胃的张力减低和排空延迟。严重感染如败血症均可影响胃的张力和胃的排空导致胃扩张。

二、病理生理

(1)胃扩张后神经反射作用导致胃迷走神经过度抑制,胃壁运动受抑而迟缓,失去了正常生理功能而使胃壁肌肉麻痹,胃壁肌肉张力减退进而使胃排空障碍,属动力性加机械性梗阻,而以胃壁肌肉麻痹占主导地位。

(2)胃扩张时恶心呕吐造成胃液大量丢失,电解质与酸碱平衡紊乱。胃液的大量丢失是低钾产生的重要原因,因为胃液中的钾离子浓度是血浆的3～5倍。低钾可引起神经肌肉应激性下降出现胃肠麻痹,进一步加重胃扩张。

(3)胃和十二指肠极度膨胀,腔内有大量液体潴留。随着胃腔压力的增高,食管下端受压,使胃管无法置入胃内,易误诊为食管下端或贲门平滑肌痉挛。使用抗胆碱药阿托品用于解除平滑肌痉挛,会加重胃肠平滑肌的麻痹。

(4)当胃扩张到一定程度时胃壁肌肉张力减弱,使食管与贲门和胃与十二指肠交界处形成锐角,进一步阻碍胃内容物的排出。

(5)由于胃麻痹和胀满,一方面使膈肌升高,胸腔容积变小,影响呼吸功能,甚至可致呼吸困难,还可机械性地压迫门静脉引起功能性下腔静脉梗阻,使血液淤滞于腹腔内脏,回心血量减少,心排血量亦减少,最后导致周围循环衰竭,出现休克。

(6)扩张的胃可占据整个腹腔甚至达盆腔,把小肠和横结肠推入腹腔下部甚至盆腔,致小肠系膜紧张,肠系膜上动脉和主动脉夹角变小,持续性压迫十二指肠水平部;或者胀满的胃直接压迫在十二指肠水平部通过脊柱部分,使胃内食物、咽入的空气及胃十二指肠的分泌液和胆汁、胰液大量积存,这些液体的滞留又可以进一步刺激胃十二指肠黏膜,使黏膜分泌和渗出显著增多,加重了胃扩张程度。

(7)胃扩张引起胃壁静脉血液回流障碍,致大量液体和电解质由血浆和组织间液进入胃腔内,迅速引起水和电解质失调。

(8)胃扩张继续发展,胃壁变薄,微循环发生障碍,造成组织缺血缺氧,胃黏膜血管麻痹性扩张,局部渗出增加,吸收功能丧失,又加剧了胃扩张的发展;胃壁血液循环障碍加重,出现血性渗出,胃液呈咖啡色,最后胃壁血供受阻,导致胃壁组织细胞坏死。

(9)若胃扩张得不到解除,坏死将向食管下段及十二指肠发展。胃黏膜受压血管破裂,黏膜形成溃疡、淤血和坏死灶,重者可发生胃破裂穿孔。

(10)大量体液丢失,引起严重脱水,易发生代谢性酸中毒;胃黏膜的大量渗出,丢失钾离子和氢离子,可以继发代谢性碱中毒;胃的膨胀影响呼吸功能使呼吸受限,换气浅快,导致呼吸性碱中毒。

三、临床特点

急性胃扩张原发病过程不典型,临床症状重,临床表现多样化。尽管急性胃扩张发病迅速,但发病初期不易引起患者及家属的注意,多在临床症状急剧加重时就诊。患者多有明显过量进食史、手术史或外伤史。但手术后或上腹部外伤后通常会考虑胃和胰腺的损伤,一般不易联想到急性胃扩张。

(1)高度腹胀,上腹部饱胀及进行性腹部胀痛。呕吐频繁但无力,呈典型的溢出性呕吐,呕吐棕褐色混浊液体,呕后腹胀不减轻。如果属于麻痹性扩张,胃内容物并不易呕出。

(2)呼吸浅短、脉快。高度腹胀,明显的腹部隆起,上腹部明显,常不对称,左侧更为隆起。看不到胃蠕动波。上腹可引出振水音。全腹轻压痛及肌紧张,肠鸣音减弱或消失。短期内出现低血容量性休克、呼吸困难、代谢性碱中毒及少尿。

(3)置入胃管可吸出数千毫升棕绿色液体气体,潜血试验阳性。如果吸出大量液体气体,诊断即可确立。

(4)X线检查:X线透视可见上腹部弥漫性致密影及胃泡水平面增大。如果中上腹饱胀,未见膈下游离气体而胃泡水平面增大应考虑到急性胃扩张可能;腹部X线片可发现胃显著扩张积气及气液平面(胃影可达盆腔),如果发生穿孔和胃壁坏死可出现腹膜炎表现和膈下游离气体;X线钡餐检查可见胃扩张,胃内积气积液,胃蠕动弱,造影剂长时间滞留胃内。

(5)腹部B超:可见胃明显扩张,胃壁变薄,其内充满内容物,于体表可以测出胃的轮廓。

(6)腹部CT:可以了解胃的扩张程度,以及对周围脏器的压迫情况。

四、诊断及鉴别诊断

急性胃扩张因其早期临床表现不典型,易与其他急腹症混淆,早期及时明确诊断十分重要。患者如存在上述病因和诱发因素,应想到发生急性胃扩张的可能,应进一步观察,注意本病临床症状和体征的特点。早期可有腹胀、上腹或脐周隐痛,恶心和持续性呕吐,呕吐后症状并不减轻。

随着病情的加重,全身情况进行性恶化,可出现脱水、碱中毒,并表现为血压下降和休克。突出的体征为上腹膨胀,可见胃形,叩诊过度回响,有振水声。实验室检查可发现血液浓缩、低钾血症、低氯血症和酸碱平衡紊乱。立位腹部 X 线检查可见左上腹巨大液平面和充满腹腔的特大胃影及左膈肌抬高,即可做出诊断。

急性胃扩张的患者病情重,病因复杂,临床表现多样,实验室表现复杂,往往因分析病情不全面,容易误诊为其他腹部急症,文献报道此病有较高的误诊率(28.5%)。误诊原因为医师对本病的认识不足。对于高危人群一旦出现腹痛、腹胀、呕吐等消化道症状,均不能排除本病的可能。应仔细查体,反复检查,严密观察病情变化。

急性胃扩张主要应与机械性肠梗阻、弥散性腹膜炎和幽门梗阻区别。机械性肠梗阻可有腹胀、呕吐,但常有较明显腹痛,腹部体格检查可见肠型,肠鸣音多亢进,立位腹部 X 线片可见小肠积气,并可见肠腔内多个液平面,胃管抽吸无大量胃内容物。弥散性腹膜炎常由腹腔内脏器穿孔或急性胰腺炎引起,起病急骤,腹痛剧烈,腹部肌肉紧张,有压痛及反跳痛,肝脏浊音界可消失,肠鸣音消失,患者体温常升高,白细胞计数增多。消化道穿孔者腹部 X 线检查可发现膈下游离气体;急性胰腺炎患者有血尿淀粉酶升高,腹部 CT 可见胰腺肿大、胰腺周围渗出等改变。消化性溃疡、胃窦部肿瘤引起的幽门梗阻也可导致胃扩张的发生,但一般起病缓慢,患者呕吐物无胆汁,上腹部可见到胃形及胃蠕动,很少出现脉搏快速而微弱、血压下降等,胃镜检查或 X 线钡剂造影可明确诊断。

五、治疗

(一)非手术治疗

急性胃扩张患者确诊后,应首选内科非手术疗法。禁食水,持续胃肠减压,营养支持,纠正水、电解质失衡和酸碱平衡紊乱,并发休克者积极抗休克治疗。快速从静脉输入生理盐水及葡萄糖溶液,使尿量正常,必要时输入全血。如果有低钾性碱中毒,需补充钾盐。

胃抽吸和冲洗:插入胃管,将胃内液体及气体抽空,每隔半小时用温生理盐水冲洗,冲洗时避免一次注入过多液体,直至胃液颜色变淡,量逐渐减少为止。暴饮暴食所致的急性胃扩张,胃内常有大量食物,用一般胃肠减压管不容易吸出,需用较粗胃管抽吸洗胃并持续减压。如果减压洗胃仍不能缓解或大量食物无法吸出则须考虑手术治疗。

体位疗法:患者取俯卧位,头转向侧方,床脚抬高,可减轻小肠系膜的紧张,并防止其对十二指肠的压迫,以利胃内容进入远侧消化道。

一旦病情好转,2~3 天后可往胃里注入少量液体,如果无异常情况即可开始恢复少量进食。

对于年老体弱、营养不良或病史长恢复慢的患者应及时给予完全胃肠外营养,纠正低蛋白血症。

对病情严重,特别是对疑有胃壁坏死、穿孔及腹腔感染者,应及时行手术治疗。术前应同时进行积极有效的液体复苏,给机体提供充足热量,维持水、电解质平衡及纠正酸碱失衡。选用敏感抗生素控制感染,预防和有效控制毒血症的发生。

(二)手术疗法

(1)手术指征:①胃肠减压不见好转,全身情况恶化,休克难以纠正;②有腹膜炎体征或腹腔穿刺有血性渗液;③腹部 X 线检查出现膈下游离气体。

(2)暴饮暴食引起的急性胃扩张,因胃内内容物呈固糊状较多,有时胃肠减压难以奏效,或有时胃管不能插入胃腔,这种情况下应及早采取手术治疗。如早期未能及时正确处理,预后极差。急性胃扩张病程超过 12 小时,极易出现胃壁组织坏死,甚至穿孔、休克,病死率可高达 20%。手术方法以简单有效为原则,常用胃切开减压术。切开胃壁清除其内容物,对于胃壁部分坏死者行部分切除,点状坏死则行浆肌层内翻缝合包埋坏死灶为宜,有胃穿孔者行修补术,术后应继续胃管吸引减压或做胃造口术。给予适量促进胃收缩药物,同时抗炎补液,预防电解质紊乱及酸碱平衡失调等并发症的出现。

(3)如果保守治疗失败或者保守治疗期间怀疑有胃穿孔,应立即手术探查,延迟治疗可造成80%～100%的病死率。手术也应力求简单,胃切开减压术,清除胃内积存的食物残渣,清洗胃腔和腹腔。如果胃壁无血运障碍,可行胃壁切开减压后缝合。如果胃壁发生血运障碍,根据坏死的范围可选择胃部分切除、胃空肠吻合术或全胃切除、食管空肠吻合术等术式。由于急性胃扩张患者胃壁已基本上完全丧失运动能力,血运差,预计手术后长时间不能恢复,可行胃造口术或空肠营养造口术,有利于维持患者的营养状态,并可避免肠外营养所致的许多并发症。亦可考虑手术中安置鼻肠营养管术后早期给予肠内营养支持。

(4)如果病情危重,则不宜采用过于复杂的手术方式,只进行胃造口术和腹腔引流术即可,待病情好转后再酌情进行二期手术。

六、预防

要普及卫生知识,积极宣传暴饮暴食的危害性;腹部手术前积极去除各种急性胃扩张的原发因素,若患者一般状态差,最好于术前进行胃肠减压直到术后胃肠功能完全恢复,这是预防急性胃扩张的有效措施;术后患者饮食逐渐从流质饮食过渡到普通饮食,避免暴饮暴食;术中麻醉操作要熟练,避免使患者吞咽大量空气;术中减少创伤,避免对组织的过度牵拉;术后预防腹腔感染,注意给予营养支持;术后要经常变换体位,并适当给予对症处理,以促进患者胃肠功能的恢复;一旦出现急性胃扩张的征象时,应及早进行处理,不要等到症状加重时再治疗。在门急诊接诊腹胀患者时,详细询问病史,注意观察病情变化,诊断不明确时及早进行相关的辅助检查,以免漏诊,对一时难以明确诊断的患者,应留诊观察或收入院进一步诊治。

(邱　娜)

第四节　胃　扭　转

胃扭转是由于胃固定机制发生障碍,或因胃本身及其周围系膜(器官)的异常,使胃沿不同轴向发生部分或完全的扭转。胃扭转最早于1866年由Berti在尸检中发现。

本病可发生于任何年龄,多见于30～60岁,男女性别无差异。15%～20%胃扭转发生于儿童,多见于1岁以前,常同先天性膈缺损有关。2/3的胃扭转病例为继发性,最常见的是继发于食管旁疝,也可能同其他先天性或获得性腹部异常有关。

一、分类

(一)按病因分类

1.原发性胃扭转

致病因素主要是胃的支持韧带有先天性松弛或过长,再加上胃运动功能异常,如饱餐后胃的重量增加,容易导致胃扭转。除解剖学因素外,急性胃扩张、剧烈呕吐、横结肠胀气等亦是胃扭转的诱因。

2.继发性胃扭转

继发性胃扭转为胃本身或周围脏器的病变造成,如食管裂孔疝、先天及后天性膈肌缺损、胃穿透性溃疡、胃肿瘤、脾大等疾病,亦可由胆囊炎、肝脓肿等造成胃粘连牵拉引起胃扭转。

(二)以胃扭转的轴心分类

1.器官轴(纵轴)型胃扭转

此类型较少见。胃沿贲门至幽门的连线为轴心向上旋转,造成胃大弯向上、向左移位,位于胃小弯上方,贲门和胃底的位置基本无变化,幽门则指向下。横结肠也可随胃大弯向上移位。这种类型的旋转可以在胃的前方或胃的后方,但以前方多见。

2.系膜轴型(横轴)胃扭转

此类型最常见。胃沿着从大、小弯中点的连线为轴发生旋转。又可分为两个亚型:一个亚型是幽门由右向上向左旋转,胃窦转至胃体之前,有时幽门可达到贲门水平,右侧横结肠也可随胃幽门窦部移至左上腹;另一亚型是胃底由左向下向右旋转,胃体移至胃窦之前。系膜轴型扭转造成胃前后对折,使胃形成两个小腔。这类扭转中膈肌异常不常见,多为胃部手术并发症或为特发性,典型的为慢性不完全扭转,食管胃连接部并无梗阻,胃管或内镜多可通过。

3.混合型胃扭转

较常见,兼有器官轴型扭转及系膜轴型扭转两者的特点。

(三)按扭转范围分为完全型和部分型胃扭转

1.完全型扭转

整个胃除与横膈相附着的部分以外都发生扭转。

2.部分型扭转

仅胃的一部分发生扭转,通常是胃幽门终末部发生扭转。

(四)按扭转的性质分为急性胃扭转和慢性胃扭转

1.急性胃扭转

发病急,呈急腹症表现。常与胃解剖学异常有密切关系,在不同的诱因激发下起病。如食管裂孔疝、膈疝、胃下垂、胃的韧带松弛或过长。剧烈呕吐、急性胃扩张、胃巨大肿瘤、横结肠显著胀气等可成为胃的位置突然改变而发生扭转的诱因。

2.慢性胃扭转

有上腹部不适,偶有呕吐等临床表现,可以反复发作。多为继发性,除膈肌的病变外,胃本身或上腹部邻近器官的疾病,如穿透性溃疡、肝脓肿、胆道感染、膈创伤等亦可成为慢性胃扭转的诱因。

二、临床表现

胃扭转的临床表现与扭转范围、程度及发病的快慢有关。

(一)急性胃扭转

表现为上腹部突然剧烈疼痛,可放射至背部及左胸部。有时甚至放射到肩部、颈部并伴随呼吸困难,有时可有心电图改变,有可能被误诊为心肌梗死。急性胃扭转常伴有持续性呕吐,呕吐物量不多,不含胆汁,以后有难以消除的干呕,进食后可立即呕出,这是因为胃扭转使贲门口完全闭塞的结果。上腹部进行性膨胀，下腹部平坦柔软。大多数患者不能经食管插入胃管。急性胃扭转晚期可发生血管闭塞和胃壁缺血坏死，以致发生休克。

查体可发现上腹膨隆及局限性压痛，下腹平坦，全身情况无大变化，若伴有全身情况改变，提示胃部有血液循环障碍。反复干呕、上腹局限压痛、胃管不能插入胃内，这是急性胃扭转的三大特征，称为"急性胃扭转三联症"（Borchardt 三联症）。但这三联症在扭转程度较轻时，不一定存在。

(二)慢性胃扭转

较急性胃扭转多见，临床表现不典型，多为间断性胃灼热感、嗳气、腹胀、腹鸣、腹痛，进食后尤甚。主要临床症状是间断发作的上腹部疼痛，有的病史可长达数年。亦可无临床症状，仅在钡餐检查时才被发现。对于食管旁疝患者发生间断性上腹痛，特别是伴有呕吐或干呕者应考虑慢性间断性胃扭转。

三、辅助检查

(一)X 线检查

1.立位胸腹部 X 线平片

可见两个液气平面，若出现气腹则提示并发胃穿孔。

2.上消化道钡餐

上消化道 X 线钡餐不仅能明确有无扭转，且能了解扭转的轴向、范围和方向，有时还可了解扭转的病因。器官轴型表现为胃大弯、胃底向前、从左侧转向右侧，胃大弯朝向膈面，胃小弯向下，后壁向前呈倒置胃，食管远端梗阻呈尖削影，腹食管段延长，胃底与膈分离，食管与胃黏膜呈十字形交叉。系膜轴型表现为食管胃连接处位于膈下的异常低位，而远端位于头侧，胃体、胃窦重叠，贲门和幽门可在同一水平面上。

(二)内镜检查

内镜检查有一定难度，进镜时需慎重。胃镜进入贲门口时可见到齿状线扭曲现象，贲门充血、水肿，胃腔正常解剖位置改变，胃前后壁或大、小弯位置改变，有些患者可发现食管炎、肿瘤或溃疡。

四、诊断与鉴别诊断

(一)诊断

诊断标准：①临床表现以间歇性腹胀、间断发作的上腹痛、恶心、轻度呕吐为主要临床症状，病程短者数天，长者达数年，进食可诱发。②胃镜检查时，内镜通过贲门后，盘滞于胃底或胃体腔，并见远端黏膜皱襞呈螺旋或折叠状，镜端难通过到达胃窦，见不到幽门。③胃镜下复位后，患者即感临床症状减轻，尤以腹胀减轻为主。④上消化道 X 线钡剂检查示胃囊部有两个液平；胃倒转，大弯在小弯之上；贲门幽门在同一水平面，幽门和十二指肠面向下；胃黏膜皱襞可见扭曲或交叉，腹腔段食管比正常增长等。符合上述1～3 或 1～4 条可诊断胃扭转。

(二)鉴别诊断

1.食管裂孔疝

主要临床症状为胸骨后灼痛或烧灼感，伴有嗳气或呃逆。常于餐后 1 小时内出现，可产生压迫临床症状如气促、心悸、咳嗽等。有时胃扭转可合并疝，X 线钡餐检查有助于鉴别。

2.急性胃扩张

本病腹痛不严重,以上腹胀为主,有频繁的呕吐,呕吐量大且常含有胆汁。可插入胃管抽出大量气体及胃液。患者常有脱水及碱中毒征象。

3.粘连性肠梗阻

常有腹部手术史,表现为突然阵发性腹痛,排气排便停止,呕吐物有粪臭味,X线检查可见肠腔呈梯形的液平面。

4.胃癌

多见于中老年,腹部疼痛较轻,查体于上腹部可触及结节形包块,多伴有消瘦、贫血等慢性消耗性表现。通过X线征象或内镜检查可与胃扭转相鉴别。

5.幽门梗阻

都有消化性溃疡病史,可呕吐宿食,呕吐物量较多。X线检查发现幽门梗阻,内镜检查可见溃疡及幽门梗阻。

6.慢性胆囊炎

非急性发作时,表现为上腹部隐痛及消化不良的临床症状,进油腻食物诱发。可向右肩部放射,墨菲征阳性,但无剧烈腹痛、干呕。可以顺利插入胃管,胆囊B超、胆囊造影、十二指肠引流可有阳性发现。

7.心肌梗死

多发生于中老年患者,常有基础病史,发作前有心悸、心绞痛等先兆,伴有严重的心律失常,特征性心电图、心肌酶学检查可协助鉴别。

五、治疗

急性胃扭转有时不易作出早期诊断,病死率高,一经发现应及时处理。多数病例需急诊手术治疗,少数经非手术治疗也可缓解,以下介绍非手术疗法。

(一)非手术治疗

可首先试行插入胃管进行减压。少数如能将胃管成功插入胃腔,可经胃管吸出胃内大量气体和液体,急性症状可随之缓解,并自行复位。

但非手术治疗有如下缺点:①疗效短,易复发;②易在插管时损伤食管;③可能隐藏着更严重的胃及其周围脏器的病变未被发现和及时治疗。

为此,非手术疗法即使成功,也应明确病因,防止再发。

(二)辅助治疗

1.输液

急性胃扭转常有水、电解质和酸碱平衡失调,应输液予以纠正。此外,如有休克应积极抗休克治疗。胃扭转复位后,在禁食、胃肠减压和恢复正常进食前仍应继续输液,以补充每天热量、水和电解质等的需要。

2.胃肠减压

手术或非手术复位成功后应持续胃肠减压、禁食,以保持胃内空虚,一般术后3~4天方可停止胃肠减压。

3.饮食

胃肠减压停止后,可开始进食少量流质,并在密切观察下逐渐增加食量。

4.病因及并发症治疗

经非手术疗法复位后或因病情危重仅行复位术者,可能有某些病因或并发症尚未处理,应给予相应治疗。

六、预后

由于诊断和治疗措施的不断改进,急性胃扭转的病死率已下降至 15%~20%,急性胃扭转的急症手术病死率约为 40%,若发生绞榨则病死率可达 60%。已明确诊断的慢性胃扭转患者的病死率为0~13%。

(邱　娜)

第五节　胃排空障碍

胃排空指胃内容物进入到十二指肠的过程,是自主神经系统、平滑肌细胞和肠神经元在中枢神经系统调控下协调完成的。胃排空的动力来源于胃的收缩活动,同时受十二指肠内压及幽门阻力的影响,各方面的调控异常均会导致胃排空障碍。

胃排空障碍包括胃排空延迟和胃排空加速。胃排空延迟可由幽门、小肠、结肠机械性梗阻造成,也可在没有机械性出口梗阻的状态下发生。没有机械性出口梗阻、存在客观的胃排空延迟证据的一组综合征称为胃瘫,属于胃动力性疾病,以固体胃排空延迟为主要特点。胃排空加速可发生在十二指肠溃疡、Zollinger-Ellison 综合征、胃大部切除术后和吸收不良患者,表现为不同程度的固体和/或液体排空加快。

一、病因

胃瘫的病因有很多,包括内分泌疾病(糖尿病、甲状腺功能减退和亢进、甲状旁腺功能减退、艾迪生病等)、神经系统疾病(帕金森病、脑血管意外、多发性硬化症、脊髓损伤、多发性神经纤维瘤、周围神经病变、Chagas 病等)、风湿免疫疾病(硬皮病、皮肌炎、系统性红斑狼疮)、恶性肿瘤和伴癌综合征、腹部手术、病毒感染、胃淀粉样变、克罗恩病、胰腺疾病、神经性厌食症、药物(阿片类麻醉药、抗胆碱能药物、抗胰高血糖素样肽-1、α_2 肾上腺素激动剂和三环类抗抑郁药)等,尿毒症、酸中毒、低钾血症、低钙血症、全身或腹腔内感染、剧烈疼痛、严重贫血也可致本病。其中主要病因有特发性(36%)、糖尿病(29%)、腹部手术后(13%)。

(一)特发性胃瘫

特发性胃瘫是指患者由于排空延迟出现症状,但找不到原发的导致胃排空延迟的病因,是胃瘫中最常见的情况,以女性居多。部分特发性胃瘫患者中存在严重的焦虑和抑郁。19%的患者存在前驱感染,如急性胃肠炎、食物中毒或者呼吸道感染。病毒感染后发生的胃瘫病程常呈自限性,在 1 年左右改善;但少部分巨细胞病毒、EB 病毒(epstein-barr virus,EBV)、水痘-带状疱疹病毒感染导致自主神经病变,这些患者症状缓解较慢,可历经数年,比病毒感染未累及自主神经的患者预后差。轮状病毒可能是儿童胃瘫的病因,一般在 24 个月内恢复。

特发性胃瘫患者的胃底调节功能受损,对胃气囊扩张的敏感性增加。炎症因子可能参与了特发性胃瘫的发病过程。

(二)糖尿病胃瘫

有报道糖尿病患者胃瘫在 1 型糖尿病患者的 10 年发病率是 5.2%,2 型糖尿病是 1%。糖尿病胃瘫患者胃功能受损,空腹和餐后胃窦收缩减少,部分患者出现胃窦痉挛,而胃底感受阈值上升,对进餐的调节迟钝。胃瘫影响了糖尿病患者的生活质量,增加了住院次数,也与患者病死率有关。

糖尿病胃瘫的发病机制与多种因素有关,高血糖症使移行运动复合波停止,增加胃底的容受性,影响胃的敏感性,破坏正常的慢波活动。除高血糖本身的影响外,糖尿病神经病变亦与胃瘫有关。研究发现,糖尿病患者迷走神经受损,自主神经病变严重程度与胃排空时间相关。线粒体DNA3243 突变促进 2 型糖尿病患者出现胃瘫。

(三)手术后胃瘫

手术后胃瘫常常发生在腹上区手术后,是由于迷走神经切除或者损伤导致的,依据手术范围和术式胃瘫的发生率不同。

胃大部切除术后残胃功能性排空障碍的发生率约 8.5%,高危因素有糖尿病、腹膜炎、高龄、营养不良和消化道出血、胆胰漏、吻合口瘘等并发症,通常在 4 周内恢复,个别患者需要 6 周。

二、病理

糖尿病患者和特发性胃瘫患者的迷走神经出现不同程度的髓鞘变性,神经细胞胞体、神经节细胞和神经纤维减少,伴或不伴淋巴细胞浸润,结缔组织增多,伴有平滑肌纤维化,间质 Cajal 细胞数量减少,形态异常。特发性胃瘫患者的神经元一氧化氮合成酶显著降低。

三、临床表现

胃瘫可发生于任何年龄,女性多见。各种原因引起的胃瘫的表现类似,通常表现为恶心、呕吐、早饱、餐后持续性上腹胀满,与胃排空延迟相关,呕吐后症状可以暂时获得缓解。腹痛也是胃瘫的常见表现,如钝痛、绞痛或烧灼痛,但仅在 18% 的患者中表现突出。随着疾病进展,可以出现食管炎、贲门食管黏膜撕裂、消化性溃疡、胃石等表现。急性患者可致脱水和电解质代谢紊乱;慢性患者,病程较长,可有营养不良和体重减轻。严重或长期呕吐者,因胃酸和钾离子的大量丢失,可引起碱中毒,并致手足抽搐。

体格检查可见脱水表现,可有腹上区或者不确定部位压痛,振水音阳性有提示作用,但也可能体检没有阳性发现。另一些检查可能发现患者基础疾病相关的情况,如系统性硬化患者肢端雷诺现象,大关节挛缩等。

四、实验室及辅助检查

患者可见不同程度的贫血、低清蛋白血症、电解质与酸碱平衡紊乱和肾前性氮质血症等。常规实验室检查一般难以确诊胃瘫,但可以帮助排除其他疾病。如腹痛患者可以借助血淀粉酶、脂肪酶等与胰腺炎鉴别。X 线钡餐检查可见钡剂胃排空减慢,未发现胃流出道有器质性梗阻病变。内镜检查能够排除上消化道器质性疾病,观察有无机械性梗阻,如肿瘤、消化性溃疡、幽门狭窄。胃瘫在内镜表现为胃内有隔夜食物残留,严重者可有胃石。如果内镜无异常发现,应该进一步检查评估患者的胃排空状态和测定胃内压。

胃排空检查是评价胃运动功能的重要方法,有助于提供胃排空延迟的依据,但应该注意胃瘫的症状与胃排空状态可以不一致。能够定量测定胃排空的方法有插管法、吸收试验、X 线、超声波、核素显像、胃阻抗图、胃磁图、呼气试验、MRI 和无线动力胶囊内镜等,目前推荐核素闪烁扫描技术、无线动力胶囊内镜和呼气试验,其中核素闪烁扫描技术是一种非侵入性的定量方法,因其准确性高、放射照射少,目前仍然是评估胃排空的金标准。具体方法为在进食固体的标记餐后定时扫描胃容量来反映胃内残留的食物量,在进食含^{99m}锝的鸡蛋三明治后即刻、1 小时、2 小时和 4 小时的时候扫描。如果 1 小时胃残留超过 90%,2 小时超过 60%,4 小时超过 10%,则认为胃排空延迟,其中 4 小时残留率超过 10% 是主要评价标准,如果已经进行了 4 小时扫描或者排空超过一半时胃排空半衰期也是一个可以接受的指标。

在检查之前须控制其他影响胃排空的因素,须停止服用减缓胃排空的药物(抗胆碱能药物、阿片类止痛药、肾上腺素能药物、三环类抗抑郁药物等)和促进胃排空的药物(甲氧氯普胺、多潘立酮、红霉素、莫沙必利等)48 小时以上,检查当天不能吸烟,如果血糖高于 15 mmol/L,需要注射胰岛素降低血糖或待血糖控制后进行检测。

五、诊断和鉴别诊断

(1)胃瘫的诊断需要符合以下 3 个标准:①具有胃瘫症状;②排除胃出口梗阻或溃疡病变;③有胃排空延迟的依据。需要除外其他引起恶心、呕吐、腹痛等症状的疾病才能诊断本病,包括食管炎、消化性溃疡、肿瘤、肠梗阻、克罗恩病和胰腺、胆道疾病等,还要与药物的不良反应和尿毒症进行鉴别。

(2)胃瘫的诊断一般通过以下 3 个步骤实现。①第 1 步:详细询问病史,患者症状可以提示疑似胃瘫。有典型症状的年轻女性多为特发性胃瘫,当有长期胰岛素依赖的患者需考虑糖尿病胃瘫。腹部手术术后,尤其是迷走神经被切断或损害的患者会出现胃排空延迟。振水音阳性对诊断有帮助。脱水或体重下降预示病程迁延和程度重。②第 2 步:内镜或上消化道钡餐检查进一步排除机械性梗阻或溃疡。内镜对检测黏膜损害更敏感。双对比造影技术提高了影像学检测的敏感性。小肠钡剂造影可以探查小肠黏膜,能准确检出严重小肠梗阻并且有助于判断克罗恩病。然而,小肠钡餐造影往往无法检出轻度梗阻或者小肠黏膜的轻微病变。小肠钡剂造影发现十二指肠水平部扩张可提示肠系膜上动脉压迫综合征。CT 特别是小肠 CT 技术对小肠梗阻的检出和定位有重要意义。③第 3 步:通过放射性标记的固体餐进行胃排空检查。如果胃排空试验是正常的,就要寻找其他病因引起的胃瘫。当胃排空试验正常时,不能完全排除存在胃动力障碍,还应考虑局部动力异常,如胃底松弛障碍,胃窦膨胀或胃节律紊乱。当证实存在胃延迟排空时不应停止其他相关检查评估,除了糖尿病、胃部手术外,神经、肌肉、代谢性、内分泌性因素也要考虑。甲状腺功能试验可提示是否存在甲状腺功能减退。糖化血红蛋白反映长期血糖控制水平,血糖控制不佳会影响胃排空。当排除所有继发性因素后可诊断为特发性胃瘫。

(3)术后胃瘫综合征的诊断标准尚不统一,有专家提出的术后胃瘫综合征诊断标准是:①经一项或多项检查提示无胃流出道机械性梗阻,但有胃潴留;②胃引流量每天>800 mL,并且持续时间>10 天;③无明显水电解质酸碱失衡;④无引起胃瘫的基础疾病,如糖尿病、甲状腺功能减退等;⑤无应用影响平滑肌收缩的药物史。

六、治疗

治疗原则包括改善症状和营养状态、维持水电解质平衡、发现和治疗基础疾病、去除病因,以及缓解症状。停用影响患者胃动力或者影响止吐药效果的药物如阿片类麻醉药,监测和控制糖尿病患者的血糖。对于顽固性呕吐、脱水等临床表现严重的患者,应该住院治疗。

建议调整轻症患者饮食,少食多餐,增加液态营养物。中重度患者需要营养支持,必要时禁食并行胃肠减压,无小肠梗阻者可予鼻-空肠营养。如肠内营养失败则需胃肠外营养。

促胃动力药物是主要的治疗药物,以多巴胺 D_2 受体拮抗剂和 5-羟色胺受体拮抗剂为主。甲氧氯普胺是多巴胺 D_2 受体拮抗剂,能够促进胃排空,但应警惕长期应用甲氧氯普胺引起的帕金森样运动、迟发性运动障碍、肌张力障碍、QT 间期延长等。多潘立酮是外周多巴胺受体拮抗剂,其中枢不良反应小,可以 10 mg 口服每天 3 次,但可能延长 QT 间期,建议随访心电图。莫沙必利 5 mg 每天 3 次、依托必利 50 mg 每天 3 次,也被用于糖尿病胃瘫的治疗。5-羟色胺受体拮抗剂如昂丹司琼作为二线药物治疗胃瘫,可以控制呕吐症状,但不改善胃排空,目前尚无证据表明其作用优于甲氧氯普胺。此外,部分患者通过中药或者针灸治疗亦可取得一定疗效。小剂量的三环类抗抑郁药可以改善恶心呕吐和腹痛症状,但需要注意阿米替林由于有抗胆碱作用不适用于胃瘫患者。

研究发现乳糖酸红霉素在每 8 小时给予 3 mg/kg 的剂量(静脉滴注时间＞45 分钟,以避免静脉炎)对糖尿病胃瘫有效,作用可持续数周,但之后可由于胃动素受体的下调而失效,红霉素也可以延长 QT 间期,需要注意。

术后胃瘫患者可内镜治疗,经过长期内科治疗无效时,可选择胃电刺激治疗。胃电刺激治疗能够有效缓解患者症状,对糖尿病导致的胃瘫作用相对较好。胃电刺激治疗的主要并发症是感染,5%～10% 的患者因此需要拆除该装置。对无明确原因的胃排空障碍在等待 4 周同时加强支持治疗,如持续无改善,少数患者可慎重考虑手术治疗,如空肠造瘘术、减压胃造瘘术等。

对于可能出现术后胃瘫的患者应该积极采取预防措施。食管、幽门手术中加用气囊进行幽门扩张,减少胃排空阻力,可以预防术后胃瘫的发生。手术后应积极改善营养状态,控制糖尿病,引流腹腔、膈下残留脓肿,抗感染治疗。

(邱　娜)

第六节　门脉高压性胃病

门脉高压性胃病(portal-hypertensive gastropathy,PHG)广义是指各种由门脉高压引起的胃十二指肠病变,如胃黏膜病变,肝源性溃疡,胃窦毛细血管扩张症,胃十二指肠静脉曲张。狭义主要是指门脉高压患者伴发的胃黏膜病变,内镜下表现为各种形态的充血性红斑(尤其蛇皮征,马赛克征)和糜烂伴或不伴出血,组织学上表现为血管扩张,黏膜下层静脉短路开放和固有层水肿,伴或不伴有炎性细胞浸润。临床上表现为静脉非曲张性消化道出血,蛋白丢失性胃肠病和缺铁性贫血。

一、发病机制

PHG 的发病机制目前尚不十分清楚,可能与以下因素有关。

(一)门静脉高压

门脉高压是 PHG 发生的病理生理基础。由于门脉高压,静脉回流受阻,从而造成胃微血管系统血流动力学变化,胃黏膜微血管系统充血和淤血,引起胃黏膜下毛细血管扩张、通透性增加,血浆外渗致胃黏膜下广泛水肿;门脉高压使黏膜下动-静脉短路开放,胃黏膜下血液分流,有效血容量减少,组织缺血缺氧,代谢紊乱,黏膜防御机制减弱,H^+ 回渗增加,造成黏膜组织损伤。Lo 等研究发现食管静脉曲张套扎术(EVL)能使 PHG 恶化,Sarin 发现曲张静脉内镜下硬化治疗(EVS)后 PHG 发生率增加,原有 PHG 恶化,但联用普萘洛尔能使症状缓解。EVL 主要阻断了食管中、下段黏膜及黏膜下的静脉血流,门静脉不能通过胃左静脉进行分流,大量血液逆流入胃右静脉或经脾静脉进入胃短静脉,从而使胃体、胃底黏膜静脉淤血,加重胃黏膜血流低灌注。

(二)胃黏膜屏障功能受损

胃黏膜屏障包括胃黏膜层及胃黏膜细胞层,PHG 患者两者皆受损,致使胃黏膜对损伤的敏感性增高,抗损伤能力减弱。可能的机制为:①门静脉高压时胃壁动静脉短路大量开放;②毛细血管内皮细胞及其基底膜的损坏和毛细血管内红细胞堆积、变形,透明血栓形成,致黏膜有效血流量减少。

(三)胃肠激素和血管活性物质

有研究发现 PHG 患者肝内 NO 合成相对不足,而内皮素-1(ET-1)、血管紧张素-2、去甲肾上腺素合成增多,使肝血管床收缩,门静脉阻力增加,形成门脉高压。胰高血糖素、胆汁酸、前列腺环素、降钙素基因相关肽等增加,胃黏膜和黏膜下层细血管、毛细血管明显扩张,黏膜血流量增加,引起胃黏膜充血、缺氧,造成黏膜损伤。

(四)生物因子学说

肿瘤坏死因子-α(TNF-α)致胃黏膜损伤,Ohta 等发现 PHG 患者 TNF-α mRNA 表达增加,TNF-α 激活了 PHG 黏膜的内皮结构型 NO 合成酶和内皮素-1(ET-1),NO 过度生成,导致门脉高压高动力循环及产生过氧化亚硝酸盐。过氧化亚硝酸盐与 ET-1 增加了胃黏膜损伤的敏感性。

(五)幽门螺杆菌感染

实验结果表明:伴 PHG 和不伴 PHG 的门脉高压患者 Hp 的感染率差异无显著性($P > 0.05$),而不同严重程度的 PHG 患者 Hp 感染率差异亦无显著性($P > 0.05$)。因此,可认为 Hp 感染对 PHG 的发生发展没有显著性影响,也有报道认为,Hp 感染对 PHG 患者有加重胃黏膜炎性改变的作用。

二、临床和胃镜表现

根据 Mc Cormack 分类,胃镜下 PHG 分轻、重两型。①轻型:细微粉红样斑点或猩红热样疹。呈淡黄色网格镶嵌的多发性小红斑,多位于胃的近端,是门静脉高压的特征性变化,称马赛克征。黏膜皱襞表面发红。红色或粉红色黏膜上出现细白网状间隔成蛇皮状。临床上患者可以无症状,也可以出现不思饮食、腹胀、暖气、上腹部不适或疼痛,无特异性,出血危险性很低。②重型:胃镜表现类似曲张静脉,预示高度出血危险性的樱桃样红斑,可发展成弥漫出血的融合病变。

临床表现为上消化道出血,出血方式为少量渗血、中量或大量出血,出血复发率高。

三、诊断

(一)门脉高压

参照 Bayraktar 等标准,符合以下两者或两者以上的肝硬化,诊断为门脉高压:①巨脾(B 超下脾长轴>13 cm);②血小板计数<$100×10^9$/L 和/或白细胞计数<$4.0×10^9$/L(连续 3 次以上);③B 超下门脉宽度>14 mm 或脾静脉宽度>10 mm;④胃镜下食管静脉曲张;⑤存在腹水或胃镜下胃底静脉曲张。

(二)PHG

以内镜下诊断为主,参照 Mc Cormack 的诊断标准。①轻度:淡红色小斑点或猩红热样疹;黏膜皱襞表面条索状发红;马赛克图案——白黄色微细网状结构将红色或淡红色水肿黏膜衬托间隔成蛇皮状。②重度:散在樱桃红斑点、弥散性出血性胃黏膜病变。

四、预防和治疗

(一)预防

(1)病因治疗:积极防治引起门静脉高压的病因。

(2)饮食:一般以高热量、高蛋白、维生素丰富可口的食物为宜。

(3)提高血浆清蛋白:静脉输清蛋白,其半衰期为 17~21 天,注意用量,使用清蛋白期间可交替使用血浆。

(二)PHG 出血的治疗

1.血管活性药物的使用

由于 PHG 的发生与门脉高压密切相关,因此出血时在综合治疗的基础上降低门静脉压力是其主要治疗措施。血管升压素及生长抑素类可引起内脏血管收缩,减少门静脉血流,改善门静脉血流动力学,宜用于 PHG 引起的上消化道出血。

(1)血管升压素(vasopressin,VP):此药应用已有 40 年历史,因其经济、有效而为首选。其疗效为 44%~97%,能使门静脉压下降 30%~40%,其作用机制是选择性的使肝脏、肠系膜及脾脏毛细血管和动脉血管收缩,减少门静脉血流,从而降低门静脉压;同时降低心脏顺应性,减少心排血量和直接扩张门脉血管而降低门脉压。乐桥良等研究发现血管升压素能明显降低胃黏膜血流量,减轻充血,缓解黏膜损伤。首剂 10~20 U 加入葡萄糖液或 0.9%NaCl 溶液 20~40 mL 静脉缓注,随后持续以 0.2~0.4 U/min 静脉滴注,12~24 小时无出血则减半量持续,72 小时后无出血可逐渐减量、停药。中老年人因动脉硬化、血管和心脏顺应性差,应从小量开始加至0.2 U/min。一般不良反应有腹部疼挛性、阵发性隐痛,大便频、里急后重感,血压轻度升高,严重反应有面色苍白、头晕、恶心、呕吐、出汗、心悸、血压剧烈升高、心绞痛、心肌梗死,一旦出现严重反应应立即停药,给予对症处理。为减少不良反应最好与硝酸酯类合用,故冠心病和高血压患者慎用。特利加压素(三甘氨酰赖氨酸加压素)为血管升压素的衍生物,其作用在于增加内脏血管阻力,使曲张静脉血流减少从而降低门脉压。止血率为 70%~84%,对心血管无明显不良反应。静脉注射,每次1~2 mg,4~6 小时一次,持续 24~48 小时。用药后再出血间隔时间平均为 72 小时,而 VP 平均为 26 小时。因价格昂贵,故临床少用。

(2)生长抑素及其类似物:生长抑素八肽奥曲肽半衰期为 100 分钟以上,可使内脏血管收缩,减少门脉系统血流量,从而降低门静脉压,改善胃黏膜内微循环,并对胃泌素、胰泌素、促胰酶素等引起的胃酸分泌和胰外分泌具有抑制作用,故能有效地抑制胃酸和胃蛋白酶素原分泌。另外,它还有显著的细胞保护作用,能刺激胃黏膜再生。这对肝硬化门脉高压患者既可降低门脉压又可促进胃黏膜的糜烂和溃疡愈合,有效率为 65%～90%,可作为一线药物选用,首剂 0.1 mg 静脉注射,继之 25～50 $\mu g/h$ 持续静脉滴注 1～5 天。不良反应少,但价格贵。Zhou 等研究发现奥曲肽静脉用 48 小时,完全控制 PHG 急性出血有效率为 100%,而血管升压素为 64%,奥美拉唑为 59%,且奥曲肽不良反应少。生长抑素十四肽施他宁半衰期为 1～3 分钟,选择性使内脏血管收缩,降低门静脉和侧支循环的血流,同时抑制胰高血糖素,降低门脉压力。首剂 250 μg 静脉注射,再以 250 $\mu g/h$ 持续静脉滴注,维持 24～48 小时,能明显降低肝静脉压力梯度和奇静脉血流量。不良反应少,但价格贵。Kouroumalis 等研究发现生长抑素十四肽施他宁与奥曲肽在控制 PHG 急性出血方面同样安全有效。

2.抑酸

目前已证明 H_2 受体阻滞剂和硫糖铝治疗 PHG 无效。PPI 类抑酸剂如奥美拉唑可提高胃内 pH,减少高酸环境对凝血作用的影响,对 PHG 出血有治疗作用。

3.介入治疗

(1)经导管脾动脉栓塞术(TSAE):脾静脉血流是门静脉血流的重要来源,门静脉高压、脾大时,脾静脉血流可达门静脉血流的 1/2。采用脾静脉栓塞可减少门静脉血流,从而降低门静脉压,改善 PHG。较适用于门脉高压并脾大、脾功能亢进的急性出血。脾动脉栓塞术远期效果并不佳,可能与肠系膜血流代偿性增加有关。

(2)经颈静脉肝内门体分流术(transjugular intrahepatic portosystemic stunt,TIPS):在肝内肝静脉和门静脉间建立一个人工分流通道,把高压力的门静脉血分流到低压力的肝静脉,从而降低门脉压力,降低出血的危险性。主要适用于药物治疗无效者,它可明显降低门静脉压,改善 PHG 已损伤的胃黏膜血流灌注,使 PHG 病情减轻。Haskal 等人研究发现,经严格选择的病例行 TISP 治疗后 30 天其死亡率及并发症<5%,其中门体分流性脑病占 23%,比分流手术低,并成功治疗难治性腹水和肝性胸腔积液,且住院时间缩短。如果分流通道狭窄,可通过球囊扩张或 TIPS 放入支架治疗。Sung-Kyu 等研究证实,TIPS 能降低门静脉压力 2.6～3.6 kPa(19.3～27.1 mmHg),同时可改善 PHG 症状。但门静脉压力不是 PHG 发生的独立危险因素,研究发现 PHG 与食管静脉曲张的程度有明显的相关性,而与胃静脉曲张关系不明显。主要并发症是分流高压力的门静脉血入右心房可能会导致严重的心功能不全和心源性肺水肿。禁忌证主要有右心衰竭、多囊肝。

(3)内镜下止血。热凝固疗法:①电凝止血,应用高频电的热效应使组织蛋白变性而止血,主要适用于溃疡出血,尤其是内镜下见到喷射状出血的裸露小动脉。注意要使电凝探头垂直接触出血部位并轻轻加压,每次通电 2～3 秒。凝固电流(电凝指数 PSD 3～4,UES 3.0～3.5)以产生火花为宜。在通电时若见出血组织发白或出现烟雾,应立即停止通电。②微波止血,通过电极压迫和微波凝固作用引起血管壁膨隆,血栓形成而止血。③热电极止血,将电能转变为热能,使组织脱水、蛋白质凝固,血管萎陷而达到止血目的。④激光止血,将光能在组织内转变为热能,使组织蛋白凝固而止血。目前临床应用的有氩离子激光和钇铝石榴石激光两种。局部喷洒药物止血:一般应首先清除凝血块,暴露出血病灶后再喷药。

常用的止血药物:①高浓度去甲肾上腺素(8%)溶液,可使出血区域小血管强烈收缩、血流量减少而止血,尤其 4～6 ℃冰盐水配制的去甲肾上腺素溶液效果更佳。每次 30～50 mL。②凝血酶,作用于血液中的纤维蛋白原,使其立即转变为不溶性纤维蛋白,加速血液凝固,血栓形成而使局部止血。每次 500～1 000 U。③5％～10％孟氏液(碱式硫酸铁溶液),是具有强烈收敛作用的三价铁盐,通过促进血栓形成使血液凝固,平滑肌收缩,血管闭塞而止血。④纤维蛋白酶,$3×10^4$ U纤维蛋白酶溶于 30 mL 生理盐水中喷洒。⑤复方五倍子溶液:选择有收敛止血功能的五倍子、珂子、明矾煎蒸而成,其止血作用也与所含鞣酸和明矾能促使蛋白凝固有关。

(三)预防 PHG 出血和再出血

1.β 受体阻滞剂

目前研究比较多的 β 受体阻滞剂普萘洛尔具有降低门静脉压力作用。其作用机制是减少心排血量(阻断心脏 $β_1$ 受体),同时使内脏血管收缩(阻断内脏血管 $β_2$ 受体),减少内脏血流量,从而降低门静脉压。虽然普萘洛尔能使胃黏膜灌注减少、血红蛋白降低,但血氧饱和度不变,不引起胃黏膜缺氧。T Huluvath 等认为非选择性 β 受体阻滞剂能改善胃黏膜病变,有效地预防 PHG 所致的胃黏膜再次出血。一般从小剂量开始,一般 30～40 mg/d,分 3 次口服,有效剂量为安静状态下心率下降 25％(但不低于 55 次/分),连续维持治疗 3～6 个月或 1～2 年。普萘洛尔的主要不良反应是延缓房室传导和支气管痉挛,以下情况应慎用或禁用:①慢性阻塞性肺病;②病窦综合征;③Ⅱ度Ⅱ型 AVB、Ⅲ度 AVB;④慢性心功能不全(Ⅲ、Ⅳ级);⑤雷诺现象。与硝酸酯类联用可增强疗效,减轻不良反应。长期应用后突然停药可引起 β 受体阻滞剂撤药综合征,因严重的心律失常而造成猝死,并可诱发上消化道大出血。

2.硝酸酯类(硝酸甘油、异山梨酯、5-单硝酸异山梨酯)

通过释放 NO 弥补肝内 NO 的相对不足,扩张肝内血管,降低肝血管床阻力而不影响肝脏血液灌注,同时减少心脏前负荷,降低心排血量,减少门静脉血流量,从而降低门静脉压力梯度。剂量以维持收缩压不低于 12.0 kPa(90 mmHg)为宜。常见不良反应有头痛、头胀、剂量大时心率加快、直立性低血压。与普萘洛尔联用有协同作用。最近研究显示 5-单硝酸异山梨酯(s5Mn)联用 β 受体阻滞剂,可明显增强降低门静脉压和预防初次出血,减少长期单用 s5Mn 导致的肾功能恶化和钠潴留,是迄今为止较为理想的方案。

(四)展望

随着对门脉高压性胃病发病机制和病理生理的进一步研究,针对性的治疗措施也将越来越多。研究发现,长效缓释剂奥曲肽在第 10 次静脉给药后,能使大鼠门静脉压下降持续 20 天之久,对 PHG 患者的临床疗效尚在研究中。肝移植能逆转门脉高压,因此可以有效地治疗 PHG。基因治疗方兴未艾,在门脉内注射编码内皮 NO 合成酶基因的腺病毒,可增加肝细胞内 NO 合成酶的表达,使 NO 合成增多,从而降低门静脉压力。

(邱　娜)

第七节　胃　腺　瘤

胃腺瘤是起源于胃黏膜上皮的良性肿瘤。任何年龄皆可发病,以60～70 岁最多见。男女比为 2∶1。胃各部皆可见,以胃窦部好发。胃腺瘤有癌变倾向,平均癌变率为 40％(65％～75％),故视为癌前状态。

一、癌变倾向及其相关因素

(一)组织学类型

胃腺瘤有 3 种组织学类型,癌变率分别为管状腺瘤 14％～20％、乳头状管状腺瘤 36％～46％、乳头状腺瘤 66％～75％。

(二)瘤体大小

胃腺瘤直径＜1 cm 者癌变率为 7.5％,1～2 cm 者为 10％,＞2 cm 者为 50％以上。

(三)瘤细胞结构和核异型性

有学者将胃腺瘤细胞异型性分为 3 级:一级,癌变率 16％;二级为 19％;三级 35％。多数学者报道胃腺瘤旁黏膜常有不完全型肠化,含硫酸黏液。

(四)其他

多发性腺瘤癌变率高于单发,广基高于有蒂。

二、临床表现和诊断

胃腺瘤早期无症状,或被伴随症症状所掩盖,如萎缩性胃炎、溃疡病等。幽门部带蒂腺瘤脱垂至十二指肠可致暂时性或复发性幽门梗阻。肿瘤表面可有糜烂乃至溃疡引起上腹痛或出血。多数患者胃酸缺乏,时有贫血。有报道肿瘤可因供应血管梗死而自行脱落者。偶有胃腺瘤致胃十二指肠套叠。

X 线钡餐造影可显示以上腺瘤。内镜是诊断胃腺瘤的最佳手段,可呈圆形或卵圆形,有蒂或广基,单发或多发。若表面粗糙、苍白、糜烂或溃疡伴渗血,应警惕已恶变或有炎症。活检组织学检查常可查明其病理特点及异型性等,但以全或部分肿瘤摘除的诊断效果为优。

三、治疗

(一)治疗目的

胃腺瘤治疗最主要目的是预防癌变发生,早期发现、早期治疗已癌变腺瘤。此外,30％左右的腺瘤与胃癌共存,也是治疗的重点。对于伴随症及合并症,如慢性萎缩性胃炎、消化性溃疡、上消化道出血、幽门梗阻及胃十二指肠套叠等也应及时治疗。

(二)内科治疗

1.内镜下活检钳咬除

直径＜0.5 cm 的胃腺瘤有时可以经活检钳多次连续咬切清除。但往往不够彻底,仍应注意内镜随访,咬切下来的组织应送检病理。

2.内镜下全肿瘤摘除

直径 0.5～2.0 cm 的腺瘤或有蒂腺瘤蒂径＜1 cm 者,以内镜下肿瘤摘除为主。多发性腺瘤也可分批摘除。摘除标本应做组织病理检查以提高诊断效果,发现隐藏小癌变灶时应及时进一步处理。

3.内镜下毁除

直径＜0.5 cm 的广基腺瘤,经咬切未能彻底清除也可应用电灼法清除。对于广基腺瘤,或大或小,难以圈套切除者或多发性腺瘤也可采用微波,激光等毁除。无水酒精注射,冷冻法等常需多次操作,已少采用。各种毁除法的共同缺点是不能回收标本做病理检查,有可能漏诊小癌变灶。为此毁除法适宜作为全腺瘤摘除或咬除的补充疗法。并应强调术后随访。

4.随访

有些老年患者,腺瘤较大,有手术指征,但因有心、肺、肾等夹杂症而不能施术者,应在积极治疗夹杂症的同时对胃腺瘤进行定期随访;时机成熟时可行手术治疗,或发现腺瘤癌变,可权衡利弊做出恰当治疗选择。腺瘤经内镜咬除、摘除或毁除后也还须继续随访,以防遗漏的异型性病灶癌变或残留癌灶未得及时处理。

5.伴随症及合并症的治疗

多数伴随症或合并症需内科治疗。

(三)胃腺瘤的外科治疗

1.手术适应证

(1)腺瘤已经癌变或高度可疑癌变。

(2)腺瘤与胃癌共存。

(3)多发性腺瘤,有可疑癌者。

(4)腺瘤最大直径大于 2 cm 者。

(5)腺瘤合并内科难以控制的合并症,如难治性溃疡,大出血内科不能止血,反复发作的幽门梗阻,胃十二指肠套叠。

2.术式选择

(1)肯定未癌变的大腺瘤宜行肿瘤切除或部分胃切除。

(2)已确定癌变者,与胃癌共存者,即使已经内镜摘除也应按胃癌要求进行根治性手术。

(3)可疑癌变者,术中应加强探查,冰冻切片可能有帮助,以便手术中调整治疗方案。

(4)为严重合并症而施术者应根据合并症的需要兼顾腺瘤彻底切除的需要选择术式。

（邱　娜）

第八节　胃平滑肌瘤

胃平滑肌瘤是属间皮细胞瘤。尸检发现率约 15%,50 岁以上可达 50%,居胃部良性肿瘤的第二位。任何年龄皆可发病,50 岁以上多见。男女发病率相近。肿瘤好发于胃体和窦部。平滑肌瘤起源于胃壁肌层、黏膜肌层或胃壁血管肌层。多数呈卵圆形向腔内突起称腔内型,在胃壁生长为壁间型、浆膜下生长为腔外型,同时向腔内外突出呈哑铃状称腔内外型。一般直径为 2～4 cm,可大至 10～20 cm。60% 腔内型表面有溃疡形成。组织学检查,细胞密度大、单形核型、无显著核仁,染色质细而散、很难找到分裂象,胞质丰富、酸染。呈膨胀性生长、生长缓慢。2% 平滑肌瘤恶变。

一、临床表现和诊断

本病临床症状缺乏特征性。小于 2 cm 者可无症状,甚至终生携瘤不被发现。瘤体较大者可在上腹隐痛;有溃疡形成者可有节律性疼痛等,或致呕血和黑便、贫血等。部分病例有上腹包块。周身症状轻微。有恶变者全身症状渐趋明显如食欲减退,体重减轻等。

X 线钡餐造影和内镜检查可发现腔内型平滑肌瘤,呈息肉状、圆形或椭圆形,晚期可带蒂。

表面光滑，也可见溃疡形成。内镜下常规活检阳性率极低。深挖式活检或经内镜肿瘤切除可获阳性结果。非腔内型常难以诊断。

近年来应用选择性动脉血管造影常可判明肌瘤来源和性质。良性平滑肌瘤则表现为轮廓光滑、血管丰富、血管移位和造影剂蓄积等。壁间型、腔外型者也皆可清楚显示。

二、治疗

(一)治疗目的

1.预防肿瘤发展和恶变

胃平滑肌瘤生长缓慢，早期肿瘤较小无症状，常偶然发现。此时治疗目的是彻底清除肿瘤，防止日后引起合并症或恶变。

2.解除症状、治疗合并症

较大或巨大平滑肌瘤常有症状或合并症，少数已恶变。此时应以解除症状，清除肿瘤，治愈合并症为目的。但因平滑肌瘤诊断困难，常误诊为其他良恶性疾病而误治。

(二)治疗原则

1.彻底清除肿瘤

手术治疗为主，内镜治疗为辅。

2.防止误诊，正确选择术式

胃平滑肌瘤是良性肿瘤，即使恶变，其恶性程度也多较低，术式选择与胃癌等恶性肿瘤有较大差异。但近年国内外文献报道，胃平滑肌瘤多数术前误诊，甚至术后病理检查才能确诊，术式选择难能合理。目前诊断技术发展很快，若临床医师对本病有所警惕，术前做出正确诊断也不是不可能的；即使术前未能确诊，术中仔细探查和冰冻切片检查等对本病与胃癌等鉴别也有帮助，可以指导及时调整治疗方案。

此外，良性平滑肌瘤与平滑肌肉瘤的鉴别也常发生困难，冰冻切片对鉴别良恶性也无帮助。有文献报道，少数平滑肌瘤组织学形态为良性，而生物学行为呈恶性表现。为此，平滑肌瘤切除术后，不仅要常规病理形态检查，而且要常规随访 5 年以上。

(三)治疗选择及适应证

1.经内镜切除

腔内型有蒂或无蒂的小平滑肌瘤可经内镜摘除。有报道采用高频电切开摘除术治愈直径小于 4 cm 的肿瘤。高频电圈套器仅能摘除小于 1 cm 的肿瘤。应送检病理。

2.手术切除

多发性、较大腔内型平滑肌瘤、有黏膜溃疡者，有坏死和出血倾向或非腔内型平滑肌瘤宜手术切除治疗。

对较小肿瘤可以行肿瘤摘除术、楔形或袖形切除术。较大肿瘤可行胃大部切除术连同肿瘤一同切除。预后良好。

3.拟平滑肌肉瘤治疗

对细胞学检查证实已恶变或可疑恶变或经内镜及手术摘除或切除后复发者，应按平滑肌肉瘤处理。手术范围力求彻底，无须进行预防性淋巴结清扫。

（邱　娜）

第九节 胃　　癌

胃癌是我国最常见的恶性肿瘤之一,死亡率居恶性肿瘤首位。胃癌多见于男性,男女之比约为 2：1。平均死亡年龄为 61.6 岁。

一、病因

尚不十分清楚,与以下因素有关。

(一)地域环境

地域环境不同,胃癌的发病率也大不相同,发病率最高的国家和最低的国家之间相差可达数十倍。在世界范围内,日本发病率最高,美国则很低。我国的西北部及东南沿海各省的胃癌发病率远高于南方和西南各省。生活在美国的第二、三代日本移民由于地域环境的改变,发病率逐渐降低。而苏联靠近日本海地区的居民胃癌的发病率则是俄罗斯中、西部的 2 倍之多。

(二)饮食因素

饮食因素是胃癌发生的最主要原因。具体因素如下所述。

(1)含有致癌物:如亚硝胺类化合物、真菌毒素、多环烃类等。

(2)含有致癌物前体:如亚硝酸盐,经体内代谢后可转变成强致癌物亚硝胺。

(3)含有促癌物:如长期高盐饮食破坏了胃黏膜的保护层,使致癌物直接与胃黏膜接触。

(三)化学因素

(1)亚硝胺类化合物:多种亚硝胺类化合物均致胃癌。亚硝胺类化合物在自然界存在的不多,但合成亚硝胺的前体物质亚硝酸盐和二级胺却广泛存在。亚硝酸盐及二级胺在 pH 1～3 或细菌的作用下可合成亚硝胺类化合物。

(2)多环芳烃类化合物:最具代表性的致癌物质是 3,4-苯并芘。污染、烘烤及熏制的食品中 3,4-苯并芘含量增高。3,4-苯并芘经过细胞内粗面内质网的功能氧化酶活化成二氢二醇环氧化物,并与细胞的 DNA、RNA 及蛋白质等大分子结合,致基因突变而致癌。

(四)Hp 感染

1994 年,WHO 国际癌症研究机构得出"Hp 是一种致癌因子,在胃癌的发病中起病因作用"的结论。Hp 感染率高的国家和地区常有较高的胃癌发病率,且随着 Hp 抗体滴度的升高胃癌的危险性也相应增加。Hp 感染后是否发生胃癌与年龄有关,儿童期感染 Hp 发生胃癌的危险性增加;而成年后感染多不足以发展成胃癌。Hp 致胃癌的机制有如下提法:①促进胃黏膜上皮细胞过度增生。②诱导胃黏膜细胞凋亡。③Hp 的代谢产物直接转化胃黏膜。④Hp 的 DNA 转换到胃黏膜细胞中致癌变。⑤Hp 诱发同种生物毒性炎症反应,这种慢性炎症过程促使细胞增生和增加自由基形成而致癌。

(五)癌前疾病和癌前病变

这是两个不同的概念,胃的癌前疾病指的是一些发生胃癌危险性明显增加的临床情况,如慢性萎缩性胃炎、胃溃疡、胃息肉、胃黏膜巨大皱襞症、残胃等;胃的癌前病变指的是容易发生癌变的胃黏膜病理组织学变化,但其本身尚不具备恶性改变。现阶段得到公认的是不典型增生。不典型增生的病理组织学改变主要是细胞的过度增生和丧失了正常的分化,在结构和功能上部分地丧失了与原组织的相似性。不典型增生分为轻度、中度和重度 3 级。一般而言重度不典型增生易发生癌变。不典型增生是癌变过程中必经的一个阶段,这一过程是一个谱带式的连续过程,即正常→增生→不典型增生→原位癌→浸润癌。

此外,遗传因素、免疫监视机制失调、癌基因(如 *C-met*、*K-ras* 基因等)的过度表达和抑癌基因(如 *p53*、*APC*、*MCC* 基因等)突变、重排、缺失、甲基化等变化都与胃癌的发生有一定的关系。

二、病理

(一)肿瘤位置

1.初发胃癌

将胃大弯、胃小弯各等分为 3 份,连接其对应点,可分为上 1/3(U)、中 1/3(M)和下 1/3(L)。每个原发病变都应记录其二维的最大值。如果 1 个以上的分区受累,所有的受累分区都要按受累的程度记录,肿瘤主体所在的部位列在最前如 LM 或 UML 等。如果肿瘤侵犯了食管或十二指肠,分别记为 E 或 D。胃癌一般以 L 区最为多见,约占半数,其次为 U 区,M 区较少,广泛分布者更少。

2.残胃癌

肿瘤在吻合口处(A)、胃缝合线处(S)、其他位置(O)、整个残胃(T)、扩散至食管(E)、十二指肠(D)、空肠(J)。

(二)大体类型

1.早期胃癌

早期胃癌指病变仅限于黏膜和黏膜下层,而不论病变的范围和有无淋巴结转移。癌灶直径 10 mm 以下称小胃癌,5 mm 以下称微小胃癌。早期胃癌分为 3 型(图 5-3)。Ⅰ型,隆起型;Ⅱ型,表浅型,包括3个亚型,Ⅱa 型,表浅隆起型;Ⅱb 型,表浅平坦型;Ⅱc 型,表浅凹陷型;Ⅲ型,凹陷型。如果合并两种以上亚型时,面积最大的一种写在最前面,其他依次排在后面。如Ⅱc＋Ⅲ。Ⅰ型和Ⅱa 型鉴别如下:Ⅰ型病变厚度超过正常黏膜的 2 倍,Ⅱa 型的病变厚度不到正常黏膜的 2 倍。

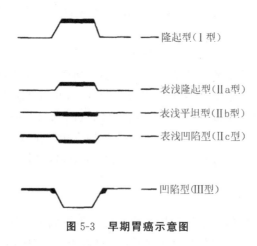

图 5-3　早期胃癌示意图

2.进展期胃癌

进展期胃癌指病变深度已超过黏膜下层的胃癌。按 Borrmann 分型法分为 4 型(图 5-4)。Ⅰ型,息肉(肿块)型;Ⅱ型,无浸润溃疡型,癌灶与正常胃界限清楚;Ⅲ型,有浸润溃疡型,癌灶与正常胃界限不清楚;Ⅳ型,弥漫浸润型。

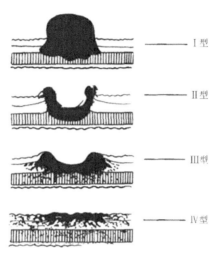

图 5-4　胃癌的 Borrmann 分型

(三)组织类型

(1)WHO(1990 年)将胃癌归类为上皮性肿瘤和类癌两种,其中前者又包括:①腺癌(包括乳头状腺癌、管状腺癌、低分化腺癌、黏液腺癌及印戒细胞癌);②腺鳞癌;③鳞状细胞癌;④未分化癌;⑤不能分类的癌。

(2)日本胃癌研究会(1999 年)将胃癌分为以下三型:①普通型,包括乳头状腺癌、管状腺癌(高分化型、中分化型)、低分化性腺癌(实体型癌和非实体型癌)、印戒细胞癌和黏液细胞癌。②特殊型,包括腺鳞癌、鳞状细胞癌、未分化癌和不能分类的癌。③类癌。

(四)转移扩散途径

1.直接浸润

直接浸润是胃癌的主要扩散方式之一。当胃癌侵犯浆膜层时,可直接浸润腹膜、邻近器官或组织,主要有胰腺、肝脏、横结肠及其系膜等,也可借黏膜下层或浆膜下层向上浸润至食管下端、向下浸润至十二指肠。

2.淋巴转移

淋巴转移是胃癌的主要转移途径,早期胃癌的淋巴转移率近 20%,进展期胃癌的淋巴转移率高达 70%左右。一般情况下按淋巴流向转移,少数情况也有跳跃式转移。胃周淋巴结分为以下 23 组(图 5-5),具体如下:除了上述胃周淋巴结外,还有 2 处淋巴结在临床上很有意义,一是左锁骨上淋巴结,如触及肿大为癌细胞沿胸导管转移所致;二是脐周淋巴结,如肿大为癌细胞通过肝圆韧带淋巴管转移所致。淋巴结的转移率＝转移淋巴结数目/受检淋巴结数目。

3.血行转移

胃癌晚期癌细胞经门静脉或体循环向身体其他部位播散,常见的有肝、肺、骨、肾、脑等,其中以肝转移最为常见。

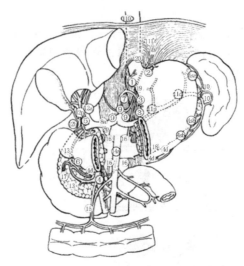

1.贲门右区;2.贲门左区;3.沿胃小弯;4sa.胃短血管旁;4sb.胃网膜左血管旁;4d.胃网膜右血管旁;5.幽门上区;6.幽门下区;7.胃左动脉旁;8a.肝总动脉前;8p.肝总动脉后;9.腹腔动脉旁;10.脾门;11p.近端脾动脉旁;11d.远端脾动脉旁;12a.肝动脉旁;12p.门静脉后;12b.胆总管旁;13.胰头后;14a.肠系膜上动脉旁;15.结肠中血管旁;16.腹主动脉旁(a1,膈肌主动脉裂孔至腹腔干上缘;a2,腹腔干上缘至左肾静脉下缘;b1,左肾静脉下缘至肠系膜下动脉上缘;b2,肠系膜下动脉上缘至腹主动脉分叉处);17.胰头前;18.胰下缘;19.膈下;20.食管裂孔;110.胸下部食管旁;111.膈上

图 5-5　胃周淋巴结分组

4.种植转移

当胃癌浸透浆膜后,癌细胞可自浆膜脱落并种植于腹膜、大网膜或其他脏器表面,形成转移性结节,黏液腺癌种植转移最为多见。若种植转移至直肠前凹,直肠指诊可能触到肿块。胃癌卵巢转移占全部卵巢转移癌的50%左右,其机制除以上所述外,也可能是经血行转移或淋巴逆流所致。

5.胃癌微转移

胃癌微转移是近几年提出的新概念,定义为治疗时已经存在但目前常规病理学诊断技术还不能确定的转移。

(五)临床病理分期

国际抗癌联盟(UICC)1987年公布了胃癌的临床病理分期,尔后经多年来的不断修改已日趋合理。

1.肿瘤浸润深度

用 T 来表示,可以分为以下几种情况:T_1,肿瘤侵及黏膜和/或黏膜肌(M)或黏膜下层(SM),SM 又可分为 SM_1 和 SM_2,前者是指癌肿越过黏膜肌不足 0.5 mm,而后者则超过了0.5 mm。T_2,肿瘤侵及肌层(MP)或浆膜下(SS)。T_3,肿瘤浸透浆膜(SE)。T_4,肿瘤侵犯邻近结构或经腔内扩展至食管、十二指肠。

2.淋巴结转移

无淋巴结转移用 N_0 表示,其余根据肿瘤的所在部位,区域淋巴结分为3站,即 N_1、N_2、N_3。超出上述范围的淋巴结归为远隔转移(M_1),与此相应的淋巴结清除术分为 D_0、D_1、D_2 和 D_3(表5-2)。

表 5-2　肿瘤部位与淋巴结分站

肿瘤部位	N_1	N_2	N_3
L/LD	3 4d 5 6	1 7 8a 9 11p 12a 14v	4sb 8p 12b/p 13 16a_2/b_1
LM/M/ML	1 3 4sb 4d 5 6	7 8a 9 11p 12a	2 4sa 8p 10 11d 12b/p 13 14v 16a_2/b_1
MU/UM	1 2 3 4sa 4sb 4d 5 6	7 8a 9 10 11p 11d 12a	8p 12b/p 14v 16a_2/b_1 19 20
U	1 2 3 4sa 4sb	4d 7 8a 9 10 11p 11d	5 6 8p 12a 12b/p 16a_2/b_1 19 20
LMU/MUL/MLU/UML	1 2 3 4sa 4sb 4d 5 6	7 8a 9 10 11p 11d 12a 14v	8p 12b/p 13 16a_2/b_1 19 20

表 5-2 中未注明的淋巴结均为 M_1,如肿瘤位于 L/LD 时 4sa 为 M_1。

考虑到淋巴结转移的个数与患者的 5 年生存率关系更为密切,UICC 在新 TNM 分期中,对淋巴结的分期强调转移的淋巴结数目而不考虑淋巴结所在的解剖位置,规定如下:N_0 无淋巴结转移(受检淋巴结个数须≥15);N_1 转移的淋巴结数为 1~6 个;N_2 转移的淋巴结数为 7~15 个;N_3 转移的淋巴结数在 16 个以上。

3.远处转移

M_0 表示无远处转移;M_1 表示有远处转移。

4.胃癌分期(表 5-3)

表 5-3　胃癌的分期

	N_0	N_1	N_2	N_3
T_1	ⅠA	ⅠB	Ⅱ	
T_2	ⅠB	Ⅱ	ⅢA	
T_3	Ⅱ	ⅢA	ⅢB	
T_4	ⅢA	ⅢB		
$H_1 P_1 CY_1 M_1$				Ⅳ

表 5-3 中Ⅳ期胃癌包括如下几种情况:N_3 淋巴结有转移、肝脏有转移(H_1)、腹膜有转移(P_1)、腹腔脱落细胞检查阳性(CY_1)和其他远隔转移(M_1),包括胃周以外的淋巴结、肺脏、胸膜、骨髓、骨、脑、脑脊膜、皮肤等。

三、临床表现

(一)症状

早期患者多无症状,以后逐渐出现上消化道症状,包括上腹部不适、心窝部隐痛、食后饱胀感等。胃窦癌常引起十二指肠功能的改变,可以出现类似十二指肠溃疡的症状。如果上述症状未得到患者或医师的充分注意而按慢性胃炎或十二指肠溃疡病处理,患者可获得暂时性缓解。随着病情的进一步发展,患者可逐渐出现上腹部疼痛加重、食欲缺乏、消瘦、乏力等;若癌灶浸润胃周血管则引起消化道出血,根据患者出血速度的快慢和出血量的大小,可出现呕血或黑便;若幽门被部分或完全梗阻则可致恶心与呕吐,呕吐物多为隔宿食和胃液;贲门癌和高位小弯癌可有进食哽噎感。此时虽诊断容易但已属于晚期,治疗较为困难且效果不佳。因此,外科医师对有上述临床表现的患者,尤其是中年以上的患者应细加分析,合理检查以避免延误诊断。

(二)体征

早期患者多无明显体征，上腹部深压痛可能是唯一值得注意的体征。晚期患者可能出现：上腹部肿块、左锁骨上淋巴结肿大、直肠指诊在直肠前凹触到肿块、腹水等。

四、诊断

胃镜和 X 线钡餐检查仍是目前诊断胃癌的主要方法，胃液脱落细胞学检查现已较少应用。此外，利用连续病理切片、免疫组化、流式细胞分析、反转录酶-聚合酶链反应（RT-PCR）等方法诊断胃癌微转移也取得了一些进展，本节也将做一简单介绍。

(一)纤维胃镜

纤维胃镜优点在于可以直接观察病变部位，且可以对可疑病灶直接钳取小块组织做病理组织学检查。胃镜的观察范围较大，从食管到十二指肠都可以观察及取活检。检查中利用刚果红、亚甲蓝等进行活体染色可提高早期胃癌的检出率。若发现可疑病灶应进行活检，为避免漏诊，应在病灶的四周钳取 4～6 块组织，不要集中一点取材或取材过少。

(二)X 线钡餐检查

X 线钡餐检查通过对胃的形态、黏膜变化、蠕动情况及排空时间的观察确立诊断，痛苦较小。近年，随着数字化胃肠造影技术逐渐应用于临床使影像更加清晰，分辨率大为提高，因此 X 线钡餐检查仍是目前胃癌的主要诊断方法之一。其不足是不能取活检，且不如胃镜直观，对早期胃癌诊断较为困难。进展期胃癌 X 线钡餐检查所见与 Borrmann 分型一致，即表现为肿块（充盈缺损）、溃疡（龛影）或弥漫性浸润（胃壁僵硬、胃腔狭窄等）3 种影像。早期胃癌常需借助于气钡双重对比造影。

(三)影像学检查

影像学检查常用的有腹部超声、超声内镜（EUS）、多层螺旋 CT（MSCT）等。这些影像学检查除了能了解胃腔内和胃壁本身（如超声内镜可将胃壁分为 5 层对浸润深度做出判断）的情况外，主要用于判断胃周淋巴结，胃周器官肝、胰及腹膜等部位有无转移或浸润，是目前胃癌术前 TNM 分期的首选方法。分期的准确性普通腹部超声为 50%，EUS 与 MSCT 相近，在 76% 左右，但 MSCT 在判断肝转移，腹膜转移和腹膜后淋巴结转移等方面优于 EUS。此外，MSCT 扫描三维立体重建模拟内镜技术近年也开始用于胃癌的诊断与分期，但尚需进一步积累经验。

(四)胃癌微转移的诊断

胃癌微转移的诊断主要采用连续病理切片、免疫组化、RT-PCR、流式细胞术、细胞遗传学、免疫细胞化学等先进技术，检测淋巴结、骨髓、周围静脉血及腹腔内的微转移灶，阳性率显著高于普通病理检查。胃癌微转移的诊断可为医师判断预后、选择术式、确定淋巴结清扫范围、术后确定分期及建立个体化的化疗方案提供依据。

五、鉴别诊断

大多数胃癌患者经过外科医师初步诊断后，通过 X 线钡餐或胃镜检查都可获得正确诊断。在少数情况下，胃癌需与胃良性溃疡、胃肉瘤、胃良性肿瘤及慢性胃炎相鉴别。

(一)胃良性溃疡

胃良性溃疡与胃癌相比较，胃良性溃疡一般病程较长，曾有典型溃疡疼痛反复发作史，抗酸剂治疗有效，多不伴有食欲缺乏。除非合并出血、幽门梗阻等严重的并发症，多无明显体征，不会出现近期明显消瘦、贫血、腹部包块甚至左锁骨上窝淋巴结肿大等。更为重要的是,X 线钡餐和胃镜检查,良性溃疡常小于 2.5 cm,圆形或椭圆形龛影,边缘整齐,蠕动波可通过病灶;胃镜下可见黏膜基底平坦,有白色或黄白色苔覆盖,周围黏膜水肿、充血,黏膜皱襞向溃疡集中。而癌性溃疡与此有很大的不同,详细特征参见胃癌诊断部分。

(二)胃良性肿瘤

胃良性肿瘤多无明显临床表现,X 线钡餐为圆形或椭圆形的充盈缺损,而非龛影。胃镜则表现为黏膜下包块。

六、治疗

(一)化疗

胃癌对化疗药物有低度至中度的敏感性。胃癌的化疗可于术前、术中和术后进行,本节主要介绍常用的术后辅助化疗。术后化疗的意义在于在外科手术的基础上杀灭亚临床癌灶或脱落的癌细胞,以达到降低或避免术后复发、转移的目的。目前对胃癌术后化疗的疗效仍存在较大的争议,一些荟萃分析显示术后化疗患者的生存获益较小。

1.适应证

(1)根治术后患者。早期胃癌根治术后原则上不必辅以化疗,但具有下列一项以上者应辅助化疗:癌灶面积>5 cm^2、病理组织分化差、淋巴结有转移、多发癌灶或年龄<40 岁。进展期胃癌根治术后无论有无淋巴结转移,术后均需化疗。

(2)非根治术后患者。如姑息性切除术后、旁路术后、造瘘术后、开腹探查未切除,以及有癌残留的患者。

(3)不能手术或再发的患者。要求患者全身状态较好、无重要脏器功能不全。4 周内进行过大手术、急性感染期、严重营养不良、胃肠道梗阻、重要脏器功能严重受损、血白细胞计数<3.5×10^9/L,血小板计数<80×10^9/L 等不宜化疗。化疗过程中如出现上述情况也应终止化疗。

2.常用化疗方案

已证实胃癌化疗联合用药优于单一用药。临床上常用的化疗方案及疗效如下。

(1)FAM 方案。由氟尿嘧啶(5-FU)、多柔比星(ADM)和丝裂霉素(MMC)三药组成,用法:5-FU (600 mg/m^2),静脉滴注,第 1、8、29、36 天;ADM 30 mg/m^2,静脉注射,第 1 天、第 29 天;MMC 10 mg/m^2,静脉注射,第 1 天。每 2 个月重复一次。有效率为 21%～42%。

(2)UFTM 方案。由替加氟/尿嘧啶(UFT)和 MMC 组成,用法:UFT 600 mg/d,口服;MMC 6～8 mg,静脉注射,1 次/周。以上两药连用 8 周,有效率为 9%～67%。

(3)替吉奥(S-1)方案。由替加氟(FT)、吉莫斯特(CDHP)和奥替拉西钾三药按一定比例组成,前者为 5-FU 前体药物,后两者为生物调节剂。用法为 40 mg/m^2,每天 2 次,口服;6 周为 1 个疗程,其中用药 4 周,停药 2 周。有效率为 44.6%。

近年胃癌化疗新药如紫杉醇类(多西他赛)、拓扑异构酶Ⅰ抑制药(伊立替康)、口服氟化嘧啶类(卡培他滨)、第三代铂类(奥沙利铂)等备受关注,含新药的化疗方案呈逐年增高趋势,这些新药单药有效率>20%,联合用药疗效更好,可达 50%以上。此外,分子靶向药物联合化疗也在应用和总结经验中。

(二)放疗

胃癌对放射线敏感性较低,因此多数学者不主张术前放疗。因胃癌复发多在癌床和邻近部位,故术中放疗有助于防止胃癌的复发。术中放疗的优点为:①术中单次大剂量(20～30 Gy)放疗的生物学效应明显高于手术前、后相同剂量的分次照射。②能更准确地照射到癌复发危险较大的部位,即肿瘤床。③术中可以对周围的正常组织加以保护,减少放射线的不良反应。术后放疗仅用于缓解由狭窄、癌浸润等所引起的疼痛,以及对残癌处(非黏液细胞癌)银夹标志后的局部治疗。

(三)免疫治疗

生物治疗在胃癌综合治疗中的地位越来越受到重视,主要包括:①非特异性免疫增强剂,临床上应用较为广泛的主要有卡介苗、短小棒状杆菌、香菇多糖等。②过继性免疫制剂,属于此类的有淋巴因子激活的杀伤细胞(LAK)、细胞毒性 T 细胞(CTL)等,以及一些细胞因子,如白细胞介素-2(IL-2)、肿瘤坏死因子(TNF)、干扰素(IFN)等。

(四)中药治疗

中药治疗是通过"扶正"和"驱邪"来实现的,如人参、黄芪、六味地黄丸等具有促进骨髓有核细胞及造血干细胞的增生、激活非特异性吞噬细胞和自然杀伤细胞、加速 T 细胞的分裂、诱导产生干扰素等"扶正"功能。再如健脾益肾冲剂具有清除氧自由基的"祛邪"功能。此外,一些中药可用于预防和治疗胃癌化疗中的不良反应,如恶心、呕吐、腹胀、食欲减退,白细胞、血小板计数减少和贫血等。

(五)基因治疗

基因治疗主要有抑癌基因治疗、自杀基因治疗、反义基因治疗、核酶基因转染治疗和基因免疫治疗等。虽然这些治疗方法目前多数还仅限于动物实验,但正逐步走向成熟,有望将来成为胃癌治疗的新方法。

(邱　娜)

第十节　应激性溃疡

应激性溃疡(stress ulcer,SU)又称急性胃黏膜病变(acute gastric mucosa lesion,AGML)或急性应激性黏膜病(acute stress mucosal lesion,ASML),是指机体在各类严重创伤或疾病等应激状态下发生的食管、胃或十二指肠等部位黏膜的急性糜烂或溃疡。Curling 最早在 1842 年观察到严重烧伤患者易发急性胃十二指肠溃疡出血,1932 年 Cushing 报告颅脑损伤患者易伴发SU。现已证实,SU 在重症患者中很常见,75%～100%的重症患者在进入 ICU 24 小时内发生SU。0.6%～6%的 SU 并发消化道大出血,而一旦并发大出血,会导致约 50%患者死亡。SU 病灶通常较浅,很少侵及黏膜肌层以下,穿孔少见。

一、病因

诱发 SU 的病因较多,常见病因包括严重创伤及大手术后、全身严重感染、多脏器功能障碍综合征和/或多脏器功能衰竭、休克及心肺脑复苏后、心脑血管意外、严重心理应激等。其中由严重烧伤导致者又称 Curling 溃疡,继发于重型颅脑外伤的又称 Cushing 溃疡。

二、病理生理

目前认为 SU 的发生是由于胃运动、分泌、血流、胃肠激素等多种因素的综合作用,使损伤因素增强,胃黏膜防御作用减弱,不足以抵御胃酸和胃蛋白酶的侵袭,最终导致胃黏膜损害和溃疡形成(图 5-6)。

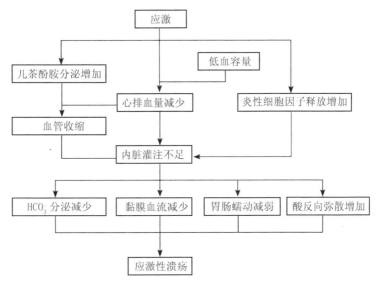

图 5-6　SU 病理生理

正常生理状态下,胃十二指肠黏膜具有一系列防御和修复机制,以抵御各种侵袭因素的损害,维持黏膜的完整性。这些防御因素主要包括上皮前的黏液和碳酸氢盐屏障、上皮细胞及上皮后的微循环。

(一)黏液和碳酸氢盐屏障

胃黏液是由黏膜上皮细胞分泌的一种黏稠、不溶性的冻胶状物,其主要成分为糖蛋白,覆盖在胃黏膜表面形成黏液层,此层将胃腔与黏膜上皮细胞顶面隔开,并与来自血流或细胞内代谢产生的 HCO_3^- 一起构成黏液和碳酸氢盐屏障。黏液层是不流动层,H^+ 在其中扩散极慢,其中的 HCO_3^- 可充分与 H^+ 中和,并造成黏液层的胃腔侧与黏膜侧之间存在 pH 梯度,从而减轻胃酸对黏膜上皮细胞的损伤。

(二)胃黏膜屏障

胃黏膜上皮细胞层是保护胃黏膜的重要组成部分,胃腔面的细胞膜由脂蛋白构成,可阻碍胃腔内 H^+ 顺浓度梯度进入细胞内,避免了细胞内 pH 降低。同时上皮细胞能在黏膜受损后进行快速迁移和增生,加快黏膜修复。

(三)黏膜血流

可为黏膜提供氧、营养物质及胃肠肽类激素等以维持其正常功能,还可及时有效清除代谢产物和逆向弥散至黏膜内的 H^+,维持局部微环境稳定。此外,胃黏膜内存在许多具有细胞保护作用的物质,如胃泌素、前列腺素、生长抑素、表皮生长因子等,有保护细胞,抑制胃酸分泌,促进上皮再生的作用。

在创伤、休克等严重应激情况下,黏膜上皮细胞功能障碍,不能产生足够的 HCO_3^- 和黏液,黏液和碳酸氢盐屏障受损;同时交感神经兴奋,使胃的运动功能减弱,幽门功能紊乱,十二指肠内容物返流入胃,加重对胃黏膜屏障的破坏;应激状态下胃黏膜缺血坏死,微循环障碍使黏膜上皮细胞更新减慢;应激时前列腺素(PGs)水平降低,儿茶酚胺大量释放,可激活并产生大量活性氧,其中的超氧离子可使细胞膜脂质过氧化,破坏细胞完整性,并减少核酸合成,使上皮细胞更新速度减慢,加重胃黏膜损伤。活性氧还可与血小板活化因子(PAF)、白三烯(LTC)、血栓素(TXB$_2$)等相互作用,参与多种原因所致的 SU 发病过程。

三、临床表现

消化道出血是 SU 的主要表现,可出现呕血和/或黑便,或仅有胃液或大便潜血阳性。出血的显著特点是具有间歇性,可间隔多天,这种间歇特性可能是由于原有黏膜病灶愈合同时又有新病灶形成所致。消化道出血量大时常有血压下降,心率增快,体位性晕厥,皮肤湿冷,尿少等末梢循环衰竭表现,连续出血可导致血红蛋白下降,血尿素氮增多,甚至出现重要脏器功能衰竭。除出血外,SU 可出现上腹痛、腹胀、恶心、呕吐、反酸等消化道症状,但较一般胃十二指肠溃疡病轻。由于 SU 常并发于严重疾病或多个器官损伤,其临床表现容易被原有疾病掩盖。

四、辅助检查

(一)胃镜检查

胃镜检查是目前诊断 SU 的主要方法。病变多见于胃体及胃底部,胃窦部少见,仅在病情发展或恶化时才累及胃窦部。胃镜下可见胃黏膜充血、水肿、点片状糜烂、出血,以及大小不一的多发性溃疡,溃疡边缘整齐,可有新鲜出血或血斑。Curling 溃疡多发生在胃和食管,表现为黏膜局灶性糜烂,糜烂局部可有点片状或条索状出血,或呈现大小不等的瘀点及瘀斑,溃疡常为多发,形态不规则,境界清楚,周围黏膜水肿不明显,直径多在 0.5～1.0 cm。Curling 溃疡内镜下表现与其他类型 SU 相似,但病变形态多样,分布较广,病程后期胃黏膜病变处因细菌感染可见脓苔。

(二)介入血管造影

行选择性胃十二指肠动脉造影,当病灶活动性出血量大于 0.5 mL/min 时,可于出血部位见到造影剂外溢、积聚,有助于出血定位。但阴性结果并不能排除 SU。

(三)其他

X 线钡剂造影不适用于危重患者,诊断价值较小,现已很少应用。

五、诊断

SU 的诊断主要靠病史和临床表现。中枢神经系统病变(颅内肿瘤、外伤、颅内大手术等)、严重烧伤、外科大手术、创伤和休克、脓毒血症和尿毒症等患者出现上腹部疼痛或消化道出血时,要考虑到 SU 可能,确诊有赖于胃镜检查。

六、治疗

(一)抑酸治疗

目标是使胃内 pH>4,并延长 pH>4 的持续时间,从而降低 SU 的严重程度,治疗和预防 SU 并发的出血。目前常用的抑酸药物主要有 H$_2$ 受体阻滞剂和质子泵抑制剂。H$_2$ 受体阻滞剂可拮抗胃壁细胞膜上的 H$_2$ 受体,抑制基础胃酸分泌,也抑制组胺、胰岛素、胃泌素、咖啡因等引起的胃酸分泌,降低胃酸,保护胃黏膜,并通过干扰组胺作用,间接影响垂体激素的分泌和释放,从而达到控制 SU 出血的作用。常用药物有雷尼替丁(100 mg 静脉滴注,2~4 次/天),法莫替丁(20 mg 静脉滴注,2 次/天)。质子泵抑制剂能特异性作用于胃黏膜壁细胞中的 H^+-K^+-ATP 酶,使其不可逆性失活,从而减少基础胃酸分泌和各种刺激引起的胃酸分泌,保护胃黏膜,缓解胃肠血管痉挛状态,增加因应激而减少的胃黏膜血流,显著降低出血率和再次出血的发生率。但质子泵抑制剂减少胃酸同时也降低胃肠道的防御功能,利于革兰阴性杆菌生长,不利于对肺部感染及肠道菌群的控制,长期应用还可引起萎缩性胃炎等,并可能与社区获得性肺炎或医院获得性肺炎相关。常用药物如奥美拉唑和泮托拉唑,40 mg 静脉滴注,2 次/天。

(二)保护胃黏膜

前列腺素 E_2 可增加胃十二指肠黏膜的黏液和碳酸氢盐分泌,改善黏膜血流,增强胃黏膜防护作用,同时可抑制胃酸分泌。硫糖铝、氢氧化铝凝胶等可黏附于胃壁起到保护胃黏膜的作用,并可以降低胃内酸度。用法可从胃管反复灌注药物。

(三)其他药物

近年研究认为氧自由基的大量释放是 SU 的重要始动因子之一,别嘌呤醇、维生素 E 及中药复方丹参、小红参等具有拮抗氧自由基的作用,但临床实际效果还需循证医学方法证实。

(四)SU 并发出血的处理

一般先采用非手术疗法,包括输血、留置胃管持续胃肠负压吸引、使用抑酸药物、冰盐水洗胃等。有条件时可行介入治疗,行选择性动脉插管(胃左动脉)后灌注血管升压素。另外,如果患者情况可以耐受,可行内镜下止血,如钛夹止血、套扎止血、局部应用组织粘附剂和药物止血、黏膜内或血管内注射止血剂、高频电和氩离子凝固止血等。若非手术治疗无效,对持续出血或短时间内反复大量出血,范围广泛的严重病变,需及时手术治疗,原则是根据患者全身情况、病变部位、范围大小及合并症等选择最简单有效的术式。病变范围不大或十二指肠出血为主者,多主张行胃大部切除或胃大部切除加选择性迷走神经切断术。若病变范围广泛,弥漫性大量出血,特别是病变波及胃底者,可视情况保留10%左右的胃底,或行全胃切除术,但全胃切除创伤大,应谨慎用于 SU 患者。

七、预防

预防 SU 的基本原则是积极治疗原发病,纠正休克和抑制胃酸。具体措施包括积极治疗原发病和防治并发症;维护心肺等重要器官正常功能;及时纠正休克,维持有效循环容量;控制感染;维持水、电解质及酸碱平衡;预防性应用抑酸药物;避免应用激素及阿司匹林、吲哚美辛等非甾体抗炎药;对有腹胀及呕吐者留置胃管减压,以降低胃内张力,减轻胃黏膜缺血和十二指肠反流液对胃黏膜的损害。

(吴 涛)

第十一节 消化性溃疡

消化性溃疡主要指发生在胃和十二指肠的慢性溃疡,即胃溃疡(gastric ulcer,GU)和十二指肠溃疡(duodenal ulcer,DU),因溃疡形成与胃酸/胃蛋白酶的消化作用有关而得名。溃疡的黏膜缺损超过黏膜肌层,不同于糜烂。

一、流行病学

消化性溃疡是全球性常见病。西方国家资料显示,自 20 世纪 50 年代以后,消化性溃疡发病率呈下降趋势。我国临床统计资料提示,消化性溃疡患病率在近十多年来亦开始呈下降趋势。本病可发生于任何年龄,但中年最为常见,DU 多见于青壮年,而 GU 多见于中老年,后者发病高峰比前者约迟 10 年。男性患病比女性较多。临床上 DU 比 GU 为多见,两者之比为(2～3):1,但有地区差异,在胃癌高发区 GU 所占的比例有增加。

二、病因和发病机制

在正常生理情况下,胃十二指肠黏膜经常接触有强侵蚀力的胃酸和在酸性环境下被激活、能水解蛋白质的胃蛋白酶,此外,还经常受摄入的各种有害物质的侵袭,但却能抵御这些侵袭因素的损害,维持黏膜的完整性,这是因为胃、十二指肠黏膜具有一系列防御和修复机制。目前认为,胃十二指肠黏膜的这一完善而有效的防御和修复机制,足以抵抗胃酸/胃蛋白酶的侵蚀。一般而言,只有当某些因素损害了这一机制才可能发生胃酸/胃蛋白酶侵蚀黏膜而导致溃疡形成。近年的研究已经明确,Hp 和非甾体抗炎药是损害胃十二指肠黏膜屏障从而导致消化性溃疡发病的最常见病因。少见的特殊情况,当胃酸过度分泌远远超过黏膜的防御和修复作用也可能导致消化性溃疡发生。现将这些病因及其导致溃疡发生的机制分述如下。

(一)幽门螺杆菌

确认幽门螺杆菌为消化性溃疡的重要病因主要基于两方面的证据:①消化性溃疡患者的幽门螺杆菌检出率显著高于对照组的普通人群,在 DU 的检出率约为 90%、GU 为 70%～80%(幽门螺杆菌阴性的消化性溃疡患者往往能找到 NSAID 服用史等其他原因)。②大量临床研究肯定,成功根除幽门螺杆菌后溃疡复发率明显下降,用常规抑酸治疗后愈合的溃疡年复发率为50%～70%,而根除幽门螺杆菌可使溃疡复发率降至 5%以下,这就表明去除病因后消化性溃疡可获治愈。至于为何在感染幽门螺杆菌的人群中仅有少部分人(约 15%)发生消化性溃疡,一般认为,这是幽门螺杆菌、宿主和环境因素三者相互作用的不同结果。

幽门螺杆菌感染导致消化性溃疡发病的确切机制尚未阐明。目前比较普遍接受的一种假说试图将幽门螺杆菌、宿主和环境 3 个因素在 DU 发病中的作用统一起来。该假说认为,胆酸对幽门螺杆菌生长具有强烈的抑制作用,因此正常情况下幽门螺杆菌无法在十二指肠生存,十二指肠球部酸负荷增加是 DU 发病的重要环节,因为酸可使结合胆酸沉淀,从而有利于幽门螺杆菌在十二指肠球部生长。幽门螺杆菌只能在胃上皮组织定植,因此在十二指肠球部存活的幽门螺杆菌只有当十二指肠球部发生胃上皮化生才能定植下来,而据认为十二指肠球部的胃上皮化生是十二指肠对酸负荷的一种代偿反应。十二指肠球部酸负荷增加的原因,一方面与幽门螺杆菌感染引起慢性胃窦炎有关,幽门螺杆菌感染直接或间接作用于胃窦 D、G 细胞,削弱了胃酸分泌的负反馈调节,从而导致餐后胃酸分泌增加;另一方面,吸烟、应激和遗传等因素均与胃酸分泌增加有关(详后述)。定植在十二指肠球部的幽门螺杆菌引起十二指肠炎症,炎症削弱了十二指肠黏膜的防御和修复功能,在胃酸/胃蛋白酶的侵蚀下最终导致 DU 发生。十二指肠炎症同时导致十二指肠黏膜分泌碳酸氢盐减少,间接增加十二指肠的酸负荷,进一步促进 DU 的发生和发展过程。

对幽门螺杆菌引起 GU 的发病机制研究较少,一般认为是幽门螺杆菌感染引起的胃黏膜炎症削弱了胃黏膜的屏障功能,胃溃疡好发于非泌酸区与泌酸区交界处的非泌酸区侧,反映了胃酸对屏障受损的胃黏膜的侵蚀作用。

(二)NSAID

NSAID 是引起消化性溃疡的另一个常见病因。大量研究资料显示,服用 NSAID 患者发生消化性溃疡及其并发症的危险性显著高于普通人群。临床研究报道,在长期服用 NSAID 患者中 10%～25% 可发现胃或十二指肠溃疡,有 1%～4% 的患者发生出血、穿孔等溃疡并发症。NSAID 引起的溃疡以 GU 较 DU 多见。溃疡形成及其并发症发生的危险性除与服用 NSAID 种类、剂量、疗程有关外,尚与高龄、同时服抗凝血药、糖皮质激素等因素有关。

NSAID 通过削弱黏膜的防御和修复功能而导致消化性溃疡发病,损害作用包括局部作用和系统作用两方面,系统作用是主要致溃疡机制,主要是通过抑制环氧合酶(COX)而起作用。COX 是花生四烯酸合成前列腺素的关键限速酶,COX 有两种异构体,即结构型 COX-1 和诱生型 COX-2。COX-1 在组织细胞中恒量表达,催化生理性前列腺素合成而参与机体生理功能调节;COX-2 主要在病理情况下由炎症刺激诱导产生,促进炎症部位前列腺素的合成。传统的 NSAID 如阿司匹林、吲哚美辛等旨在抑制 COX-2 而减轻炎症反应,但特异性差,同时抑制了 COX-1,导致胃肠黏膜生理性前列腺素 E 合成不足。后者通过增加黏液和碳酸氢盐分泌、促进黏膜血流增加、细胞保护等作用在维持黏膜防御和修复功能中起重要作用。

NSAID 和幽门螺杆菌是引起消化性溃疡发病的两个独立因素,至于两者是否有协同作用则尚无定论。

(三)胃酸和胃蛋白酶

消化性溃疡的最终形成是由于胃酸/胃蛋白酶对黏膜自身消化所致。因胃蛋白酶活性是 pH 依赖性的,在 pH>4 时便失去活性,因此在探讨消化性溃疡发病机制和治疗措施时主要考虑胃酸。无酸情况下罕有溃疡发生及抑制胃酸分泌药物能促进溃疡愈合的事实均确证胃酸在溃疡形成过程中的决定性作用,是溃疡形成的直接原因。胃酸的这一损害作用一般只有在正常黏膜防御和修复功能遭受破坏时才能发生。

DU 患者中约有 1/3 存在五肽胃泌素刺激的最大酸排量(MAO)增高,其余患者 MAO 多在正常高值,DU 患者胃酸分泌增高的可能因素及其在 DU 发病中的间接及直接作用已如前述。GU 患者基础酸排量(BAO)及 MAO 多属正常或偏低。对此,可能解释为 GU 患者多伴多灶萎缩性胃炎,因而胃体壁细胞泌酸功能已受影响,而 DU 患者多为慢性胃窦炎,胃体黏膜未受损或受损轻微因而仍能保持旺盛的泌酸能力。少见的特殊情况如促胃液素瘤患者,极度增加的胃酸分泌的攻击作用远远超过黏膜的防御作用,而成为溃疡形成的起始因素。近年来非幽门螺杆菌、非 NSAID(也非胃泌素瘤)相关的消化性溃疡报道有所增加,这类患者病因未明,是否与高酸分泌有关尚有待研究。

(四)其他因素

下列因素与消化性溃疡发病有不同程度的关系。

(1)吸烟:吸烟者消化性溃疡发生率比不吸烟者高,吸烟影响溃疡愈合和促进溃疡复发。吸烟影响溃疡形成和愈合的确切机制未明,可能与吸烟增加胃酸分泌、减少十二指肠及胰腺碳酸氢盐分泌、影响胃十二指肠协调运动、黏膜损害性氧自由基增加等因素有关。

(2)遗传:遗传因素曾一度被认为是消化性溃疡发病的重要因素,但随着幽门螺杆菌在消化性溃疡发病中的重要作用得到认识,遗传因素的重要性受到挑战。例如,消化性溃疡的家族史可能是幽门螺杆菌感染的"家庭聚集"现象;O 型血胃上皮细胞表面表达更多黏附受体而有利于幽门螺杆菌定植。因此,遗传因素的作用尚有待进一步研究。

(3)急性应激可引起应激性溃疡已是共识。但在慢性溃疡患者,情绪应激和心理障碍的致病作用却无定论。临床观察发现长期精神紧张、过劳,确实易使溃疡发作或加重,但这多在慢性溃疡已经存在时发生,因此情绪应激可能主要起诱因作用,可能通过神经内分泌途径影响胃十二指肠分泌、运动和黏膜血流的调节。

(4)胃十二指肠运动异常:研究发现部分 DU 患者胃排空增快,这可使十二指肠球部酸负荷增大;部分 GU 患者有胃排空延迟,这可增加十二指肠液反流入胃,加重胃黏膜屏障损害。但目前认为,胃肠运动障碍不大可能是原发病因,但可加重幽门螺杆菌或 NSAID 对黏膜的损害。

概言之,消化性溃疡是一种多因素疾病,其中幽门螺杆菌感染和服用 NSAID 是已知的主要病因,溃疡发生是黏膜侵袭因素和防御因素失平衡的结果,胃酸在溃疡形成中起关键作用。

三、病理

DU 发生在球部,前壁比较常见;GU 多在胃角和胃窦小弯。组织学上,GU 大多发生在幽门腺区(胃窦)与泌酸腺区(胃体)交界处的幽门腺区一侧。幽门腺区黏膜可随年龄增长而扩大(假幽门腺化生和/或肠化生),使其与泌酸腺区之交界线上移,故老年患者 GU 的部位多较高。溃疡一般为单个,也可多个,呈圆形或椭圆形。DU 直径多小于 10 mm,GU 要比 DU 稍大。亦可见到直径大于 2 cm 的巨大溃疡。溃疡边缘光整、底部洁净,由肉芽组织构成,上面覆盖有灰白色或灰黄色纤维渗出物。活动性溃疡周围黏膜常有炎症水肿。溃疡浅者累及黏膜肌层,深者达肌层甚至浆膜层,溃破血管时引起出血,穿破浆膜层时引起穿孔。溃疡愈合时周围黏膜炎症、水肿消退,边缘上皮细胞增生覆盖溃疡面,其下的肉芽组织纤维转化,变为瘢痕,瘢痕收缩使周围黏膜皱襞向其集中。

四、临床表现

上腹痛是消化性溃疡的主要症状,但部分患者可无症状或症状较轻以至不为患者所注意,而以出血、穿孔等并发症为首发症状。典型的消化性溃疡有如下临床特点:①慢性过程,病史可达数年至数十年。②周期性发作,发作与自发缓解相交替,发作期可为数周或数月,缓解期亦长短不一,短者数周、长者数年;发作常有季节性,多在秋冬或冬春之交发病,可因精神情绪不良或过劳而诱发。③发作时上腹痛呈节律性,表现为空腹痛即餐后 2~4 小时和/或午夜痛,腹痛多为进食或服用抗酸药所缓解,典型节律性表现在 DU 多见。

(一)症状

上腹痛为主要症状,性质多为灼痛,亦可为钝痛、胀痛、剧痛或饥饿样不适感。多位于中上腹,可偏右或偏左。一般为轻至中度持续性痛。疼痛常有典型的节律性如上述。腹痛多在进食或服用抗酸药后缓解。

部分患者无上述典型表现的疼痛,而仅表现为无规律性的上腹隐痛或不适。具或不具典型疼痛者均可伴有反酸、嗳气、上腹胀等症状。

(二)体征

溃疡活动时上腹部可有局限性轻压痛,缓解期无明显体征。

五、特殊类型的消化性溃疡

(一)复合溃疡

复合溃疡指胃和十二指肠同时发生的溃疡。DU 往往先于 GU 出现。幽门梗阻发生率较高。

(二)幽门管溃疡

幽门管位于胃远端,与十二指肠交界,长约 2 cm。幽门管溃疡与 DU 相似,胃酸分泌一般较高。幽门管溃疡上腹痛的节律性不明显,对药物治疗反应较差,呕吐较多见,较易发生幽门梗阻、出血和穿孔等并发症。

(三)球后溃疡

DU 大多发生在十二指肠球部,发生在球部远段十二指肠的溃疡称球后溃疡。多发生在十二指肠乳头的近端。具 DU 的临床特点,但午夜痛及背部放射痛多见,对药物治疗反应较差,较易并发出血。

(四)巨大溃疡

巨大溃疡指直径大于 2 cm 的溃疡。对药物治疗反应较差、愈合时间较慢,易发生慢性穿透或穿孔。胃的巨大溃疡注意与恶性溃疡鉴别。

(五)老年人消化性溃疡

近年,老年人发生消化性溃疡的报道增多。临床表现多不典型,GU 多位于胃体上部甚至胃底部,溃疡常较大,易误诊为胃癌。

(六)无症状性溃疡

约 15% 消化性溃疡患者可无症状,而以出血、穿孔等并发症为首发症状。可见于任何年龄,以老年人较多见;NSAID 引起的溃疡近半数无症状。

六、实验室和其他检查

(一)胃镜检查

胃镜检查是确诊消化性溃疡首选的检查方法。胃镜检查不仅可对胃十二指肠黏膜直接观察、摄像,还可在直视下取活组织做病理学检查及幽门螺杆菌检测,因此胃镜检查对消化性溃疡的诊断及胃良、恶性溃疡鉴别诊断的准确性高于 X 线钡餐检查。例如,在溃疡较小或较浅时钡餐检查有可能漏诊;钡餐检查发现十二指肠球部畸形可有多种解释;活动性上消化道出血是钡餐检查的禁忌证;胃的良、恶性溃疡鉴别必须由活组织检查来确定。

内镜下消化性溃疡多呈圆形或椭圆形,也有呈线形,边缘光整,底部覆有灰黄色或灰白色渗出物,周围黏膜可有充血、水肿,可见皱襞向溃疡集中。内镜下溃疡可分为活动期(A)、愈合期(H)和瘢痕期(S)3 个病期,其中每个病期又可分为 1 和 2 两个阶段。

(二)X 线钡餐检查

适用于对胃镜检查有禁忌或不愿接受胃镜检查者。溃疡的 X 线征象有直接和间接两种:龛影是直接征象,对溃疡有确诊价值;局部压痛、十二指肠球部激惹和球部畸形、胃大弯侧痉挛性切迹均为间接征象,仅提示可能有溃疡。

(三)幽门螺杆菌检测

幽门螺杆菌检测应列为消化性溃疡诊断的常规检查项目,因为有无幽门螺杆菌感染决定治疗方案的选择。检测方法分为侵入性和非侵入性两大类。前者需通过胃镜检查取胃黏膜活组织进行检测,主要包括快速尿素酶试验、组织学检查和幽门螺杆菌培养;后者主要有^{13}C或^{14}C尿素呼气试验、粪便幽门螺杆菌抗原检测及血清学检查(定性检测血清抗幽门螺杆菌IgG抗体)。

快速尿素酶试验是侵入性检查的首选方法,操作简便、费用低。组织学检查可直接观察幽门螺杆菌,与快速尿素酶试验结合,可提高诊断准确率。幽门螺杆菌培养技术要求高,主要用于科研。^{13}C或^{14}C尿素呼气试验检测幽门螺杆菌敏感性及特异性高而无须胃镜检查,可作为根除治疗后复查的首选方法。

应注意,近期应用抗生素、质子泵抑制剂、铋剂等药物,因有暂时抑制幽门螺杆菌作用,会使上述检查(血清学检查除外)呈假阴性。

(四)胃液分析和血清促胃液素测定

一般仅在疑有促胃液素瘤时作鉴别诊断之用。

七、诊断和鉴别诊断

慢性病程、周期性发作的节律性上腹疼痛,且上腹痛可为进食或抗酸药所缓解的临床表现是诊断消化性溃疡的重要临床线索。但应注意,一方面有典型溃疡样上腹痛症状者不一定是消化性溃疡,另一方面部分消化性溃疡患者症状可不典型甚至无症状。因此,单纯依靠病史难以做出可靠诊断。确诊有赖胃镜检查。X线钡餐检查发现龛影亦有确诊价值。

鉴别诊断本病主要临床表现为慢性上腹痛,当仅有病史和体检资料时,需与其他有上腹痛症状的疾病如肝、胆、胰、肠疾病和胃的其他疾病相鉴别。功能性消化不良临床常见且临床表现与消化性溃疡相似,应注意鉴别。如做胃镜检查,可确定有无胃十二指肠溃疡存在。

胃镜检查如见胃十二指肠溃疡,应注意与引起胃十二指肠溃疡的少见特殊病因或以溃疡为主要表现的胃十二指肠肿瘤鉴别。其中,与胃癌、促胃液素瘤的鉴别要点如下。

(一)胃癌

内镜或X线检查见到胃的溃疡,必须进行良性溃疡(胃溃疡)与恶性溃疡(胃癌)的鉴别。Ⅲ型(溃疡型)早期胃癌单凭内镜所见与良性溃疡鉴别有困难,放大内镜和染色内镜对鉴别有帮助,但最终必须依靠直视下取活组织检查鉴别。恶性溃疡的内镜特点为:①溃疡形状不规则,一般较大。②底凹凸不平、苔污秽。③边缘呈结节状隆起。④周围皱襞中断。⑤胃壁僵硬、蠕动减弱(X线钡餐检查亦可见上述相应的X线征)。活组织检查可以确诊,但必须强调,对于怀疑胃癌而一次活检阴性者,必须在短期内复查胃镜进行再次活检;即使内镜下诊断为良性溃疡且活检阴性,仍有漏诊胃癌的可能,因此对初诊为胃溃疡者,必须在完成正规治疗的疗程后进行胃镜复查,胃镜复查溃疡缩小或愈合不是鉴别良、恶性溃疡的最终依据,必须重复活检加以证实。

(二)促胃液素瘤

促胃液素瘤亦称Zollinger-Ellison综合征,是胰腺非β细胞瘤分泌大量促胃液素所致。肿瘤往往很小(直径<1 cm),生长缓慢,半数为恶性。大量促胃液素可刺激壁细胞增生,分泌大量胃酸,使上消化道经常处于高酸环境,导致胃、十二指肠球部和不典型部位(十二指肠降段、横段、甚或空肠近端)发生多发性溃疡。促胃液素瘤与普通消化性溃疡的鉴别要点是该病溃疡发生于不典型部位,具难治性特点,有过高胃酸分泌(BAO和MAO均明显升高,且BAO/MAO>60%)

及高空腹血清促胃液素(>200 pg/mL,常>500 pg/mL)。

八、并发症

(一)出血

溃疡侵蚀周围血管可引起出血。出血是消化性溃疡最常见的并发症,也是上消化道大出血最常见的病因(约占所有病因的50%)。

(二)穿孔

溃疡病灶向深部发展穿透浆膜层则并发穿孔。溃疡穿孔临床上可分为急性、亚急性和慢性3种类型,以第一种常见。急性穿孔的溃疡常位于十二指肠前壁或胃前壁,发生穿孔后胃肠的内容物漏入腹腔而引起急性腹膜炎。十二指肠或胃后壁的溃疡深至浆膜层时已与邻近的组织或器官发生粘连,穿孔时胃肠内容物不流入腹腔,称为慢性穿孔,又称为穿透性溃疡。这种穿透性溃疡改变了腹痛规律,变得顽固而持续,疼痛常放射至背部。邻近后壁的穿孔或游离穿孔较小,只引起局限性腹膜炎时称亚急性穿孔,症状较急性穿孔轻而体征较局限,且易漏诊。

(三)幽门梗阻

幽门梗阻主要是由DU或幽门管溃疡引起。溃疡急性发作时可因炎症水肿和幽门部痉挛而引起暂时性梗阻,可随炎症的好转而缓解;慢性梗阻主要由于瘢痕收缩而呈持久性。幽门梗阻临床表现为餐后上腹饱胀、上腹疼痛加重,伴有恶心、呕吐,大量呕吐后症状可以改善,呕吐物含发酵酸性宿食。严重呕吐可致失水和低氯低钾性碱中毒。可发生营养不良和体重减轻。体检可见胃型和胃蠕动波,清晨空腹时检查胃内有振水声。进一步做胃镜或X线钡剂检查可确诊。

(四)癌变

少数GU可发生癌变,DU则否。GU癌变发生于溃疡边缘,据报道癌变率在1%左右。长期慢性GU病史、年龄在45岁以上、溃疡顽固不愈者应提高警惕。对可疑癌变者,在胃镜下取多点活检做病理检查;在积极治疗后复查胃镜,直到溃疡完全愈合;必要时定期随访复查。

九、治疗

治疗的目的是消除病因、缓解症状、愈合溃疡、防止复发和防治并发症。针对病因的治疗如根除幽门螺杆菌,有可能彻底治愈溃疡病,是近年消化性溃疡治疗的一大进展。

(一)一般治疗

生活要有规律,避免过度劳累和精神紧张。注意饮食规律,戒烟、酒。服用NSAID者尽可能停用,即使未用亦要告诫患者今后慎用。

(二)治疗消化性溃疡的药物及其应用

治疗消化性溃疡的药物可分为抑制胃酸分泌的药物和保护胃黏膜的药物两大类,主要起缓解症状和促进溃疡愈合的作用,常与根除幽门螺杆菌治疗配合使用。现就这些药物的作用机制及临床应用分别简述如下。

1.抑制胃酸药物

溃疡的愈合与抑酸治疗的强度和时间成正比。抗酸药具中和胃酸作用,可迅速缓解疼痛症状,但一般剂量难以促进溃疡愈合,故目前多作为加强止痛的辅助治疗。H_2受体拮抗剂(H_2RA)可抑制基础及刺激的胃酸分泌,以前一作用为主,而后一作用不如PPI充分。使用推荐剂量各种H_2RA溃疡愈合率相近,不良反应发生率均低。西咪替丁可通过血-脑屏障,偶有精神异常不良反应;与雄性激素受体结合而影响性功能;经肝细胞色素 P450 代谢而延长华法林、苯妥英钠、茶碱等药物的肝内代谢。雷尼替丁、法莫替丁和尼扎替丁上述不良反应较少。已证明 H_2RA 全天剂量于睡前顿服的疗效与 1 天 2 次分服相仿。由于该类药物价格较 PPI 便宜,临床上特别适用于根除幽门螺杆菌疗程完成后的后续治疗,及某些情况下预防溃疡复发的长程维持治疗(详后)。质子泵抑制剂(PPI)作用于壁细胞胃酸分泌终末步骤中的关键酶 H^+,K^+-ATP 酶,使其不可逆失活,因此抑酸作用比 H_2RA 更强且作用持久。与 H_2RA 相比,PPI 促进溃疡愈合的速度较快、溃疡愈合率较高,因此特别适用于难治性溃疡或 NSAID 溃疡患者不能停用 NSAID 时的治疗。对根除幽门螺杆菌治疗,PPI 与抗生素的协同作用较 H_2RA 好,因此是根除幽门螺杆菌治疗方案中最常用的基础药物。使用推荐剂量的各种 PPI,对消化性溃疡的疗效相仿,不良反应均少。

2.保护胃黏膜药物

硫糖铝和胶体铋目前已少用作治疗消化性溃疡的一线药物。枸橼酸铋钾(胶体次枸橼酸铋)因兼有较强抑制幽门螺杆菌作用,可作为根除幽门螺杆菌联合治疗方案的组分,但要注意此药不能长期服用,因会过量蓄积而引起神经毒性。米索前列醇具有抑制胃酸分泌、增加胃十二指肠黏膜的黏液及碳酸氢盐分泌和增加黏膜血流等作用,主要用于 NSAID 溃疡的预防,腹泻是常见不良反应,因会引起子宫收缩故孕妇忌服。

(三)根除幽门螺杆菌治疗

对幽门螺杆菌感染引起的消化性溃疡,根除幽门螺杆菌不但可促进溃疡愈合,而且可预防溃疡复发,从而彻底治愈溃疡。因此,凡有幽门螺杆菌感染的消化性溃疡,无论初发或复发、活动或静止、有无合并症,均应予以根除幽门螺杆菌治疗。

1.根除幽门螺杆菌的治疗方案

已证明在体内具有杀灭幽门螺杆菌作用的抗生素有克拉霉素、阿莫西林、甲硝唑(或替硝唑)、四环素、呋喃唑酮、某些喹诺酮类如左氧氟沙星等。PPI 及胶体铋体内能抑制幽门螺杆菌,与上述抗生素有协同杀菌作用。目前尚无单一药物可有效根除幽门螺杆菌,因此必须联合用药。应选择幽门螺杆菌根除率高的治疗方案力求一次根除成功。研究证明以 PPI 或胶体铋为基础加上两种抗生素的三联治疗方案有较高根除率。这些方案中,以 PPI 为基础的方案所含 PPI 能通过抑制胃酸分泌提高口服抗生素的抗菌活性从而提高根除率,再者 PPI 本身具有快速缓解症状和促进溃疡愈合作用,因此是临床中最常用的方案。而其中,又以 PPI 加克拉霉素再加阿莫西林或甲硝唑的方案根除率最高。幽门螺杆菌根除失败的主要原因是患者的服药依从性问题和幽门螺杆菌对治疗方案中抗生素的耐药性。因此,在选择治疗方案时要了解所在地区的耐药情况,近年世界不少国家和我国一些地区幽门螺杆菌对甲硝唑和克拉霉素的耐药率在增加,应引起注意。呋喃唑酮(200 mg/d,分 2 次)耐药性少见、价廉,国内报道用呋喃唑酮代替克拉霉素或甲硝唑的三联疗法亦可取得较高的根除率,但要注意呋喃唑酮引起的周围神经炎和溶血性贫血等不良反应。治疗失败后的再治疗比较困难,可换用另外两种抗生素(阿莫西林原发和继发耐药均极少见,可以不换)如 PPI 加左氧氟沙星(500 mg/d,每天 1 次)和阿莫西林,或采用 PPI 和胶体铋合用再加四环素(1 500 mg/d,每天 2 次)和甲硝唑的四联疗法。

2.根除幽门螺杆菌治疗结束后的抗溃疡治疗

在根除幽门螺杆菌疗程结束后,继续给予一个常规疗程的抗溃疡治疗(如 DU 患者予 PPI 常规剂量、每天 1 次、总疗程 2~4 周,或 H_2RA 常规剂量、疗程 4~6 周;GU 患者 PPI 常规剂量、每天 1 次、总疗程4～6周,或 H_2RA 常规剂量、疗程 6～8 周)是最理想的。这在有并发症或溃疡面积大的患者尤为必要,但对无并发症且根除治疗结束时症状已得到完全缓解者,也可考虑停药以节省药物费用。

3.根除幽门螺杆菌治疗后复查

治疗后应常规复查幽门螺杆菌是否已被根除,复查应在根除幽门螺杆菌治疗结束至少 4 周后进行,且在检查前停用 PPI 或铋剂 2 周,否则会出现假阴性。可采用非侵入性的^{13}C或^{14}C尿素呼气试验,也可通过胃镜在检查溃疡是否愈合的同时取活检做尿素酶和/或组织学检查。对未排除胃恶性溃疡或有并发症的消化性溃疡应常规进行胃镜复查。

(四)NSAID 溃疡的治疗、复发预防及初始预防

对服用 NSAID 后出现的溃疡,如情况允许应立即停用 NSAID,如病情不允许可换用对黏膜损伤少的 NSAID 如特异性 COX-2 抑制剂(如塞来昔布)。对停用 NSAID 者,可予常规剂量常规疗程的 H_2RA 或 PPI 治疗;对不能停用 NSAID 者,应选用 PPI 治疗(H_2RA 疗效差)。因幽门螺杆菌和 NSAID 是引起溃疡的两个独立因素,因此应同时检测幽门螺杆菌,如有幽门螺杆菌感染应同时根除幽门螺杆菌。溃疡愈合后,如不能停用 NSAID,无论幽门螺杆菌阳性还是阴性都必须继续 PPI 或米索前列醇长程维持治疗以预防溃疡复发。对初始使用 NSAID 的患者是否应常规给药预防溃疡的发生仍有争论。已明确的是,对于发生 NSAID 溃疡并发症的高危患者,如既往有溃疡病史、高龄、同时应用抗凝血药(包括低剂量的阿司匹林)或糖皮质激素者,应常规予抗溃疡药物预防,目前认为 PPI 或米索前列醇预防效果较好。

(五)溃疡复发的预防

有效根除幽门螺杆菌及彻底停服 NSAID,可消除消化性溃疡的两大常见病因,因而能大大减少溃疡复发。对溃疡复发同时伴有幽门螺杆菌感染复发(再感染或复燃)者,可予根除幽门螺杆菌再治疗。下列情况则需用长程维持治疗来预防溃疡复发:①不能停用 NSAID 的溃疡患者,无论幽门螺杆菌阳性还是阴性(如前述)。②幽门螺杆菌相关溃疡,幽门螺杆菌感染未能被根除。③幽门螺杆菌阴性的溃疡(非幽门螺杆菌、非 NSAID 溃疡)。④幽门螺杆菌相关溃疡,幽门螺杆菌虽已被根除,但曾有严重并发症的高龄或有严重伴随病患者。长程维持治疗一般以 H_2RA 或 PPI 常规剂量的半量维持,而 NSAID 溃疡复发的预防多用 PPI 或米索前列醇,已如前述。

(六)外科手术指征

由于内科治疗的进展,目前外科手术主要限于少数有并发症者,包括:①大量出血经内科治疗无效。②急性穿孔。③瘢痕性幽门梗阻。④胃溃疡癌变。⑤严格内科治疗无效的顽固性溃疡。

十、预后

由于内科有效治疗的发展,预后远较过去为佳,病死率显著下降。死亡主要见于高龄患者,死亡的主要原因是并发症,特别是大出血和急性穿孔。

(徐 帝)

第十二节　功能性消化不良

功能性消化不良(functional dyspepsia,FD)是指过去 6 个月中至少 3 个月有餐后饱胀不适、早饱感、上腹痛、上腹烧灼感等其中一项或一项以上症状,而无器质性、代谢性、全身性疾病可解释的胃十二指肠功能性疾病。目前将 FD 分为两类:餐后不适综合征和上腹痛综合征。患者可同时存在两种情况。

一、病因和发病机制

FD 的发病机制尚未完全阐明,其病理生理学基础主要包括以下几方面。

(一)上胃肠道运动功能障碍

研究发现,30%~80%的 FD 患者存在上消化道运动障碍,包括近端胃容受性障碍、胃节律紊乱、胃排空延迟、移行性复合运动Ⅲ期次数减少、Ⅱ期动力减弱及胃窦-幽门-十二指肠协调运动异常等,引起餐后饱胀、早饱等。

(二)内脏高敏感性

主要是指 FD 患者对生理刺激出现的不适感,对伤害性刺激呈现强烈的反应。FD 患者对胃扩张刺激产生不适感的严重程度明显高于健康对照者,FD 患者对酸的感觉阈值降低,表明 FD 患者存在内脏高敏感性。内脏高敏感可解释患者餐后出现的上腹饱胀或疼痛、早饱等症状。

(三)胃酸分泌

虽然 FD 患者基础胃酸分泌在正常范围,但刺激引起的酸分泌增加,临床上患者的酸相关症状,如空腹时上腹部不适或疼痛、进食后减轻及抑酸治疗有效均提示其症状与胃酸的关系。

(四)胃肠激素紊乱

胃肠激素分泌失调是 FD 的发病机制之一。胃动素、胃泌素、缩胆囊素、血管活性肠肽、生长抑素、降钙素基因相关肽及 P 物质(substance P,SP)分泌异常可能与 FD 患者胃肠道动力障碍及胃肠高敏感有关。

(五)Hp 感染

Hp 与 FD 的关系一直颇有争议,国内学者的共识意见为 Hp 感染是慢性活动性胃炎的主要病因。有消化不良症状的 Hp 感染者,可归属 FD 的范畴。鉴于根除 Hp 后确有部分患者近期症状改善,更重要的是可能获得临床症状的长期缓解,目前大部分学者肯定 Hp 感染在 FD 发病中的作用。Hp 感染所致的胃黏膜炎症可导致胃感觉和运动异常。

(六)精神心理因素

FD 是一种公认的身心疾病,精神、心理因素的研究进展表明其可能是 FD 的重要病因。半数以上 FD 患者存在精神心理障碍,其人际关系敏感、抑郁、焦虑等因子积分均高于健康人。FD 症状的严重程度与抑郁、焦虑及恐惧等有关。

二、流行病学

美国社区居民的消化不良患病率为 25%,我国广东城镇居民的问卷调查显示患病率为

18.9%,天津城镇居民 FD 的患病率约为 23.29%;女性患病率高于男性,患病率随年龄增长而升高。有关消化不良发病率的流行病学资料相对较少,推测年发病率约为 1%。流行病学调查的患病率是指未经检查的消化不良症状,经检查后发现因器质性疾病所致者仅占消化不良患者的少数,多数患者为 FD。

三、临床表现

FD 常见的临床症状有以下几点。

(1)餐后饱胀,指食物长时间存留于胃内引起的不适感。

(2)早饱感,指进食少许食物即感胃部饱满,不能进常规量的饮食。

(3)上腹痛,位于胸骨剑突下与脐水平以上、两侧锁骨中线之间区域的疼痛,有时患者无腹痛主诉而表现为特别不适感觉。

(4)上腹烧灼感,指不适的上述区域的局部灼热感。

四、诊断

(一)FD 诊断标准(罗马Ⅲ标准)

病程至少 6 个月,近 3 个月满足以下诊断标准且至少具备下列 1 个症状:①餐后饱胀;②早饱感;③上腹痛;④上腹烧灼感,同时无器质性、代谢性、全身性疾病原因可查(包括上消化道内镜检查结果)。

(二)报警症状

报警症状包括消瘦、贫血、上腹包块、频繁呕吐、呕血或黑便、年龄 40 岁以上的初发病者、有肿瘤家族史等。对有报警症状的、经验性治疗或常规治疗无效的、有精神心理障碍者及怀疑胃肠外疾病引起的消化不良患者,应及时行相关检查明确有无器质性疾病。

(三)消化不良的相关检查

胃镜检查在我国已很普及,建议将胃镜检查作为消化不良诊断的主要手段。需要时,可进行 Hp 检查。其他辅助检查包括肝肾功能及血糖等生化检查、腹部超声及消化系统肿瘤标志物检查,必要时行腹部 CT 扫描。

五、治疗

消化不良的治疗目的在于迅速缓解症状,去除诱因,预防复发。

(一)一般处理

由于 FD 具有极显著的安慰剂效应(20%～60%),向患者详细地告知病情和耐心解释非常重要。推荐戒烟、酒、咖啡,停止服用非甾体抗炎药,但尚无有关其确切疗效的报道。每天少食多餐、低脂饮食值得推荐。

(二)药物治疗

1.抗酸剂

抗酸剂如氢氧化铝、铝碳酸镁等可减轻症状,但疗效不及抑酸剂。铝碳酸镁除抗酸以外,还能吸附胆汁,伴有胆汁反流的患者可选用。

2.抑酸剂

适用于以上腹痛、烧灼感为主要症状者。常用抑酸剂包括 H_2 受体阻滞剂（H_2RA）和质子泵抑制剂（PPI）两大类。常用 H_2RA 有西咪替丁、雷尼替丁及法莫替丁等。常用的 PPI 制剂有奥美拉唑、兰索拉唑、泮托拉唑、雷贝拉唑和埃索美拉唑等，治疗 FD 常用小剂量 PPI。

3.促动力剂

促动力剂可明显改善上腹饱胀、早饱等。常用的促动力剂包括：①多巴胺受体阻滞剂，甲氧氯普胺具有较强的中枢镇吐作用，增强胃动力，因可导致锥体外系反应，不宜长期、大剂量使用。多潘立酮为选择性外周多巴胺 D_2 受体阻滞剂，不透过血-脑屏障，因此无锥体外系不良反应。该药能增加胃窦和十二指肠动力，促进胃排空，明显改善消化不良患者上腹不适、早饱、腹胀等症状。个别患者长期服用可出现乳房胀痛或溢乳现象。伊托必利通过拮抗多巴胺 D_2 受体和抑制乙酸胆碱酯酶活性起作用，增强并协调胃肠运动，改善患者的临床症状。②5-HT_4 受体激动剂，莫沙必利在我国和亚洲的使用资料表明其可显著改善 FD 患者早饱、腹胀、嗳气等症状。目前未见心脏严重不良反应报道，但对 5-HT_4 受体激动剂的心血管不良反应仍应引起重视。

4.助消化药

消化酶和微生态制剂可作为治疗消化不良的辅助用药。复方消化酶、益生菌制剂可改善与进餐相关的腹胀、食欲缺乏等症状。

5.根除 Hp 治疗

根除 Hp 可使部分 FD 患者的症状得到长期改善，对合并 Hp 感染的 FD 患者，如应用抑酸、促动力剂治疗无效，建议向患者充分解释根除治疗的利弊、征得患者同意后给予根除 Hp 治疗。

6.精神心理治疗

荟萃分析表明，合并焦虑者对抗焦虑、抗抑郁药有一定疗效，单纯抑酸药或促动力药无效。伴有明显精神心理障碍的患者，可选择三环类抗抑郁药或 5-HT 再摄取抑制剂。除药物治疗外，行为治疗、认知疗法及心理干预等可能对这类患者也有益。精神心理治疗不但可以缓解症状，还可提高患者的生活质量。

（三）经验性治疗

对 40 岁以下、无报警征象、无明显精神心理障碍的患者可考虑经验性治疗。与进餐相关的消化不良可首选促动力剂或合用抑酸剂；与进餐非相关的消化不良/酸相关性消化不良可选用抑酸剂或合用促动力剂。经验治疗时间一般为2～4周。无效者应行进一步检查，明确诊断后有针对性地进行治疗。

（杨　琳）

第十三节　十二指肠炎

十二指肠炎是各种原因引起的急性、慢性十二指肠黏膜的炎症性变化。可分为原发性（非特异性）和继发性（特异性）十二指肠炎两种。

一、病因及发病机制

(一)原发性十二指肠炎

病因尚未完全明确,可能与进食刺激性食物、饮酒、药物(如非甾体抗炎药)、Hp感染等有关。本病亦可伴发十二指肠其他疾病或肝胆胰等周围器官疾病,常与慢性胃炎、消化性溃疡病等合并存在,故认为可能与其病因相同。有人认为十二肠炎可演变为十二指肠溃疡,其依据为:①炎症开始时酸度正常,以后由于炎症进展干扰了十二指肠对胃液分泌的抑制过程,导致高酸产生而形成溃疡;②十二指肠炎时表皮细胞因炎症破坏而丧失,但腺管部细胞增殖可以予以补偿。当腺管细胞因衰竭而不能补偿丧失时,可产生糜烂,继之形成溃疡。

(二)特异性十二指肠炎

多由克罗恩病、肠结核、寄生虫(如钩虫、兰氏贾第鞭毛虫等)及真菌、嗜酸粒细胞性胃肠炎等累及十二指肠而引起特异性炎症。

二、临床表现

(1)消化不良症状:可有上腹饱胀、反酸、嗳气、恶心、呕吐等症状。部分患者可无症状及体征。

(2)上腹痛:类似于十二指肠球部溃疡,多为饥饿痛、夜间痛、进食后缓解。

(3)上消化道出血是糜烂性十二指肠炎的一种并发症,可有黑便或呕血。

(4)常见的体征有上腹部轻度压痛,部分患者可有舌炎、贫血和消瘦等。

三、实验室检查和特殊检查

(一)胃液分析及血胃泌素测定

正常或较高,部分患者与十二指肠球部溃疡相似,但无诊断价值。

(二)X线钡餐检查

十二指肠球部有激惹痉挛、运动增快、皱襞增粗及紊乱等表现,但不能据此而确立诊断。

(三)内镜检查

(1)浅表型:黏膜充血水肿,反光增强,红白相间,以红色为主。

(2)出血糜烂型:黏膜发红,可见点状、片状糜烂灶或出血灶。

(3)萎缩型:黏膜变薄、苍白,以白色为主,可见黏膜下血管显露。

(4)增生型:黏膜粗糙不平或细颗粒结节状改变。

四、诊断和鉴别诊断

本病确诊有赖于内镜下所见和内镜直视下取黏膜活组织检查。

本病需与慢性胃炎、十二指肠腺增生、胃泌素瘤及肠结核和克罗恩病等引起的十二指肠病变鉴别。

五、治疗

(一)原发性十二指肠炎的治疗

基本治疗原则同十二指肠溃疡病。

1.抗酸剂

可用氢氧化铝-镁乳合剂,每次 15～30 mL,每天 3 次,餐后 1～2 小时服用。抗酸剂能中和胃酸、降低胃蛋白酶活性,减轻对消化道黏膜的损伤,缓解疼痛。

2.抑酸剂

可根据患者经济承受能力等因素选用。质子泵抑制剂可用奥咪拉唑 20 mg,每天 1～2 次,雷贝拉唑 10～20 mg,每天 1～2 次等;H_2受体阻滞剂可用法莫替丁 20 mg,每天 2 次,或雷尼替丁 150 mg,每天 2 次。抑酸剂能抑制胃细胞分泌胃酸,减轻胃酸对已有炎症的黏膜刺激,可有效改善症状,但不能逆转病理学异常。

3.M 受体阻滞剂

可选用哌仑西平 50 mg,每天 2 次,或山莨菪碱片 5 mg,每天 3 次口服,可抑制胃酸的分泌。另对胃蛋白酶的分泌也有抑制作用。

4.黏膜保护剂

胶体铋剂在酸性环境下,能与溃疡和炎症组织的糖蛋白络合形成一层保护膜,阻止胃酸、胃蛋白酶的攻击,并有杀灭 Hp 的作用,可用胶体铋 50 mg,每天 4 次。前列腺素能减少胃酸的分泌,加强黏膜抗损伤能力,并有维持黏膜血流、促进黏液分泌等作用。可用米索前列醇 200 μg,每天 4 次,或恩前列醇 70 μg,每天 2 次。

5.胃肠动力药

可予多潘立酮 10～20 mg,每天 3 次,或莫沙必利 5～10 mg,每天 3 次,饭前 15～30 分钟口服,可调整胃窦和十二指肠球部的运动,减少胆汁反流刺激胃窦部 G 细胞分泌胃泌素造成的胃酸分泌。

6.根除 Hp 治疗

常用的抗 Hp 药物有阿莫西林、甲硝唑(或替硝唑)、呋喃唑酮、四环素、克拉霉素及铋剂等。单药疗法根除率不足 20%,故通常两种以上抗生素与抑酸剂(PPI 或 H_2RA)合用,形成三联疗法、四联疗法。疗程一般为 1～2 周。含 PPI 的三联疗法是近年来研究得最多的治疗 Hp 感染的方案。

(二)继发性十二指肠炎的治疗

(1)针对病因和主要疾病,治疗潜在和/或原发性疾病。

(2)对症治疗,可选用治疗原发性十二指肠炎的药物。

(杨　琳)

第十四节　十二指肠壅积症

十二指肠壅积症是指各种原因引起的十二指肠阻塞,以致近端十二指肠食糜滞留及肠管代偿性扩张而产生的临床综合征。

一、病因

引起本症原因很多,以肠系膜上动脉压迫十二指肠形成壅积者居多(占 50%以上),称为肠系膜上动脉综合征（superior mesenteric artery syndrome，SMAS）。其他原因如下。①先天性十二指肠畸形：如先天性腹膜束带压迫牵拉阻断十二指肠；十二指肠远端先天性狭窄或闭塞；环状胰腺压迫十二指肠降段；十二指肠发育不良产生的巨十二指肠，以及十二指肠先天性变异而严重下垂，可折拗十二指肠空肠角而产生壅积症。②十二指肠腔内外占位压迫：十二指肠良、恶性肿瘤；腹膜后肿瘤如肾脏肿瘤、胰腺癌、淋巴瘤；十二指肠的转移癌，邻近肿大的淋巴结（癌转移）、肠系膜囊肿或腹主动脉瘤压迫十二指肠。③十二指肠远端或近端空肠浸润性疾病和炎症：进行性系统性硬化症、克罗恩病、憩室炎性粘连或压迫引起缩窄等。④粘连缩窄：胆囊和胃手术后发生粘连牵拉十二指肠；胃空肠吻合术后粘连、溃疡、狭窄或输入袢综合征。

二、发病机制

肠系膜上动脉、腹主动脉和十二指肠三者解剖关系的异常是 SMAS 的发病基础。十二指肠水平部从右至左横跨第三腰椎和腹主动脉（AO），前方被肠系膜根部内的肠系膜上血管神经束所横跨。肠系膜上动脉一般在第一腰椎水平处分出，与主动脉呈 30°～42°。若 SMA 和主动脉之间的角度过小，可使十二指肠受压。

三、临床表现

急性发作多与创伤及医源性因素有关，症状持续而严重，呕吐频繁而量大，常发生于躯干被石膏固定或牵引而引起，主要临床表现为急性胃扩张，严重者可出现肠坏死、十二指肠穿孔、上消化道大出血、门静脉血栓和门静脉积气等并发症。慢性发作主要表现为餐后上腹闷胀、恶心、呕吐；呕吐物含胆汁及所进食物，呕吐后症状减轻或消失；可伴腹痛，疼痛可位于右上腹、脐上甚至后背部；症状发作与体位有关，侧卧、俯卧、胸膝位、前倾坐位或将双膝放在颌下等可以减轻疼痛。长期发作，可导致消瘦、脱水和全身营养不良。

四、诊断

典型症状是诊断的重要依据。X 线钡餐检查特征：十二指肠水平部见钡柱中断（突然垂直切断），类似笔杆压迫的斜行压迹，称"笔杆征"或"刀切征"，钡剂经过此处排空迟缓甚至停止，2～4 小时内不能排空；受阻近段肠管强有力的顺向蠕动及逆蠕动构成的钟摆运动；俯卧位时钡剂顺利通过，逆蠕动消失。螺旋 CT 血管造影并三维重建技术能清晰显示扩张的胃及十二指肠肠腔，在增强 CT 后进行三维重建，可观察 SMA 和 AO 之间的角度；并能明确 SMA 对于十二指肠的压迫，同时排除其他病变。必要时做选择性肠系膜上动脉造影，侧位像结合 X 线钡餐检查可显示血管与十二指肠在解剖角度上的关系。胃镜检查不能诊断该疾病，但可排除胃肠道内病变引起的上消化道梗阻症状。

五、鉴别诊断

消化不良症状需与消化性溃疡鉴别，有时两者也可并存，胃镜可明确诊断。超声、CT 等影像学检查有助于诊断十二指肠肠外病变如胰头癌或巨大胰腺囊肿压迫而引起十二指肠壅积。必要时小肠镜排除高位小肠肿瘤引起的梗阻。本病也需与十二指肠内的结石、蛔虫团、异物所致十二指肠梗阻相区别。

六、治疗

无明显症状者可不必处理。急性发作期给予禁食、胃管减压、静脉营养、维持水电解质和酸碱平衡及营养支持治疗;可酌情使用抗痉挛药物缓解消化道症状;可使用鼻-空肠营养管进行早期肠内营养以改善全身状况。宜少量多餐,餐后使用体位疗法,取侧卧位、俯卧位或膝胸位,加强腹肌锻炼,矫正脊柱前凸。如内科保守治疗无效,可采用手术治疗。手术方式可选用:①十二指肠空肠吻合术;②胃-空肠吻合术;③十二指肠复位术;④Treitz 韧带松解术;⑤腹腔镜手术等。

(杨　琳)

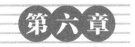

小肠与大肠疾病

第一节 急性出血性坏死性肠炎

急性出血性坏死性肠炎又称坏死性肠炎,是以小肠的广泛出血、坏死为特征的肠道急性蜂窝织炎,病变主要累及空肠和回肠,偶尔也可侵犯十二指肠和结肠,甚至累及全消化道。临床上以腹痛、腹泻、便血、腹胀、呕吐和发热为主要表现,严重者可有休克、肠麻痹等中毒症状和肠穿孔等并发症,是一种危及生命的暴发性疾病。本病的发病与产生 β 外毒素的 Welchii 杆菌(C 型产气荚膜杆菌)感染有关。任何年龄均可发病,但以学龄前儿童和青少年多见,男性多于女性,农村多于城市。四季均可发病,但高发于夏秋季节。

一、病因与发病机制

近年来认为本病的发病与产生 β 外毒素的 Welchii 杆菌(C 型产气荚膜杆菌)感染有关。β 外毒素属于蛋白质外毒素,它能干扰肠黏膜表面绒毛的正常功能,从而影响肠道的清洗作用,致使病原体黏附于肠黏膜而致病;β 外毒素可致肠道组织坏死,产生坏疽性肠炎。营养不良和饮食不当是本病的诱因。正常情况下胰蛋白酶有破坏 β 外毒素的作用;在蛋白酶活性缺乏或降低的情况下,如长期低蛋白膳食(使消化酶合成减少),当进食受 C 型产气荚膜杆菌污染或变质的食物时,不能分解破坏 β 外毒素而致病;或进食大量的甘薯、大豆等含有耐热性胰蛋白酶抑制因子的食物(使胰蛋白酶的活性和浓度降低),可使寄生肠内的 Welchii 杆菌滋生并产生大量 β 外毒素而致病。饮食习惯突然改变,从多吃蔬菜转变为多吃肉食,使肠内生态学环境发生改变,有利于 Welchii 杆菌的繁殖而致病。变态反应亦参与本病的发病。易感因素包括肠道感染、肠道缺血、肠屏障功能受损、ARDS、先天性心脏病合并心力衰竭、脓毒症、休克等。由于肠壁对细菌及细菌内、外毒素或病毒等过于敏感,引发肠出血、坏死、白细胞浸润、小血管纤维素样变性及坏死。本病病变以空肠和回肠最为多见且严重,有时可累及结肠、十二指肠及胃。病变常呈节段性分布,严重者融合成片。始于黏膜下层的病变,向黏膜层发展,黏膜肿胀增厚、粗糙,呈鲜红色或暗褐色,上有片状坏死和散在溃疡,黏膜下层水肿,此时患者以腹泻为主;黏膜广泛坏死脱落则大量便血;病变向浆肌层发展为主时,出现肠蠕动障碍,临床上可表现为肠梗阻;大片肠壁浆肌层或全层坏死时,肠内细菌与毒素外渗,肠壁也可穿孔,产生严重的腹膜炎和中毒性休克。

二、诊断

(一)病史

起病急,发病前多有不洁饮食或暴饮暴食史。受冷、劳累、肠道蛔虫感染及营养不良为诱因。

(二)临床表现特点

病初常表现为逐渐加剧的脐周或左中上腹阵发性绞痛,其后逐渐转为全腹或右下腹持续性痛并有阵发性加剧。一般在 1~3 天后加重,重者可产生腹膜刺激症状。常伴有恶心呕吐,呕吐常为黄水,严重者呈咖啡样或血水样。腹痛在便血控制后 3~5 天仍可每天发作数次,可为最后消失的症状。

1.腹痛

腹痛发生后即可有腹泻,每天数次至十数次不等。粪便初为糊状而带粪质,其后渐为黄水样,继之即呈血水状或呈赤豆汤和果酱样,甚至可呈鲜血状或暗红色血块,粪质少而具难闻的腥臭味。无里急后重。出血量多少不定,轻者可仅大便潜血阳性无便血;严重者一天出血量可达数百毫升。腹泻和便血时间短者仅 1~2 天,长者可达 1 个多月,且可呈间歇发作,或反复多次发作。严重病例后期因中毒症状严重,发生麻痹性肠梗阻时便次减少,甚至停止,但肛门指检多能发现血便为本病的特征之一。

2.腹泻与便血

起病后不久即出现发热,一般在 38~39 ℃,少数可达 40 ℃以上,持续 4~7 天后渐退,偶有长达 2~3 周者。中毒症状严重者可出现抽搐、昏迷,也可出现四肢厥冷、皮肤暗紫花纹、血压下降、中毒性休克。腹泻、便血严重时,可出现贫血、脱水和酸中毒。

3.全身中毒症状

胃肠道症状虽重,但腹部体征却相对较少。腹部饱满,有时可见肠型。触诊腹软或有轻度压痛,但也可有明显压痛、腹肌紧张和反跳痛,提示急性腹膜炎。移动性浊音可阳性,也可抽出血性腹水。肠鸣音早期亢进,有肠梗阻时可闻及气过水声或金属音。腹膜炎明显时,肠鸣音减弱或消失。

4.腹部体征

体检可有腹部膨隆,有时可见到肠型。脐周和上腹部甚至全腹可有明显压痛,有时还可扪及包块。腹膜炎时腹肌明显紧张,有反跳痛。早期肠鸣音可亢进,而后可减弱或消失,有梗阻或肠段坏死者,可闻及金属音及气过水声。

(三)辅助检查

白细胞计数增多,一般为$(12\sim20)\times10^9/L$,以中性粒细胞增多为主。嗜酸性粒细胞及血小板常减少。

1.血常规

粪便呈血性,或潜血试验强阳性,镜检可见大量红细胞、白细胞及脱落的上皮细胞。粪便培养部分病例可有 Welchii 杆菌、大肠埃希菌等生长。

2.尿常规

尿常规可有蛋白尿、红细胞、白细胞及管型。

3.X线检查

立位片中有大小不等的液平面。肠穿孔者可有气腹。在急性期不宜做胃肠钡餐或钡灌肠检查,以免发生肠穿孔。结肠镜检查可见全结肠腔内有大量新鲜血液,但未见出血病灶,并可见回盲瓣口有血液涌出。

(四)临床分型

本病由于病变部位不同,损伤程度不一及机体反应性的差异,临床表现亦不一致。依其最突出的表现,可将本病分为以下几种类型:当病变仅累及黏膜和黏膜下层时,临床表现以腹泻为主,伴有恶心、呕吐,便血不明显。腹部 X 线片示小肠充气、扩张,肠曲间隙增宽。

1.急性胃肠炎型

病变黏膜广泛坏死脱落时,则以便血为主,量多少不等,呈血水样或暗红色,有明显贫血或急性大出血体征。

2.肠出血型

病变以浆肌层为主时,因肠管肌层严重受损而浸润肿胀,肠管变僵直,丧失蠕动能力,临床表现为肠梗阻,如腹痛、腹胀、频繁呕吐,肠鸣音亢进或减弱、消失。可有肠型,腹部 X 线检查见多个液平面。

3.肠梗阻型

随着浆肌层病变加重,肠内细菌毒素外渗或局部出现全层坏死,则发展成腹膜炎。表现为腹部压痛、反跳痛、腹肌紧张、肠鸣音消失。

4.腹膜炎型

全身中毒症状为主,高热、谵妄、血压下降乃至休克。

(五)诊断注意事项

本病的诊断主要依据临床表现:有不洁饮食、暴饮暴食史,突然腹痛、腹泻、便血和呕吐,伴有中度发热,或突然腹痛后出现休克症状或出现麻痹性肠梗阻,应考虑本病的可能,特别是呈腥臭味的洗肉水样便而无明显里急后重者。由于本病的病情变化迅速且反复,临床分型也较多,故需与之鉴别的疾病也较多。主要有起病更急,开始即出现高热、惊厥、神志模糊、面色苍白,重者血压下降、休克,数小时后出现脓血便。急性出血性坏死性肠炎常以腹痛、腹泻为主,1～3 天出现红豆汤样或果酱样血便,少量黏液,无里急后重。病程、粪便性质和病原学检查可资鉴别。

1.中毒性菌痢

腹痛、呕吐、便血、休克等症状与急性出血性坏死性肠炎相似。但绞窄性肠梗阻腹痛突出而剧烈,腹胀、呕吐更重,无排便排气,血便出现晚且量少。急性出血性坏死性肠炎早期出现肠梗阻是由于病变侵及肠壁浆肌层,引起节段性运动功能障碍,多为不全性肠梗阻;后期发生的肠梗阻则由于肠管的僵硬、狭窄、粘连、坏死等原因引起,多为完全性梗阻,而且此前常先有腹泻、便血。

2.绞窄性肠梗阻

与本病鉴别较困难,但急性克罗恩病多转为慢性,经常复发,而急性出血性坏死性肠炎却极少复发。

3.急性克罗恩病

以腹痛、便血起病,与本病相似,但无腹泻和发热,中毒症状不重,待皮肤出现紫癜后诊断更明确。

此外,本病尚应与急性阑尾炎、肠套叠、阿米巴痢疾、细菌性食物中毒等鉴别。

4.腹型过敏性紫癜

原因主要有二:一是对本病的临床特点认识不够,未能掌握其规律及其与各种疾病鉴别的要点;二是由于有时症状不典型,尤其有时相当一部分患者无腹泻或血便,对这类病例往往通过肛门指诊才获得确诊。

三、治疗

本病治疗以非手术疗法为主,加强全身支持疗法,纠正水、电解质失衡,解除中毒症状,积极防治中毒性休克和其他并发症。必要时才予以手术治疗。

(一)非手术疗法

患者在发热、腹痛、腹胀、呕吐及便血期间应卧床休息与禁食,腹胀者应早做胃肠减压。禁食是一项重要治疗措施,轻者7～8天,重者14～21天,疑诊时即应禁食,确诊后更应禁食。待腹胀消失和腹痛减轻,腹部体征基本消失,无便血或大便潜血转阴,临床一般情况明显好转,方可给予易消化、无刺激性流质饮食,逐渐过渡到半流质、软食乃至正常饮食。过早恢复正常饮食可使症状再发,过晚恢复正常饮食又可影响营养状态,延迟康复。

1.休息和禁食

在禁食期间应予静脉输入高营养液,如10％～25％葡萄糖液、复方氨基酸液、水解蛋白,以及B族维生素、维生素C、钙剂。儿童补液量每天为80～100 mL/kg,成人每天2 000～3 000 mL。贫血或便血严重者输鲜血、血浆或60％羟乙基淀粉。治疗期间少量多次输血,对改善全身症状、缩短病程十分有利。本病因呕吐、腹泻和禁食,常有低血钾和酸中毒,若每天尿量不少于1 000 mL而又有低血钾者,每天补充氯化钾量不少于5 g;少数严重低钾(血清钾<2.0 mmol/L)患者,每天补氯化钾可达8～12 g。有酸中毒时,可给适量5％碳酸氢钠液。对重症患者及严重贫血、营养不良者,可施以全胃肠外营养。

2.支持疗法

迅速补充有效循环血容量是治疗休克的关键。除补充晶体溶液外,应适当输血浆、新鲜全血或人体人血清蛋白等胶体液。酌情应用血管活性药物以保持正常的血压,如多巴胺、间羟胺、山莨菪碱等。

3.防治中毒性休克

皮质激素可减轻中毒症状,抑制变态反应,改善和提高机体应激能力,但有加重出血和促发肠穿孔的危险。在高热、中毒休克时可以使用,原则是短期、大量、静脉给药。儿童每天用氢化可的松4～8 mg/kg,或地塞米松1.0～2.5 mg;成人每天用氢化可的松200～300 mg,或地塞米松5～20 mg。一般用3～5天即停药。

4.肾上腺皮质激素的应用

由于本病与细菌感染有关,选用适当的抗生素控制肠道内细菌感染,有利于减轻肠道损害。常用的抗生素有氨苄西林、第三代头孢菌素和喹诺酮类药物等,抗厌氧菌感染宜用甲硝唑或替硝唑。一般选两种联合应用。给药途径以静脉滴入为宜,疗程至少1周。

5.抗生素的应用

采用Welchii杆菌抗毒血清42 000～85 000 U静脉滴注,有较好疗效,但临床上未广泛使用。

6.抗毒血清

(1)微生态制剂调节肠道菌群,可选用双歧杆菌活菌(丽珠肠乐)1亿活菌口服。

(2)吸附肠道内毒素可用液状石蜡20 mL/d或蒙脱石散(思密达,6～9 g/d)口服或胃管内注入。

(3)补充胰蛋白酶可水解β外毒素,减少其吸收,并可清除肠道坏死组织。常用胰蛋白酶

0.6～0.9 g 口服,每天 3 次,对重症者可肌内注射 1 000～2 000 U,每天 1～2 次。

7.其他药物治疗

驱虫治疗:疑为或诊断为肠蛔虫感染者在出血停止、全身情况改善后应施以驱虫治疗,可用左旋咪唑 150 mg 口服,每天 2 次,连用 2 天。高热时物理降温,或加用解热药;吸氧;腹痛较剧者可用阿托品、罗通定肌内注射,必要时用哌替啶 50～100 mg 肌内注射。严重腹胀和频繁呕吐者,应行胃肠减压。

8.对症处理

高热时物理降温,或加用解热药;吸氧;腹痛较剧者可用阿托品肌内注射,必要时用哌替啶 50～100 mg肌内注射;严重腹胀和频繁呕吐者,应行胃肠减压。

(二)手术疗法

临床上遇到下列情况应考虑手术治疗:①诊断不明,不能排除其他急需手术治疗的急腹症者;②有明显腹膜炎表现,疑有肠坏死、肠穿孔者;③腹腔诊断性穿刺证明有脓性或血性液体者;④腹胀严重,胃肠减压无效,有肠穿孔危险者;⑤肠出血严重,经反复输血及其他保守疗法无效而有休克趋势者。

手术方法:①肠管尚无坏死或穿孔者,可予普鲁卡因肠系膜封闭,以改善病变肠段的血循环;②病变严重而局限者可行肠段切除并吻合;③肠坏死或肠穿孔者,可行肠段切除、穿孔修补及腹腔引流术。

(杨　琳)

第二节　急性肠梗阻

肠内容物运行由于某些原因发生阻塞,继而引起全身一系列病理生理反应和临床症状。

一、分类

(一)机械性肠梗阻

临床最多见,由于机械性原因使肠内容物不能通过。多见于肠道肿瘤,肠管受压,肠腔狭窄和粘连引起的肠管成角、纠结成团等。肠道粪石梗阻主要见于老年人。

(二)动力性肠梗阻

分为麻痹性肠梗阻和痉挛性肠梗阻,肠道本身无器质性病变,前者由于肠道失去蠕动功能,以至肠内容物不能运行,如低钾血症时;后者则由于肠壁平滑肌过度收缩,造成急性肠管闭塞而发生梗阻,见于急性肠炎和慢性铅中毒等,较为少见。

(三)血运性肠梗阻

肠系膜血管栓塞或血栓形成,引起肠道血液循环障碍,肠管失去蠕动能力,肠内容物停止运行。

二、病因

主要原因依次为肠粘连、疝嵌顿、肠道肿瘤、肠套叠、肠道蛔虫症、肠扭转等。据大宗资料报道,肠粘连引起的肠梗阻占 70%～80%(图 6-1)。

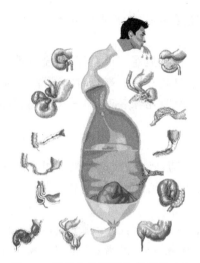

图 6-1　引起急性肠梗阻的常见病因

三、病理生理

急性肠梗阻病因繁多,但肠腔阻塞后的病理生理变化主要概括为以下方面。

(一)肠腔积液积气

正常情况下,人体消化道内的少量气体,随肠蠕动向下推进,部分由肠道吸收,其余最后经肛门排出。消化道气体约 70% 来自经口吞入的空气,约 30% 来自肠腔内细菌的分解发酵。这些气体在肠梗阻时不能被吸收和排除,再加上肠道细菌大量繁殖和发酵作用,肠腔胀气会越来越重。肠梗阻时肠道和其他消化腺分泌的大量消化液正常吸收循环途径被阻断,梗阻近端肠腔内大量积液,病程晚期还有肠壁病变引起的渗出,再加上呕吐丢失,将造成严重的水、电解质平衡紊乱,循环血量不足和休克。严重膨胀扩张的小肠还引起腹腔压力增高,膈肌抬高,影响下腔静脉回流,加重心动过速和呼吸急促。

(二)细菌易位与毒素吸收

急性肠梗阻时肠道细菌迅速繁殖,产生大量有毒物质,并经损伤的肠黏膜屏障和通透性增高的末梢血管进入血液循环,肠腔内细菌也发生易位,进入血液、淋巴循环和腹腔,引起全身中毒反应和感染。

(三)肠壁血运障碍

急性完全性肠梗阻的近端肠管扩张逐渐加重,肠壁逐渐变薄,张力增高,进而引起肠壁血运障碍,即绞窄性肠梗阻,肠黏膜可发生溃疡和坏死,肠壁出现出血点和瘀斑,肠腔和腹腔内均有血性液体渗出。随着时间延长,过度扩张的肠壁会因缺血而坏死,继而肠管破裂,引起急性腹膜炎。

以上病理生理改变持续进展将最终导致 MODS 和死亡。

四、临床表现

急性肠梗阻的症状与梗阻部位和时间有明显关系:位置越高则呕吐越明显,容易出现水、电解质平衡紊乱;位置越低则腹胀越明显,容易出现中毒和感染;病情随时间逐渐加重。急性肠梗阻的共同症状包括腹痛、腹胀、呕吐和停止排气排便。

(一)腹痛

无血运障碍的单纯性肠梗阻为阵发性腹痛。肠管内容物下行受阻,其近端肠管会加强蠕动,因此出现阵发性绞痛,逐渐加剧。其特点是发作时呈波浪式由轻至重,可自行缓解,有间歇,部位不定。腹痛发作时在有些患者的腹壁可见肠型,听诊可闻及高调肠鸣音。腹痛发作频率随蠕动频率变化,早期较频繁,数分钟至数秒钟一次,至病程晚期肠管严重扩张或绞窄时则转为持续性胀痛。绞窄性肠梗阻腹痛多为持续性钝痛或胀痛,伴阵发性加剧,引起腹膜炎后腹痛最明显处多为绞窄肠管所在部位。麻痹性肠梗阻腹痛较轻,为持续性全腹胀痛,甚至没有明显腹痛,而主要表现为明显腹胀。

腹痛随病情发展而变化,阵发性绞痛转为持续性腹痛伴阵发性加剧提示病情加重,肠梗阻可能由不全性转为完全性,单纯性转为绞窄性。

(二)呕吐

急性肠梗阻时多数患者有呕吐症状,呕吐程度和呕吐物性质与梗阻部位及程度有关。高位小肠梗阻呕吐发生早而频繁,早期为反射性,吐出胃内食物和酸性胃液,随后为碱性胆汁。低位小肠梗阻呕吐发生晚,可吐出粪臭味肠内容物。结肠梗阻少有呕吐。呕吐和腹痛常呈相关性,病程早期呕吐后腹痛可暂时缓解。如呕吐物为棕褐色或血性时应考虑已发生绞窄性肠梗阻。麻痹性肠梗阻的呕吐为溢出性,量较少。

(三)腹胀

腹胀症状与梗阻部位有明显关系,高位梗阻因呕吐频繁,胃肠道积气积液较少,腹胀不明显。低位梗阻时腹胀明显。

(四)停止排气、排便

不完全性肠梗阻时肛门还可排出少量粪便和气体,完全性肠梗阻则完全停止排气排便。在高位完全性肠梗阻病例,梗阻以下肠道内的积气、积便在病程早期仍可排出,故有排气排便并不说明梗阻不存在。绞窄性肠梗阻时,可出现黏液血便。

(五)全身症状

急性肠梗阻早期全身情况变化不大,晚期则出现发热、脱水,水、电解质、酸碱平衡紊乱,休克,并发肠坏死穿孔时则出现腹膜炎体征。

(六)体征

腹部膨隆与梗阻部位有关,低位梗阻较明显,可为全腹均匀膨隆或不对称膨隆,随病程进展加重,在腹壁薄的患者可见肠型。腹部叩诊鼓音。未发生肠绞窄或穿孔时,腹肌软,但因肠道胀气膨隆导致腹壁张力升高,可干扰对腹肌紧张的判断。压痛定位不明确,可为广泛轻压痛。发生肠绞窄或穿孔后,压痛明显,定位在绞窄肠管部位或遍及全腹,并有反跳痛和肌紧张。在病程早期听诊可闻及高调金属声响样肠鸣音,至病程晚期近端肠道严重扩张,发生肠绞窄、穿孔或在麻痹性肠梗阻,肠鸣音消失。应注意在年老体弱患者,即使已发生肠绞窄或穿孔,腹部体征也可能表现不明确。

对肠梗阻患者的体检应注意腹股沟区,特别在肥胖患者,其嵌顿疝可能被掩埋于厚层脂肪中而被忽略。肛门指诊应作为常规检查,可发现直肠肿瘤、手术吻合口狭窄或盆腔肿瘤等。多数肠梗阻患者直肠空虚,若直肠内聚集多量质硬粪块,则梗阻可能为粪块堵塞引起,多见于老年人,勿轻易手术探查。

五、辅助检查

(一)立位 X 线腹平片

立位 X 线腹平片是诊断是否存在肠梗阻最常用亦最有效的检查,急性肠梗阻表现为肠道内多发液气平面,小肠梗阻表现为阶梯状液平面;若见鱼肋征,即扩大的肠管内密集排列线条状或弧线状皱襞影,则为空肠梗阻征象;结肠梗阻表现为扩大的结肠腔和宽大的液气平面,而小肠扩张程度较轻。无法直立的患者可拍侧卧位片,平卧位片可以体现肠腔大量积气,但无法体现液气平面(图 6-2)。

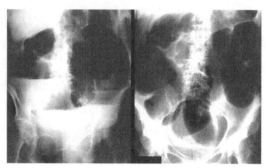

图 6-2 急性肠梗阻时立位腹平片(左)和平卧位片(右)对照

(二)超声检查

简便快捷,可在床边进行。肠梗阻时超声可见梗阻近端肠管扩张伴肠腔内积液,而远端肠管空瘪。小肠梗阻近端肠道内径常大于 3 cm,结肠梗阻近端内径常大于 5 cm。根据扩张肠管的分布可大致判断梗阻部位,小肠高位梗阻时上腹部和左侧腹可见扩张的空肠回声,呈"琴键征";小肠低位梗阻时扩张肠管充满全腹腔,右下腹及盆腔内扩张肠管壁较光滑(回肠);结肠梗阻时形成袋状扩张,位于腹周。严重结肠梗阻时肠管明显扩张,小肠与结肠的形态难以区分,但回盲瓣常可显示。机械性肠梗阻时近端肠管蠕动增强,扩张肠管无回声区内的强回声斑点呈往返或漩涡状流动;而麻痹性肠梗阻时肠壁蠕动减弱或消失,肠管广泛扩张积气;绞窄性肠梗阻时肠管粘连坏死呈团块状,肠壁无血流信号。超声诊断肠梗阻的敏感性可达 89%～96%,而且对引起梗阻的病因,如肿瘤、嵌顿疝等也可提供重要线索。

(三)CT 检查

平卧位 CT 横切面影像可显示肠管扩张和肠腔内多发气液平面。机械性肠梗阻有扩张肠管和塌陷肠管交界的"移行带征";麻痹性肠梗阻常表现为小肠、结肠均有扩张和积气积液,而常以积气为主,无明显"移行带征";血运障碍性肠梗阻除梗死或栓塞血管供血的相应肠管扩张、肠壁水肿增厚外,梗阻肠管对应血管可见高密度血栓,或增强扫描见血管内充盈缺损。CT 还有助于发现引起肠梗阻的病因,如肿瘤、腹腔脓肿、腹膜炎、胰腺炎等。

(四)实验室检查

常规实验室检查常见水电解质酸碱平衡紊乱,低钾低钠血症常见,白细胞计数升高,中性粒细胞比值升高等。

六、诊断

依据症状体征和影像学检查,急性肠梗阻的诊断不难确立。完整的急性肠梗阻诊断应包括以下要点。

(一)梗阻为完全性或不完全性

不完全性肠梗阻具有腹痛腹胀、呕吐等症状,但病情发展较慢,可有少量排气、排便,立位腹平片见肠道少量积气,可有少数短小液气平面。完全性肠梗阻病情发展快而重,早期可能有少量排气排便,但随病情进展,排气排便完全停止,立位腹平片见肠道扩张明显,可见多个宽大液气平面。

(二)梗阻部位高低

高位小肠梗阻,呕吐出现早而频繁,水、电解质与酸碱平衡紊乱严重,腹胀不明显,立位腹平片见液气面主要位于左上腹。低位小肠梗阻呕吐出现晚,一次呕吐量大,常有粪臭味,腹胀明显,腹痛较重,立位腹平片见宽大液气平面,主要位于右下腹或遍布全腹。

(三)梗阻性质

梗阻性质是机械性还是动力性肠梗阻,性质不同,处理方法也不同。机械性肠梗阻常伴有阵发性绞痛,可见肠型和蠕动波,肠鸣音高亢。而麻痹性肠梗阻则呈持续性腹胀,腹部膨隆均匀对称,无阵发性绞痛,肠鸣音减弱或消失,多有原发病因存在。痉挛性肠梗阻的特点是阵发性腹痛开始快,缓解也快,肠鸣音多不亢进,腹胀也不明显。机械性肠梗阻的立位腹平片见充气扩张肠管仅限于梗阻以上肠道,麻痹性肠梗阻则可见从胃、小肠至结肠普遍胀气,痉挛性肠梗阻时胀气多不明显。

(四)梗阻为单纯性还是绞窄性

绞窄性肠梗阻预后严重,须立即手术治疗,而单纯性肠梗阻可先保守治疗。出现下列临床表现者应考虑有绞窄性肠梗阻存在:①腹痛剧烈,在阵发性疼痛间歇仍有持续性疼痛。②出现难以纠正的休克。③腹膜刺激征明显,体温、脉搏、白细胞计数逐渐升高。④呕吐物或肠道排泄物中有血性液体,或腹腔穿刺抽出血性液体。⑤腹胀不对称,可触及压痛的肠袢,并有反跳痛。在临床实际中肠绞窄的表现可能并不典型,若延误手术可危及生命,外科医师应提高警惕,急性肠梗阻经积极保守治疗效果不明显,腹痛不减轻,即应考虑手术探查。

(五)梗阻病因

详细询问病史,结合临床资料全面分析。婴幼儿急性肠梗阻多见于肠套叠和腹股沟疝嵌顿,青壮年多见于腹外疝嵌顿,老年人常见于消化道和腹腔原发或转移肿瘤。有腹部损伤或手术史则粘连性肠梗阻可能性大,房颤、风湿性心瓣膜病等可引起肠系膜血管血栓,饱食后运动出现的急性肠梗阻多考虑肠扭转引起。

七、治疗

(一)非手术治疗

非手术治疗为患者入院后的紧急处置措施,可能使部分病例病情得到缓解,为进一步检查和择期手术创造条件,也作为急诊手术探查前的准备措施。

1.禁食和胃肠减压

禁止一切饮食,放置鼻胃管(长度 55～65 cm)并持续负压吸引。降低胃肠道积气积液和张力有利于改善肠壁血液循环,减轻腹胀和全身中毒症状,改善呼吸循环。

2.补充血容量和纠正水电解质、酸碱平衡失调

患者入院后立即建立静脉通道,给予充分的液体支持。对已有休克征象者可先快速输注5％葡萄糖盐水或林格液 1 000 mL。高位小肠梗阻常有脱水,低钾、低钠、低氯血症和代谢性碱

中毒,其中以低钾血症最为突出,可进一步导致肠麻痹,加重梗阻病情。尿量大于 40 mL/h 可静脉滴注补钾。低钾、低钠纠正后代谢性碱中毒多能随之纠正。低位小肠梗阻多表现为脱水、低钠、低钾和代谢性酸中毒,其中以低钠更为突出。轻度低钠血症一般补充 5% 葡萄糖盐水 1 000 mL 后多可纠正,重度低钠患者则需根据实验室检查结果在补液中加入相应量的 10% 氯化钠溶液。对急性肠梗阻患者的补液量应包括已累计丢失量、正常需要量和继续丢失量,其中丢失量还包括因组织水肿而移至组织间隙的循环液体量。应记录尿量、间断复查实验室指标,对重症患者还应监测中心静脉压(CVP),以酌情调整补液量和成分。对绞窄性肠梗阻患者可适当输血浆、清蛋白或其他胶体液,以维持循环胶体渗透压,有利于维持循环血量稳定,减轻组织水肿。

3.应用抗生素防治感染

急性肠梗阻时由于肠内容物瘀滞,肠道细菌大量繁殖,肠壁屏障功能受损容易发生细菌易位,出现绞窄性肠梗阻时感染将更加严重。故应用广谱抗生素为必要措施。

4.营养支持

禁食时间超过 48 小时应给予全肠外营养支持,经外周静脉输注最好不超过 7 天,而经深静脉导管可长期输注,但应注意防治导管感染等并发症。

5.抑制消化道分泌

应用生长抑素可有效抑制消化液分泌,减少肠道积液,降低梗阻肠段压力。

6.其他

输注血浆或清蛋白同时应用利尿剂,有助于减轻肠壁水肿。

(二)手术治疗

经非手术治疗无效,病情进展者,已出现绞窄性肠梗阻或预计将出现肠绞窄的患者应行急诊手术治疗。需根据梗阻病因、性质、部位及全身情况综合评估,选择术式。手术原则是在最短时间内用最简单有效的方法解除梗阻。若伴有休克,待休克纠正后手术较为安全。若估计肠管已坏死而休克短时间内难以纠正者,应在积极抗休克同时进行手术探查。

手术切口应考虑有利于暴露梗阻部位,多采用经腹正中线切口或经右腹直肌探查切口(图 6-3)。应尽量在估计无粘连处进入腹腔,探查粘连区,锐性加钝性分离粘连,显露梗阻部位。已坏死的肠段、肿瘤、结核和狭窄部位应行肠段切除。若肠道高度膨胀影响手术操作,可先行肠腔减压,在肠壁开小口吸取肠内容物及气体,过程中尽量避免腹腔污染。

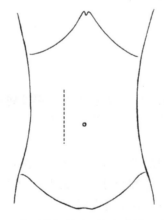

图 6-3　切口选择在有利于显露梗阻的部位

对肠道生机的判断是决定是否切除及切除范围的依据,主要从肠壁色泽、弹性、蠕动、血供、边缘动脉搏动等方面进行判断。遇判断有难度时,可用温热生理盐水湿敷肠祥,或以0.5%~1%的普鲁卡因10~30 mL在相应系膜根部注射,以缓解血管痉挛,并将此段肠管放回腹腔,15~20分钟后再观察。若肠壁颜色转为正常,弹性和蠕动恢复,肠系膜边缘动脉搏动可见,则不必切除,若无好转则应切除。多数小肠部分切除后吻合较为安全。若绞窄肠段过长,患者情况危重,或切除范围涉及结肠,应在切除坏死肠段后做近远端肠造瘘,待病情稳定后二期行肠吻合术。

(杨 琳)

第三节 慢性假性肠梗阻

慢性假性肠梗阻(chronic intestinal pseudo obstruction,CIPO)是一种以肠道不能推动肠内容物通过未阻塞的肠腔为特征的胃肠动力疾病,常发生于小肠、结肠,可累及整个消化道和所有受自主神经调节的脏器和平滑肌,是一组具有肠梗阻症状和体征,但无肠道机械性梗阻证据的临床综合征。本病常反复发作,虽不是常见病,但如被忽视,患者可能遭受不必要的手术,甚至使病情的诊治更加复杂,其发病机制是因肠道肌电活动功能紊乱造成的肠道动力障碍。

一、病因

慢性假性肠梗阻(CIPO)的病因可分为原发性和继发性两类。

(1)原发性CIPO是由肠平滑肌异常或肠神经系统异常造成,Howard报道30%的CIPO具有家族聚集性,遗传方式主要是常染色体显性遗传,少数为常染色体隐性遗传。

(2)继发性CIPO有5种病因。①结缔组织病:如系统性红斑狼疮、硬皮病、肌萎缩、淀粉样变性等。②神经系统疾病:如帕金森病、南美锥虫病、内脏神经病、肠道神经节瘤病等。③内分泌疾病:如糖尿病、甲状腺功能亢进或甲状旁腺功能低下等。④药物:如吩噻嗪类、三环类抗抑郁药、抗帕金森病药、神经节阻断药、可乐定、吗啡、哌替啶、白细胞介素-2、长春新碱等。⑤其他:如低钾、低钠、高钙、手术后、副癌综合征、巨细胞病毒或EB病毒感染等。

CIPO的常见病因见表6-1。

表 6-1　CIPO 常见病因

原发性假性肠梗阻
1.家族性
家族性内脏疾病、家族性内脏神经病
2.非家族性(散发性)
内脏疾病、内脏神经病、正常组织学变异
继发性假性肠梗阻
1.疾病影响肠平滑肌
(1)胶原血管病:硬皮病、SLE、皮肌炎或多发性肌炎
(2)淀粉样变

（3）主要为肌病,如肌营养不良、进行性肌营养不良、Duchenne 肌营养不良

2.内分泌疾病

甲减或黏液性水肿、糖尿病、甲旁减、嗜铬细胞瘤

3.神经疾病

Parkinson 病、Hirchspung 病和 Waardenburg Hirschsprung 病、家族性自身免疫性功能障碍、类癌综合征

4.感染

Chagas 病、病毒(巨细胞病毒、EB 病毒)感染

5.药物

麻醉药、三环抗抑郁药、可乐定、抗帕金森病药、抗胆碱能药或神经节阻滞剂、长春新碱

二、临床表现

CIPO 的主要症状有腹胀、腹痛、恶心、呕吐、腹泻、便秘;主要的体征有营养不良、体重下降、腹部膨隆、有压痛而无肌紧张、肠鸣音通常不活跃或很少出现,有胃扩张者可发现振水音。

CIPO 的临床表现与梗阻的部位和范围有关,如梗阻主要在小肠,则以呕吐和脂肪泻为主要表现,同时易继发营养不良、叶酸和维生素 B_{12} 缺乏及低蛋白血症;如梗阻主要在结肠,则以腹胀和便秘为主要表现,常伴有严重的粪便嵌塞。

三、辅助检查

(一)影像学检查

影像学检查用于鉴别机械性肠梗阻,普通腹部平片对诊断价值不大,很多 CIPO 的平片表现与机械性肠梗阻非常类似。此外平片灵敏度低,高达 20% 的患者钡剂造影异常,但之前的普通平片表现正常。平片显示出小肠扩张已多在疾病晚期,之前可能就会存在测压和临床方面诊断 CIPO 的证据。消化道钡餐造影检查可排除机械性肠梗阻,还可对功能紊乱的主要部位提供线索。肌病型 CIPO 有显著的十二指肠扩张,结肠袋消失、收缩减少及结肠直径增加。神经源性 CIPO 表现则多样化,少有特异性表现。

(二)内镜检查

内镜检查用于排除食管、胃、十二指肠和结肠机械性梗阻。常规的黏膜组织活检对 CIPO 的诊断没有帮助,除非取样深达肌层和肌间神经丛。

(三)胃肠动力检查

1.胃肠道转运试验

在排除机械性肠梗阻之后,胃肠道转运试验是有效的非侵入性检查。放射性核素(闪烁扫描)可以特异地评价消化道各器官的转运功能。用 ^{99m}Tc 标记的固体餐测试胃排空是诊断胃排空延迟的金标准。用 ^{99m}Tc 和 ^{131}I 标记的固体闪烁扫描的可评价小肠和结肠功能。这些检查应有健康人对照,且在禁食状态下进行,以避免由运转新鲜食物所引起的运转时间误差。近来报道胃排空异常和小肠固态食物转运异常可作为诊断 IPO 的依据。小肠转运试验往往被胃排空延迟干扰,Gryback 等使用从胆汁排泄的静脉示踪剂 ^{99m}Tc-HIDA,这项新技术可直接显示小肠转运,并证实 IPO 小肠运动减慢,与压力检查异常一致。

2.动力检查

测压有助于 IPO 的诊断。如果排除了机械性肠梗阻,胃或小肠转运减慢,胃和上段小肠测压评价可确诊 IPO。测压评价要有禁食和餐后 2 种状况与健康人对照组比较。测压还能区分神经源性和肌病型。在神经源性中,压力波幅正常,但 MMC 结构和相位传播异常,持续不协调的运动活跃,相位波暴发,转化为餐后模式异常。而肌病型受累段波幅减低或压力波消失。小肠丛集性收缩提示远端机械性梗阻,这种情况需要做其他检查。食管测压可提示硬皮病、贲门失弛缓症或 HSD。一些 IPO 的患者与 HSD 类似,肛门直肠测压显示肛门内括约肌不能对直肠膨胀做出反应性的松弛。IPO 胃电图显示餐前胃动过速或餐后30分钟的电活动明显异常,也有助于诊断。

(四)肠壁全层组织活检

自剖腹手术或腹腔镜取的结肠全层组织活检可确诊 CIPO。用 Smith 银染色分析纵向的全层组织活检的标本可显示肌间神经丛淋巴细胞和浆细胞浸润、嗜银神经元数目和比例变化、神经元纤维化、核内出现包涵体。免疫组织化学染色则显示表达 *c-kit* 基因的 Cajal 细胞消失或分布异常。组织学检查还可发现比正常更大的肠神经节或无神经节细胞缺失时,外源性神经分布增加(如 HSD 时),也有人认为是假性梗阻的继发改变。

有报道 CIPO 时特异的神经肽和神经递质(P 物质和 Ⅶ P)缺乏,但对单一神经肽和神经递质特殊染色尚未用于临床。过去认为全层活检是诊断成立的要素,但现在有了特异性的非侵入性动力检查(如转运试验和测压),全层活检不再是诊断 CIPO 必不可少的手段了。

(五)实验室检查

实验室检查主要用于鉴别继发性 CIPO。如提示风湿性或内分泌性疾病,则适当选择相应的实验室检查。如 CIPO 继发于小细胞肺癌的副癌综合征,血清中可查到抗神经元核抗体(抗Hu)。抗 Hu 并不是恶性肿瘤的特异性抗体,但在未发现原发肿瘤灶却有肠神经节细胞缺失的患者中滴度可以很高。

四、诊断和鉴别诊断

诊断应结合病史、体征(如营养不良表现、腹部振水音与膀胱增大)、实验室检查、X 线表现与食管及小肠测压等(表6-2)。约 1/3 患者有家族史。部分患者剖腹手术,见不到梗阻征象。继发性患者可查出系统性疾病的症状与体征,以及神经系统与自主神经系统功能异常。如患者有神经系统表现,应进一步做检查(包括 MRI),以排除脑干肿瘤。肌电图与神经系统检查可检出系统性肌肉病或周围神经病。

表 6-2　机械性肠梗阻与慢性假性肠梗阻的鉴别

鉴别方法	机械性肠梗阻	慢性假性肠梗阻
病史	患者多为成年人,过去多有腹部外伤、感染或手术史无任何遗传性疾病的症状	10 岁以前已有病症,为突发性病变,无明显诱因患者可能有家族遗传性病症,如手指的拱形指纹、二尖瓣脱垂或关节异常松弛,也可以有硬皮症、肌肉萎缩或恶病质表现
临床症状	便秘或绝对便秘,2 次发作之间基本无病痛	有时腹泻,有时便秘,2 次发作之间仍可能有腹痛、恶心、呕吐或食欲缺乏

续表

鉴别方法	机械性肠梗阻	慢性假性肠梗阻
胃肠运动功能监测	食管与胃正常,压力测试也无检查异常	食管和胃也可能无蠕动能力或有扩张现象,压力测试也可能发现括约肌无力或无蠕动力
X线检查	腹部平片上仅见梗阻近端之肠道扩张,钡灌肠也可能发现结肠梗阻	平片上有时可见多处气液平面,但无梗阻现象钡灌肠可能发现有结肠脱垂或大口径结肠憩室
静脉肾盂造影(IVP)	无泌尿道症状,IVP见肾盂和输尿管多正常	有时有尿潴留和尿路感染,IVP可能发现肾盂和输尿管扩张
手术所见	手术时可发现肠梗阻原因	手术时不能发现任何肠梗阻原因
病理	扩张肠管之肠壁全层切片无任何神经丛、平滑肌病变	扩张肠管之全层活检多能发现肠壁神经丛、平滑肌有不发育或衰退现象

北京协和医院总结的 CIPO 诊断标准为临床上有肠梗阻的症状和体征;腹平片证实有肠梗阻的存在;有关检查明确排除了机械性肠梗阻;消化道造影检查发现有肠管的扩张或肠蠕动减慢、消失;消化道压力测定异常,胃肠通过时间明显延长。

五、治疗

目前有关假性肠梗阻的病因尚无法根除,故治疗 CIPO 的目标是缓解临床症状,保持营养与维持电解质平衡,减少并发症,改善和恢复肠动力。

(一)一般治疗

CIPO 的急性发作期,应禁食、禁水,行胃肠减压肛门排气,静脉输液及营养支持,保持水、电解质平衡和消除诱发因素。

因为禁食或吸收障碍 CIPO 常导致营养不良。适当的饮食包括低纤维、低乳糖、要素膳或以多肽为主的食物。流质和浓汤对胃排空延迟的患者有益。

由于摄入少且吸收不良,患者需要肌内注射维生素 B_{12} 或口服叶酸、维生素 A、维生素 D、维生素 E、维生素 K、钙和铁。

完全肠道外营养(TPN)可提供足够的营养,一般适用于家族性 CIPO 和严重肌病型的儿童。长期 TPN 费用昂贵并易导致感染、血栓、胰腺炎和淤胆性肝损害,甚至肝衰竭,故应在 TPN 前尝试胃造口或空肠造口营养。

(二)药物治疗

CIPO 缺乏有效的药物治疗。

1.促动力药

(1)甲氧氯普胺和红霉素可能对一些患者临时有效,但有不良反应。由于快速耐药反应,红霉素在 CIPO 的治疗中作用有限。

(2)新斯的明是胆碱酯酶抑制药,由于其胆碱能不良反应和潜在致心律失常的危险,将其用于 CIPO 的治疗是不恰当的。

(3)多潘立酮、西沙必利也在 CIPO 中使用,西沙必利能改善胃肠移行性复合运动(MMC)正常且无迷走神经功能紊乱患者的症状。

（4）5-HT 受体部分激动药替加色罗可能对 CIPO 有效,替加色罗是与西沙必利类似的促动力药,且没有心脏毒性。替加色罗能加速蠕动和增加消化道动力,并能加速正常男性的胃排空和促进 IBS 患者小肠和盲肠的转运。

2.奥曲肽

奥曲肽为长效生长抑素的类似物,国外学者用奥曲肽治疗继发于硬皮病的 CIPO 取得了良好效果,对治疗 CIPO 和继发的小肠细菌过度生长也有效。

奥曲肽主要通过抑制肠内源性神经肽,如 VIP、胰岛素、胰高血糖素、肠源胰高血糖素释放起作用。因为奥曲肽能减低胃动力,在治疗 CIPO 时有时与红霉素联合使用。

3.抗生素

抗生素的适应证为继发于细菌过度生长的腹泻。由于 CIPO 肠道转运的延迟,故标准氢呼吸试验对诊断 CIPO 患者细菌过度生长缺乏敏感性,应采用小肠吸出物行微生物分析(培养)。可适当应用广谱抗生素治疗,如环丙沙星、甲硝唑、多西环素、四环素、阿莫西林-双氧青霉素(克菌)等。

(三)电起搏

胃和肠电起搏理论上是可行的,并可能成为难控制的 CIPO 患者的治疗手段之一。目前 CIPO 电起搏研究的焦点是改善胃轻瘫,已获得初步成功。小肠和结肠电起搏仍不能用于临床且难以发展。

(四)手术治疗

本病手术治疗效果不确切,故原则上不行手术治疗。但对于腹部 X 线检查提示病变肠管直径超过 9 cm 者,若不积极处理,将导致肠穿孔、肠破裂。对病变范围局限的假性肠梗阻,如巨十二指肠和巨结肠,采用节段性切除术,可收到较好效果。但病变较为广泛者,手术效果并不理想。

1.肠切除术

切除无功能肠段或做上、下肠段旁路移植。巨结肠和严重腹泻患者行全结肠切除术与空肠-直肠吻合术。严重的小肠梗阻与大量的小肠分泌导致体液损失严重的患者,可行小肠切除。

2.松解术

孤立巨大十二指肠,可行十二指肠空肠侧-侧吻合术,以减轻十二指肠压力,亦可行十二指肠成形术。

3.肠移植术

近年报道的小肠移植术为手术治疗增加了新的选择。由于目前该手术病例数不多,因此临床经验不足。但对严重小肠受累,需依赖全胃肠外营养的患者,值得尝试使用。

六、诊治程序

具体诊治程序见图 6-4。

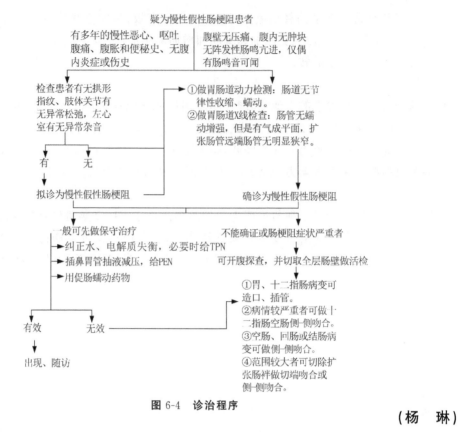

图 6-4 诊治程序

（杨 琳）

第四节 吸收不良综合征

吸收不良综合征是指由于多种原因所致营养物质消化吸收障碍而产生的一组综合征。吸收不良综合征通常包括消化或吸收障碍或二者同时缺陷使小肠对脂肪、蛋白质、氨基酸、糖类、矿物质、维生素等多种营养成分吸收不良，但也可只对某一种营养物质吸收不良。

消化不良和吸收不良的区别在于消化不良为营养物质的分解缺陷而吸收不良为黏膜的吸收缺陷。吸收不良综合征临床上表现为脂肪泻、消瘦、体重减轻等，脂肪泻常占主要地位。

一、分类

吸收不良综合征的病因和发病机制多种多样，根据消化和吸收病理生理变化将吸收不良分为下列几种情况。

(一)消化不良

1.胰酶缺乏或失活

慢性胰腺炎、胰腺癌、胰腺囊性纤维化、原发性胰腺萎缩、胰腺切除术后、胰脂肪酶失活、胃泌素瘤(Zollinger-Ellison综合征可因肠内的高酸度抑制脂肪酶的活性，导致脂肪吸收不良)。

2.胆盐缺乏

严重肝实质病变(肝炎、肝硬化、肝癌等),所致胆盐合成减少、回肠切除术后、克罗恩病、长期肝内外胆管梗阻,以及小肠细菌过度生长、新霉素、秋水仙碱、碳酸钙、考来烯胺等与胆盐结合的药物。

3.食物和胆汁胰液混合不充分

胃空肠吻合术后。

4.刷状缘酶缺陷

双糖酶缺乏、乳糖酶缺乏、蔗糖酶-异麦芽糖酶缺乏、海藻糖酶缺乏。

(二)吸收不良

1.小肠黏膜的吸收面积减少

如短肠综合征等(大量小肠切除、胃结肠瘘、小肠-结肠瘘等)。

2.小肠黏膜广泛性病变

克罗恩病、多发性憩室炎、小肠结核,乳糜泻、热带性口炎性腹泻、寄生虫病(贾第鞭毛虫病、蓝伯鞭毛虫病、钩虫、姜片虫等)、放射性小肠炎、内分泌病、糖尿病、甲状旁腺功能亢进、肾上腺皮质功能不全、系统性病变(蛋白质营养不良、淀粉样变、系统性红斑狼疮、硬皮病等)、选择性 IgA 缺乏症。

3.黏膜转运障碍

无 β-脂蛋白症、内因子或某些载体缺陷致维生素 B_{12} 和叶酸转运障碍、AIDS 等。

4.原因不明

Whipple 病、特发性脂肪泻、Fancth 细胞缺乏、先天性小肠旋转不良、假性肠梗阻等。

(三)淋巴或血液循环障碍所致运送异常

1.淋巴系统发育异常

小肠淋巴管扩张、遗传性下肢淋巴水肿。

2.淋巴管梗阻

腹膜后恶性肿瘤、右心衰竭、小肠淋巴管扩张、Whipple 病、小肠结核及结核性肠淋巴管炎。

3.肠黏膜血运障碍

肠系膜动脉硬化或动脉炎。

二、临床表现

吸收不良肠道早期症状仅有大便次数增多或正常而量较多,可伴有腹部不适、肠鸣、乏力、精神不振、体重减轻及轻度贫血等。随病情进展可出现典型症状,如腹泻、消瘦、乏力、心悸、继发营养不良及维生素缺乏等表现。不分昼夜频繁的水样泻是典型的特征,但并不常见。腹泻 3~4 次/天,为稀便或溏便,有时发生脂肪泻(粪便量多,恶臭,面有油腻状的光泽,漂浮水面),可伴腹痛、恶心、呕吐、腹胀、肛门排气增多、食欲缺乏。持续严重的吸收不良可出现各种营养物质缺乏的表现,铁、叶酸及维生素 B_{12} 缺乏可致贫血,维生素(如维生素 A、B、D、K)缺乏致皮肤粗糙、夜盲、舌炎、口角炎、神经炎、感觉异常、骨痛、手足抽搐、出血倾向等改变。面肌抽搐和轻叩面部肌抽搐是钙吸收不良的征象。维生素 D 和钙吸收障碍时,可有击面试验征和束臂试验征阳性。部分患者可有肌内压痛、杵状指、血液系统如皮肤出血点、瘀斑。晚期可出现全身营养不良、恶病质等表现。

三、实验室检查

(一)血液检查

1.常规及生化检查

常有贫血,小细胞性或巨幼红细胞性贫血,凝血酶原时间延长。血清蛋白、胆固醇降低。低血钙,低血磷,血清碱性磷酸酶活性增高,低血钾。严重疾病血清叶酸、维生素 B_{12} 水平降低。

2.血清 β-胡萝卜素浓度测定

血清 β-胡萝卜素测定是脂肪吸收不良的非特异性实验。低于 100 μg/100 mL 提示脂肪泻,少于47 μg/100 mL提示严重脂肪泻,但其浓度超过 100 μg/100 mL 并不能排除轻度的脂肪泻。

β-胡萝卜素可在肝脏疾病或进食 β-胡萝卜素缺陷饮食的酗酒者中发现假性降低。脂蛋白紊乱或包含胡萝卜素食物的摄入也影响其结果。

3.乳糖耐量试验

乳糖耐量试验主要用于检查双糖酶(主要是乳糖酶)缺乏。受试者口服乳糖 50 g,每半小时抽血测血糖共 2 小时,正常情况下,口服乳糖经小肠黏膜乳糖酶水解为葡萄糖和半乳糖而吸收。正常人血糖水平上升,超过空腹血糖 1.1 mmol/L。乳糖酶缺乏者,血糖水平上升不明显,同时可出现腹鸣、腹痛、嗳气等乳糖不耐受症状。

(二)粪便检查

寄生虫病患者粪便可查到孢囊,钩虫卵或姜片虫卵等。

1.粪脂肪定性测量

如发现有脂肪吸收不良存在可进行粪显微镜下脂肪分析。粪苏丹Ⅲ染色可见橘红色的脂肪小球,在每高倍视野直径小于 4 μm 达到 100 个小球被认为是异常的。苏丹Ⅲ染色其敏感性为78%,特异性为70%。为检测粪脂肪最简便的定性方法,可作为粪脂肪测定的初筛试验,但不能作为主要的诊断依据。

2.粪脂肪定量测定

一般用 Van de Kamer 方法测定。其被认为是脂肪吸收不良的金标准。试验方法:连续进食标准试餐(含脂量 80～100 g/d)3 天,同时测定其粪脂量 3 天,取其平均值,并按公式 $\dfrac{摄入脂肪量-粪质量}{摄入脂肪量}\times100\%$ 计算脂肪吸收率。正常人粪脂低于 6 g/d,脂肪吸收率高于 95%。如粪脂增加,吸收率下降,提示吸收不良。

3.^{131}I-三酰甘油及^{131}I-油酸吸收试验

本试验服^{131}I-三酰甘油或^{131}I-油酸,收集 72 小时内粪便。测定并计算粪便排出放射量占摄入放射量的百分比。^{131}I-三酰甘油在十二指肠及空肠被胰脂肪酶分解为^{131}I-油酸和游离脂肪酸。胰脂肪酶减少,粪便中^{131}I含量增高,^{131}I-三酰甘油试验反映胰腺功能。^{131}I-油酸可直接由小肠吸收,可用于检查小肠吸收功能。两种放射性检查标记试验有助于鉴别消化不良和吸收不良。粪便^{131}I-三酰甘油排出率高于 5%或^{131}I-油酸高于 3%,提示吸收不良。

(三)尿液检查

1.右旋木糖吸收试验

右旋木糖试验用以区别小肠疾病或胰腺所致吸收不良。木糖通过被动扩散和主动转运吸收后,一半被代谢,其中由尿中排出。

本实验方法为禁食一夜后排去尿液,口服右旋木糖 25 g(如引起腹泻可用 5 g 法),鼓励患者饮水以保持足够的尿量,收集随后 5 小时尿液标本,同时在摄入后 1 小时取静脉血标本。尿中右旋木糖低于 4 g(5 g 法小于 1.2 g)或血清右旋木糖浓度低于 200 mg/L 提示小肠吸收不良。

在直接比较中,传统的尿试验明显较 1 小时血液实验可靠。当尿收集时间太短,患者脱水,肾功能障碍,明显腹水,胃排空延迟时可出现假阳性。

2.维生素 B_{12} 吸收试验

维生素 B_{12} 吸收试验临床上用来区别胃和空肠引起维生素 B_{12} 缺陷,评估患者回肠功能。对评估胰腺分泌不足,细菌过度生长没有重要的临床意义。

口服维生素 B_{12} 后在胃内与内因子结合,于远端回肠吸收。给予小剂量(1 mg)放射性标记的维生素 B_{12} 使体内库存饱和。然后口服 ^{57}Co 或 ^{58}Co 标记的维生素 B_{12} 2 μg,收集 24 小时尿,测定尿中放射性含量。如尿中排泄量低于 7%,提示吸收障碍或内因子缺乏。为明确维生素 B_{12} 吸收不良的位置,可做第二阶段吸收试验,在重复给药同时,口服内因子,如系内子缺乏所致恶性贫血,24 小时尿放射性维生素 B_{12} 排泄量可正常。

(四)呼吸试验

1.^{13}C 或 ^{14}C-三油酸甘油酯呼气试验

^{14}C-三油酸甘油酯呼气试验测定被 ^{14}C 标记的三酰甘油代谢后产生 ^{14}CO$_2$ 从呼气中排出的量。一般将 $(1.85\sim3.7)\times10^5$ Bq$(5\sim10$ μci$)^{14}$C 标记的甘油酸加入 $20\sim50$ g 的脂肪载体口服,间断收集 $6\sim8$ 小时呼吸标本。检查结果常用单位时间内排除的 ^{14}C 标记 CO$_2$ 占服用试餐中含量的百分率表示(即 ^{14}C 排除率)。脂肪吸收不良,^{14}CO$_2$ 排除率下降。再用 ^{14}C-软脂酸或 ^{14}C-辛酸做呼气试验,则可进一步鉴别脂肪吸收不良的原因。

发热、甲状腺疾病、肝病、糖尿病等可影响脂肪的代谢而影响呼吸试验的准确率。肺部疾病,患者对轻度吸收不良缺乏敏感性,射线的暴露及需要昂贵的设备,限制了其临床应用。如改用稳定同位素 ^{13}C 标记不同底物,通过质谱仪测定可避免放射性。对人体无害,可用于儿童和孕妇,扩大了应用范围。

2.氢呼气试验

氢呼气试验是一种很方便的非侵入性糖吸收不良诊断实验。空腹予一定量的双糖,如疑为乳糖吸收不良,一般用 50 g 乳糖液做试验餐。对蔗糖吸收不良,试验餐为 $1.5\sim2.0$ g/kg 蔗糖。如为单糖吸收不良,则选用 50 g 木糖或 8 g 葡萄糖做试验餐。正常情况下在小肠全部被消化吸收,呼气中无或仅有极微量的氢气。吸收不良者,这些糖到达结肠,被结肠细菌发酵产氢,呼气中氢气增多。这些实验中以乳糖呼气试验最佳,乳糖氢呼气试验仍被许多研究者认为是诊断乳糖吸收不良的金标准。

(五)内镜检查和黏膜的活检

结肠镜检查可以提供引起吸收不良的原因。如克罗恩病可有小溃疡,原发性和继发性淋巴管扩张可见白斑,内分泌肿瘤导致的吸收不良如促胃泌素瘤、生长抑素瘤或腹部肿瘤阻塞胰管有时也可通过内镜检查出来。

内镜可直接观察小肠黏膜病变,并可取活检。也可用小肠黏膜活检器经口活检,必要时可行电镜,免疫学和组织培养等检查。尽管小肠黏膜活检取材盲目,对于孤立性病变易出现假阴性结果。但对诊断绒毛破坏或萎缩的吸收不良综合征十分重要,是不可缺少的确诊手段之一。

(六)影像学检查

小肠钡灌的主要作用在评估有细菌过度生长倾向所致吸收不良,如憩室、肠腔内液体、黏液积聚过多、小肠扩张、肠瘘管和肿瘤。溃疡和狭窄可由不同的原因所致,如克罗恩病、放射性肠炎、乳糜泻、肠淋巴瘤、结核等。小肠钡灌结果正常不能排除肠病所致吸收不良和阻止临床上进行肠活检。

CT可用来显示小肠壁的厚度、肠瘘管、肠扩张、腹膜后淋巴结、胰腺疾病所致胰腺钙化、胰管扩张、胰腺萎缩、肿瘤阻塞的定位。

腹部B超和经十二指肠镜逆行胰胆管造影,对诊断胰腺疾病价值较大。

四、诊断

吸收不良综合征的诊断需要首先结合临床表现疑及本征,第二证明其存在,第三证明其病因。吸收不良常根据疑诊患者的既往史、症状和体征,以及相应的实验室检查做出诊断。

既往史和临床表现对明确病因有很大的帮助,应仔细询问以下既往史:①既往有无手术史,如胃肠切除或胃肠旁路术;②家族或幼年有无乳糜泻;③既往是否到过热带口炎性腹泻,贾第鞭毛虫病或其他胃肠疾病感染地;④是否嗜酒;⑤患者是否有慢性胰腺炎的历史或胰腺肿瘤的症状;⑥患者是否有甲状腺毒症、艾迪生病、Whipple病、肝或胆病、糖尿病神经病变的特征;⑦患者是否有糖类吸收不良的高饮食(甜食如山梨醇、果糖)或脂肪替代品或能导致营养不良的不平衡饮食;⑧有无增加免疫缺陷性病毒感染的可能性;⑨患者既往有无器官移植或不正常的射线暴露。

合理地确立引起吸收不良的方法需依赖患者的背景。临床有显著腹泻、消瘦、贫血、维生素及微量元素缺乏应疑及吸收不良。应结合临床进行不同的实验室检查,如果没有时间限制可使用非侵入性试验,以进一步指导侵入性试验,以在最短的时间用最少的可能检查来诊断。如疑为寄生虫感染,粪便检查可以提供快速的非侵入性实验诊断。大细胞贫血提示叶酸和维生素B_{12}缺乏。

吸收不良综合征的常用诊断步骤如下:对早期疑诊病例可做粪脂肪定量试验,高于6g即可确定为脂肪泻,若粪脂正常亦不能完全排除吸收不良,必要时可做一些选择性检查。其病因诊断可做右旋木糖试验,若正常可大致排除小肠疾病,需进一步检查胰腺疾病或胆盐缺乏性疾病。若木糖试验不正常,可进一步做小肠影像学检查及小肠活组织检查,病因进一步的检查依赖其既往史和症状,以及以前的检查,以资鉴别。

五、治疗

吸收不良综合征的治疗主要为病因治疗。对病因不明者,主要进行纠正营养缺乏及必要的替代治疗。

(一)病因治疗

病因明确者,应进行病因治疗。如能除去病因,则吸收不良状态自然纠正或缓解,如乳糜泻给予无麦胶饮食,炎症性肠病患者给予激素、SASP等治疗。

(二)营养支持

对症治疗给予富含营养的饮食及补液,注意调解电解质平衡。补充各种维生素、铁、钙、叶酸、矿物质,以及微量元素以避免缺陷综合征,腹泻明显者以低脂蛋白饮食为宜,给予止泻药,必要时予以中链三酰甘油口服,对病情严重者给予要素饮食或胃肠外营养支持治疗,对因肠道细菌繁殖过度所致吸收不良可予以抗生素治疗。

(三)替代治疗

各种吸收不良综合征,均可致机体某些营养成分的不足或缺乏,因此,替代治疗对治疗本征来说也很重要。

如糖尿病患者可补充胰岛素,胰酶缺乏者可补充消化酶,制剂如胰酶 6～8 g/d、胰酶制剂有胰酶4～12 g/d或胰脂酶 4～12 g/d 分次服用。低丙种免疫球蛋白伴反复感染者可肌内注射丙种免疫球蛋白0.05 g/kg,每 3～4 周 1 次。

(杨　琳)

第五节　短肠综合征

各种原因引起小肠广泛切除或旷置后,肠道吸收面积显著减少,残存的功能性肠管不能维持患者营养需要,从而导致水、电解质代谢紊乱及各种营养物质吸收障碍的综合征,被称为短肠综合征(short bowel syndrome,SBS)。SBS临床上主要表现为严重腹泻、脱水、吸收不良、维生素缺乏、代谢障碍和进行性营养不良。在小儿可影响发育,甚至危及生命。

近年来,随着对 SBS 代谢变化、残留肠道代谢机制认识的加深,对 SBS 患者的治疗措施也日趋完善。通过合理的营养支持和肠道康复治疗,可促进残留肠道的代偿,不少患者已可以摆脱肠外营养(parenteral nutrition,PN)而长期生存,有些甚至能被治愈。

一、病因及病理生理改变

在成年人,导致 SBS 的病因是多方面的。小肠被悬浮于肠系膜上,其血液供应来源于单一的血管即肠系膜上动脉,并有相应的静脉伴行,其主干动脉血栓的形成或静脉栓塞常导致广泛的小肠及近端结肠坏死,SBS 患者中很大一部分是由肠系膜上动脉的血栓形成或肠系膜上静脉的栓塞所致。有些患有先天性小肠回旋不良的患者因小肠扭转也可使这些血管闭合,肠系膜上动、静脉的钝性或锐性损伤及腹膜后肿瘤切除所致的损伤都有可能成为 SBS 的病因。另一种常见的病因是克罗恩病,少数为放射性肠炎,这些患者通常经历多次小肠切除,最终导致了 SBS 的发生。

短肠综合征亦可因广泛肠道切除而引起,另一种原因见于因病态肥胖而行空回肠分流术短肠综合征的发生使吸收表面不足导致热量摄入不足;维生素 B_{12} 及其他维生素吸收不良,继之引起严重的营养不良并伴有神经缺陷,严重的钙镁缺乏会导致脑病,手足搐搦、抽搐。糖类能通过小肠被结肠细菌酵解为左旋和右旋乳酸。由于后者进入血液后不能进一步代谢,故导致右旋乳酸性酸中毒,引起兴奋过敏、神经功能障碍或症状明显的脑病,胃肠道丢失电解质会引起低钾血症,肠道外营养会引起低磷血症,从而导致肌肉麻痹。

与肠切除相关的症状主要取决于残存肠的生理学特征。由于绒毛长、吸收面积大、消化酶浓度高、有很多运输携带者蛋白,空肠是大多数营养素的首要消化吸收场所。切除空肠会导致对大多数营养吸收短暂显著性减退。空肠还以有相对多孔的上皮为特征。空肠内部分消化的营养素的高张浓度导致水及电解质从血管进入肠腔而丢失大量液体,正常情况下应在回肠及结肠重吸收。若切除回肠,则这些分泌物的主要吸收场所之一丧失,而剩下的结肠不能重吸收大部分液体。因此,切除回肠的患者在一次大量或含高浓度快速消化糖类喂饲的反应时,特别容易发生大量液体丢失。回肠也是维生素 B_{12} 及胆汁酸重吸收的主要场所,若切除回肠,这些部位的特异受体不在空肠及结肠出现,因而会导致终生有维生素 B_{12} 及胆汁酸吸收障碍。

SBS 是肠衰竭的主要原因之一,是由于各种原因(包括这些原因导致的手术切除)引起的大量小肠缺失或手术造成的小肠短路,致使小肠吸收面积减少而出现的严重腹泻、吸收不良、失水、电解质与代谢障碍及进行性营养不良。

二、临床表现

临床上习惯将 SBS 病程人为地分为急性期、代偿期和恢复期 3 个阶段。短肠急性期,肠道还不能适应肠黏膜吸收面积的骤然减少,由于肠道过短,通过速度加快,患者可以出现严重腹泻,每天肠液排泄量可达 5～10 L。大量消化液的丢失不但造成体液丧失,而且使营养状况迅速恶化,容易出现水、电解质紊乱,感染和血糖波动,这一阶段持续 2 个月左右。代偿期,肠道逐渐适应肠黏膜吸收面积明显减少所带来的变化,腹泻量明显减少,饮食量可以逐渐增加。代偿期从术后 2 个月左右开始,至代偿完全一般需经过 1～2 年。恢复期是指机体达到一个平衡状态,没有新的适应性变化和进展。此时,部分患者能从肠道获得足够的营养,不再需要补充肠外营养(PN)。若患者不能耐受普通饮食和肠内营养(enteral nutrition,ET),则必须依赖 PN 维持生命。

(一)腹泻

腹泻常为多因素导致,包括肠通过时间缩短,动力紊乱,肠腔内容物渗透压增加、肠菌过度繁殖使肠细胞膜刷状缘双糖酶活性减低且水、电解质分泌增加。另外,胆盐吸收障碍可影响粪pH,回肠和右半结肠失去对氯化钠的吸收能力,结肠内脂肪酸影响水和电解质的分泌等都是产生腹泻的原因。

(二)胃液分泌过多和消化性溃疡

对 SBS 患者,高胃酸分泌不但可引起消化性溃疡,也可导致弥漫性黏膜损伤。

(三)营养缺乏

由于蛋白质、脂肪、糖类的吸收减少,可有严重消瘦、乏力,儿童中可有发育延迟,开始几周内粪便量可达 5 L,严重低血容量、低钠、低钾血症,钙可因脂肪吸收不良、皂化而缺乏或因维生素D 缺乏,引起手足搐搦。长期钙、维生素 D 和蛋白质吸收不良可致骨软化和骨质疏松。维生素A 缺乏会致暗适应差,维生素 K 缺乏会有出血倾向,但叶酸缺乏引起巨幼红细胞性贫血却不常见。

(四)草酸尿和肾结石

回肠切除后结肠对草酸钙的吸收增加,主要通过以下机制。

(1)脂肪泻增加草酸盐的吸收,因为脂肪与钙结合形成皂斑,使不溶性草酸钙形成,因而草酸的吸收增加。

(2)胆盐和脂肪酸可改变结肠黏膜的通透性,从而使草酸盐的吸收增加。

(五)肠道菌群过分增殖

回盲部切除会增加肠道菌群过分增殖的危险,主要是由于回盲瓣也被切除,但也有研究者认为其与肠道动力变化有关。

(六)胆石症

回肠切除胆石症发生率增加 2～3 倍。胆汁酸的肠肝循环中断及吸收不良,导致肝内胆固醇合成增加,胆汁内胆固醇过饱和形成胆结石;另外,胆汁酸的肠肝循环中断,易发生色素结石。

三、诊断

依赖病史、症状和小肠钡剂灌肠检查多可明确诊断。小肠钡剂灌肠检查可显示空肠短,而回肠适应性反应的 X 线表现为皱襞数目增加,小肠瓣厚度、深度增加及肠腔轻度扩张。

四、治疗

SBS 的处理目的是保证补充丢失的营养与液体,预防缺乏症的发生与防止肠外营养并发症的发生,供给肠内营养以期小肠能获得最佳代偿。对待 SBS 应该预防和治疗并重,两方面都有重要意义。正确处理相关的外科问题,可预防 SBS 的发生或减轻其严重程度;若采取积极的治疗措施,则能使患者顺利度过失代偿期,恢复正常肠功能。SBS 的治疗主要基于其病理生理变化,另外强调循序渐进,要细心和耐心。

(一)水、电解质及营养物质的补充

急性期应采用完全胃肠外营养疗法,以预防严重的营养缺乏和恶病质,减轻腹泻,抑制胃液分泌和肠管蠕动,促进伤口愈合,在小肠功能得到代偿以前使机体保持在较好的营养状态。

补液量可参照粪量、尿量、胃肠造口及引流管的丢失量来估计,一般每天需补液 5 000～6 000 mL,并定时测量体重及血清钾、钠、钙、镁、磷,以调整水、电解质的补给量;还要注意预防高血糖及高渗性脱水等并发症。

1.经胃肠营养疗法

在术后 1 周左右,当剩余小肠功能出现功能代偿,腹泻有所缓解时,应尽早少量进食,以促进剩余肠段适应,并预防胰腺和肠的萎缩。但胃肠外营养疗法仍应继续,并逐步减少补液量,增加进食量,直至患者能完全耐受口服营养,所需能量完全能经胃肠道得到满足时为止。最先用少量生理盐水,再葡萄糖,再蛋白、脂肪,从量、质方面逐渐增加。一般来说,比较广泛的肠切除者,这一过程需几周至几个月。

食物应易消化,含高蛋白、高糖、低脂肪。但蛋白质应逐渐增量,开始每天 7 g,能耐受后改为15 g、30 g、40 g 等。由于持续脂肪泻,故除补充糖类外,并采用中链三酰甘油来代替 50%～75%的食物脂肪,口服困难者,可鼻饲营养要素混合流汁,但要避免配制太浓以防引起高渗性腹泻。

2.维生素与电解质的补充

宜补充维生素 A、B 族维生素、维生素 C、维生素 D、维生素 K,并肌内注射维生素 B_{12}。适量补充钙、铁、镁等。但纠正低镁血症时,硫酸镁需肌内注射,如口服硫酸镁会加重腹泻。

3.低草酸盐饮食

查出高草酸尿症者,宜采用低草酸食谱,限制进食水果和蔬菜量,服用考来烯胺和钙剂可减少饮食中草酸盐的吸收,预防泌尿系统草酸盐结石的形成。

(二)药物治疗

(1)谷氨酰胺(glutamine,Gln)、生长激素(growth hormone,GH)及膳食纤维(dietfibre,DF)对残留小肠有明显的促代偿作用。Gln 在体内含量丰富,是体内代谢率高的细胞,尤其是肠黏膜细胞的能源物质,对肠黏膜细胞的增殖及代谢具有显著的促进作用。食物中含 Gln 很丰富,但在常规的 TPN 中并不含有 Gln，需要专门给予补充。虽然以往成年患者很少应用 GH，但其促进增生及代偿的作用完全能被临床医师接受。膳食纤维的作用主要是能产生短链脂肪酸（short chain fatty acids，SCFAs），SCFAs 对结肠有营养作用。

（2）复方地芬诺酯及洛哌丁胺等对本病有止泻作用，可选用。

（3）回肠切除 90 cm 以内者，每天给考来烯胺 8～12 g 或氢氧化铝凝胶 45～60 mL，有助于控制由于胆盐吸收障碍所引起的腹泻。切除范围更广泛者，考来烯胺不仅无效，而且可因进一步减少患者的胆酸储备，而加重已有的脂肪泻。

（4）胃酸分泌亢进者，可采用西咪替丁、雷尼替丁等组胺 H_2 受体拮抗药。

（5）残肠有细菌过度生长者，可选用氨苄西林、卡那霉素、新霉素等抗生素 7～10 天，以控制肠内细菌过度繁殖。

（6）口服胰酶及促胰液素也是有益的。

（三）短肠综合征的营养支持

迄今为止，营养支持仍是 SBS 患者的首选治疗方法，部分 SBS 患者需要终身依赖人工营养。

1.肠外营养（PN）支持

在 SBS 早期，所有患者几乎都需接受 PN 支持，因为此时残留的小肠一时无法承担消化、吸收的任务，任何经消化道的食物摄入甚至是饮水，均可能加重腹泻和内环境紊乱。因此，手术后当患者循环、呼吸等生命体征稳定，并且水、电解质紊乱得到纠正时，应立即开始 PN。尽早开始 PN 还可预防营养不良的发生。

由于 SBS 患者需要 PN 支持的时间往往相当长，因此营养液的输入以经中心静脉途径为宜，临床上常采用颈内静脉或锁骨下静脉穿刺置管的方式进行。由于导管留置的时间往往很长，为预防感染性并发症的发生，导管宜通过约 20 cm 长的皮下隧道从前胸壁引出，建议选用高质量导管以避免长期使用引起导管堵塞等并发症。

SBS 患者 PN 配方的基本原则与普通 PN 计划并无明显差异，在制定 PN 配方时应注意对水、热量、氮源及微量元素等的供应。在短肠早期要补充足够的水分，若有较多的肠液丢失，应增加营养液的液体总量。热量的补充要恰当，避免摄入过多热量导致代谢性并发症的发生。通常按照83.7～104.6 kJ/（kg·d）供能，采用双能源系统，糖和脂肪的供能比分别为 60%～70% 和 30%～40%。建议脂肪乳剂的使用量不宜过大，并采用中长链脂肪乳代替长链脂肪乳剂，以免加剧肝损害和免疫功能抑制。氮的供给量为0.15～0.20 g/（kg·d），应用平衡型氨基酸作为氮源。电解质方面，除常规补充 K^+、Na^+、Cl^- 之外，还要注意补充 Ca^{2+}、Mg^{2+}、P^- 等。对每天正常需要量的维生素和微量元素也应有适当供给。此外，对于需要接受家庭肠外营养的患者，应做好患者及其家属的培训工作。具体内容包括无菌概念及无菌操作技术、全合一营养液配制、导管护理、营养输注等。最后，还应对患者定期做生化指标检测、营养状况评价等。

SBS 患者行 PN 时应注意：热能不宜过多，避免不必要的代谢性并发症，通常以104.6 kJ/（kg·d）为宜；要用糖＋脂肪的混合能源，糖脂比例为 1∶1 或 2∶1，0.15～0.20 g/（kg·d）；注意补充电解质、微量元素和维生素；可加用特殊营养物质（如 Gln，常用的有力太、丙氨酰谷氨酰胺。rhGH，常用的有思增、金磊赛增）；要保持患者水、电解质平衡，预防肝功能损害。

2.肠外营养支持过渡至肠内营养支持

虽然 PN 是 SBS 患者在相当长时间内赖以生存的必要手段，但 PN 不仅费用昂贵，不利于患者残留肠道的代偿，而且容易出现各种并发症，有些并发症可导致不可逆的脏器损害，甚至危及患者生命。因此,临床上应尽可能使患者早日摆脱 PN 而过渡到 EN,甚至是经口进食。总的来说,撤离 PN 过程中,必须满足患者每天热量与液体量摄入,应经常随访患者症状、尿量、粪便量、微量营养元素水平、体重和是否缺水。

撤离 PN 后要注意微量营养元素的补充和监测,腹泻致粪便量过多时要注意锌的补充。并不需要经常补充铁,因为铁的吸收是在十二指肠进行的,而 SBS 患者很少存在十二指肠缺损。镁、脂溶性维生素和必需脂肪酸需要经常补充。由于过多摄入脂溶性维生素和某些微量元素也会造成不良后果,因此在 PN 治疗时必须经常监测它们的水平。末端回肠切除超过 60 cm 的患者需要终生补充维生素 B_{12}。

3.肠内营养(EN)支持

EN 实施得越早,越能促进肠功能代偿。但是,临床上对 SBS 患者实施 EN 却有一定难度,使用不当可加重腹泻,患者往往不愿接受。加之如果摄入的是普通饮食,常不易被患者吸收,最后并没有达到营养支持的目的。为此,SBS 患者在进行 EN 时应在营养制剂的选择和摄入方式等方面做些调整。

SBS 早期肠内营养制剂应采用短肽、单糖和脂肪酸为主要成分的产品,这些制剂在肠道内几乎不需消化就能被小肠吸收。而 SBS 后期应选择整蛋白类型的肠内营养制剂。

EN 可通过口服摄入,也可通过放置细的鼻饲管,用输液泵持续、缓慢地输入。在 EN 同时可以逐渐添加糖类与蛋白质混合食物。EN 需要量仍以具体测定结果为依据,从低容量、低浓度开始,循序渐进,逐渐提高输注速度和营养液浓度,不可操之过急,否则容易加重腹泻。在 EN 早期,当单纯 EN 无法满足患者营养需求时,不足部分可通过 PN 进行补充。

SBS 患者行 EN 时应注意以下几点。

(1)所用的肠内制剂以要素膳为宜,如百普素、百普力、爱伦多。

(2)摄入方式口服最佳,但因要素膳普遍口感不佳,患者不适应,可留置鼻胃管,尽量选用管径细、质地软、组织相容性好的胃管,如复尔凯(CH_8 或 CH_{10})。

(3)输入方式以输液泵持续缓慢输入为佳,尤其是刚开始使用 EN 时,从 $30 \sim 60$ mL/h 起,逐渐增加。

(4)应注意补充能促进肠功能代偿的物质:①DF,不论是可溶性还是不可溶性的 DF,对小肠黏膜均具有一定的促增生作用,因为 DF 在细菌作用下分解出的 SCFAs 可作为肠细胞的能源,对肠道黏膜发挥营养作用,刺激小肠黏膜、陷窝细胞增生。②Gln,它是肠上皮细胞最主要的能量来源,不论是加入 PN 液还是直接滴入肠道,都能促进肠道黏膜增生,增强残留小肠的吸收功能。③rhGH,联合应用 rhGH 和 Gln,可明显改善残留小肠功能,增加对营养物质的吸收,显著减少 PN 的需要量,可按 $0.1 \sim 0.2$ U/(d·kg)皮下注射。

(四)膳食治疗

膳食治疗对于 SBS 患者残留肠道代谢十分重要。肠腔内营养物质刺激肠道代谢是一个复杂的过程,可分为 3 个主要部分:直接接触上皮细胞来刺激黏膜增生;刺激胃肠道营养激素的分泌;刺激胆、胰营养性分泌物产生。此外,食物的非营养性成分,如膳食纤维,也可以在结构上和功能上影响肠道适应代偿,其作用与结肠中的细菌对可溶性纤维素发酵产生短链脂肪酸有关。

饮食治疗一般开始于恢复期,此阶段由 EN 逐渐过渡到经口饮食为主,EN 与普通饮食的比例视患者对普通饮食的消化吸收情况而定,如患者依靠普通饮食不能维持营养状况,则 EN 比例应适当增加。由于短肠患者的肠道吸收面积减少,因此,即使其吸收功能接近正常,也往往需要服用比需要量多的营养物质才能满足营养摄入的需求。如患者不能耐受普通饮食和 EN,则必须依赖 PN 维持生命。饮食治疗时需要进行定期随访和监测患者的依从性。如果持续 EN 能被耐受,可逐渐缩短 PN 时间,转变为间断周期性 PN,最好控制为夜间进行 8～12 小时,以改善患者的生活质量。如果患者通过经口饮食,每周体重下降低于 0.5 kg,则表示患者残余肠道已代偿或康复。如果患者通过经口饮食无法维持体重及营养状况,一般推荐每周补充 2～4 次 PN。研究发现,病情稳定 1 年以上并已耐受经口饮食的患者,可以不限制脂肪摄入,也不必将液体和固体食物分开。

在饮食调整治疗过程中,患者的依从性很重要,一项成功的饮食方案需要根据患者的偏好、生活方式(对儿童还要按发育年龄)等制订。

SBS 患者治疗后的最佳结果是小肠功能完全代偿,口服饮食后小肠基本能消化、吸收,维持体重及营养状态。但是有许多因素会影响其代偿:①残留小肠的长度,这是最关键的,至少要保留 1 cm/kg,越少代偿越困难。②年龄,小儿的代偿能力明显强于成人。③残留的是空肠还是回肠,空肠蠕动较快,且无法代偿地吸收胆盐和维生素 B_{12},而回肠蠕动较慢,利于代偿。④回盲瓣是否保留,无回盲瓣则无法限制食物快速通过小肠,且易发生小肠菌群失调,因而不利于代偿。⑤结肠是否保留,SBS 患者结肠也参与了消化、吸收的代偿作用,保留完整结肠者代偿作用强。⑥术后是否进食,及时恢复经肠营养也很重要,如果长期使用 TPN 或因为害怕明显的腹泻而不愿进食,则不利于代偿,而且还会使小肠黏膜屏障受损,导致严重后果。另外,如果小肠存在其他疾病,如克罗恩病,一旦发生 SBS,代偿就非常困难。

(五)手术治疗

如经严格的内科治疗,腹泻仍不能控制,且营养恶化威胁生命者,可考虑手术治疗,如循环肠袢成形术、逆蠕动肠管置入术等。近年来肠移植正在深入研究,如能成功,将对本病的预后有所改善。小肠移植曾被认为是治疗 SBS 最理想的方案,但由于强烈的免疫排斥反应和手术操作复杂性使之还不能广泛应用。

美国匹兹堡大学医学中心施行小肠移植 86 例,其中包括小肠及肝脏联合移植 40 例,多器官移植 13 例。患者的 1、2、5 年生存率分别为 86%、74% 和 45%。与 PN 相比,其长期生存率还太低,因此还不能成为 SBS 的常规治疗方案。

(杨　琳)

第六节　肠易激综合征

肠易激综合征(irritable bowel syndrom,IBS)是一种常见的、病因未明的功能性疾病。好发于中青年,女性多见。其突出的病理生理变化为肠运动功能异常和感觉过敏。临床上以腹痛或腹部不适伴排便习惯改变为特征。本征患者的生活质量明显低于健康人,耗费大量的医疗资源。近年来,本征病理生理、诊断与治疗均取得了长足进展。

一、流行病学

因本征目前仍然是根据症状及排除器质性病症来进行诊断,流行病学调查又多未用问卷的方式进行,故存在标准不统一、文化背景差异等方法学上的问题。有可能目前的流行病学数据存在一定的偏差,但学者们仍认为其还是能反映其基本的流行病学趋势。IBS的流行病学特征有以下几方面。

(1)欧美等经济、文化发达地区发病率较高,达8%～23%,而亚非等经济发展中地区较低,为5%～10%。

(2)中青年人好发,女性较男性更易罹患,唯有印度有报道男性多见。

(3)就社会经济情况而论,受教育程度高者、经济收入较高者为发病危险因素。在我国,城市人口的发病率高于农村。

(4)本征仅有少部分患者就医,就医率为10%～50%。但在消化病专科门诊中20%～40%为IBS患者。

二、病因与发病机制

(一)病因

本征的病因不明。可能的高危因素有精神因素、应激事件、内分泌功能紊乱、肠道感染性病后、食物过敏、不良生活习惯等。

(二)发病机制

迄今,仍未发现IBS者有明显的形态学、组织学、血清学、病原生物学等方面的异常,但近来功能性磁共振及正电子体层扫描(PET)的研究发现,IBS患者在脑功能代谢方面不同于对照组。

目前认为IBS的主要病理生理改变可归纳为胃肠动力异常和感觉功能障碍两大类。

1.胃肠动力异常

迄今为止,一方面,已发现的IBS胃肠动力异常有多种类型,但没有一种见于所有的IBS患者,也没有一种能解释患者所有的症状。另一方面,部分患者在不同的时期可能出现不同的动力学异常。胃肠动力紊乱与IBS的临床类型有关。在便秘型IBS慢波频率明显增加;高幅收缩波减少;回-盲肠通过时间延长。而在腹泻型IBS则正好相反。

2.感觉异常

IBS感觉异常的研究是最近的热点之一。研究涉及末梢、脊神经直至中枢神经系统。IBS直肠容量感觉检查的结果表明,患者对容量的感知、不适感觉的阈值均明显低于正常对照组。脊髓对末梢传入的刺激可能存在泛化、扩大化、易化的作用。功能性磁共振和正电子体层扫描的研究表明,IBS患者脑前扣带回、前额叶及边缘系统的代谢活性明显高于对照组,而这些区域与感觉功能密切相关。

三、临床表现

本征起病隐匿,部分患者发病前曾有细菌性痢疾病史,少数患者幼年时可能有负性心理事件史。症状反复发作或慢性迁延,病程可长达数十年之久。本征虽可严重影响患者的生活质量,耗费大量的卫生资源,但对患者的全身健康状况却影响不大。精神因素、饮食不当、劳累等是症状发作或加重的常见原因。常见的临床表现为腹痛及排便习惯和粪便性状的异常。

(一)腹痛

腹痛多位于左下腹、下腹或脐周,不固定且定位不精确。其性质多为隐痛,程度较轻。也有呈绞痛、刺痛,程度较重者。腹痛几乎不发生在夜间入眠后。腹痛多发生在餐后或便前,排便或排气后腹痛可缓解或减轻。

(二)排便习惯及粪便性状改变

本征之排便习惯改变分便秘、腹泻、腹泻便秘交替3种类型。便秘者,多伴排便困难,其粪便干结成团块状,表面可附有黏液。腹泻者,一般每天排便3~5次,呈稀糊至稀水样。便秘腹泻交替者,可交替出现上述便秘腹泻的特征。

还有部分患者,在一次排便中,初起为干结硬便,随后为稀糊,甚至稀水样便。也有患者述伴有排便不尽感和排便窘迫感。

(三)其他症状

部分患者可有失眠、焦虑、抑郁、疑病妄想等精神症状或头昏、头痛等。但不会有贫血、消瘦、营养不良等全身症状。其他腹部症状还有腹胀、腹鸣、嗳气等。

(四)体征

本征无明显体征,多仅有腹痛相应部位的压痛,但绝无肌紧张和反跳痛。肠鸣音多正常或稍增强。

四、诊断与分型

目前,在临床实践中,IBS的诊断仍然是建立在医师对症状评价的基础之上。但对伴有发热、体重下降、便血、贫血、腹部包块、血沉增快等报警征象者,应行相应检查,以排除器质性疾病。必须强调,对临床诊断或拟诊IBS的患者,无论有无报警征象。无论其对治疗的反应如何,都应随访,以排除潜在的器质性疾病。目前,国际上流行的诊断标准为1999年提出的罗马Ⅱ标准,但学者们仍然认为Manning标准和Kruis标准有一定价值。

(一)罗马Ⅱ标准

(1)在过去的12个月中,至少累计有12周(不是必须连续的)腹痛或腹部不适,并伴有以下3项症状中的2项:①腹痛或腹部不适在排便后缓解。②腹痛或腹部不适发生伴有粪便次数的改变。③腹痛或腹部不适发生伴有粪便性状的改变。

(2)以下症状不是诊断所必备,但属IBS的常见症状,这些症状越多则越支持IBS的诊断:①排便频率异常,每天排便超过3次或每周排便少于3次。②粪便性状异常(块状/硬便或稀水样便)。③排便过程异常(费力、急迫感、排便不尽感)。④黏液便。⑤胃肠胀气或腹部膨胀感。

(3)缺乏可解释症状的形态学改变或生化异常。

(4)分型:根据临床症状,分为腹泻型(IBS-D)、便秘型(IBS-C)和腹泻便秘交替型(IBS-A)。分型诊断的症状依据如下。①每周排便少于3次。②每天排便超过3次。③块状或硬便。④稀便或水样便。⑤排便费力。⑥排便急迫感。

1)腹泻型:符合②④⑥项中之1项或以上,而无①③⑤项;或有②④⑥项中之2项或以上,可伴有①⑤项中1项,但无③项。

2)便秘型:符合①③⑤项中之1项或以上,而无②④⑥项;或有①③⑤项中之2项或以上,可伴有②④⑥项中之1项。

3)腹泻便秘交替型:上述症状交替出现。

(二)Manning标准

其标准包括以下6项内容。

（1）腹痛便后缓解。

（2）腹痛初起时排便频率增加。

（3）腹痛初起时排稀便。

（4）腹胀。

（5）黏液便。

（6）排便不尽感。

（三）Kruis 计分诊断标准

Kruis 计分诊断标准见表 6-3。

表 6-3　Kruis 计分诊断标准

临床表现	计分
（1）以腹痛,腹痛或排便异常为主诉就诊	＋34
（2）上述症状反复发作或持续,＞2 年	＋16
（3）腹痛性质多样:烧灼样、刀割样、压迫感、钝痛、厌烦、剧痛或隐痛	＋23
（4）便秘与腹痛交替	＋14
（5）具有诊断其他疾病的阳性病史与体征	－47
（6）血沉＞20 mm/h	－13
（7）白细胞计数＞10×10^9/L	－50
（8）血红蛋白含量:男＜140 g/L 女＜120 g/L	－98
（9）血便史	－98

注:总积分≥44 时可诊断 IBS。

五、治疗

IBS 治疗应强调综合治疗和个体化治疗的原则。治疗药物的选择主要在于能去除或阻止诱因、阻断发病机制的某个环节、纠正病理生理变化、缓解症状。

（一）一般治疗

建立相互信任的医患关系,教育患者了解本病的本质、特点及治疗等相关知识,是 IBS 治疗的基础。建立良好的生活习惯是 lBS 治疗的第一步。

一般而言,IBS 者的食谱应清淡、易消化、含有足够的营养物质。应避免可能引起过敏的食物。便秘者,应摄入高纤维素食物。腹胀者应少摄取豆类等易产气的食品。

（二）按临床类型治疗

1.IBS-D 的治疗

可选用吸附剂蒙脱石散（商品名思密达）、药用炭等。5-羟色胺 3(5-HT$_3$)受体抑制剂阿洛司琼对 IBS-D 有较好疗效,但伴发缺血性肠病的发生率较高,目前美国 FDA 仅限于在医师的严密观察下使用,此药尚未在我国上市。小檗碱和微生态制剂也可用于此型的治疗,但需更多的研究来评价其有效性。

应该强调,如无明显继发感染的证据,不应使用抗菌药物。洛派丁胺等止泻剂仅用于腹泻频繁、严重影响生活者,切忌大剂量、长期应用。匹维溴铵、曲美布汀对腹泻型或便秘型都有一定疗效。

2.IBS-C 的治疗

并非所有的泻剂都适合于便秘性 IBS 的治疗。大量的研究结果推荐用 5-HT$_4$ 受体部分激动剂替加色罗、渗透性或容积性泻剂来治疗 IBS-C。刺激性泻剂,特别是含蒽醌类化合物的中药,如大黄、番泻叶等,长期应用能破坏肠神经,不能长期使用。

临床研究表明替加色罗片 6 mg,每天 2 次,不仅对女性 IBS-C 有较好的疗效,而且对男性患者也是安全有效的。常用的渗透性泻剂有聚乙二醇 4 000 和乳果糖,但部分患者可引起腹泻。容积性泻剂可用甲基纤维素等。

(三)对症治疗

1.腹痛

腹痛是 IBS 最常见的症状,也是就诊的主要原因。匹维溴铵、曲美布汀这些作用于胃肠道平滑肌细胞膜上离子通道的药物对腹痛有较好疗效。替加色罗对 IBS-C 伴腹痛者效果较好,对以腹痛为主者也有一定疗效。抗胆碱能药阿托品、山莨菪碱也可用于腹痛者,但不良反应较多。对顽固性腹痛,上述药物治疗效果不佳者,可试用抗抑郁药或行为疗法。

2.腹胀

饮食疗法至关重要,应尽可能少摄入豆类、乳类等易产气的食品,摄入易消化的食物。有夜间经口呼吸者,应予以纠正。匹维溴铵、曲美布汀、替加色罗对这一症状也有一定疗效。微生态制剂也可选用,常用者有金双歧、双歧三联活菌、丽珠肠乐等。

3.抗抑郁治疗

对有明显抑郁、焦虑、疑病等精神因素者,或是对其他治疗无明显疗效者,可行抗抑郁治疗。

临床较为常用者为三环类药物(如丙米嗪、阿米替林、多塞平、阿莫沙平等)及 5-羟色胺再摄取抑制剂(如氟西汀、帕罗西汀等)。此类药物缓解 IBS 症状起效较慢,多在 1～2 周以后起效,故在施行此疗法前,应与患者沟通,说明用药的必要性,取得患者的信赖,增加其依从性,对于长期失眠的患者,可给予催眠、镇静治疗。

(杨　琳)

第七节　Whipple 病

Whipple 病(Whipple's disease,WD)又称肠源性脂肪代谢紊乱,是一种罕见的多系统性疾病,最早于 1907 年由美国病理学家 George H.Whipple 发现并描述,是一种以腹泻和吸收障碍为特征的慢性多系统疾病,可累及骨关节、心血管、神经系统、呼吸系统等。

一、流行病学

关于 WD 的发病率没有确切的统计资料,一份 1 000 例 WD 回顾性文献报道表明,该病好发于中老年人,平均年龄 50 岁,男女比例 8：1,少数有家族遗传背景。国外报道较多,国内尚未见个例报道,提示该病发生可能与种族有一定关系。

二、病因病理

20世纪50年代,研究者用PAS染色发现,该病患者小肠黏膜固有层中大量PAS阳性颗粒的泡沫状巨噬细胞聚集,后在电镜下证实PAS染色阳性的颗粒为一种杆菌,后命名Trophery-mawhippleii,并于1997年体外培养成功,该菌基因组大小约0.9 Mb,缺乏合成三羧酸循环代谢中关键酶及生物合成氨基酸途径。T.Whippleii不同于普通的革兰阳性或阴性菌,无脂多糖结构,可在自然界广泛存在,并对外界环境尤其是低温有良好的适应能力。

病变好发于空肠、胃肠淋巴结、关节、心脏、中枢神经系统、肺等几乎全身各组织器官。活检可见小肠扩张,肠壁增厚僵硬,黏膜粗糙无光泽,散在黄色斑块,肠系膜及腹腔动脉周围淋巴结肿大。光镜下可见小肠绒毛呈杆状,变钝或萎缩,或无绒毛的脑回状结构。小肠黏膜内巨噬细胞增多,内含PAS阳性的棒状颗粒,电镜下可见由杆状细菌组成,可分布在黏膜的任何层次,以吸收上皮和血管周围最多。

三、发病机制

细菌在自然界广泛存在,而只有一部分人罹患,少部分患者有家族遗传背景,推测可能与感染、免疫缺陷及遗传等多种因素相关。

(一)感染因素

20世纪60年代来自不同实验室的几位学者同时在电镜下发现病变组织中有病原菌浸润,并在活检组织中培养出细菌。20世纪90年代随着PCR技术广泛运用,在外周血中也检测到T.Whippleii菌的DNA,同时抗生素治疗有效,为该病的感染源性机制提供了依据。但T.Whippleii菌的感染途径尚不清楚,可能经口感染人体,侵犯全身多器官。

(二)遗传因素

有研究表明WD的发生有一定家族遗传背景,提示遗传因素可能在WD的发病机制中起一定作用。欧美文献统计 HLA-B27 与WD发病有较高的相关性。

(三)免疫因素

有研究证实,WD患者存在T细胞和巨噬细胞功能缺陷。WD患者B、T细胞数量减少,$CD8^+$细胞增多,$CD4^+/CD8^+$比例下降;巨噬细胞吞噬杀伤力减弱,不能有效分解T.Whippleii菌体抗原,可能与巨噬细胞吞噬受体α链CD11b表达减少有关。

研究中还发现,单核、巨噬细胞对T.Whippleii菌感染后表现不同的杀伤活性:T.Whippleii感染巨噬细胞后可在细胞中生长繁殖,到一定程度巨噬细胞凋亡裂解,T.Whippleii随之播散,并被其他的巨噬细胞吞噬,完成下一轮生长、繁殖、播散过程;而单核细胞却可有效吞噬杀灭T.Whippleii菌,同时不伴细胞凋亡的发生,截然不同的杀伤活性可能与白细胞介素-16(IL-16)及抗氧化物质有关。

有研究表明,T.Whippleii感染巨噬细胞使IL-16表达增加,而IL-16可负反馈抑制细胞的吞噬杀伤活性;血清IL-16水平还与WD活动度相关,WD患者血清IL-16水平高于健康正常人,经过有效治疗后,IL-16水平可降低至正常水平。

硫氧化还原蛋白是细胞内一种抗氧化剂,除了参与细胞氧化还原反应,还可激活核转录因子NF-KB、AP-1的转录活性,抑制细胞凋亡,单核细胞感染T.Whippleii菌伴硫氧化还原蛋白表达增加,而在巨噬细胞内,硫氧化还原蛋白的转录及表达均是被抑制的。

四、临床表现

本病患者以 40～60 岁中年男性多见,多数患者表现为以脂肪泻为特征的消化道症状,同时有体重下降、吸收障碍,称典型的 Whipple 病三联征,伴有长期低热、关节疼痛、消瘦等症状,但也有部分患者仅以关节痛、心脏、神经系统症状为主要表现,临床表现复杂多样。

(一)消化系统

临床上 80％的患者表现脂肪泻、急剧消瘦,伴腹痛、营养不良,有时可有消化道出血,临床常疑为恶性肿瘤而行腹腔内周围淋巴结检查,D-木糖吸收试验可有吸收障碍。部分患者可没有消化道症状,称"干性 Whipple 病"。

(二)骨关节

有一半以上患者存在关节病变,表现为反复发作性关节炎、关节痛、手足搐搦。常累及周围大关节及四肢关节,如膝、踝、骶髂、掌指、腕、肩、肘等关节,与类风湿关节炎不同的是该病累及的关节损害非变形也非破坏性,关节炎可持续数周,消退后不留后遗症。

(三)心血管系统

35％～65％的患者可并发心血管系统损害,主要表现为感染性心内膜炎、心包炎、心肌炎、动脉炎。T.Whippleii感染所致的心内膜炎临床表现不典型,无明显发热,既往无瓣膜病史,血培养阴性,心包炎、心肌炎早期多无症状,但后期可导致缩窄性心包炎、充血性心力衰竭,超声心动图、心电图可有阳性发现。

(四)神经系统

20％～30％的患者存在中枢神经系统损害表现,有部分 WD 病例以中枢神经系统症状为首要症状,主要表现为头痛、嗜睡、记忆力减退、痴呆、肌麻痹、肌阵挛。中枢神经系统症状的出现提示 Whipple 病预后不良。神经系统症状可出现于疾病晚期,也可出现于胃肠道症状之前或不伴胃肠道症状。

(五)其他

少部分患者还可出现皮肤紫癜、皮下结节、慢性咳嗽、浆膜炎、全身淋巴结肿大、脾大、葡萄膜炎、虹膜炎及甲状腺功能减退等。

五、辅助检查

(一)实验室检查

患者多存在不同程度的贫血,白细胞和血小板计数增多(血小板计数增多可能与脾功能减退有关);同时红细胞沉降率增大,骨髓活检未见恶性血液病征象,有的呈非干酪性肉芽肿性骨髓炎,木糖吸收试验提示小肠吸收功能不良。

(二)小肠镜检

小肠(空、回肠)黏膜充血、水肿、糜烂、溃疡,光镜下可见固有层内大量 PAS 阳性的泡沫状巨噬细胞浸润,电子显微镜下可见 PAS 阳性颗粒由杆状细菌组成。少数病例病变早期病检为阴性,可能与活检取材未取及病变部位及早期选用抗生素治疗有关,因此多处取材对明确诊断很必要。若在淋巴结、中枢神经系统、心脏、胃肠、滑膜等组织中发现 PAS 阳性的巨噬细胞,则说明 Whipple 病的多系统损害。

(三)分子生物学

近年来用 T.Whipple 菌的 16S rDNA 作为引物,对活检组织、血液等进行 PCR 分析,可直接检测到病变组织中 T.Whipple 菌的存在,为该病的诊断提供一定依据。

六、诊断及鉴别诊断

(一)诊断

凡有长期慢性腹泻、急剧消瘦、腹痛伴关节痛和/或全身淋巴结肿大者,应高度怀疑该病可能。

小肠镜检查结合病理活检是诊断 Whipple 病可靠的方法。镜下可见小肠黏膜充血、水肿、溃疡或糜烂,黏膜活检可见肠黏膜固有层下大量 PAS 阳性泡沫状巨噬细胞浸润,电镜下证实巨噬细胞内有小棒状杆菌,可做出诊断,是确诊的金标准。

有人提出用 *hsp65* 等基因为靶基因,通过实时 PCR,扩增出 T.Whipple 菌的 DNA 来诊断该病,但也有学者提出质疑,认为 PCR 扩增出 T.Whipple 菌的 DNA 序列并不是该病的特异性表现,因为 T.Whipple 的 DNA 在健康正常人中也存在,而认为诊断该病的金标准是小肠镜结合黏膜活检有 PAS 阳性的巨噬细胞。

本病可累及多个器官,若患者以发热、关节炎、心血管及神经系统症状肠外临床表现为主时,诊断较困难,需结合病史、完善的实验室检查结果尤其是多次活检取材来确定。

(二)鉴别诊断

消化道症状需与引起慢性腹泻的疾病,如炎症性肠病、胃肠道恶性肿瘤、肠结核等相鉴别;伴有骨关节疾病需与类风湿关节炎、强直性脊柱炎等鉴别;神经系统症状需与 Alzheimer 病、肌阵挛、多发性硬化等疾病相鉴别;与获得性免疫缺陷综合征(AIDS)鉴别,两者黏膜活检均可见 PAS 阳性巨噬细胞浸润,AIDS 患者细胞内的鸟分枝杆菌是一种耐酸菌,而 T.Whipple 则不是,也可用电镜加以鉴别。

七、治疗

抗生素运用之前,该病患者病死率很高,近年来随着对本病及病原菌研究的深入,尝试性使用抗生素,患者多可治愈,抗生素的正确选用及治疗时间对疾病的疗效、转归、预后有重要意义,经验性治疗方案有以下两种。

(1)静脉注射第三代头孢类抗生素 2 周,后改为甲氧苄啶-磺胺甲噁唑(TMP-SMZ)口服至少 1 年,该治疗方案可明显降低复发率,TMP-SMZ 易通过血-脑屏障,能清除脑组织中的 T.Whipple 菌,对存在中枢神经系统症状的患者也有较好的疗效。

(2)联合应用青霉素和链霉素,共 10～14 天,后改为四环素口服 10～12 个月。

有学者应用 γ-干扰素、免疫球蛋白治疗反复发作的 WD 及中枢神经系统症状为表现的 WD 也取得良好的效果,一般治疗,如收敛止泻、止痛、维持水和电解质及营养物质平衡,对该病的治疗起一定辅助作用。

患者应食用富含钙、镁、蛋白质、维生素的食物,有严重营养不良者可给予全胃肠道外营养;贫血患者给予适量铁剂、叶酸、维生素 D 和钙剂,延续至脂肪泻停止;伴有手足搐搦的患者可肠外给予钙、镁制剂。

(李　强)

第八节 小 肠 肿 瘤

一、非淋巴性小肠肿瘤

小肠肿瘤在小肠各部位及各层组织结构中均可发生占胃肠道肿瘤的 1%～5%。小肠良性肿瘤较恶性肿瘤多见,恶性肿瘤以转移瘤多见。

小肠任何一种细胞均可发生肿瘤,起源于小肠腺的腺瘤和腺癌及起源于平滑肌的平滑肌瘤和平滑肌肉瘤占原发性小肠肿瘤的大多数,在恶性肿瘤中 50% 是腺癌,其中多数位于小肠近端,而肉瘤分布于小肠各段。

(一)病因和发病机制

小肠的致瘤因素尚属于推测性的,各种小肠肿瘤的病因可能不同。腺癌在胃和结肠好发,而小肠腺癌相对较少,这可能因小肠面积大且与下列因素有关。

1.致癌物质浓度低

小肠内液体较多且小肠蠕动快,致癌物质与肠襞接触机会减少,但动物试验给小鼠喂亚硝基脲化合物或欧洲蕨可以引起其小肠肿瘤。

2.解毒酶浓度高

小肠中对致癌物质进行解毒的解毒酶系统比胃和结肠可能高,如苯并芘是众所周知的致癌物质,各种食物中均含有少量,人类小肠含有苯并芘羟化酶可将其转化为活性低的代谢产物。现已证明在鼠类苯并芘羟化酶在小肠中较胃或结肠中浓度高。

3.菌丛

结肠中的菌丛远较小肠中的菌丛多,且结肠中含有大量的厌氧菌群,而小肠中却较少,厌氧菌能将胆汁酸转化为致癌物质。

4.免疫功能

小肠免疫系统的功能特别强大,包括体液免疫和细胞免疫,产生活性 IgA。小肠免疫可以抵御致瘤病毒;T 细胞免疫可以识别和杀灭瘤细胞。

5.小肠黏膜细胞更新速度快

小肠黏膜细胞更新速度快也可能防御瘤细胞的生长,而肿瘤细胞增生较正常肠黏膜细胞增生要慢,将两种细胞系混合竞争性生长时,增殖快速的细胞明显占优势。Lipkin 和 Quastler 认为小肠滞留的增殖细胞比胃或结肠要少,这些细胞可能包括原始的瘤转化细胞。利用氚标记的胸苷和微型自动放射显影技术对小肠黏膜细胞进行研究,表明在小肠腺体表面滞留的增殖细胞较少,这样可以解释小肠肿瘤发病率低。

(二)各种小肠肿瘤

1.原发性小肠肿瘤

(1)腺瘤和腺癌:小肠单管状腺瘤以十二指肠最多见并可能有低度恶性。绒毛状腺瘤也常发生在十二指肠,其中约 1/3 有腺癌病灶。因此,腺瘤一般认为系癌前病变。绒毛状腺瘤较单管状腺瘤生长要大,腺瘤常为单发,组织柔软易变形,但因瘤体较大(最大胁瘤直径＞5.0 cm),可以引起肠梗阻,也可以引起肠出血。十二指肠绒毛状腺瘤引起梗阻性黄疸时表明有恶性浸润。上消化道造影检查,绒毛状腺瘤有典型的 X 线表现,即所谓"冰淇淋"或"肥皂沫"样表现,这是由于肿瘤组织呈多瓣状菜花样,钡剂嵌入绒毛分叶间隙所致,内镜活检可以确诊。

小肠腺癌也好发于十二指肠,也可发生于空肠,发生于回肠者较少见。肿瘤来源于小肠黏膜上皮细胞,一般呈息肉样突入肠腔或同时在璧内生长形成环状狭窄,局部淋巴结转移常见,晚期有广泛转移。临床上早期缺乏表现,继之可以有肠梗阻、肠出血等。小肠腺癌与多种疾病有关。

(2)平滑肌瘤与平滑肌肉瘤:起源于小肠肌层,可向腔内生长,也可向腔外生长,肿瘤界限清楚,在没有转移时组织学上难以判断是良性还是恶性。光学显微镜下有丝分裂活性可以估计其恶性程度。临床上最常见是消化道出血,肿瘤内肠腔内生长的可以引起肠套叠、肠梗阻,向肠腔外生长的可以触及包块。有 15%～20% 的平滑肌瘤可以发生恶变。

(3)脂肪瘤:多来自黏膜下层,以位于回肠末端的居多,通常瘤体较小,多不超过 4.0 cm,可单发也可以多发。因肿瘤有纤维结缔组织包膜呈分叶状突入肠腔,易导致肠套叠,偶尔也可引起溃疡和出血。多在手术或尸检时发现,CT 对脂肪瘤分辨率高,对诊断有帮助。

(4)血管瘤:常为多发,可见于各段,直径可以从小如针尖至几厘米不等。常分布于黏膜表面呈球状或息肉状。临床上可以引起消化道出血,血管造影检查可做出术前诊断。Kaijser 将胃肠道血管瘤分类如下。①多发性血管扩张,认为与遗传有关,常发生在空肠。②多腔性血管瘤,累及结肠较小肠要多。③单腔性血管瘤,常形成息肉。④胃肠道多发性血管瘤综合征。

恶性血管瘤除了转移外无特殊表现,临床上应注意 Kaposi 肉瘤,其恶性度低,主要见于男性,病变亦可累及四肢和皮肤,表现为大的蕈状出血肿瘤。病理上肿瘤含很多血管裂隙,衬以棱状细胞。

2.转移性小肠肿瘤

转移性小肠肿瘤比较常见,可能由于小肠面积相对较大,故比胃和结肠更易种植。

(1)黑色素瘤:是引起小肠癌的最常见肿瘤,约 1/3 患者找不到黑色素瘤的原发病灶,而皮肤或视网膜的黑色素瘤被切除多年后也可突然扩散至胃肠道、肝、肺等器官。胃肠道转移常为多发,可以引起肠套叠、肠梗阻或肠出血。X 线钡餐造影常显示息肉样肿块,有时中心形成溃疡表现为"牛眼"或"靶"样征。

(2)乳腺癌:是引起小肠转移癌的另一常见肿瘤,用皮质激素治疗的乳腺癌转移至胃肠的机会似乎大些。子宫颈癌、卵巢癌、结肠癌和肾癌可以直接浸及小肠,也可以通过腹膜后淋巴结直接浸及十二指肠。

(三)与腺癌有关的疾病

1.克罗恩病并发腺癌

多见于慢性克罗恩病患者,主要临床表现是肠道梗阻症状,有人认为克罗恩病并发小肠腺癌比无克罗恩病的小肠腺癌的发生率要大 100 倍,前者比后者的诊断年龄要早 10 年,这可能与慢性感染有关。

2.乳糜泻

在小肠最可能诱发淋巴瘤,但也可诱发腺癌,这可能与免疫抑制有关。临床上对乳糜泻患者进行严格无麸胶饮食,当出现下列症状,如全身不适,食欲下降,恶心和腹泻时提示小肠恶性肿瘤,当有贫血和隐性消化道出血者进一步提示腺癌。

3.Peutz-Jeghers 综合征

Peutz-Jeghers 综合征以大、小肠错构瘤样息肉,口腔黏膜、口唇和指(趾)色素斑为特征。为常染色体显性遗传,其息肉为错构瘤而不是腺瘤,可单发或多发,以空回肠多见,肠套叠为常见并发症。Reid 认为 2.4% 的 Peutz-Jeghers 综合征患者出现小肠腺癌。

4.家族性息肉病综合征

家族性息肉病综合征可以伴发小肠肿瘤但机会很少。Gardner 综合征可以伴发小肠腺瘤,多见于十二指肠,特别是在壶腹周围更易恶变。

(四)临床表现

本病的临床表现一般取决于肿瘤的类型、大小,在小肠内的位置,血液供应情况及可能出现的坏死和溃疡等,肿瘤累及的范围也影响症状。如肿瘤生长在小肠浅层黏膜,如腺瘤呈息肉样突入肠腔,如果肿瘤很大,可阻塞肠腔引起肠梗阻或远端肠套叠后导致肠梗阻。腺瘤也可以形成溃疡引起消化道出血,出血可以很急,量可以很大,但多为隐性出血。

多数小肠腺癌呈环形生长,逐渐使肠腔狭窄,出现肠梗阻症状,表现为痉挛性腹痛,恶心,呕吐和腹胀,进食后症状加重,可伴有厌食,体重下降和消化道出血,肠穿孔少见,十二指肠腺癌因常浸及壶腹部,故可以引起梗阻性黄疸。平滑肌瘤可以长得很大,产生梗阻症状,平滑肌肉瘤可出现中心溃疡,因有丰富的血液供应,消化道大出血可为首发症状。

总之,小肠恶性肿瘤比良性肿瘤易出现症状,良性肿瘤多在手术或尸检时偶然发现,但良性肿瘤比恶性肿瘤易引起肠套叠。

(五)诊断与鉴别诊断

小肠各种肿瘤缺乏特异性表现。痉挛性腹痛,腹胀,恶心,呕吐和急慢性肠道出血为常见症状,但也见于其他梗阻性和溃疡性肠道疾病,如克罗恩病并发癌肿很难与克罗恩病引起的症状区别。伴肠道大出血常提示溃疡性平滑肌瘤或平滑肌肉瘤。查体对诊断有帮助,但多不能确诊。黏膜色素斑是典型的Peut-Jeghers综合征的表现,腹部扪及包块提示肉瘤比腺癌可能性要大。还可以伴肝大等。

大多数腺癌在小肠钡餐造影中表现为典型的环状"苹果核"或"餐巾环"样畸变。平滑肌肉瘤可以形成巨大肿块,有时中央有溃疡,平滑肌瘤最常见于 Meckel 憩室,良性肿瘤,如腺瘤易形成息肉样充盈缺损,比恶性肿瘤易致肠套叠。十二指肠腺癌与晚期胰腺癌难以区别。

管抽吸试验,棉线试验和选择性内脏动脉造影对肿瘤的定位诊断有帮助。采用标记的红细胞或锝放射性核扫描对小肠出血也可以定位诊断。利用上消化道内镜可以诊断十二指肠肿瘤并可以活检。小肠纤维镜对诊断更有帮助。回肠末端肿瘤可以借助纤维结肠镜进行诊断。

球后消化性溃疡比十二指肠溃疡更易引起梗阻症状,需与十二指肠肿瘤鉴别,通过十二指肠镜检,活组织和细胞学检查一般可以区分。十二指肠 Brunner 腺可形成肿瘤并呈息肉样生长,因慢性高胃酸使十二指肠球部 Brunner 腺增生,常为多发性息肉,通过内镜及其活检可以鉴别。克罗恩病的慢性瘘管经久不愈或其分泌物发生变化时可能并发早期癌变。

(六)治疗和预后

有症状的良性肿瘤一般应手术切除,手术中应尽量保留小肠,预后好。十二指肠和回肠息肉特别是有蒂的息肉可经内镜行圈套烧灼术切除。

做其他手术时偶然发现的无症状性良性肿瘤一般也应切除,以便定性诊断和预防,如肠套叠和肠出血等并发症。因其他原因做钡餐检查而偶然发现的小肠良性肿瘤,一般的处理方法是对小而光滑的息肉(<2.0 cm),或黏膜下肿瘤定期做钡餐造影以防恶变。如有可能经内镜烧灼切除,或定期复查内镜进行活检和细胞学检查。对无症状的良性肿瘤如采取手术治疗时要考虑患者的年龄和一般情况。对临床上无禁忌证而内镜又未确诊者可行手术切除以便确定诊断和预防并发症。十二指肠绒毛状腺瘤基底较宽,多无蒂,一般不能经内镜切除,且因有恶变的危险应积极手术切除。

对于弥漫性多发性息肉综合征,如 Peutz-Jeghers 综合征可以经内镜切除十二指肠息肉,而行外科手术仅适用于治疗其并发症。对有症状的患者应尽可能将其息肉切除,但因可能需要反复外科手术有短肠综合征的危险,所以应尽量保留小肠。

外科手术是治疗小肠癌的根本方法。对于腺癌,手术是治疗的唯一方法,因腺癌早期即有淋巴结转移,原则上应做广泛切除术,但淋巴结转移多位于肠系膜根部,很易累及肠系膜上动脉。十二指肠腺癌易于通过后腹膜直接扩散,需要做胰十二指肠切除术。对有原位癌的绒毛状腺瘤可做单纯大范围切除,而对有十二指肠浸润癌者应做 Whipple 式手术。远端回肠腺癌手术切除包括右半结肠切除是最理想的治疗方法。

小肠腺癌行根治术的可能性为 50%,不能行根治术者姑息切除原位癌也能缓解或预防并发症。放疗和化疗对小肠腺癌效果很差。约 15% 已有肿瘤转移的患者与 5-FU 有短暂性疗效。

平滑肌肉瘤也应采取广泛切除,与腺癌相比病程缓慢,淋巴结转移较少见,最常见的转移是腹腔直接播散或经血液转移至肺和肝脏。术后 5 年存活率约占 50%,对有转移者,放疗和化疗一般无效。

小肠良性肿瘤大多预后较好。恶性肿瘤从症状出现到确诊需 6～8 个月,5 年存活率约占 20%,预后较差。

二、原发性小肠淋巴瘤

小肠各段因其黏膜和黏膜下层都有丰富的淋巴组织,可以发生恶性淋巴肿瘤。病变可以为局灶性,也可以为弥漫性。通常将小肠淋巴瘤分为原发性和继发性,起源于小肠或最早以肠道症状为表现的淋巴瘤称为原发性小肠淋巴瘤,局灶性或多发性小肠病变为全身淋巴瘤一部分的称为继发性小肠淋巴瘤,临床上以后者多见。

淋巴瘤一般分为霍奇金病和非霍奇金病淋巴瘤两大类。原发性小肠淋巴瘤根据组织来源又分为"Western"型和 α 链病。前者多见于 50～60 岁年龄组和 10 岁以下儿童,后者多见于 10～30 岁的人群。两者在病理学和临床上有差异,治疗和预后也不尽相同,现分述于后。

(一)"Western"型原发性小肠淋巴瘤

"Western"型原发性小肠淋巴瘤可以是单发的淋巴瘤也可以是位于正常肠黏膜中间的多发性淋巴瘤。

1.病因和发病机制

本病病因和发病机制尚不十分清楚,可能与下列因素有关:①肠道慢性炎症,抗原刺激肠道淋巴系统使淋巴组织增生。②某种病毒或其他因素在淋巴细胞增生的基础上可能有致瘤作用。③与某些腹腔疾病,如克罗恩病,Peutz-Jeghors综合征,家族性息肉病综合征有关。④环境因素对发病也有关系。

2.病理

病变可见于小肠任何一段,多数累及回肠,可以局限于一个小段,也可以为多灶性。形成霉菌样团块,其周边突起,中心形成溃疡或类似黏膜结节的增厚斑。有时为肠壁溃疡或弥漫性肠壁增厚,可以导致肠腔狭窄,甚至诱发克罗恩病。上述表现可以交替出现,也可以同时存在,尤其在病变的进展期。此外,某段弥漫性增厚可以伴有大量淋巴瘤细胞浸及其他部位的肠系膜及其淋巴结。

显微镜检查,非霍奇金淋巴瘤的各型均可以见到。但某一种大体标本以某一种组织类型更常见,如呈霉菌团块状的淋巴瘤常为单一的组织类型,它含有的淋巴细胞或免疫母细胞,这符合中度恶性淋巴瘤(弥漫性大细胞型)和高度恶性淋巴瘤(大细胞免疫母细胞型)的特点。在儿童和青少年,肿瘤常由不分裂的小细胞组成,间或为 Burkitt 型恶性淋巴瘤。在成年人,肿瘤由分裂的小细胞或大个的淋巴细胞组成,而以两者的混合型更常见。弥漫型远较滤泡型更常见。

3.临床表现

本病的临床表现主要为肠梗阻,肠套叠和肠穿孔引起的表现。多数患者以外科急腹症为首发症状,腹部疼痛最常见,常为痉挛性,因不全肠梗阻常伴有恶心、呕吐。全身症状有不适,乏力和体重减轻。可以有肠道隐性出血,大量出血少见。如出现发热常表示有并发症或广泛转移。

查体腹部可以触及肿块和压痛,有广泛转移者可以有肝脾大,甚至腹水。有时有杵状指。

4.实验室检查和特殊检查

(1)实验室检查:患者可有中度贫血(多为缺铁性和营养不良性),周围血和骨髓中很少见异常细胞,可有血沉加快,生化方面检查无特殊价值,免疫学检查多属正常。

(2)X 线钡餐检查:小肠钡餐造影有助于小肠淋巴瘤的定位、累及范围和形态诊断。钡餐造影可见肠壁浸润,黏膜皱襞变形,节段狭窄和“动脉瘤样”扩张,也可以为息肉状。肠系膜或广泛肠道外转移时,可见外部压迫缺损。

(3)纤维内镜检查:内镜及其活组织检查对十二指肠和回肠末端病变可以确诊。

(4)影像学检查:CT 和 MR 可见肠壁增厚,肠壁和淋巴结受累及,为诊断提供依据。

5.诊断和鉴别诊断

临床表现和实验室检查均缺乏特异性,小肠钡餐造影和腹腔 CT、MRI 扫描对诊断有帮助,内镜检查及活组织检查有确诊价值,但检查部位受限制。多数患者为手术后确诊。临床上需与小肠其他肿瘤包括良性肿瘤(平滑肌瘤、腺瘤、脂肪瘤)、恶性肿瘤(癌、肉瘤和类癌)及肠道感染性疾病(如克罗恩病),肠道结核,霉菌感染等相鉴别。确诊有赖于剖腹探查及病理组织学检查。

6.治疗

采取手术切除肿瘤,化疗和/或放疗及支持疗法的综合措施。

(1)外科手术:目前“Western”型小肠淋巴瘤手术切除是首选的治疗方法,并尽可能多切除肿瘤组织。在剖腹探查中,从肝脏、肠系膜和主动脉旁淋巴结取活检,以便了解病变累及的范围,术后辅以放疗和化疗。对有广泛转移者可以先行化疗,再行放疗或局部病灶切除。

(2)支持及对并发症的治疗:对于营养不良、腹泻、出血等应给予支持治疗,如输入氨基酸、电解质、维生素及输血、输蛋白等。对有高度有丝分裂的淋巴瘤,如 Burkitt 淋巴瘤化疗时,由于大量细胞裂解可以引起代谢紊乱,如低钙血症,高尿酸血症和高乳酸血症等。当血清钙低于2 mmol/L 时,常出现手足搐搦,此时应即刻静脉注射 10％葡萄糖酸钙 10 mL,每天酌情 1～3 次不等,直至血清钙恢复正常水平,必要时辅以镇静剂如苯巴比妥或苯妥英钠注射。对于高尿酸血症由于可能引起肾功能损害,处理上应多饮水,每天尿量在 2 000 mL 上,以利尿酸排出,同时避免进高嘌呤食物如动物内脏、骨髓,海产品,蛤蟹等,经上述方法血尿酸仍在 480 μmol/L 以上者,应用抑制尿酸合成的药物别嘌呤醇治疗,剂量 100 mg,每天 3 次,可增至 200 mg,每天 3 次,必要时合用排尿酸药如丙磺舒,初用 250 mg 每天 2 次,两周后增至 500 mg 每天 3 次,最大剂量每天不超过 2 000 mg,也可用苯溴马龙 25~100 mg 每天 1 次。在应用排尿酸药治疗过程中,须口服碳酸氢钠,每天3~6 g。用药期间有痛风发作者可加用秋水仙碱,每天 0.5~1.0 mg。高乳酸血症引起的代谢性酸中毒,Kassier 等主张给小剂量碳酸氢钠,使 HCO_3^- 上升4~6 mmol/L而维持在 14~16 mmol/L 即可,对有严重的酸中毒患者纠正不宜太快。除上述方法外,必要时采用腹膜透析或血液透析。

肾上腺皮质激素在淋巴瘤化疗方案中几乎是不可缺少的。在放疗中引起全身性或局部性损伤时,可以应用激素,能迅速减轻症状,使化疗能继续进行,对于肿瘤并发症,如原因不明的发热,白细胞减少,恶病质等也可应用皮质激素,众所周知,激素用得广,时间持续长会产生一系列毒性或不良反应,其中对免疫系统的抑制作用(主要是细胞免疫),特别是同时进行放疗、化疗及淋巴瘤本身引起的免疫功能低下时,患者容易患肠道细菌或霉菌感染,尤以念珠菌感染最多见,以食道好发,主要症状有吞咽困难,胸骨后疼痛,甚至出血。对念珠菌感染引起的食道黏膜病损可应用碳酸氢钠饱和液涂敷,每 1~2 小时1 次,也可用 2% 甲紫龙胆紫涂敷,制霉菌素0.5~1.0 g,每天 4 次口服(儿童酌减)或将其放入水中捣细、摇匀,边漱口边缓慢咽下,1~2 周为1 疗程,直至病损痊愈,培养为阴性,对疗效不佳者可改用氟尿嘧啶250~500 mg,每天 4 次口服,克霉唑 1.0 g,每天 3 次[50~60 mg/(kg·d)]也有效。对 Israelii 放线菌引起的病损,以青霉素治疗为首选,剂量为每天8×10^5~2.4×10^6 U,疗程至少 4 周,四环素、链霉素、磺胺类等也有一定疗效。对荚膜组织胞质菌感染以两性霉素 B 最有效,治疗应从小剂量(1~5 mg)置于 5% 葡萄糖 500 mL 中,每天滴注 1 次,最大剂量每天可达 50~75 mg,疗程一般需 3 个月,总量为 2.0 g 左右。在应用上述抗霉菌病药物过程中需注意药物毒性及不良反应,如肝、肾损害及白细胞计数减少等。

7.预后

本病预后取决于淋巴瘤的组织类型,小肠受累的范围及有否肠外转移,其中滤泡性淋巴瘤预后最好。当有肠外组织受累时,5 年存活率低于 10%。多数死亡者在诊断后 1 年内。存活 10 年以上者认为治愈。

(二)α 链病(地中海淋巴瘤)

α 链病是一种 B 淋巴细胞增生性疾病,主要涉及分泌性 IgA 系统。本病中的浆细胞产生单克隆免疫球蛋白分子;或在某些疾病,如骨髓瘤或 γ-重链病,其细胞浸润产生多克隆的球蛋白分子,这些异常的球蛋白分子中的 α 链缺乏轻链。本病分为两型,一种为肠道型,最多见,另一种为呼吸道型,罕见。本病主要见于卫生和经济条件差的国家。

地中海淋巴瘤是一种原发性弥漫性肠道淋巴瘤,与 α 链病一样,开始为小肠良性淋巴细胞增生,多数患者血清中和空肠液中可以检测出 α 链病蛋白。实际上,地中海淋巴瘤与 α 链病是同一种疾病。由于这种淋巴瘤包括由良性浆细胞增生到恶性淋巴瘤的过程,故称之为 IP-SID 淋巴瘤更合适。

1.病因和发病机制

本病病因和发病机制仍不清楚,可能与下列因素有关:①环境因素。②肠道慢性感染如慢性肠道细菌感染,寄生虫感染等。③营养不良。④遗传因素。⑤致瘤病毒的作用。

2.病理

部分或全部小肠黏膜和黏膜下层有弥漫性淋巴细胞浸润。通常累及空肠,并向十二指肠和回肠扩展,肠系膜淋巴结可以受累。

尽管大多数患者受累的小肠弥漫性增厚、变硬,但有时变化很轻微,甚至在剖腹探查时肠壁和肠系膜淋巴结可以正常。组织学检查小肠固有层有大量渗出,黏膜下层可见多形或单形细胞,渗出可引起腺管和绒毛数量减少,部分绒毛变短变宽,有时完全萎缩,表面上皮可有改变和溃疡形成。以多形细胞最多见,包括大、小淋巴细胞,免疫母细胞,浆细胞,嗜酸细胞,中性粒细胞及多核巨细胞。多数淋巴细胞有浆细胞的特征:核偏移而固定和两染性胞质。多形细胞渗出的范围和各种淋巴细胞的数目随疾病进展而变化。患病早期单一形态细胞占优势,主要由成熟的几乎正常的浆细胞构成,只有少数非典型浆细胞和大个的淋巴细胞。

在晚期,淋巴瘤细胞渗出至黏膜下层,破坏肌层固有膜,甚至累及肠系膜脂肪。局部淋巴结和肠系膜淋巴结在发病早期即可受累,但不破坏淋巴结的结构,而在晚期,可有淋巴结的轮廓消失。

免疫荧光和免疫过氧化物研究表明α链病中成熟的浆细胞含有α链但缺乏轻链,而大的淋巴细胞则不然。

3.临床表现

本病的临床表现主要为严重的肠道吸收障碍。可以有腹疼、腹泻、呕吐和体重减轻。发病可以是隐袭的,也可以是突发的,自然病程常是进行性加重,但有时为自发性好转,查体杵状指常见,常有腹肌紧张和腹胀,晚期可有腹水及全身水肿。初诊时多无肝脾大和淋巴结肿大,晚期可有腹部包块,肠梗阻或肠穿孔。

4.实验室及特殊检查

(1)血常规和生化检查:患者常有轻或中度贫血,低蛋白血症,低钙血症,低钾血症及严重的脱水和电解质紊乱,低脂血症和低胆固醇血症,血清中碱性磷酸酶同工酶增加。1/3患者有肠道寄生虫特别是蓝氏贾第鞭毛虫。

(2)肠吸收试验:D-木糖吸收试验和Schilling试验常不正常。

(3)免疫学检查:α链蛋白在血清中浓度较高时,电泳法在α_2和β_2宽带区可以测出,但大多数电泳正常。免疫电泳法用IgA抗血清有明确诊断意义。即在$\alpha_1 \sim \beta_2$后区可测出异常沉淀线,表明比正常IgA电泳移动度要快,但也有移动度正常者。血清中IgG和IgM常减少。由于α链蛋白分子量小,弥散快和免疫方法的问题,故不能定量检查。浓缩的尿液和空肠液中也可以测出α链蛋白。由于该异常球蛋白有聚合现象和有时不弥散,检测时可以为阴性。

(4)影像学检查:小肠钡餐造影常可见十二指肠、空肠黏膜增厚,可有假性息肉、肠腔狭窄和充盈缺损。CT和MRI可见肠壁增厚,局部和肠系膜淋巴结肿大。

(5)内镜及其活组织检查:利用内镜或其他方法行小肠多处活组织检查即可确诊。

5.诊断和鉴别诊断

α链病(地中海淋巴瘤)的早期诊断比较困难,病程晚期根据临床表现,化验结果,小肠钡餐造影及影像学检查结果可做出初步诊断,免疫电泳检测α链蛋白有重要意义,小肠多部位活检有确诊价值。临床上可伴有低血钾性肾病,不容忽视。本病需与各种肠道吸收障碍性疾病,乳糜泻、whipple's病及淀粉样变性等鉴别。鉴别各种肠道黏膜性疾病最好的方法是小肠不同部位多处活检。

6.治疗

采取何种治疗和治疗的时机尚有争议。一般认为,α链病用药方式取决于病变浸及范围和病变发展过程。

(1)一般治疗:由于α链病初期患者和可疑患者寥寥无几,治疗原则仅给予一般临时措施,如对症处理,定期检查等。对所有该病患者给予支持治疗,如输入蛋白、氨基酸及维持电解质平衡等。

(2)抗生素:对病变限于肠道,肠系膜和腹膜后淋巴结者,先口服抗生素治疗几个月,具体药物尚无明确规定,为避免药物的毒性和不良反应,可选用几种抗生素交替使用,对有寄生虫感染者应根治,如贾第虫感染可用甲硝唑 $200\sim400$ mg,每天 3 次,儿童 $20\sim25$ mg/(kg·d),疗程为 1 周,或用米帕林100 mg,每天 3 次,儿童剂量为 8 mg/(kg·d),分 3 次服,$5\sim7$ 天为 1 个疗程,也可用呋喃唑酮100 mg,每天3次,儿童$5\sim10$ mg/(kg·d),分 3 次服,1 周为 1 个疗程。上述 3 种药物均有消化道不良反应,应予以注意。

(3)化疗:如果抗感染治疗 3 个月无好转,或在一定的时间内未缓解者(一般不超过 6 个月)或是在12 个月内才缓解者应采用化疗,如苯酸氮芥,环磷酰胺单独化疗,也可试用 CHOP 方案(羟基柔红霉素"H" 50 mg/m²,CTX 750 mg/m²,VCR 1.4 mg/m²,均第 1 天静脉注射,泼尼松 25 mg/m²,每天口服,连用5 天)。

(4)手术:非晚期肿瘤如无手术禁忌证,应行剖腹探查,有些患者需二次手术探查。对有弥漫性淋巴瘤病变者,应尽可能手术切除其肿瘤,继之化疗。对是否先行腹部放疗再化疗尚有争议。

7.预后

本病自然病程可以为连续表现出症状,也可以为间断出现症状,单纯抗感染治疗可以缓解已有报道,化疗在少数病例可以完全缓解。

(李 强)

第九节 溃疡性结肠炎

一、病因和发病机制

(一)病因
本病病因尚不十分明确,可能与基因因素、心理因素、自身免疫因素、感染因素等有关。

(二)发病机制
肠道菌群失调后,一些肠道有害菌或致病菌分泌的毒素、脂多糖等激活了肠黏膜免疫和肠道产酪酸菌减少,引起易感患者肠免疫功能紊乱造成的肠黏膜损伤。

二、临床表现

(一)临床症状
本病多发病缓慢,偶有急性发作者,病程多呈迁延发作与缓解期交替发作。

1.消化系统表现

腹泻、腹痛和便血为最常见症状。初期症状较轻,粪便表面有黏液,以后大便次数增多,粪中常混有脓血和黏液,可呈糊状软便。重者腹胀、食欲缺乏、恶心、呕吐,体检可发现左下腹压痛,可有腹肌紧张、反跳痛等。

2.全身表现

全身表现可有发热、贫血、消瘦和低蛋白血症、精神焦虑等。急性暴发型重症患者,出现发热、水电解质失衡、维生素和蛋白质从肠道丢失、贫血、体重下降等。

3.肠外表现

肠外表现可有关节炎、结节性红斑、口腔黏膜复发性溃疡、巩膜外层炎、前葡萄膜炎等。这些肠外表现在结肠炎控制或结肠切除后可以缓解和恢复;强直性脊柱炎、原发性硬化性胆管炎及少见的淀粉样变性等可与溃疡性结肠炎共存,但与溃疡性结肠炎本身的病情变化无关。

(二)体征

轻型患者除左下腹有轻压痛外,无其他阳性体征。重症和暴发型患者,可有明显鼓肠、腹肌紧张、腹部压痛和反跳痛。有些患者可触及痉挛或肠壁增厚的乙状结肠和降结肠,肠鸣音亢进,肝脏可因脂肪浸润或并发慢性肝炎而肿大。直肠指检常有触痛,肛门括约肌常痉挛,但在急性中毒症状较重的患者可松弛,指套染血。

(三)并发症

并发症主要包括中毒性巨结肠、大出血、穿孔、癌变等。

三、诊断要点

(一)症状

有持续或反复发作的腹痛、腹泻,排黏液血便,伴里急后重,重者伴有恶心、呕吐等症状,病程多在4周以上。可有关节、皮肤、眼、口及肝胆等肠外表现。需再根据全身表现来综合判断。

(二)体征

轻型患者常有左下腹或全腹压痛伴肠鸣音亢进。重型和暴发型患者可有腹肌紧张、反跳痛,或可触及痉挛或肠壁增厚的乙状结肠和降结肠。直肠指检常有压痛。

(三)实验室检查

血常规示小细胞性贫血,中性粒细胞增高。血沉增快。血清清蛋白降低,球蛋白升高。严重者可出现电解质紊乱,低血钾。大便外观有黏液脓血,镜下见红、白细胞及脓细胞。

(四)放射学钡剂检查

急性期一般不宜做钡剂检查。特别注意的是重度溃疡性结肠炎在做钡灌肠时,有诱发肠扩张与穿孔的可能性。钡灌肠对本病的诊断和鉴别诊断有重要价值。尤其对克罗恩病、结肠恶变有意义。临床静止期可做钡灌肠检查,以判断近端结肠病变,排除克罗恩病者宜再做全消化道钡餐检查。钡剂灌肠检查可见黏膜粗糙水肿、多发性细小充盈缺损、肠管短缩、袋囊变浅或消失呈铅管状等。

(五)内镜检查

临床上多数病变在直肠和乙状结肠,采用乙状结肠镜检查很有价值,对于慢性或疑为全结肠患者,宜行纤维结肠镜检查。内镜检查有确诊价值,通过直视下反复观察结肠的肉眼变化及组织学改变,既能了解炎症的性质和动态变化,又可早期发现恶变前病变,能在镜下准确地采集病变组织和分泌物以利排除特异性肠道感染性疾病。检查可见病变,病变多从直肠开始呈连续性、弥漫性分布,黏膜血管纹理模糊、紊乱或消失、充血、水肿、质脆、出血、脓性分泌物附着,亦常见黏膜粗糙,呈细颗粒状等炎症表现。病变明显处可见弥漫性、多发性糜烂或溃疡。重者有多发性糜烂或溃疡,缓解期患者结肠袋囊变浅或消失,可有假息肉或桥形黏膜等。肠镜图片见图 6-5、图 6-6。

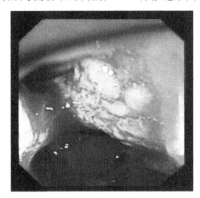

图 6-5　溃疡性结肠炎(一)

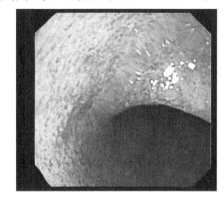

图 6-6　溃疡性结肠炎(二)

(六)黏膜活检和手术取标本

1.黏膜组织学检查

本病活动期和缓解期有不同表现。

(1)活动期表现:①固有膜内有弥漫性慢性炎性细胞、中性粒细胞、嗜酸性粒细胞浸润。②隐窝有急性炎性细胞浸润,尤其是上皮细胞间有中性粒细胞浸润及隐窝炎,甚至形成隐窝脓肿,脓肿可溃入固有膜。③隐窝上皮增生,杯状细胞减少。④可见黏膜表层糜烂、溃疡形成和肉芽组织增生。

(2)缓解期表现:①中性粒细胞消失,慢性炎性细胞减少。②隐窝大小、形态不规则,排列紊乱。③腺上皮与黏膜肌层间隙增宽。④潘氏细胞化生。

2.手术切除标本病理检查

手术切除标本病理检查可根据黏膜组织学特点进行。

(七)诊断方法

在排除细菌性痢疾、阿米巴痢疾、慢性血吸虫病、肠结核等感染性结肠炎及结肠 CD、缺血性结肠炎、放射性结肠炎等疾病基础上,具体诊断方法如下。

(1)具有临床表现、肠镜检查及放射学钡剂检查三项之一者可拟诊。

(2)如果加上黏膜活检或手术取标本做病理者可确诊。

(3)初发病例、临床表现和结肠镜改变均不典型者,暂不诊断为 UC,但须随访 3 ~6 个月,观察发作情况。

(4)结肠镜检查发现的轻度慢性直、乙状结肠炎不能与 UC 等同,应观察病情变化,认真寻找病因。

四、治疗原则

UC 的治疗应掌握好分级、分期、分段治疗的原则。分级指按疾病的严重度,采用不同药物和不同治疗方法;分期指疾病分为活动期和缓解期,活动期以控制炎症及缓解症状为主要目标,缓解期应继续维持缓解,预防复发;分段治疗指确定病变范围以选择不同给药方法,远段结肠炎可采用局部治疗,广泛性结肠炎或有肠外症状者则以系统性治疗为主。溃疡性直肠炎治疗原则和方法与远段结肠炎相同,局部治疗更为重要,优于口服用药。

(一)一般治疗

休息,进柔软、易消化富营养的食物,补充多种维生素。贫血严重者可输血,腹泻严重者应补液,纠正电解质紊乱。

(二)药物治疗

1.活动期的治疗

(1)轻度 UC:可选用柳氮磺吡啶(SASP)制剂,每天 3~4 g,分次口服;或用相当剂量的 5-氨基水杨酸(5-ASA)制剂。病变分布于远端结肠者可酌用 SASP 栓剂 0.5~1.0 g,2 次/天。氢化可的松琥珀酸钠盐100~200 mg保留灌肠,每晚 1 次。亦可用中药保留灌肠治疗。

(2)中度 UC:可用上述剂量水杨酸类制剂治疗,疗效不佳者,适当加量或改口服类固醇皮质激素,常用泼尼松 30~40 mg/d,分次口服。

(3)重度 UC:①如患者尚未用过口服类固醇激素,可用口服泼尼松 40~60 mg/d,观察 7~10 天。亦可直接静脉给药。已使用者应静脉滴注氢化可的松 300 mg/d 或甲泼尼龙 48 mg/d。②肠外应用广谱抗生素控制肠道继发感染,如氨苄西林、硝基咪唑及喹诺酮类制剂。③应嘱患者卧床休息,适当补液、补充电解质,防止电解质紊乱。便血量大者应考虑输血。营养不良病情较重者进要素饮食,必要时可给予肠外营养。④静脉类固醇激素使用 7~10 天后无效者可考虑应用环孢素静脉滴注,每天 2~4 mg/kg。应注意监测血药浓度。⑤慎用解痉剂及止泻剂,避免诱发中毒性巨结肠。如上述药物治疗效果不佳时,应及时予内外科会诊,确定结肠切除手术的时机与方式。

综上所述,对于各类型 UC 的药物治疗方案可以总结见表 6-4。

表 6-4　各类型溃疡性结肠炎药物治疗方案

类型	药物治疗方案
轻度 UC	柳氮磺吡啶片 1.0 g,口服,每天 4 次或相当 5-ASA
中度 UC	柳氮磺吡啶片 1.0 g,口服,每天 4 次或相当 5-ASA 醋酸泼尼松片 10 mg,口服,每天 2 次
重度 UC	甲泼尼龙 48 mg/d(或者氢化可的松 300 mg/d)静脉滴注 广谱抗生素(喹诺酮或头孢类＋硝基咪唑类)

2.缓解期的治疗

症状缓解后,维持治疗的时间至少 1 年,一般认为类固醇类无维持治疗效果,在症状缓解后逐渐减量,应尽可能过渡到用 SASP 维持治疗。维持治疗剂量一般为口服每天 1.0~3.0 g,亦可用相当剂量的 5-氨基水杨酸类药物。6-巯基嘌呤(6-MP)或硫唑嘌呤等用于对上述药物不能维持或对类固醇激素依赖者。

(三)手术治疗

大出血、穿孔、明确的或高度怀疑癌变者;重度 UC 伴中毒性巨结肠,静脉用药无效者;内科治疗症状顽固、体能下降、对类固醇类药物耐药或依赖者应考虑手术治疗。

(庞　强)

第十节 缺血性结肠炎

缺血性结肠炎是由各种因素导致某一段结肠供血不足或血液回流受阻所引起的病变,是下消化道出血的常见病因之一。本病 1963 年首先由 Boley 提出。临床上根据其严重程度可分为一过型、狭窄型和坏疽型,后又将其分为坏疽型和非坏疽型。人群发病率 0.2%～10.0%,可发生于各个年龄组,但 60 岁以上的老人占 90%。

一、病因与发病机制

凡能引起结肠缺血者均可致本病,如全身血流动力学异常或肠系膜血管病变。供血不足是病变的基础,炎症反应是其继发性改变。

本病好发于肠系膜下动脉供血区左半结肠,因为肠系膜下动脉从腹主动脉发出时呈较小锐角下行,与腹主动脉近乎平行,导致从胸主动脉冲下的栓子易进入形成栓塞。主要病因归纳如下。

(1)动脉狭窄或血栓形成、栓子脱落:动脉硬化是引起结肠缺血最常见的原因,特别是病变位于肠系膜动脉开口部位最为严重。粥样硬化斑块脱落形成栓子是另一常见原因。

(2)肠系膜静脉炎:糖尿病或结缔组织病累及肠系膜血管。

(3)育龄期妇女口服避孕药:可致静脉内膜炎,也可能由于激素水平变化,血液黏稠度增加。

(4)正常血流量减低:如心肌梗死、心肌病、充血性心力衰竭、休克、严重脱水、大出血等引起心排血量减少,外周血管灌注不良时,如弥漫性血管内凝血,可严重影响结肠血流灌注,导致缺血。

(5)肠管因素:当出现肠梗阻、肠粘连、肠系膜扭转及长期顽固性便秘、灌肠时,导致肠腔内压力增高,肠壁血流量降低,导致缺血。

(6)腹部手术损伤或结扎肠系膜下动脉。

(7)约 15% 的患者没有明确原因,可能与血管痉挛、肠道血流调节机制复杂有关。

当各种因素引起肠道缺血、缺氧时,肠黏膜及黏膜下层首先出现损伤,当缺血继续时,损伤向肌层及浆膜层方向发展,引起肠壁全层坏死。黏膜坏死使其防御能力降低,致病菌可侵入肠壁形成炎症,严重时可侵入腹腔或者血液导致腹膜炎及败血症。此外,肠道缺血时释放花生四烯酸、血管活性肽等炎症介质,从而加重炎症的发生,形成恶性循环,最后有效循环不足、发生代谢性酸中毒、中毒性休克及多器官功能衰竭,严重者危及生命。

二、诊断步骤

(一)病史采集要点

1.起病情况

本病多为突发性,可无明确诱因。

2.主要临床表现

本病一般发生于 50 岁以上老年人,表现为腹痛、继发便血和腹泻三联征。腹痛多为阵发性绞痛,位于左侧腹部或脐周。但老年人有时症状可不明显,须提高警惕。腹痛后多继发便血,排褐色或鲜红色血便,但出血量一般不多,基本不需要输血。大量肠液渗出、肠蠕动过快、肠黏膜坏死导致腹泻,部分出现里急后重。可伴有发热、恶心、呕吐、腹胀等症状。病变肠段扩张时可出现腹部膨隆。

3.既往病史

注意询问有无动脉硬化(高脂血症、冠心病等)、糖尿病、胶原血管病(如硬皮病、类风湿关节炎、系统性红斑狼疮)病史,有无口服避孕药或血管收缩药物史,注意最近是否有休克、大出血、脱水或心力衰竭等病史。

(二)体格检查要点

本病阳性体征并不明显,左下腹可呈轻度的压痛、反跳痛,直肠指检带血。肠鸣音可亢进、减弱甚至消失。严重时如肠坏疽、肠穿孔,可有明显的肌紧张、反跳痛。

(三)临床资料分析

1.大便常规及潜血试验

大便常规见红细胞、白细胞,潜血试验阳性。

2.血常规

外周血白细胞计数增高,核左移。

3.腹部 X 平片

腹部 X 平片见结肠内大量积气,病变处边缘呈锯齿状或乳头状突起,受累肠段痉挛收缩变细、结肠袋消失,重症可见肠壁内线性气影,甚至门静脉积气。

4.其他

必要时继续检查有关项目。

(四)内镜及组织病理学检查

1.结肠镜检查

结肠镜检查是诊断本病的主要和可靠的手段,但怀疑肠坏疽或穿孔时应避免做结肠镜检查。检查前不一定必须做肠道准备,检查时结肠内避免多充气及滑行。病变部位主要在左侧结肠,直肠罕见;病变呈节段性分布,与正常肠段之间有明显界限;活检后出血少;病变形态变化快。依据病程,内镜下分为 3 期。

(1)急性期:发病后 1~3 天,表现为黏膜不同程度的充血、水肿、血管网消失。黏膜常有散在的小出血点、红斑或浅表糜烂、不规则溃疡等。

(2)亚急性期:发病后 3~7 天,以明显的溃疡形成为特征,可呈纵行或潜行性。

(3)慢性期:发病后 2 周~3 个月,结肠黏膜可完全恢复正常或有轻度慢性炎症改变,表现为水肿慢慢消失,溃疡逐渐变白,少数可出现肠腔狭窄。

病理学检查显示为结肠黏膜非特异性炎症改变,对病因诊断帮助不大,但可排除肿瘤、结核等。活检标本注意寻找黏膜及黏膜下层的血管病变,血管炎、血栓形成或多量含铁血黄素沉着较具有特征性。

2.气钡双重造影

结肠气钡双重造影有一定的诊断价值。其影像学特征性改变为:①指压痕征,出现率最高。②管腔狭窄,但能恢复正常。③多发龛影。④囊袋形成。但病情较重的缺血性结肠炎由于出血明显,钡剂不能很好地附着于肠黏膜,会导致影像不清;而且肠腔过度充气,会加重病情,严重时可导致肠穿孔,因此此检查不作为首选,须掌握好适应证。

3.超声检查

彩色多普勒超声能够测量门脉和肠系膜静脉的血流量,可见缺血性肠段的血液明显减少,对判断血管内血栓形成有一定价值,并有助于确定缺血的范围,判定预后。内镜超声检查表现为肠壁黏膜及黏膜下层的弥漫性增厚,回声不均。肠壁增厚不低于 1.2 cm 要高度怀疑坏疽型可能。

4.选择性肠系膜动脉造影

选择性肠系膜动脉造影有助于了解血管的走行分布,发现血管一些特征性病变,如肠系膜动脉分支变窄、肠道血管分支不规则、动脉弓痉挛及透壁血管充盈缺损等。但阴性结果并不能排除此病。

5.CT 检查

CT 检查可见不规则肠壁增厚、呈节段性分布,有时可发现引起缺血的血管性病变,对病因学诊断有一定帮助。

6.其他

大便培养均为阴性。可出现代谢性酸中毒、电解质紊乱、氮质血症等。血生化可出现转氨酶、淀粉酶、脂肪酶、乳酸脱氢酶、碱性磷酸酶等升高,但很少超过正常 2 倍。

三、诊断对策

(一)诊断要点

(1)年龄大于 60 岁的老人,尤其是既往有高血压、糖尿病、高脂血症、类风湿关节炎等基础疾病的患者,或长期口服避孕药的年轻女性。

(2)有突发性腹痛,继而出现便血、腹泻等典型临床表现。

(3)结肠镜、钡剂灌肠等辅助检查支持。

(二)鉴别诊断要点

本病临床表现无特异性,易造成误诊,须注意与其他疾病鉴别。

1.炎症性肠病

缺血性结肠炎最常被误诊为炎症性肠病,但缺血性结肠炎具有症状消失快,内镜下病变恢复快的特点,有别于其他肠道疾病。缺血性结肠炎多见于中老年人,而克罗恩病及溃疡性结肠炎多见于中青年人。缺血性结肠炎与溃疡性结肠炎相比,呈节段性分布,病变黏膜和正常黏膜分界清楚,不累及直肠;和克罗恩病相比,无鹅卵石样改变。

2.肿瘤

个别患者充血水肿严重,肠镜下表现为黏膜呈暗红色,结节状,甚至呈瘤样隆起,易误诊为结肠癌,须提高警惕。活检有疑问时,动态观察病情变化非常重要。

3.肠结核

中青年患者多合并肠外结核,主要是肺结核;有发热、盗汗等结核毒血症状;可能发现腹部包块,右下腹多见;慢性过程;卡介苗纯蛋白衍生物(PPD)试验阳性;抗结核治疗有效;纤维结肠镜检查病变主要在回盲部,活检发现干酪样坏死或分枝杆菌具有诊断意义。

4.抗生素致急性出血性结肠炎

有长期大量使用广谱抗生素史;患者多为老年、免疫功能低下等;大便中可能出现伪膜;大便中找到机会致病菌。

四、临床类型

本病按缺血程度分为 3 型。

(一)一过型

缺血程度轻、短暂,仅引起黏膜和黏膜下层的病理改变,但均可逆,能完全恢复正常。

(二)狭窄型

缺血程度较重或短暂反复发作,肠壁多次破坏、修复,纤维组织增生,引起肠管不可逆性狭窄。

(三)坏死型

缺血程度重、完全,发生速度快,造成肠壁扩张,全层坏死、穿孔。

五、治疗对策

(一)治疗原则

以对症支持治疗为主。

(二)治疗计划

(1)患者卧床休息、吸氧、禁食、胃肠减压和肠道外营养以减轻肠道负担,促进病变肠段的恢复。

(2)补充血容量,可用右旋糖酐-40 改善微循环。

(3)纠正电解质、酸碱平衡紊乱。

(4)适当应用对肠道细菌敏感的抗生素,如甲硝唑或广谱抗生素等防治感染,可减轻内毒素血症,有利于肠缺血的恢复。

(5)可疑肠坏疽或穿孔时应及时剖腹探查以切除病变肠段。

(6)治疗方案的选择:大部分非坏死型结肠炎为一过性和自限性,即使没有特殊治疗,也可自行缓解。对于临床症状和体征较明显的患者,在积极治疗原发病的基础上,以对症支持治疗为主,并密切观察病情。约 2% 的患者即使进行积极的非手术治疗病情仍会进一步发展,如果出现腹部疼痛进行性加重,同时全身情况恶化,伴有白细胞计数增高、酸中毒等,提示有肠坏死的可能,应当及时进行结肠镜检查,确定肠坏死的范围和程度,然后进行剖腹探查。如果患者伴有明显的肠管扩张,最好先经结肠镜进行肠腔减压,再行手术。对于缺血性结肠炎引起的肠管狭窄,由于大部分患者是不完全狭窄,不会引起肠梗阻,无须手术。

六、病程观察及处理

(1)病情观察要点:观察腹痛、血便量及次数,记录大便量。观察血压和心率,避免因为禁食导致容量不足。症状持续者要加强腹部体征的观察。

(2)疗效判断与处理。

七、预后评估

由于缺血性结肠炎在临床上较少见,且大部分为一过性和自限性疾病,但确有部分患者发展迅速,预后凶险。本病的发展与转归取决于以下因素。

(1)血管闭塞或血流灌注不足的程度。

(2)闭塞血管的直径。

(3)缺血的时间与程度。

(4)缺血过程的发展速度。

(5)侧支循环建立的程度和有效性。

八、出院随访

观察患者大便情况,尤其是坏死型和狭窄型的患者要随访肠梗阻程度,必要时手术解除梗阻。

(李　强)

第十一节　结直肠息肉

一、定义

结肠直肠息肉或大肠息肉泛指发生于结肠和直肠黏膜的隆起性病变,是结肠、直肠最常见的疾病。大肠息肉可以是单发性或多发性,可为广基或有蒂息肉。从男女发生率上看,一般男性息肉的发生率高于女性。在息肉发生位置上看,男性息肉位于左侧结肠的比例高,女性息肉位于右侧的比例高。

从病理性质上分,结肠息肉一般分为腺瘤性息肉、错构瘤性息肉、炎性息肉、增生(化生)性息肉。腺瘤性息肉可以根据其所含的绒毛状成分再进一步分为管状腺瘤(最多见,占 65％～80％)、绒毛状腺瘤(5％～10％)和混合性腺瘤(10％～25％)。错构瘤性息肉可见于幼儿和黑斑息肉病、幼年性息肉病等。结肠、直肠炎性息肉主要见于克罗恩病和溃疡性结肠炎。在慢性血吸虫病患者,炎症性息肉可能含虫卵或成虫。

还有一些息肉或多发性息肉,临床上很少见,但具有明确的临床特点。Cronkhite-Canade 综合征是一种少见的非遗传性疾病,主要表现为胃肠道黏膜多发性、广泛性息肉样或结节样增厚,息肉无蒂,可见于全消化道或消化道某段。在组织学上与幼年性息肉难以鉴别,患者通常表现为腹痛、严重的肠道蛋白丢失、体重下降和外胚层异常(脱发、指甲畸形和皮肤色素沉着),个别外胚层表现早于息肉出现。大肠多发性神经节瘤性息肉极罕见,文献报道可以作为多发性内分泌瘤综合征或 von Recklinghausen 神经纤维瘤病的一种表现出现,也有与幼年性息肉病同时出现的报道,极个别以散发性形式出现。大肠多发性淋巴样息肉极其罕见,可以是节段性分布,也可以遍布于整个大肠。息肉呈圆形,黄或白色,呈结节状突起或小息肉状突起。

二、病因

结肠、直肠息肉发生的确切病因尚不清楚,可能与环境毒素、遗传因素等有关。从息肉发生的遗传学背景上看,绝大多数患者的息肉没有明显的遗传背景,属于散发性发病,在肠道内呈单发或散在多发生长,这些患者的息肉随年龄的增加发生率逐渐升高;少数多发性大肠息肉是全身性遗传疾病的肠道表现,其息肉在肠道内多呈密集多发,数目较多,比较常见的有家族性腺瘤性息肉病、幼年性息肉病、黑斑息肉病。

三、临床表现

(一)病史

结肠、直肠息肉常没有典型的临床表现,很多患者因消化道或腹部的非特异症状而就诊。体积较大、数目较多或位置特殊的息肉易出现症状。

1.现病史

(1)便血:便血是大肠息肉最常见的表现,可为红至暗红色血便,或仅为潜血阳性,出血或血便常为间断性,息肉引起大出血者很少见。少数患者可因长期慢性便血而出现贫血。

(2)腹痛:较大的息肉尤其是有蒂息肉常可引起腹痛,腹痛可为隐痛、胀痛,如果发生肠套叠、肠梗阻,则可表现为持续性绞痛。在肠套叠复位和梗阻解除后,疼痛缓解,并常伴有排气、排便。这种症状可反复发作。如果梗阻持续,则表现为持续性疼痛,并逐渐加重,严重者可导致肠坏死和穿孔,这种情况需要急诊手术。

(3)其他:距肛门较近的息肉可以引起下坠感,位于肛门口的带蒂息肉甚至可以随排便脱出肛门外。较大和多发息肉可以引起腹泻、便秘和腹泻交替、排便习惯改变。大肠息肉可发生癌变和转移,表现为全身消耗和转移癌症状。

2.既往史和家族史

要特别重视询问患者过去是否有大肠或其他部位息肉的病史和治疗史。询问家族史不详细,可能漏掉遗传性息肉病的诊断线索。很多患者对家族中亲属病史缺乏了解、记忆不清或者不了解家族史对诊断的意义,这是患者不能正确讲述家族史的重要原因。

(二)体征

1.大肠息肉导致的体征

一般的大肠息肉不导致明显的体征。一些患者,肛门指诊可触及直肠息肉。儿童易发的错构瘤性息肉多位于直肠或直肠-乙状结肠交界处,部分可在大便时脱出肛门外。如息肉导致急性肠梗阻,则可表现为典型的肠梗阻症状,如肠套叠患者可以触及腹部肿物。

2.特殊体征

在家族性息肉病患者,可发现眼、软组织和骨骼的异常表现,如先天性视网膜色素上皮肥大,有些患者以腹部硬纤维瘤表现出的腹部肿物为特点,女性患者常发现甲状腺癌。黑斑息肉病患者在口唇、颊黏膜、手和足的掌面有明显的色素沉着。Cronkhite-Canade 综合征患者常表现出脱发、指甲畸形和皮肤色素沉着等外胚层异常,患者消瘦明显。

四、实验室检查及辅助检查

(一)实验室检查

大便潜血可作为初筛手段,但不能排除大肠息肉的存在。长期大便出血的患者可能表现为贫血。Cronkhite-Canade 综合征患者血清蛋白水平降低。

(二)影像学检查

钡灌肠是常用的检查手段,可明确大肠内息肉的情况。对有家族史的患者,全消化道造影可发现胃、小肠的息肉。虚拟肠镜可用于息肉的诊断。

(三)内镜检查

内镜检查是最常用和首选的确诊手段。纤维结肠镜不但可以直观地诊断息肉,还可以进行活检以获得病理诊断。另外,通过纤维结肠镜还可以进行息肉切除、黏膜切除等治疗。纤维结肠镜还可以辅助用于腹腔镜手术,协助对大肠息肉的定位。

(四)遗传学病因检查

目前,已经可以对一些遗传性息肉病患者进行致病基因的检测,如家族性息肉病的*APC*基因、黑斑息肉病的*LKBl*基因、幼年性息肉病的*SMAD/DPC4*和*PTEN*基因等。这些检测可以从基因水平明确疾病的病因,为研究其发病原因、治疗提供基础。另外,一旦明确患者的突变基因,就可以非常方便、快捷地筛查全部家族成员。但目前这些检查耗资大、费时、缺乏标准化、不能排除假阴性结果,因此在国内还没有推广应用。

五、诊断和鉴别诊断

(一)确立大肠息肉的诊断

1.明确息肉的诊断

通过影像学或内镜检查,可以明确大肠息肉的诊断,明确息肉的大小、特点(单发或多发、有蒂或无蒂)、部位和肠道受累情况等。

2.对没有进行全结肠检查的患者,是否需要进一步检查

对通过肛门指诊、肛门镜检查发现的大肠息肉有必要进一步对结肠进行检查,如采用纤维结肠镜、乙状结肠镜或钡灌肠等。对多发性息肉、有大肠癌/息肉的病史,或者有大肠癌/息肉的家族史的患者,除非遗传学检查可以排除其易感性,否则均应进行全结肠的检查。对经乙状结肠镜发现的息肉,是否有必要再进行全结肠检查,还存在不同意见,需要综合考虑患者的年龄、家族史、息肉病理特点、内镜检查的技术条件、检查效益与费用等进行选择。

3.大肠息肉是否是唯一的诊断

特别值得提出的是,大肠息肉较少引起消化道症状。对消化道症状明显的患者,如果通过检查发现大肠息肉,但息肉的存在并不足以解释患者的临床症状时,应警惕是否还同时存在其他病变,而息肉仅是一个伴随的疾病。

(二)确定息肉的性质

确定大肠息肉的性质对采取合理的治疗措施非常重要。大肠息肉常分为腺瘤性、错构瘤性、炎症性、化生(增生)性四大主要类别。腺瘤性息肉可以根据其所含的绒毛状成分再进一步分为管状腺瘤、绒毛状腺瘤和混合性腺瘤。

从临床经验看,错构瘤性息肉常见于儿童,炎症性息肉则多见于克罗恩病、溃疡性肠炎,化生(增生)性息肉的发生率随年龄的增加发生率有所增加。腺瘤性息肉是临床最常见的息肉类型,多见于成人。较大的息肉可能发生癌变,病理检查是判断息肉性质的金标准。

在所有息肉中,腺瘤性息肉具有比较明显的恶变倾向,其中绒毛状腺瘤恶变率最高,被认为属于癌前病变。资料显示,腺瘤的恶变率随其大小而增加,$1\sim2\ cm$的息肉恶变率在10%左右,大于$2\ cm$腺瘤的恶变率超过40%。腺瘤癌变浸润的程度也是决定治疗方式的因素。早期癌变多为局灶性,通常限于黏膜层,不会侵犯整个腺瘤尤其是蒂部,可经局部切除治愈。癌变侵犯黏膜下尤其是肌层时,发生淋巴转移的概率明显提高。既往认为错构瘤和化生(增生)性息肉没有恶变潜能,新近的研究显示,这些息肉也具有一定的恶变可能,不应被忽视。

(三)确定息肉是否具属于遗传性疾病综合征的一种肠道表现

在一些患者,大肠息肉是遗传性息肉综合征的肠道表现,可以按息肉的性质分为腺瘤性和错构瘤性两大类。

家族性腺瘤性息肉病(familial adenomatous polyposis,FAP),是最常见的肠道腺瘤性遗传病,多发性大肠腺瘤性息肉是其最突出的临床特点,患者临床表现有腹痛、便血、肠梗阻等。FAP患者的息肉如不治疗,至40岁,一个或数个息肉经增生而癌变的概率可达100%。FAP还有典型的结肠外表现,可分为以下三组:①上消化道息肉,如胃、十二指肠乃至胆道。②眼、软组织和骨骼表现,如先天性视网膜色素上皮肥大,可以作为早期诊断的特征性依据。下颌骨骨瘤可见于90%以上的FAP患者,也是本病特征性的表现。遗传性硬纤维瘤病也是一个常见的表现,发生率可达6%~8%。③FAP患者大肠外恶性肿瘤发生率明显增高,如35岁以下年轻女性的甲状腺乳头状腺癌的发生率是正常人的50~100倍,癌常呈多灶性。西方FAP患者的十二指肠癌,尤其是十二指肠乳头部癌明显增高(20%~60%),对FAP患者"正常"的十二指肠乳头区随机活检,1/3的病例有微小的腺瘤灶。在日本患者,50%的FAP患者发生胃腺瘤,胃癌的发生率明显增高。FAP患者中枢神经系统髓母细胞瘤的发生率是正常人的92倍。患儿肝胚细胞瘤的发生率是正常人群的42倍。FAP的发生是由于APC基因种系突变而导致。

其他因APC突变导致的息肉病包括Gardner综合征、伴髓母细胞瘤的Turcot综合征、遗传性扁平息肉综合征、轻表型家族性腺瘤性息肉病,以及遗传性硬纤维瘤病(或称遗传性侵袭性纤维瘤病)。Gardner综合征表现为大肠多发息肉、多发骨瘤(主要发生于面部和长骨,下颌骨部位占76%~90%)、表皮样囊肿三联征,伴髓母细胞瘤的Turcot综合征的特点是患者发病年轻,以脑髓母细胞瘤和大肠息肉为特点,病因为APC基因突变。遗传性扁平息肉综合征和轻表型家族性腺瘤性息肉病均由APC突变所致,前者的特点为肠道息肉数目较少,息肉呈扁平状;后者特点为肠道息肉数目少、大肠癌发生晚。遗传性硬纤维瘤病以顽固性、侵袭性局部生长为特征,多见于腹部,尤其多发生于术后、创伤和产后的患者。患者大肠息肉和骨瘤少见,常有大肠腺瘤性息肉病和大肠癌的家族史,无先天性视网膜色素上皮肥大。

遗传性错构瘤性息肉病主要见于黑斑息肉病和家族性幼年性息肉病患者,也可见于更少见的Cowden综合征、Bannayan-Riley-Ruvalcaba综合征、Gorlin综合征、遗传性出血性毛细血管扩张症患者。黑斑息肉病是以消化道错构瘤性息肉和黏膜、肢端色素沉着为特点的常染色体显性遗传病,消化道息肉以小肠最多,大肠和胃也常出现多发性息肉。家族性幼年性息肉病患者也呈常染色体显性遗传,息肉多发生在大肠,息肉数目不像家族性息肉病那样多。幼年性息肉多为圆形、无蒂、表面光滑。显微镜下见扩张水肿的基质包绕囊状扩张、充满黏液的腺体,平滑肌很少见。

在临床实践中,诊断息肉病的标准常引起疑惑。通常息肉病的诊断标准是息肉的数目大于100枚,一般来说,典型的家族性(腺瘤性)息肉病能达到这个标准,但不典型的腺瘤性息肉病(遗传性扁平息肉综合征和轻表型性家族性腺瘤性息肉病)、错构瘤性息肉病则达不到这个标准。故在判断大肠息肉是否属于特定的遗传性息肉病时,一定要考虑到息肉的病理性质、患者的家族史,才不至于漏诊。

六、治疗

(一)选择合适的治疗时机

并非所有的息肉都需要立刻进行治疗。一般地,对没有症状,直径小于0.5 cm的息肉可以定期观察,主要因为这些小息肉很少引起腹部急症,很少恶变。还有些研究者认为,可以根据息肉的性质放宽对非腺瘤性息肉的处理标准,由于非腺瘤性息肉恶变少见,小于 1 cm 的息肉罕见恶变,故提倡对不超过 1 cm 的非腺瘤性息肉可以进行密切观察。

(二)选择合适的治疗手段

根据息肉的特点,可以选择经肛门切除、肛门镜下显微手术切除、经过纤维结肠镜电灼切除、腹腔镜肠段切除、剖腹肠段切除治疗的方法。

1.经肛门切除

对直肠下段的息肉,通常距离肛门缘 7 cm 以内,可以直接在局部麻醉或骶麻下经肛门行切除。在扩张肛门后,对有蒂息肉,可直接进行蒂部结扎切除息肉。对广基息肉,尤其是绒毛状息肉应切除蒂部周围 1 cm 左右的正常黏膜。在对恶变息肉进行局部切除治疗时,如果息肉浸润黏膜下层,应做全层切除。

2.经肛门镜下显微手术切除

距离肛门 20 cm 以内的息肉,可通过特殊器械做经肛门镜下显微手术切除息肉。这种方法经肛门插入可进行显微手术的肛门镜,通过电视屏幕进行手术,切除息肉并缝合创面。这种方法暴露充分,切除和缝合确切,操作方便,创伤性小,可避免开腹手术。

3.经纤维结肠镜电灼切除息肉这是目前治疗高位结肠息肉最常用的方法

在电灼切除前应尽可能明确息肉的病理性质。对有蒂息肉可用套圈器套住息肉蒂部,进行电灼切除。对广基息肉,可以分次电灼切除。对带蒂息肉,文献中还有通过在息肉蒂部留置钛夹进行切除的方法。对较大的息肉、广基息肉和早期癌,还可以经内镜行黏膜切除或黏膜下注射息肉切除术。Brooker 及 Brandimarte 等分别报道用双内镜结肠黏膜切除治疗息肉的方法,可单次切除直径 3~5 cm 的息肉。对位于乙状结肠直肠曲或脾曲有明显黏膜皱褶难以切除的息肉,可用腹腔镜辅助纤维结肠镜进行息肉切除,可以避免开腹手术。

4.腹腔镜息肉或肠段切除术

可用于对较大的息肉、广基息肉、癌变的息肉和区域性多发息肉进行切除,可利用纤维结肠镜辅助进行息肉或病变肠段定位,效果确切,创伤小。Mavrantonis 调查了美国胃肠内镜学会北美外科医师和美国结直肠学会施行腹腔镜的外科医师,发现 68% 的医师曾用腹腔镜行息肉切除。对家族性腺瘤性息肉病伴直肠息肉癌变的患者,Watanabe 等还用手助腹腔镜方法行全结肠切除回肠造口和腹会阴切除术,可以达到根治,并减少创伤。

5.剖腹息肉切除或肠切除吻合术

是治疗不能局部切除的息肉或肠段的传统方法。对较大息肉、阶段性密集分布的息肉、息肉癌变并明显浸润者,可以行开腹息肉切除、肠段切除术或大肠癌根治术。对家族性息肉病的患者,可施行全结肠切除、直肠黏膜切除、回肠储袋经直肠肌管与肛管吻合(IPAA)。Vasen 等总结丹麦、瑞典、芬兰和荷兰 FAP 的手术治疗结果,发现 IPAA 优于单纯回肠造口和回肠-直肠吻合术,主要是后者的残留直肠可发生直肠癌,患者在 65 岁前死于直肠癌的危险性达 12.5%,且 75% 的直肠癌在诊断前 1 年的直肠镜检中没有异常。IPAA 术后仍可能遗留少量的直肠黏膜或部分移行黏膜,也可导致术后直肠癌的发生,因此应强调手术彻底性。另外,IPAA 手术后,小肠可以发生多发息肉,患者还可以发生其他肿瘤,如肠系膜硬纤维瘤、甲状腺癌(女性)等,必须术后长期随访。IPAA 操作复杂,手术病死率和术后并发症的发生率较高(10%~44%),包括吻合口狭窄、肛瘘、储袋阴道瘘、储袋炎、储袋息肉和癌等。Regimbeau 随访 128 名 IPAA 术后患者,发现 12％有吻合口狭窄，3％的患者因而需要切除储袋。IPAA 术后患者 24 小时中位排便次数为 $4.8±1.6$（范围 1～11 次）。IPAA 还使患者的生活习惯发生改变，术后 95.3％的患者为维持可控的大便习惯而被迫采取固定的饮食种类和进食时间。

(三)采取合理的手术后观察

腹腔镜手术和剖腹手术的患者需要住院治疗，手术后应注意可能出现的各种并发症。在门诊手术的患者，应对患者和家属充分交代手术后主要并发症（如出血、腹膜炎）的表现。以便在出现问题后能及时来医院就诊。内镜切除后常见的并发症是出血，一般量少，不需特别治疗。个别情况下，息肉切除后的病理检查显示所谓的息肉实际是动静脉畸形。肠穿孔及其所致的腹膜炎或腹膜后感染是非常严重的并发症，需要特别重视。在内镜手术后，必须特别注意延迟性肠穿孔的可能，可在术后短期住院观察或电话随诊。

(四)其他

值得指出的是，对息肉病理的报道目前还存在很多问题，如少数病理科医师对息肉类型的诊断的准确性有待提高、病理报道的内容没有统一要求。国外已有对息肉病理报道的统一规范和要求。目前，临床医师、内镜医师与病理医师应充分协作和沟通，保证息肉病理结果的准确性。比如，接受肠道息肉活检的患者，如果正在使用秋水仙碱，则应注意其可造成活检组织有丝分裂中期细胞增多、上皮细胞排列异常，易将一般的增生/化生性息肉误诊为锯齿状息肉。还有证据提示，HIV 患者息肉的病理结果误诊率较高。

七、随访

息肉内镜切除术后 1 年复查，大约 25％的患者可发现息肉再生或复发。因此，这些患者应该定期进行全结肠检查。大肠息肉切除后应如何随诊，是一个有争议的问题。对一般人群，建议 3～5 年复查，如首次切除的息肉大（$\geqslant 1$ cm），病理为绒毛状息肉，息肉有重度增生，或首次息肉可能切除不净时，则应缩短复查间隔时间。

八、筛查

(一)筛查的目的

多项研究发现，大肠息肉的筛查可以显著地降低因大肠癌所致的病死率，息肉筛查也可以降低息肉的并发症率。任何筛查组合都优于不筛查。

(二)筛查方法的选择

详细询问病史和家族史，可以区分一般危险人群和高危人群。大肠息肉的高危人群主要包括各种遗传性息肉病、有肠癌和息肉病史者。对高危人群进行筛查，可以有效地提高筛查的效率。

大便潜血阳性率在 25％～50％，虽然阳性率不理想，但既简单又经济。近年进行的四大项随机研究均表明，大便潜血监测可以减少大肠癌的发生率和病死率，是一个很好的筛查手段。

内镜（乙状结肠镜、纤维结肠镜）和钡灌肠检查是息肉诊断的两类主要手段。相对而言，纤维结肠镜在诊断率和准确性上有优势，而钡灌肠漏诊率较高，尤其是对小息肉。

对一般风险人群，随诊的方法有很大争议。目前多推荐自 50 岁开始接受结肠镜检查，每 10 年 1 次。美国息肉研究的临床试验和许多医师正规的临床实践均显示，无论是成人还是儿童，全肠道检查（结肠镜、钡灌肠）和息肉切除可以明显减少结直肠的发生率和病死率。对 40～49 岁的一般风险人群,用结肠镜筛查则没有益处。

英国弯曲乙状镜筛查研究组的研究者提示了一个"一生一次"乙状结肠镜加大便潜血筛查的方案,简单安全,费用低,易于接受。对 55～64 岁的一般危险人群,他们仅推荐对远端结肠发现以下高危因素者做全结肠镜检:≥3 枚腺瘤,息肉直径≥1 cm,病理为绒毛状息肉或混合性息肉,重度增生,恶性病变,或≥20枚增生性息肉。但很多学者认为,单次大便潜血和乙状镜检查有 24%的漏诊近端结肠肿瘤的机会。

大规模纤维结肠镜筛查,必须保持良好的成功率、息肉检出率、安全性等。为此,美国胃肠学会、内镜学会等多学会大肠癌标准化工作委员会(USMSTF)提出了一些管理目标:如筛查对象和频度、插镜到盲肠时间、总检查时间和退镜时间、人群中息肉检出率、严重并发症发生率、检查期间药物应用等,这样有助于保证筛查的安全性,其做法应引起国内同行的重视。

还有一些手段可用于息肉的筛查,如大便 DNA 检查,可能通过发现大便中肿瘤相关基因的变异,达到无创诊断的目的,目前主要用于大肠癌的研究。内镜医师还可以利用一些特殊功能的肠镜来帮助判断息肉的性质,如利用色素内镜检查、放大内镜检查可通过对息肉进行原位放大观察、分类,并借助喷洒染料观察息肉表面特征和类别,可以有效地鉴别腺瘤性息肉,敏感性可达 80.1%。光散射分光镜可以原位观察黏膜上皮细胞,并可以分析具有鉴别意义的胞核大小、形态和着色程度、染色质的量等,协助鉴别化生、癌前病变和癌。这些方法可以有效地辅助内镜医师的判断,减少患者的检查次数。CT 和 MRI 虚拟肠镜是近年来出现的息肉检查新手段,而且其方法和技术都在不断改善,总的看来,虚拟肠镜为患者尤其特殊人群(儿童、老年人、有不适于肠镜或钡灌肠检查的全身疾病等)提供了一个无创性息肉检查方法,对因肠息肉癌变导致的不全梗阻的患者,可用虚拟肠镜为进行全结肠检查。但虚拟肠镜不能看到息肉的大体病理特点(息肉表面形态、颜色、软硬度等),准确性和敏感性还有待于提高。Yasuda 报道 110 名同时接受全结肠镜和 PET 检查者,PET 的阳性率为 24%(息肉直径为 5～30 mm),假阳性率为 5.5%,其阳性率随息肉增大而增加,在息肉≥13 mm 时阳性率为 90%。提示 PET 可作为非侵袭性检查手段,而且可能在因其他目的做 PET 时,附带地发现大肠息肉。

九、预防

如何预防息肉的发生或阻止已有息肉发展乃至萎缩是大肠息肉诊治中备受重视的热点问题。多类研究认为非甾体抗炎药可以促使已有息肉的萎缩、数目减少,推迟手术治疗的时间。Okai 等还报道 1 例多发腺瘤女性 Gardner 综合征患者,每天服用 2 次舒林酸(每次 100 mg),6 个月后肠镜复查发现结肠腺瘤变小和变少,40 个月后肠镜复查息肉全部消失,51 个月再复查仍没有复发。Johns Hopkins 大学的 Cruz-Correa 等利用循证医学方法进行前瞻性双盲对照研究,证实家族性息肉病患者接受全结肠切除、回肠直肠吻合(Ileorectal anastomosis,IRA)后应用舒林酸可以减少残留直肠的息肉复发。St.Mark 医院的 Brooker 等也用随即对照研究证实在肠道息肉内镜切除后,常规应用 APC 可减少息肉的复发。但 Johns Hopkins 大学的 Giardiello 在另一项随机双盲安慰剂对照的研究中认为,常规剂量的舒林酸不能阻止 FAP 患者发生息肉。目前,一些研究认为,腺瘤性息肉可分为非甾体抗炎药敏感和不敏感型,后者对非甾体抗炎药治疗无效。非甾体抗炎药不敏感型息肉主要与 K-ras 突变及 β-连环素和 COX-2 表达的改变有关。另外,补充钙剂(碳酸钙 3 g/d)对息肉预防有益。

(李　强)

第十二节 肠 结 核

肠结核是由结核分枝杆菌侵犯肠道引起的慢性特异性感染,绝大多数继发于肠外结核,过去在我国比较常见。由于人民生活水平的提高、卫生保健事业的发展及肺结核患病率的下降,本病已逐渐减少。据国内统计约占综合医院收治患者总数的 0.49%。

本病多见于青少年及壮年,年龄在 30 岁以下者占 71.5%,40 岁以下者占 91.7%,男女之比为 1.00:1.85,男女分布的差别在 40 岁以下比较显著,而 40 岁以上大致相同。

一、病因和发病机制

肠结核多由人型结核分枝杆菌引起,少数饮用未经消毒的带菌牛奶或乳制品,也可发生牛型结核杆菌所致的肠结核。

结核分枝杆菌侵犯肠道主要是经口感染。患者多有开放性肺结核或喉结核,因经常吞下含结核杆菌的痰液,可引起本病。或经常和开放性肺结核患者共餐,忽视餐具消毒隔离,也可致病。此外,肠结核也可由血行播散引起,见于粟粒型结核;或由腹腔内结核病灶,如女性生殖器结核的直接蔓延引起。结核病的发生是人体和结核杆菌相互作用的结果。结核分枝杆菌经各种途径进入人体,不一定致病。只有当入侵的结核杆菌数量较多,毒力较大,并有机体免疫功能异常,肠功能紊乱引起局部抵抗力削弱时,才会发病。

结核分枝杆菌进入肠道后好发于回盲部,其次为升结肠,少见于空肠、横结肠、降结肠、十二指肠和乙状结肠等处,罕见于直肠。此与下列因素有关:①含结核分枝杆菌的肠内容物在回盲部停留较久,结核杆菌有机会和肠黏膜密切接触,增加了肠黏膜的感染机会。②回盲部有丰富的淋巴组织,而结核分枝杆菌容易侵犯淋巴组织,因此回盲部成为肠结核的好发部位,随着病变发展,感染可从回盲部向上、向下扩散。

二、病理

本病的病理变化随人体对结核分枝杆菌的免疫力与变态反应的情况而定。如果人体的变态反应强,病变以渗出性为主;当感染菌量多、毒力大,可有干酪样坏死,形成溃疡,称为溃疡型肠结核。如果机体免疫状态良好,感染较轻,则表现为肉芽组织增生,进一步可纤维化,成为增生型肠结核。实际上,兼有这两种病变者并不少见,称为混合型或溃疡增生型肠结核,其病理所见是两型的综合。兹将溃疡型和增生型病理特征分述如下。

(一)溃疡型肠结核

在肠壁的集合淋巴组织和孤立淋巴滤泡呈充血、水肿等渗出性病变,进一步发展为干酪样坏死,随后形成溃疡,常围绕肠周径扩展,其边缘不规则,深浅不一,有时可深达肌层或浆膜层,并累及周围腹膜或邻近肠系膜淋巴结。溃疡边缘与基底多有闭塞性动脉内膜炎,故引起出血的机会较少。在慢性发展过程中,病变肠曲和附近肠外组织紧密粘连,所以溃疡一般不发生急性穿孔。晚期患者常有慢性穿孔,形成腹腔脓肿或肠瘘。在修复过程中,因大量纤维组织增生和瘢痕形成,可使肠段收缩变形,从而引起肠管环形狭窄。但引起肠梗阻者仅少数,由于动脉管壁增厚,内腔狭窄,其至闭塞,因血管有闭塞性内膜炎,故因溃疡而致大出血者少见。

(二)增生型肠结核

病变多局限在盲肠,有时可涉及升结肠的近段或回肠末端,有大量结核肉芽肿和纤维组织增生,使肠壁有局限性增厚与变硬。往往可见瘤样肿块突入肠腔,使肠腔变窄,引起梗阻。

三、诊断

(一)临床表现

肠结核的临床表现在早期多不明显,多数起病缓慢,病程较长,如与肠外结核并存,其临床表现可被遮盖而被忽略。因此,活动性肠外结核病(如出现明显的消化道症状),应警惕肠结核存在的可能性。本病主要临床表现可归纳如下。

1.腹痛

腹痛是本病常见症状之一,疼痛多位于右下腹,反映出肠结核好发于回盲部的病理特征;然而也可在中上腹或脐周,是回盲部病变引起的牵涉痛,经仔细检查可发现右下腹压痛点。疼痛性质一般为隐痛或钝痛,有时在进餐时诱发,由于回盲部病变使胃回肠反射或胃结肠反射亢进,进食促使病变肠曲痉挛或蠕动加强,从而出现疼痛与排便,便后可有不同程度的缓解。在增生型肠结核或并发肠梗阻时,有腹绞痛,常位于右下腹,伴有腹胀、肠鸣音亢进、肠型与蠕动波。

2.大便习惯异常

由于病变肠曲的炎症和溃疡使肠蠕动加速,肠排空过快,以及由此造成的继发性吸收不良,因此腹泻是溃疡型肠结核的主要临床表现之一,腹泻常具有小肠性特征,粪便呈糊样或水样,不含黏液或脓血。不伴有里急后重。一般每天排便 2~4 次,如果病变严重,涉及范围较广,则腹泻次数增多,有达每天十余次者。溃疡涉及乙状结肠或横结肠时,大便可含黏液、脓液,但便血者少见。此外,间有便秘,大便呈羊粪状,腹泻与便秘交替。在增生型肠结核多以便秘为主要表现。

3.腹部肿块

腹部肿块主要见于增生型肠结核,系极度增生的结核性肉芽肿使肠壁呈瘤样肿块。在少数溃疡型肠结核合并局限性结核性腹膜炎者,因其病变肠曲和周围组织粘连,或包括有肠系膜淋巴结结核,也可出现腹部肿块。腹部肿块常位于右下腹,一般比较固定,中等质地,伴有轻重不等的压痛。

4.全身症状和肠外结核的表现

全身症状和肠外结核的表现常有结核毒血症,以溃疡型肠结核为多见,表现轻重不一,多数为午后低热或不规则热、弛张热或稽留热,伴有盗汗。患者倦怠、消瘦、苍白,随病程发展而出现维生素缺乏、脂肪肝、营养不良性水肿等表现。此外,也可同时有肠外结核,特别是肠系膜淋巴结结核、结核性腹膜炎、肺结核的有关表现。增生型肠结核一般病程较长,但全身情况较好,无发热或有时低热,多不伴有活动性肺结核或其他肠外结核证据。

5.腹部体征

无肠穿孔、肠梗阻或伴有腹膜结核或增生型肠结核的病例,除在右下腹部及脐周有压痛外,通常无其他特殊体征。

(二)实验室检查

1.血常规与血沉常规化验

血常规与血沉常规化验可有外围血红细胞计数减少,血红蛋白含量下降,在无并发症的患者白细胞计数一般正常。红细胞沉降率多明显加速,可作为随访中评定结核病活动程度的指标之一。

2.结核菌素试验

结核菌素试验如为强阳性,说明有结核分枝杆菌感染,可做诊断时的参考。一般成人皆受过结核分枝杆菌感染,所以一般阳性对诊断帮助不大。本试验方法有多种,目前国内主要采用的是皮内注射法。常用的为1/2 000稀释液,每毫升含50 U,0.1 mL含5 U,因皮内法技术易掌握,剂量准确,试验结果易判定。

检查方法及判定标准。①检验反应时间以72小时最适宜。②用手指轻轻抚摸注射局部,查知有无硬结,如有硬结,应用毫米刻度的透明尺测量之。③硬结大小记录反应的判断:硬结平均直径大小用毫米数记录之。如硬结平均直径≥5 mm为阳性反应,<5 mm为阴性反应,3岁以下≥15 mm为强阳性,成人≥20 mm为强阳性。④查验反应应在良好光线下进行,但需避免日光直接照射。反应分度:阴性,(-)只有针眼,硬结。阳性:(+)硬结平均直径为5~9 mm;(++)硬结平均直径为10~19 mm;强阳性(+++)硬结平均直径为≥20 mm,有水疱坏死或淋巴管炎。

3.粪便检查

溃疡型患者的大便多为糊样或水样,一般不含黏液或脓血,肉眼血便少见。常规镜检可见少量脓细胞和红细胞。在病变广泛涉及结肠远端者,可呈痢疾样大便,但属罕见,极易造成误诊。粪便浓缩法抗酸杆菌或粪便结核菌培养阳性率均不高。如果在排菌性肺结核患者粪便找到结核分枝杆菌不能排除吞咽带结核分枝杆菌痰液所致,故该项检查对诊断帮助不大。

(三)X线检查

X线钡餐造影包括双重对比或钡剂灌肠检查对肠结核的诊断具有重要意义。鉴于钡餐检查除可明确胃肠的器质性病变外,还可了解其功能性障碍,故应属首选。对有并发肠梗阻者,最好进行钡剂灌肠,因为钡餐可以加重肠梗阻,往往促使部分性肠梗阻演变为完全性肠梗阻;对病变累及结肠的患者宜加用钡剂灌肠检查,常可更满意地显示结肠器质性病变。

在溃疡型肠结核,病变的肠段多有激惹现象,钡剂进入该处排空很快,充盈不佳,病变上下两端肠曲钡剂充盈良好,称为X线钡影跳跃征象。在回盲结核,由于盲肠和其邻近回肠有炎症、溃疡,该处往往不显影或显影极差,回肠末段则有钡剂潴留积滞。病变的肠段如能充盈,可因黏膜遭破坏而见皱襞粗乱,肠的边缘轮廓不规则,且由于溃疡,而显锯齿状征象。当病变发展过程中纤维组织增生,有时可见肠腔变窄,肠段收缩变形,回肠盲肠正常角度丧失,回盲瓣硬化并有盲肠内侧压迹。此外,伴有肠功能紊乱常使钡餐在胃肠道运动加快,于12小时内几乎全部排空,小肠有分节现象,并见钡影呈雪花样分布。病变广泛并涉及各段结肠者,其X线征象可酷似溃疡性结肠炎的表现,但结肠结核多同时累及回肠末端,病变则以结肠近段为主,下段即使累及,病变较轻。

增生型肠结核主要表现为盲肠或同时升结肠近段,回肠末段的增生性狭窄,收缩与畸形,可见钡影充盈缺损,黏膜皱襞紊乱,肠壁僵硬,结肠袋形消失,往往因部分梗阻而使近端肠曲明显扩张。

(四)乙状结肠镜和纤维结肠镜检查

一般肠结核患者不作为常规检查措施,但在重症患者病变涉及乙状结肠下段或直肠者,可借助乙状结肠镜检查和直视下采取活组织检查,以明确溃疡的性质与范围,对诊断与鉴别诊断有很大的帮助,用纤维结肠镜检查可察看升结肠、盲肠和回肠末段的病变,并可做活组织检查及照相等,对本病诊断有重要价值。病变部可见肠壁僵硬黏膜充血、水肿,触碰易出血,结节状或息肉样隆起,有时可见边缘不规则的潜行溃疡,黏膜活检可有结核结节及干酪样坏死或查到抗酸杆菌是确诊最有力的依据。

(五)腹腔镜检查

对腹腔无广泛粘连,而诊断又十分困难的病例,可以考虑做腹腔镜检查,病变肠段浆膜面可能有灰白色小结节,活检有典型的结核改变。

(六)聚合酶链式反应

聚合酶链反应(PCR)又称 DNA 体外扩增技术。PCR 技术在基因水平上为结核病原学快速、敏感、特异诊断开辟了新的途径。

本病诊断一般可根据下列各点:①青壮年患者有肠外结核,主要是肺结核;②临床上有腹痛、腹泻、发热、盗汗等症状;③有右下腹压痛、肿块或原因不明的肠梗阻表现;④胃肠 X 线检查发现回盲部有激惹、钡剂充盈缺损或狭窄等征象。当肺结核患者的肺部病灶好转,但一般情况与结核毒血症表现反见恶化时,应考虑本病。

在实际工作中,因早期症状多不明显,诊断常有困难,有时甚至 X 线钡餐检查也难肯定病变性质。在疑为肠结核的患者,可给抗结核药物试治 2 周,观察临床表现有无好转,有利于明确诊断。

四、鉴别诊断

(一)克罗恩病

本病的临床表现和 X 线钡餐表现有时可与肠结核相似,容易造成误诊,但两者仍有一些不同之处以资鉴别:①肠结核多伴随其他器官结核;②肠结核并发肠瘘、出血、肠壁或器官脓肿的机会比克罗恩病少;③X 线检查结核造成肠道的缩短比克罗恩病更明显,病变单纯累及回肠多见于克罗恩病,而仅累及盲肠则多考虑为结核;④内镜检查肠结核的溃疡常呈环形,而克罗恩病的溃疡多为纵行,裂隙状溃疡及铺路石征多见于克罗恩病;⑤组织学(最重要的鉴别)肠结核可在肠壁或肠系膜淋巴结找到干酪坏死灶或结核分枝杆菌而克罗恩病则否;⑥抗结核治疗肠结核有效,但克罗恩病效果差;⑦肠结核手术切除病变后的复发率比克罗恩病低,克罗恩病术后复发率在 5 年内一般达 50%。

(二)结肠癌

本病因有腹痛、腹泻、腹块及进行性消瘦、苍白等表现,必须和肠结核加以鉴别。鉴别要点可包括以下几方面:①发病年龄一般比肠结核大,常在 40 岁以上,且无肠外结核病变证据;②病程有进行性发展趋势,一般无发热、盗汗等毒血症表现,而消瘦苍白等全身消耗症状比较明显;③腹块开始出现时往往可以推动,其粘连固定不如肠结核显著,压痛常缺如,但表面呈结节感,质地较坚硬;④X 线检查的主要发现是病变部位有钡剂充盈缺损,但涉及范围较局限,不累及回肠;⑤肠梗阻更为常见,且出现较早;⑥纤维结肠镜检查可窥见肿瘤,在直视下取活检及细胞刷涂片均可证实结肠癌诊断。

(三)肠淋巴瘤

肠淋巴瘤的一般状况,恶化比肠结核迅速,腹块出现较早,X 线显示扩张肠段黏膜皱襞有破坏,可伴有浅表淋巴结及肝脾大,肺门淋巴结肿大,抗结核治疗无效。如果病变在回盲部,结肠镜检查并活检往往会有阳性结果,倘若临床鉴别十分困难,应及早手术探查。

（四）阿米巴或血吸虫肉芽肿

肠阿米巴病或血吸虫病在其慢性期可以形成肉芽肿病变,特别是病变涉及回盲部者,常与肠结核的表现相似,应加鉴别。但是这些患者经追询病史均有流行病学和感染史,其脓血便均较肠结核为明显,大便检验可以查到阿米巴滋养体、包囊或血吸虫卵,必要时进行粪便孵化找血吸虫毛蚴,通过纤维结肠镜检查可窥见相应的病变,特异性治疗能够获得疗效。

（五）其他

一些少见的疾病,如肠道非结核性杆菌病（多见于 AIDS 患者）、性病性淋巴肉芽肿、梅毒侵犯肠道、肠放线菌病消化性溃疡与胆管感染等。根据病史、体征和有关实验室检查及其他相应的辅助检查等可与肠结核相鉴别。

五、并发症

肠结核在慢性演进过程中,可出现各种并发症。

（一）肠梗阻

肠梗阻是本病最常见的并发症,主要发生在增生型肠结核。溃疡型肠结核由于邻近腹膜粘连使肠曲遭受牵拉、束缚和压迫,或因肠溃疡愈合而有瘢痕收缩,可使肠腔狭窄引起梗阻。梗阻多系慢性进行性,常为部分性者,程度轻重不等,迁延时间较长,可严重地影响患者营养状况。少数可发展到完全性肠梗阻。

（二）肠穿孔

肠穿孔发生率次于肠梗阻,居第 2 位,主要为亚急性或慢性穿孔,可在腹腔内形成脓肿,溃破后形成肠瘘。急性穿孔较少见,常发生在梗阻近端极度扩张的肠曲,或见于有多段肠狭窄造成的闭锁性肠梗阻。溃疡型肠结核虽有肠曲周围组织粘连,溃疡一般不穿破进入游离腹腔,但在病情发展快,机体反应差时,溃疡可向深部穿透,引起急性穿孔。

（三）其他

有腹膜炎、肠粘连、肠套叠和收缩性憩室等。

六、治疗

肠结核的治疗目的是消除症状,改善全身情况,促使病灶愈合及防止并发症发生,肠结核早期病变是可逆的,因此应强调早期治疗;如果病程已至后期,即使给予合理足时的抗结核药物治疗,也难免发生并发症。

（一）休息与营养

机体抵抗力的降低是结核发生、发展的重要因素,因此合理的休息与营养应作为治疗的基础,以增强机体的抵抗力。对活动性肠结核须卧床休息,积极改善营养,必要时宜给静脉内高营养治疗。

（二）抗结核化学药物治疗

抗结核药物多达十几种。一般认为,抗结核药物可分为杀菌药和抑菌药两大类。前者指在常规剂量下,药物在机体内外的浓度高于在试管内最低抑菌浓度 10 倍以上,否则是抑菌药物。有人也习惯于将抗菌作用较强而不良反应小的药物划为一线药,其余均划为二线药。1987 年全国结核病防治工作会议规定的一线药物有异烟肼、链霉素、对氨基水杨酸钠、氨硫脲。1992 年国际防痨协会/世界卫生组织研究小组主张将异烟肼、利福平、吡嗪酰胺、链霉素、氨硫脲和乙胺丁醇列为抗结核的主要药物。

药物临床运用应坚持早期、联用、适量、规律和全程使用敏感药物的原则,化疗方案视病情轻重而定,过去一般以链霉素、异烟肼、对氨基水杨酸钠为首选,进行长程标准化疗,疗程在 0.5~1.0 年。目前为使患者早日康复,防止耐药性的产生,多采用短程化疗,疗程为 6~9 个月。一般用异烟肼与利福平两种杀菌药联合。在治疗开始 1~2 周即有症状改善,食欲增加,体温与粪便性状趋于正常。对严重肠结核,或伴有严重肠外结核者宜加链霉素或吡嗪酰胺或乙胺丁醇联合使用,疗程同前。

1.异烟肼(INH)

本药具有强杀灭结核菌作用,列为首选和基本的抗结核药物。

(1)制菌作用。其试管内最低的抑菌浓度为 $0.005~0.500~\mu g/mL$,浓度稍高即有杀菌作用。其杀菌作用与细菌的生长繁殖有关。细菌的生长繁殖愈快,杀菌作用愈强,对静止期的细菌,作用则较差。由于INH 的分子穿透性强,能穿透细胞膜进入细胞内和病变组织中,所以对细胞内外的细菌均有杀灭作用。同时,其杀菌作用也不受环境酸碱度的影响。故称之为"全杀菌药物"。其作用机制主要是抑制结核菌的脱氧核糖核酸的合成。单一用本药时,易产生继发性耐药菌。细菌对 INH 产生耐药性后,由于其致病力降低,耐药菌又有不均一性(即部分细菌并不耐药)细菌的环境再发生改变(如还有其他药物环境或与其他细菌共存的情况),以及耐药菌生长繁殖时,就有可能恢复对药物的敏感性即所谓"复归"。故临床上多不因查出细菌已对 INH 耐药而停用本药。

(2)体内代谢。口服本药后,在小肠内迅速吸收,1~2 小时血浆浓度达高峰,半衰期约 6 小时。INH 进入人体后,主要在肝内进行乙酰化代谢。在乙酰转化酶的催化下,与乙酰辅酶 A 反应,脱去氨基,生成乙酰异烟肼、异烟酸腙型化合物而失去活性,只有一部分保留的游离 INH 继续保持其抗菌作用。代谢物主要经肾脏排出。乙酰化的速度有明显的个体差异,可分为快型、中间型及慢型。白种人多为慢型,黄种人多为快型。快型较慢型者疗效稍差,但出现不良反应较少。

(3)不良反应。使用常规剂量时,很少出现不良反应。主要的不良反应有以下几项。①肝损害:常发生于老年人或大剂量服用时,一般可出现转氨酶升高,严重者发生肝细胞性黄疸。②周围神经炎:多见于男性,大剂量服用者。表现为四肢感觉异常,腱反射迟钝,肌肉轻瘫,形成原因是 INH 的氨基与维生素 B_6 的吡哆醛缩合成腙型化合物,致体内维生素 B_6 排出增加,造成维生素 B_6 的缺乏。对大剂量服用本药者加服维生素 B_6 可以预防周围神经炎的发生。其他不良反应有记忆力减退、头晕、精神兴奋或嗜睡等精神症状,故有癫痫病史者慎用,以免诱发。此外,偶可出现男性乳房发育。少见的变态反应有药疹、发热、白细胞计数减少等。

(4)用法、剂量:常规剂量为 $300~mg/d(4~6~mg/kg)$,间歇法用量增至 $15~mg/kg$。已证明本药在血中高峰浓度较持续抑菌浓度杀菌效果更好,故采用顿服法。

2.链霉素(SM)

(1)制菌作用:对结核菌最低抑菌浓度为 $0.5~\mu g/mL$。在碱性环境中,对细胞外的生长代谢旺盛的结核菌有杀灭作用,但在酸性环境下,细胞内及生长代谢低下的结核菌无作用,所以是"半杀菌药"。其作用机制主要是抑制细菌蛋白质的合成。

(2)体内代谢:肌内注射后 $0.5~3.0$ 小时内血浓度达高峰,浓度可达 $20~\mu g/mL$,半衰期 2~3 小时。本药易渗入胸腔及腹腔中,不易渗入脑脊液,但可由胎盘进入胎儿循环。本药绝大部分肾脏排出,故肾功能障碍者慎用。

(3)不良反应:常见的变态反应有皮疹、发热,多发生在治疗后第 2~4 周。发生变态反应时,应立即停药,否则可继续加重,甚至发生严重的剥脱性皮炎。过敏性休克则少见,主要的毒性反应为第Ⅷ对颅神经的损害,可出现头晕、恶心、呕吐、共济失调(前庭神经损害症状)、耳鸣、耳聋(听神经损害症状)。一旦发生应及时停药,否则可造成不可逆转的神经性耳聋。为避免毒性反应的发生,要严格限制使用剂量,疗程亦不宜过长。幼儿不会诉述听力减退,在使用时须特别注意。对前庭神经损害所出现的症状,可用泛酸钙、硫酸软骨素、三磷酸腺苷等治疗,SM 引起的常见毒性反应还有口唇周围麻木感,严重者头面部和四肢也有麻木感,局部肌肉抽搐。这些不良反应是因药物中所含杂质如甲醛链霉素、甲醛链霉胍等所致。如仅有一过性的口唇麻木感,可不必停药,症状严重时要考虑停药。SM 对肾脏的损害多表现为蛋白尿及管型尿。使尿由酸性变为碱性,可减少蛋白尿的发生,不妨碍治疗。但对肾功能不良者慎用。

(4)用法、剂量:本药只能肌内注射,剂量不超过 1 g,一般成人使用 0.75 g/d,间歇使用时 1 g/d。

3.利福平(RFP)

(1)制菌作用:对结核分枝杆菌的最低浓度为 0.02~0.50 μg/mL。口服治疗剂量后血中浓度可为最低抑菌浓度的 100 倍。本药对细胞内外的细菌,对繁殖期或静止期的细菌都有杀菌作用,所以亦是"全杀菌药"。本药对非结核性杆菌也有良好的制菌作用。其作用机制是抑制结核分枝杆菌的核糖核酸合成。单一用本药时,细菌极易产生耐药性。与其他抗结核药物无交叉耐药。

(2)体内代谢:口服后吸收迅速而完全,2 小时血中浓度可达高峰,半衰期 4 小时,有效浓度可维持 8~12 小时。在胆汁中浓度很高,可达血中浓度的 5~20 倍。本药进入肠中后,部分重吸收,再从胆汁排出,形成肝肠循环,最后由粪便和尿中排出。进食后服 RFP 可减少或延缓药物的吸收,故宜在空腹时顿服。如同时服 PAS、巴比妥类药物,亦可降低 RFP 的血浓度。本药可通过胎盘影响胎儿,故妊娠妇女不宜使用。

(3)不良反应:多发生在用药后 1~3 个月内。常见的不良反应为肝损害,多表现为一过性的转氨酶升高,同时伴有恶心、呕吐、厌食、腹胀或腹泻等胃肠道反应,一般在数周后可渐消失,必须停药者只占少数。老年人、肝病患者、嗜酒者用药时,应严密观察其肝功能变化。与 INH、PZA 并用可加重肝损害。其他不良反应如皮疹、发热、气促、休克等变态反应并不多见。本药在高剂量、间歇使用时,血液中可产生利福平抗体,因而产生的免疫反应和不良反应较多见。除上述的胃肠道与皮肤反应,还有"流感综合征",患者有头痛、嗜睡、乏力、低热等感冒样症状。一般剂量越大,间歇时间越长,机体产生抗体越多,发生的不良反应也越严重。

(4)用法、剂量:每天剂量 450 mg(体重在 50 kg 以下)~600 mg(体重在 50 kg 以上),早饭前 1 小时顿服。间歇使用剂量 600~900 mg,每周 2~3 次。

4.利福定(RFD)

利福定是利福霉素的衍生物,我国 1976 年研制成功。试管内制菌作用较 RFP 强 10 倍,对小白鼠的半数致死量仅为 RFP 的 1/3。成人口服 150~200 mg/d,与 RFP 有交叉耐药。不良反应很少发生。

5.吡嗪酰胺(PZA)

(1)制菌作用:最低抑菌浓度为 12.5 μg/mL。在体内抗菌作用比在试管内作用强。本药在酸性环境中的抗菌作用较好,在中性和碱性环境中失去活性而无作用。并且,本药在细胞内抑制结核菌的浓度比在细胞外低10倍,对在巨噬细胞内处于静止状态的结核分枝杆菌有杀菌效果。因本药对细胞外及在中性或碱性环境中的细菌无效,故也是"半杀菌药"。本药单一服药时,极易产生耐药菌。与其他抗结核药无交叉耐药,临床上吡嗪酰胺与异烟肼或链霉素合用时具有较好的疗效,可能是本品加强了后两者抑菌作用的结果。该药极易产生耐药性,一般只用于短程治疗。

(2)体内代谢:服药2小时后,血中药物浓度可达高峰,脑脊液中浓度可和血浓度相近。主要由尿中排出。

(3)不良反应:主要的不良反应为肝损害,有转氨酶升高及胃肠道反应等,有时发生关节痛,是由于本药可引起尿酸排出减少,引起高尿酸血症所致。变态反应有发热、皮疹、日光过敏性皮炎等。

(4)用法、剂量:25～30 mg/(kg·d),一般为1.5～2.0 g/d,间歇使用2～3 g/d,顿服或分2～3次服。

6.乙胺丁醇(EMB)

(1)制菌作用:最低抑菌浓度为1～5 μg/mL。与其他抗结核药物无交叉耐药。对已耐INH、SM的细菌仍有抑制作用。其作用机制是抑制细菌核糖核酸的合成。

(2)体内代谢:口服吸收良好,2～4小时血中药物浓度达高峰。自尿和粪中排出。肾功能不良时,可引起蓄积中毒。

(3)不良反应:很少见。大剂量服用可引起球后视神经炎而致视力减退、影像模糊、中心暗区及红绿色盲等。通常在停药后,视力可恢复。

(4)用法、剂量:15～25 mg/(kg·d),一般在开始时25 mg/(kg·d)。可与INH、RFP同时1次顿服。

7.对氨基水杨酸钠(PAS)

(1)制菌作用:最低抑菌浓度为1～10 μg/mL,由于其制菌力较差,一般只作为辅助药物,通常与INH与SM合用,既可增强药物的杀菌作用,又可延缓耐药菌的产生。其作用机制可能是干扰了结核菌的代谢过程。

(2)体内代谢:口服吸收快,1～2小时在血液中浓度可达高峰,分布迅速,但不易进入脑脊液中。在肝内发生乙酰化代谢,与INH合用时,可发生乙酰化竞争,使INH乙酰化减少,而增加了游离INH的浓度,从而加强后者的疗效。本品主要经尿中排出。

(3)不良反应:主要为胃肠道刺激症状,患者常因不能耐受而停药。饭后服或同时用碱性药,可减少胃肠道反应。变态反应如皮疹、发热、白细胞计数减少、剥脱性皮炎,多在治疗后3～5周发生。对本药过敏者常可诱发对INH、SM也发生变态反应,临床处理中应予注意。本药尚可引起肝损害、甲状腺肿大,但均不多见。

(4)用法、剂量:常用剂量为8～12 g/d,分次口服。本药针剂可溶于5%葡萄糖溶液500 mL中做静脉滴注,有利于病变的吸收和全身症状的改善。但必须注意本药的新鲜配制和避光,严格无菌操作,剂量从4～6 g开始,渐增到12 g,每天或隔天1次。

8.氨硫脲(TBI)

(1)制菌作用:最低抑菌浓度为1 μg/mL,半衰期48小时,其作用机制尚未明确。临床疗效与对氨基水杨酸钠相近。由于本药生产容易,价格低廉,可取代PAS。单一服本药极易产生耐药菌,与乙(丙)硫异烟胺有单向交叉耐药性,即耐本药者对乙(丙)硫异烟胺仍敏感,而对后者耐药者则对本药不再敏感。

(2)体内代谢:口服后吸收较慢,4小时血中浓度才达高峰。从肾脏排出也较缓慢,说明在体内有蓄积作用。

(3)不良反应:出现多较严重。常见有胃肠道反应,如恶心、呕吐、厌食等;对肝脏、造血系统均有损害,严重的可有肝功损害、黄疸、粒细胞计数减少、贫血等。变态反应有皮疹、发热、剥脱性皮炎。不良反应的发生频率与用药剂量有明显关系。故临床应用时要定期复查血、尿常规及肝肾功能。

(4)用法、剂量:每天口服剂量 100～500 mg,开始小量,渐增至足量。

9.乙(丙)硫因胺(1314Th,1321Th)

(1)制菌作用:两药的抗结核作用相同,其中1321Th的不良反应少,易耐受。最低抑菌浓度为0.6～2.5 μg/mL。两药相互可交叉耐药。对已耐 INH、SM、PAS 的结核分枝杆菌本药仍有抑制作用。其作用机制均为抑制结核分枝杆菌的蛋白质合成。

(2)体内代谢:服后吸收良好,3小时血浓度达高峰。易渗透入胸腹腔及脑脊液中。经肾脏排出。

(3)不良反应:常见的有胃肠道反应及肝损害,与 INH、RFP 并用时,应严格掌握用药剂量。少见的不良反应有口腔炎、头痛、痤疮及精神症状等。

(4)用法、剂量:0.5～1.0 g/d,一般不超过 0.6 g/d,分 2～3 次服,较易耐受。

10.卡那霉素(KM)

(1)制菌作用:最低抑菌浓度为 2.5～10.0 μg/mL。抗结核作用仅为 SM 的一半。其作用机制与SM同,可阻止结核菌蛋白质合成。

(2)体内代谢:口服不吸收,肌内注射后吸收快,1～2 小时达血浓度高峰。可分布于各组织,但不能渗入正常的血-脑屏障,从尿中排出。

(3)不良反应:同 SM 的不良反应,发生频率更高,以往使用过 SM 者再用本药,更易发生听神经损害。

(4)用法、剂量:常规剂量为 1 g/d,肌内注射,高龄或肾功能不良者慎用。在静脉滴注或胸、腹腔注入时,由于吸收快可引起呼吸暂停,故应注意缓注。

11.卷曲霉菌(CPM)

(1)制菌作用:最低抑菌浓度为1～8 μg/mL。抗结核菌的作用为 SM、EMB 的一半,为 INH 的 1/10,与 1314Th 相近。与 SM 无交叉耐药,与 KM、VM 有交叉耐药。其作用机制亦为阻止结核菌蛋白质合成。

(2)机体代谢:口服不吸收,肌内注射后吸收快,2小时血中浓度达高峰。可分布于各组织,经肾脏排出。肾功能不全时,药物在血中含量较高,说明有蓄积作用。

(3)不良反应:与 SM 不良反应相似,并可有肝损害。嗜酸粒细胞增多也常见,曾有报道出现低钾血症和碱中毒。注射局部疼痛较重。

(4)用法、剂量:口服吸收不好,必须深部肌内注射,每天剂量 1 g。

12.其他

如紫霉素(VM)制菌作用弱,不良反应与 SM 同,日用量为 1 g,肌内注射,由于价高而效果差已不使用。又如环丝氨酸(CS),制菌作用弱,不良反应较重,且可引起精神紊乱、抑郁症等不良反应,现也已很少应用。

用药的选择,一般以第一线药物(链霉素、异烟肼、对氨基水杨酸钠)为首选,用于初治病例。为延缓或防止耐药性的产生,目前强调两药联合治疗。对肠结核病情严重者,或伴有严重的肠外结核患者宜 3 药联合应用,其中对氨基水杨酸钠可做静脉滴注。抗结核药物合理化疗的原则,目前应用的是"早期、联合、全程、规律、适量"5 项原则。

近年来,在抗结核间歇治疗方面进行了大量研究,认为其优点在于效果好、毒性少,费用低。一般主张每周 2 次的间歇给药,效果良好。药物选择仍以联合治疗为原则,用药剂量比连续给药的单日剂量酌增加 1 倍,但链霉素、对氨基水杨酸钠、卡那霉素及乙硫异烟胺因其毒性反应较大,仍维持原单日量。也有主张先用每天连续疗法,0.5~1.0 个月后继以间歇疗法,可提高治疗效果。

(三)对症治疗

腹痛可用颠茄、阿托品或其他抗胆碱能药物。摄入不足或腹泻严重者应补充液体与钾盐,保持水、电解质与酸碱平衡。对不完全性肠梗阻的患者,除按上述对症治疗外,需进行胃肠减压,以缓解梗阻近段肠曲的膨胀与潴留。

(四)手术适应证

手术只限于并发症的治疗,包括以下各种情况:①结核溃疡发生穿孔;②局限性穿孔伴有脓肿形成或瘘管形成;③瘢痕引起肠狭窄或肠系膜缩短,造成肠扭曲;④局部的增生型结核引起部分肠梗阻;⑤肠道大量出血经积极抢救不能满意止血者。手术前及手术后均需进行抗结核药物治疗。

七、预后

在抗结核药出现之前,肠结核预后差,病死率高。抗结核药在临床广泛应用以后,使肠结核的预后大为改观,特别是对黏膜结核,包括肠结核在内的疗效尤为显著。本病的预后取决于早期诊断及时治疗,当病变尚在渗出阶段,经治疗后可痊愈,预后良好。合理选用抗结核药物,保证充分剂量与足够疗程,是决定预后的关键。

八、预防

做好预防工作是防治结核病的根本办法,并着重对肠外结核的发现,特别是肺结核的早期诊断与积极的抗结核治疗,尽快使痰菌转阴,以免吞入含菌的痰而造成肠感染。必须强调有关结核病的卫生宣传教育。要教育患者不要吞咽痰液,应保持排便通畅,要加强卫生监督,提倡用公筷进餐,牛奶应经过灭菌消毒。

(庞　强)

第十三节　功能性便秘

功能性便秘(functional constipation,FC)是临床常见的功能性胃肠病之一,主要表现为持续性排便困难,排便次数减少或排便不尽感。严重便秘者可伴有烦躁、易怒、失眠、抑郁等心理障碍。

一、病因和发病机制

FC 的发病往往是多因素的综合效应。正常的排便生理包括产生便意和排便动作两个过程。直肠壁受压力刺激并超过阈值时引起便意,这种冲动沿盆神经、腹下神经传至腰骶部脊髓的排便中枢,再上升至丘脑达大脑皮层。若环境允许排便,则耻骨直肠肌和肛门内括约肌及肛门外括约肌松弛,两侧肛提肌收缩,盆底下降,腹肌和膈肌也协调收缩,腹压增高,促使粪便排出。正常排便生理过程中出现某一环节的障碍都可能引起便秘。研究发现 FC 患者可有直肠黏膜感觉减弱、排便动作不协调,从而发生排便出口梗阻。

相当多的 FC 患者有全胃肠或结肠通过时间延缓,低下的结肠动力无法将大便及时地推送至直肠,从而产生便秘。食物纤维不足,水分保留少,较少的容量难以有效地刺激肠道运动,肠内容物转运减慢,而结肠细菌消化食用纤维形成的挥发性脂肪酸和胆盐衍化的脱氧胆酸减少,它们刺激结肠的分泌、抑制水与电解质的吸收的作用降低,从而引起便秘。

排便习惯不良是便秘产生的重要原因。排便动作受意识控制,反复多次的抑制排便将可能导致胃肠通过时间延长、排便次数减少、直肠感觉减退。

长期便秘会产生顽固的精神心理异常,从而加重便秘。

二、临床表现

功能性便秘患者主要表现为排便次数减少(<3 次/周)、粪便干硬(指 Bristol 粪便性状量表的 1 型和 2 型粪便);由于粪便干结,患者可出现排便费力,也可以有排便时肛门直肠堵塞感、排便不尽感,甚至需要手法辅助排便等。粪便性状与全胃肠传输时间具有一定相关性,提示结肠传输时间延缓;在诸多的便秘症状中,排便次数减少、粪便干硬常提示为结肠传输延缓所致的便秘,如排便费力突出、排便时肛门直肠堵塞感、排便不尽感、需要手法辅助排便则提示排便障碍的可能性更大。

部分便秘患者有缺乏便意、定时排便、想排便而排不出(空排)、排便急迫感、每次排便量少、大便失禁等现象,这些症状更可能与肛门直肠功能异常有关。功能性便秘常见的伴随症状有腹胀及腹部不适、黏液便等。辛海威等在全国进行的多中心分层调查发现,15.1％慢性便秘患者有肛门直肠疼痛,尚不清楚慢性便秘与肛门直肠疼痛的内在联系。

老年患者对便秘症状的感受和描述可能不准确,自行服用通便药或采用灌肠也会影响患者的症状。在老年人,功能性排便障碍症状更常见。需要注意的是,不少老年人,便秘症状并不明显,他们仍坚持使用泻剂或灌肠。

功能性便秘患者病程较长,患者便秘表现多为持续性,也可表现为间歇性或时轻时重,与情绪、生活习惯改变、出差或季节有关。对长期功能性便秘患者,如排便习惯和粪便性状发生改变,需警惕新近发生器质性疾病的可能性。

便秘通常不会对营养状况造成影响。功能性便秘患者在体格检查多无明显腹部体征,在部分患者可触及乙状结肠袢和盲肠袢,肠鸣音正常。出现肠型、肠蠕动波和肠鸣音改变需要与机械性和假性肠梗阻鉴别。肛门直肠指诊可触及直肠内多量干硬粪块,缩肛无力、用力排便时肛门括约肌不能松弛,提示患者存在肛门直肠功能异常。

此外,慢性便秘患者常伴睡眠障碍、紧张沮丧情绪,或表现为焦虑、惊恐、抑郁、强迫等,伴有自主神经功能紊乱的症状。精神心理因素是引起或加重便秘的因素,使患者对便秘的感受、便秘对生活的影响放大,也影响治疗效果。

三、诊断原则及流程

(一)诊断标准

功能性便秘罗马Ⅲ诊断标准如下。

(1)必须包括下列 2 个或 2 个以上的症状:①至少有 25% 的排便感到费力。②至少 25% 的排便为块状便或硬便。③至少 25% 的排便有排便不尽感。④至少 25% 的排便有肛门直肠的阻塞感。⑤至少有 25% 的排便需要人工方法辅助(如指抠、盆底支持)。⑥每周少于 3 次排便。

(2)如果不使用泻药,松散便很少见到。

(3)诊断肠易激综合征依据不充分。患者须在诊断前 6 个月出现症状,在最近的 3 个月满足诊断标准。

(二)鉴别诊断

需要鉴别的主要是继发性便秘,主要包括以下几种因素。①肠道疾病:结直肠肿瘤、肛管狭窄、直肠黏膜脱垂、Hirschsprung 病。②代谢或内分泌紊乱:糖尿病、甲状腺功能减退、高钙血症、垂体功能低下、卟啉病。③神经源性疾病:脑卒中、帕金森病、多发性硬化、脊髓病变、自主神经病及某些精神疾病。④系统性疾病:系统性硬化、皮肌炎、淀粉样变。⑤药物:麻醉剂、抗胆碱能药物、含阳离子类药物(铁剂、铝剂、含钙剂、钡剂)、其他药物如阿片类制剂、神经节阻断药、长春碱类、抗惊厥药物、钙通道阻滞剂等。

(三)诊断流程

引起慢性便秘的原因很多,通过详细的病史采集、体格检查,结合适当的辅助检查,大多可以鉴别。诊断为功能性便秘者,如能区分其属于慢性传输性便秘或出口梗阻性便秘,对治疗有重要指导意义。

1.病史采集

询问患者病程及大便的频率、形状、便意、排便是否费力、有无不尽感、是否需要手法排便、用药史及盆腹腔手术史等,同时注意询问与便秘相关器质性疾病情况。

2.体格检查

注意患者全身状况,有无贫血;腹部检查有无包块或胃肠型;肛门视诊及指诊注意有无表皮脱落、皮赘、肛裂、脓肿、痔疮、直肠脱垂、肛门狭窄、直肠及肛管占位性病变、有无指套染血,指检时可让患者做排便动作,注意肛门外括约肌有无松弛或矛盾运动。还需进行神经系统相关检查,如会阴部感觉及肛门反射,如有异常注意有无神经系统病变;对男性患者,尚需注意前列腺及膀胱。

3.辅助检查

(1)患者一般常规进行粪常规及潜血检查,对疑有器质性病变患者应进行相应检查。特别是有报警体征者,如年龄超过 40 岁、贫血、便血、潜血阳性、消瘦、腹块、明显腹痛、有肿瘤家族史等,应进行内镜和必要的实验室检查。

(2)腹部平片:对于疑似肠梗阻患者,需进行腹平片检查。

(3)钡剂灌肠:可以发现乙状结肠冗长、巨结肠、巨直肠、狭窄及占位病变。

(4)肠功能检查:结肠动力检查、结肠传输实验、肛管直肠测压、直肠气囊排出试验等,非临床诊断必需,但对于科学评估肠功能、便秘分类、药物评估、治疗方法选择,以及科学研究是必要的。

(5)排粪造影:可发现肛管直肠的功能及形态变化。

(6)肌电图:可以区分盆底随意肌群肌肉和神经功能异常,对出口梗阻型便秘的诊断具有重要意义。

四、治疗

由于各型便秘的发病机制不同,临床应综合患者对便秘的自我感受特点及相关检查结果,仔细分析并进行分型后采取相应的治疗措施,对于部分同时伴焦虑和抑郁的 FC 患者,应详细调查,判断精神因素和便秘的因果关系,必要时采取心理行为干预治疗。

(一)一般疗法

采取合理的饮食习惯,增加膳食纤维及水分的摄入量。另外,需保持健康心理状态,养成良好的排便习惯,同时进行适当有规律的运动及腹部按摩。

(二)药物治疗

经高纤维素饮食、训练排便习惯仍无效者或顽固性便秘者可考虑给予药物治疗。

1.泻剂

主要通过刺激肠道分泌、减少肠道吸收、提高肠腔内渗透压促进排便。容积性泻剂、刺激性泻剂及润滑性泻剂短时疗效理想,但长期服用不良反应大,停药后可加重便秘。渗透性泻剂不良反应相对较小,近年来,高效安全的新一代缓泻剂聚乙二醇(PEG)备受青睐,是一种长链高分子聚合物,口服后通过分子中氢键固定肠腔内水分子而增加粪便含水量,使粪便体积及重量增加,从而软化粪便,因肠道内缺乏降解 PEG 的酶,故其在肠道不被分解,相对分子量超过 3 000 则不被肠道吸收,还不影响脂溶性维生素吸收和电解质代谢,对慢传输型便秘和出口梗阻性便秘患者均有效。

2.促动力药物

西沙必利选择性促乙酰胆碱释放,从而加速胃肠蠕动,使粪便易排出,文献报道其治疗便秘的有效率 50%～95%,但少数患者服药后可发生尖端扭转型室性心动过速伴 QT 间期延长,故已在多数国家中被撤出。莫沙比利、普芦卡比利为新型促动力药,是强效选择性 5-HT$_4$ 受体激动剂,通过兴奋胃肠道胆碱能中间神经元及肌间神经丛运动神经元的 5-HT$_4$ 受体,使神经末梢乙酰胆碱释放增加及肠肌神经对胆碱能刺激活性增高,从而促进胃肠运动,同时还增加肛管括约肌的正性促动力效应和促肛管自发性松弛。

3.微生态制剂

通过肠道繁殖并产生大量乳酸和醋酸而促进肠蠕动,有文献报道其近期疗有一定的疗效,但尚需进一步临床观察验证。

(三)清洁灌肠

对有粪便嵌塞或严重出口梗阻的患者需采用清洁灌肠帮助排便。一般采用甘油栓剂或开塞露灌肠。

(四)生物反馈疗法

该疗法借助声音和图像反馈刺激大脑,训练患者正确控制肛门外括约肌舒缩,从而阻止便秘发生。具有无痛苦、无创伤性、无药物不良反应的特点。生物反馈治疗 FC 的机制尚不十分明确。经过 12～24 个月随访观察后发现,便秘症状缓解率达 62.5%,出口梗阻性便秘有效率达72.2%。生物反馈治疗不仅是一种物理治疗方法,且有一定的心理治疗作用,其症状的改善与心理状态水平相关联。目前,生物反馈疗法多用于出口梗阻性便秘患者的治疗。

(朱宜瑾)

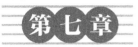

肝 脏 疾 病

第一节　甲型病毒性肝炎

甲型病毒性肝炎旧称流行性黄疸或传染性肝炎,早在8世纪就有记载。目前全世界约40亿人口受到该病的威胁。近年对其病原学和诊断技术等方面的研究进展较大,并已成功地研制出甲型肝炎病毒减毒活疫苗和灭活疫苗,将有效控制甲型肝炎的流行。

一、病原学

HAV是小核糖核酸病毒科的一员,归入嗜肝RNA病毒(heparnavir us)科。HAV直径27～32 nm,无包膜,球形,由32个壳粒组成20面体对称核衣壳,内含单股RNA,由7 500个核苷酸组成。该病毒抵抗力较强,能耐受60 ℃1小时,10～12小时部分灭活;100 ℃1分钟全部灭活;紫外线(1.1瓦,0.9 cm深)1分钟,余氯10～15 ppm30分钟,3%福尔马林5分钟均可灭活。70%酒精25 ℃3分钟可部分灭活。人体感染甲型肝炎病毒后可产生两种抗体,其中IgM型抗体仅存在于起病后3～6个月之内,IgG型抗体则可维持多年。

二、流行病学

(1)传染源:甲肝传染源是急性期患者和亚临床感染者。猩猩和狨猴虽可自然感染,但作为传染源的意义是有限的。潜伏期后期及黄疸出现前数天传染性最强,黄疸出现后2周粪便仍可能排毒,但传染性已经明显减弱。本病尚未发现持续带病毒者。

(2)传播途径:甲肝通过粪-口途径传播。带有病毒的粪便污染水源、蔬菜、食品、用具等均可引起流行。上海市对1988年甲肝流行时被毛蚶感染的狨猴进行研究的结果表明,毛蚶可将HAV浓缩29倍,HAV可在毛蚶体内存活3个月之久。

(3)易感人群:成人多因早年隐性感染而获得免疫力,初接触HAV的儿童易感性强。我国甲型肝炎以学龄前儿童发病率高,青年次之,20岁以后血清甲型肝炎病毒抗体(抗HAV)阳性高达90%以上,近年来发达国家成人甲型肝炎发病率相对增高,我国京、津、沪等大城市由于卫生条件改善,发病年龄已经后移,30岁以上成人病例占31.2%。1988年上海甲型肝炎爆发流行时31万余人发病,20～39岁年龄组高达89.5%。甲型肝炎病后免疫力持久。秋冬季发病率较高。

三、发病机制

甲型肝炎发病机制至今尚未充分阐明。首先,HAV 侵入肝细胞之前,是否先在消化道及肠上皮细胞内增殖;其次,HAV 侵入肝细胞之后,通过何种机制引起肝细胞病变,这些重要问题均无肯定的结论。既往认为甲型肝炎的发病机制是 HAV 对肝细胞有直接杀伤作用。近年的研究表明:①实验感染 HAV 的动物肝细胞及 HAV 体外细胞培养时均不发生细胞病变。②致敏淋巴细胞对 HAV 感染的靶细胞显示细胞毒性。③患者外周血 CD8$^+$ 细胞亚群升高。④患者肝组织内炎症反应明显,浸润较多的 CD8$^+$ 细胞、CD4$^+$ 细胞及 B 细胞。⑤针对 I 类 MHC 抗原的特异性抗体,能阻抑 CD8$^+$ 细胞对 HAV 感染靶细胞的杀伤作用。⑥患者外周血淋巴细胞产生并释放 γ-干扰素(IFN-γ)。根据这些研究结果,目前认为甲型肝炎的发病机制倾向于以宿主免疫反应为主。发病早期,可能是由于 HAV 诱导受感染肝细胞膜 I 类 MHC 抗原表达则促进 CTL 的细胞毒作用。病程后期则可能主要是免疫病理损害,即内源性 IFN-γ 诱导 I 类 MHC 抗原表达,促使 CTL 特异性杀伤受 HAV 感染的肝细胞,导致肝细胞坏死,同时 HAV 被清除。

由 HAV 感染引起急性肝衰竭者少见。在实验性 HAV 感染动物中发现肝脏诱导型一氧化氮合成酶(iNOS)表达和脾 T 细胞增多与肝组织损伤有关。

四、病理改变

甲型肝炎的一般病理改变是肝细胞普遍水肿、变性,肝细胞坏死多不严重,一般仅呈单个细胞坏死或灶性坏死,可见凋亡小体(apoptotic body),同时常有肝细胞再生,淋巴细胞浸润,Kupffer 细胞增生和胆色素沉积,门管区有炎症反应。

甲型肝炎肝脏病理改变的主要特点是:①显著的门管区周围肝实质坏死性炎症,除使肝小叶周边区肝细胞溶解坏死外,有时还呈"舌"样延伸到肝小叶中央区,这一变化极似慢性乙型肝炎门管区周围碎屑样坏死。②肝小叶中央区淤胆现象较为常见,可能是由于本病肝小叶中央区肝细胞病变很轻,形成胆汁的功能保存完好。③用免疫组化技术可在肝细胞浆内观察到 HAV 颗粒。④上述肝脏病变是可逆性的,短时间内可完全恢复,不会慢性化。

五、临床表现

甲型肝炎潜伏期为 2～6 周,平均 4 周,临床分为急性黄疸型(AIH)、急性无黄疸型和亚临床型。

(一)急性黄疸型

1.黄疸前期

急性起病,多有畏寒发热,体温 38 ℃左右,全身乏力,食欲缺乏,厌油、恶心、呕吐,上腹部饱胀不适或轻泻,少数病例以上呼吸道感染症状为主要表现,偶见荨麻疹,继之尿色加深。本期一般持续 5～7 天。

2.黄疸期

热退黄疸出现,可见皮肤巩膜不同程度黄染,肝区隐痛,肝大,触之有充实感,有叩痛和压痛,尿色进一步加深。黄疸出现后全身及消化道症状即减轻,否则可能发生重症化,但重症化者罕见。本期持续 2～6 周。

3.恢复期

黄疸逐渐消退,症状逐渐消失,肝脏逐渐回缩至正常,肝功能逐渐恢复。本期持续2～4周。

（二）急性无黄疸型

起病较徐缓,除无黄疸外,其他临床表现与黄疸型相似,症状一般较轻。多在3个月内恢复。

（三）亚临床型

部分患者无明显临床症状,但肝功能有轻度异常。

（四）急性淤胆型

急性淤胆型旧称毛细胆管性肝炎,现证明其原发病损在肝细胞泌胆机制而不在毛细胆管,故"毛细胆管性肝炎"一词已废弃。本型实为急性黄疸型肝炎的一种特殊形式,特点是肝内胆汁淤积性黄疸持续较久,消化道症状轻,肝实质损害表现不明显,而黄疸很深,多有皮肤瘙痒及粪色变浅,预后良好。

六、实验室检查

（一）常规检查

外周血白细胞总数正常或偏低,淋巴细胞相对增多,偶见异型淋巴细胞,一般不超过10%,这可能是淋巴细胞受病毒抗原刺激后发生的母细胞转化现象。黄疸前期末尿胆原及尿胆红素开始呈阳性反应,是早期诊断的重要依据。血清ALT于黄疸前期早期开始升高,血清胆红素在黄疸前期末开始升高。血清ALT高峰在血清胆红素高峰之前,一般在黄疸消退后1至数周恢复正常。急性黄疸型血浆球蛋白常见轻度升高,但随病情恢复而逐渐恢复。急性无黄疸型和亚临床型病例肝功能改变以单项ALT轻中度升高为特点。急性淤胆型病例血清胆红素显著升高而ALT仅轻度升高,二者形成明显反差,同时伴有血清ALP及GGT明显升高。

（二）特异性血清学检查

特异性血清学检查是确诊甲型肝炎的主要指标。血清IgM型甲型肝炎病毒抗体(抗-HAV-IgM)于发病数天即可检出,黄疸期达到高峰,一般持续2～4月,以后逐渐下降乃至消失。目前临床上主要用酶联免疫吸附法(ELISA)检查血清抗-HAV-IgM,以作为早期诊断甲型肝炎的特异性指标。血清抗-HAV-IgG出现于病程恢复期,较持久,甚至终生阳性,是获得免疫力的标志,一般用于流行病学调查。新近报道应用线性多抗原肽包被进行ELISA检测HAV感染,其敏感性和特异性分别高于90%和95%。

七、诊断

诊断主要依据流行病学资料、临床特点、常规实验室检查和特异性血清学诊断。流行病学资料应参考当地甲型肝炎流行疫情,病前有无甲型肝炎患者密切接触史及个人、集体饮食卫生状况。急性黄疸型病例黄疸期诊断不难。在黄疸前期获得诊断称为早期诊断,此期表现似"感冒"或"急性胃肠炎",如尿色变为深黄色是疑及本病的重要线索。急性无黄疸型及亚临床型病例不易早期发现,诊断主要依赖肝功能检查。需凭特异性血清学检查方能作出病因学诊断。凡慢性肝炎和重型肝炎,一般不考虑甲型肝炎之诊断。

八、鉴别诊断

本病与非病毒性肝炎鉴别要点参见乙型病毒性肝炎的鉴别诊断部分。与乙型、丙型、丁型及戊型病毒性肝炎急性期鉴别除参考流行病学特点及输血史等资料外,主要依据血清抗-HAV-IgM 的检测。

九、治疗

本病尚无特效治疗,治疗原则以适当休息、合理营养为主,药物治疗为辅。应避免饮酒及使用对肝脏有害的药物。

(1)一般治疗急性期应强调卧床休息,至症状明显减退后逐步增加活动。饮食宜清淡,热量要足够。进食过少者,应每天补充葡萄糖及维生素 C。可酌情使用适当的护肝药物。

(2)淤胆型肝炎的治疗。①利胆、退黄药物:熊脱氧胆酸(ursode-oxychonic,UDCA)是一种亲水的双羟胆汁酸,可改变循环胆汁酸的组成,具有细胞膜保护作用。用法:750 mg/d。②对症治疗:皮肤瘙痒时可使用消胆胺,该药为一种树脂,在小肠内能与胆盐结合随粪便排出,使患者止痒。用法:早餐前、后,中、晚餐各一次,每次 4 g,用药 8 周无效者停用。③激素:上述治疗无效时,可酌情使用糖皮质激素。常用泼尼松每天 30～60 mg,早上一次顿服,见效后缓慢减量停药。用药 10 天仍无明显疗效者应逐渐停用。

(3)急性重型肝炎的治疗(参看乙型肝炎的治疗)。

(郑永涛)

第二节　乙型病毒性肝炎

乙型肝炎是由乙型肝炎病毒(HBV)引起的肝脏炎症性改变。在我国已成为危害人们身体健康的最重要的疾病之一。估计全国 HBV 感染人口约为 1.2 亿,其中活动性乙型肝炎患者约为 2 800 万。据估计,全球慢性乙型肝炎病毒感染者多达 3.6 亿。慢性感染中 50％～75％有活跃的病毒复制和肝脏炎症改变,部分慢性肝炎可进展为肝硬化、肝衰竭或原发性肝癌。慢性乙型肝炎病毒感染的自然病程漫长,可持续 30～50 年,并且多在青壮年时期发病,对国计民生影响重大。

一、病原学

乙型肝炎病毒属于嗜肝 DNA 病毒科的一员。完整的 HBV 颗粒也称为 Dane 颗粒,其基因组为环状部分双链 DNA,由约 3 200 个碱基对组成。HBV 具有较强的抵抗力,对热、低温、干燥、紫外线和一般浓度的化学消毒剂耐受;对 0.5％过氧乙酸、3％漂白粉敏感,100 ℃加热 10 分钟或高压蒸气消毒可灭活。

二、流行病学

乙型肝炎病毒感染呈世界性分布,估计全球约有 3.5 亿人口现行慢性感染,每年新增感染人数为 5 千万人左右,死亡约 1 百万人。HBV 感染高流行区的流行特征是感染多发生在婴幼儿,其 HBsAg 携带率接近人群的平均携带率,HBeAg 阳性率很高。亚洲为 HBV 高流行区。乙型肝炎病毒主要通过体液-血液传播,途径主要有母婴传播、密切生活接触、血液和性接触传播。

（一）传染源

乙型肝炎患者和携带者都可以成为传染源。急性乙型肝炎患者从起病前数周开始，持续于整个急性期。慢性无症状携带者数量大，无明显症状难于发现，是我国 HBV 传播最重要的传染源。

（二）传播途径

1.母婴传播

由带有 HBV 的母亲传给胎儿和婴幼儿，是我国乙型肝炎病毒传播的最重要途径。可通过宫内、围产期垂直传播和出生后的水平传播。HBsAg 和 HBeAg 双阳性或仅有 HBsAg 阳性的母亲所生婴儿，如不接种乙肝疫苗，将分别有 $90\%\sim95\%$ 及 $25\%\sim40\%$ 成为 HBsAg 携带者。婴儿期感染 HBV 将长期或终生带毒。

2.血液传播

输入被 HBV 污染的血液和血制品后，可引起输血后乙型肝炎。近年来，由于对献血员进行严格筛选，输血后乙型肝炎的发生率已明显降低。

3.医源性传播

使用被 HBV 污染的医疗器械引起的传播，如手术和牙科器械、注射器等所致的 HBV 传播。

4.日常生活接触传播

HBV 可以通过日常生活密切接触传播给家庭成员。主要通过隐蔽的胃肠道外传播途径而患者不自知。如在日常生活中共用剃须刀、牙刷等引起 HBV 的传播；或易感者有渗液的皮肤病灶，接触带有 HBV 的体液等，是家庭内水平传播的重要途径。

5.性接触传播

HBV 可以经性接触传播。因此，婚前应作 HBsAg 检查，对一方为 HBsAg 阳性、另一方为乙型肝炎易感者，在婚前应做乙肝疫苗的预防接种。

（三）人群易感性

人群对 HBV 普遍易感。重点预防对象包括新生儿、未行预防接种的 HBsAg 阳性者家庭成员、接触乙型肝炎患者的医护人员、化验员等。

三、发病机制

乙型肝炎发病机制尚未充分阐明。目前研究认为，疾病的发生是病毒与宿主免疫系统相互作用的结果。乙肝病毒感染是肝炎发生的始动因子，而病变主要是免疫应答的结果。受感染的肝细胞膜上由于存在病毒核心抗原表达，为宿主细胞毒性 T 细胞识别引起免疫应答，在清除病毒的同时导致感染 HBV 的肝细胞损伤。而机体对病毒的免疫耐受可能是乙型肝炎慢性化的关键因素之一。

四、临床表现

感染 HBV 后的表现是多样的。包括无症状携带、急性肝炎、慢性肝炎、肝衰竭等。乙型肝炎的潜伏期 $45\sim160$ 天，平均为 90 天。

（一）急性乙型肝炎

起病急，总病程 $2\sim4$ 个月。典型病例可分为黄疸前期、黄疸期、恢复期。

(二)慢性乙型肝炎

慢性乙型肝炎指肝脏病变无改善或反复发作,病程超过 6 个月的乙型肝炎。急性肝炎病程超过 6 个月而仍在好转中者,难以诊断为慢性肝炎。临床常表现为反复疲乏、食欲减退、肝区钝痛等,体检发现肝、脾大、肝掌、蜘蛛痣等。化验检查多数患者已有 HBsAg 阳性史多年,血清丙氨酸转氨酶(ALT)反复异常,血清球蛋白、胆红素增高等。慢性肝炎根据组织病变可分为轻、中、重度。

(三)重型肝炎

重型肝炎是指由于大范围的肝细胞死亡或急剧的肝功能严重破坏而引起的临床综合征。根据发病的基础和缓急又分为急性重型肝炎、亚急性重型肝炎、慢性重型肝炎。急性重型肝炎是指以急性黄疸型肝炎起病,≤2 周出现极度乏力;消化道症状明显;迅速出现Ⅱ度以上(按Ⅳ度划分)肝性脑病;凝血酶原活动度低于 40% 并排除其他原因者;肝浊音界进行性缩小;黄疸急剧加深,或黄疸很浅,甚至尚未出现黄疸,但有上述表现者均应考虑本病。

亚急性重型肝炎:以急性黄疸型肝炎起病,15 天至 24 周出现极度乏力,消化道症状明显;同时凝血酶原时间明显延长,凝血酶原活动度低于 40% 并排除其他原因者。慢性重型肝炎:在慢性肝炎或肝硬化病史的基础上出现亚急性重型肝炎的表现。

五、实验室检查

(一)肝功能检查

1.血清酶的检测

以血清丙氨酸转氨酶(ALT)为主,升高 2 倍以上时,结合病原学检测及临床表现有诊断价值。重型肝炎时肝细胞大量坏死,黄疸加深而 ALT 反而下降,提示预后不良。草酰乙酸转氨酶(AST)意义与 ALT 相同,但特异性稍差。血清碱性磷酸酶(AKP)的显著升高有利于肝外梗阻性黄疸的鉴别。

2.血清蛋白

肝损害时血清蛋白水平下降,慢性肝损害时抗原性物质绕过肝滤过功能进入体循环,导致大量免疫球蛋白产生。白/球蛋白比值下降或倒置反映肝功能的显著下降。

3.血清和尿胆色素检测

黄疸型肝炎时血清直接和间接胆红素均升高,急性肝炎早期尿中尿胆原增加。

4.凝血酶原时间检测

肝损害时凝血酶原时间延长、凝血酶原活动度下降,与肝损害程度呈正比。

(二)病原学检测

1.血清免疫学检测

常用 ELISA 法检测乙型肝炎病毒标志物。

2.分子生物学检测

使用分子杂交技术或实时定量仪可定性或定量检测 HBVDNA 水平。

六、诊断

根据流行病学史、临床表现、肝功能检查及病原学检测,乙型肝炎的诊断并不困难。必要时行肝脏组织病理活检,以明确诊断及了解病情程度。有以下任何一项阳性,可诊断为现症 HBV

感染:①血清 HBsAg 阳性。②血清 HBVDNA 阳性。③血清抗-HBcIgM 阳性。④肝内 HBcAg 和/或 HBsAg 阳性,或 HBVDNA 阳性。

(一)急性乙型肝炎的诊断

必须与慢性乙型肝炎急性发作鉴别。诊断急性乙型肝炎可参考下列动态指标:①HBsAg 滴度由高到低,HBsAg 消失后抗-HBs 阳转。②急性期抗-HBcIgM 滴度高,抗-HBcIgG 阴性或低水平。

(二)慢性乙型肝炎的诊断

临床符合慢性肝炎,并有一种以上现症 HBV 感染标志阳性。

(三)慢性 HBsAg 携带者的诊断

无任何临床症状和体征,肝功能正常,HBsAg 持续阳性 6 个月以上者。

七、治疗

乙型肝炎的治疗包括一般治疗、辅助治疗、对症治疗以及抗病毒治疗在内的综合治疗。对不同的病情选择不同的策略。

急性乙型肝炎具有自限性,以辅助治疗和对症治疗为主。轻度的病情较稳定的慢性乙型肝炎,给予相应的对症和辅助治疗并随访观察病情;对肝功能持续或反复异常、肝组织活检炎症活动较重的病例,应争取规范的抗病毒治疗,必要时加以辅助治疗。对于重型肝炎的病例,应以支持、对症治疗为主,积极防治并发症,度过危险期,病情稳定后视病情再做进一步治疗。

(一)一般治疗

急性肝炎早期和慢性肝炎急性发作期应强调卧床休息至症状明显减轻。慢性肝炎时患者多有程度不同的心理负担,应予以耐心解释,有条件者配合心理治疗。

(二)辅助治疗

辅助治疗主要包括护肝及降酶治疗。

1.护肝药物

(1)缓解肝脏炎症的药物:目前应用最广泛的是甘草酸制剂,临床效果较为确切,包括两种形式,口服的为甘草酸片,静脉应用的为甘利欣注射剂。

(2)其他一些非特异护肝药物:主要是一些参与肝脏生理活动的化合物,包括维生素类(B 族、C、E、K 等),促进解毒功能的药物(葡醛内酯等),能量制剂(辅酶 A、ATP、肌苷等)等。护肝药物应根据情况选取1~2 种,不易繁多,以免加重肝脏负担。

2.降酶药物

降酶药物大多从我国中草药物中发展而来。

(1)联苯双酯是合成的五味子丙素的中间体,具有明显的降酶作用。剂量 15mg,每天 3 次,用药一个月无效者可加大剂量至 30 mg/次。半数患者停药后在半年内 ALT 反跳,可再次给药。为防止反跳发生,应在 ALT 正常后继续服用 2~3 个月并逐渐减量,可每半个月检查一次肝功能,如无波动则减药 5 mg,2~3 个月停药。

(2)中药:中药五味子、垂盆草等均有显著的降酶作用,可酌情选用。

3.退黄药物

(1)苯巴比妥酶诱导剂:可用于肝内胆汁淤积,也是长效的镇静剂,在肝脏功能损害较重的患者慎用,以免诱发肝性昏迷。剂量30~60 mg,每天 3 次。

(2)熊去氧胆酸双羟基胆汁酸:具有利胆、细胞膜保护作用。剂量为每天 750 mg,分两次口服,不可与考来烯胺或氢氧化铝制剂同用。

(三)重型肝炎的治疗

重型肝炎的治疗主要以综合疗法为主,主要措施是加强护理,进行监护,密切观察病情。加强支持疗法,维持水和电解质平衡,补给新鲜血液或血制品、富含支链氨基酸的多种氨基酸,应用抑制炎症坏死及促肝细胞再生的药物。改善肝微循环,降低内毒素血症,预防和治疗各种并发症。

1.支持治疗一般措施

患者应绝对卧床休息,最好能在监护病房密切观察病情。严格隔离消毒,防止医院内感染,加强口腔和皮肤的护理。

营养物质及热量的供应:饮食中蛋白量根据病情调整,有低蛋白血症、水肿明显而无肝性脑病患者,可给予高蛋白饮食,成人每天约 100 g;当并发肝性脑病时,则严格限制蛋白质供应。应提供充足的糖类及维生素,脂肪不作限制,可静脉滴注葡萄糖液及支链氨基酸。

维持电解质及酸碱平衡:低钠血症补钠勿过度,低钾时视尿量予以口服和静脉补钾,注意纠正酸碱失衡。

2.并发症的处理

(1)肝性脑病的防治。①除去诱因:尽可能防止肝毒性药物的使用,勿过量进食蛋白,预防感染与胃肠道出血,保持大便通畅。②减少毒素的吸收:口服乳果糖、食醋保留灌肠以酸化肠道环境;口服头孢唑啉,抑制肠道菌群繁殖。③维持氨基酸平衡:支链氨基酸对脑病的治疗可能有效。④防治脑水肿:应防止和处理一些加重脑水肿的因素,如减少刺激、防治低血糖、缺氧等。保持液体的平衡,防止低血钠及过多液体输入。应及早使用脱水剂和/或利尿剂。

(2)出血的防治:使用足量的止血药,维生素 K_1 10 mg,每天 3 次,连用 3 天;输入新鲜血浆、血小板、或凝血酶原复合物。使用胃黏膜保护剂或制酸剂,如雷尼替丁、奥美拉唑等,防治消化道出血。积极防治 DIC。

(3)继发感染的防治:输入新鲜的血浆及丙种球蛋白,对防治感染非常重要。发生感染时应选用针对性强的药物,并且避免使用肝毒性药物。长时间使用抗生素应注意避免发生二重感染。

(4)急性肾功能不全的防治:积极防止诱发因素,避免引起血容量降低。如避免强烈利尿,及时纠正水和电解质平衡紊乱,积极预防出血和感染。少尿时积极纠正低血容量,可使用右旋糖酐-40、血浆等。

3.人工肝支持与肝脏移植

人工肝支持治疗已逐渐证明并不能降低重型肝炎的病死率,正在发展的生物人工肝可能会带来一些希望。肝脏移植是终末期肝病患者的最终选择。

(四)抗病毒治疗

抗病毒治疗是治疗慢性乙型肝炎、阻止病变活动的有效方法。目前抗乙肝病毒的药物主要有免疫调节剂和核苷类似物两大类。其中,核苷类似物中已广泛用于临床治疗的是拉米夫定。

(郑永涛)

第三节　丙型病毒性肝炎

一、病原学

丙型肝炎病毒(HCV)在电镜下为直径为 36～62 nm 大小的球形颗粒,其序列结构与黄病毒相似,归于黄病毒科丙型肝炎病毒属。HCV 的基因组是一单股正链 RNA,全长大约由 9 500 个核苷酸组成。根据基因结构的差异,将 HCV 分为 6 型,50 多个亚型。我国存在多种 HCV 基因型,包括 1a、1b、2a、2b、3a 等,其中以 1b 和 2a 为主,占 80％以上。HCV 的 RNA 在复制过程中有很高的变异率。其在感染的个体中发生基因序列变异,以形成相互关联而各不相同的准种为主,而 HCV 病毒在长期进化过程中日积月累的变异可使病毒基因序列形成明显的差别,即基因型。研究表明,HCV 基因型与疾病严重性相关,1b 型 HCV-RNA 载量高,肝病理变化较重,易导致肝硬化和肝癌;此外,HCV 基因型与 IFN-α 疗效相关。丙型肝炎病毒的高变异性使其逃逸宿主机体的免疫监视而导致感染持续存在。

二、流行病学

目前的研究表明,HCV 感染呈世界范围分布,在不同性别、不同年龄、不同种族的人群中均可发病,以血液传播为主,还可通过生活密切接触、性途径、母婴途径、经移植物途径等肠道外传播方式传播。

(一)传染源

丙型肝炎的主要传染源是慢性丙肝病毒感染者,亚临床感染者也具有重要的流行病学意义。急性患者在起病前 12 天即具传染性,并可长期持续或终生携带病毒。

(二)传播途径

丙型肝炎病毒的传播途径与乙型肝炎传播方式相似,以体液传播为主。

1.经血传播

HCV 感染经血或血制品传播,输血后肝炎中丙肝占 60％～80％。

2.医源性传播

医疗器械、针头、针灸用品、拔牙等均可传播丙型肝炎病毒,这些均与污染血液相关。

3.性接触传播

有研究报道无输血史的丙肝患者中,有性接触或家庭内接触肝炎史者颇为多见,还发现丙型肝炎发病与接触新的性伙伴明显相关,说明 HCV 存在性传播。

4.母婴传播

HCV 也可经母婴垂直传播。

5.日常生活接触传播

尽管经血传播是主要的传播途径,但仍有部分散发性丙型肝炎无输血或肠道外暴露史。日常生活密切接触也可能是散发性丙肝的传播途径之一。

三、发病机制

丙型肝炎的发病机制是一个复杂的问题,至今尚未完全阐明。目前的研究认为,丙型肝炎病毒感染后导致肝细胞损伤可能通过以下途径:一是 HCV 可能具有直接致肝细胞病变的作用;二是 HCV 通过免疫(体液和细胞免疫应答)介导肝细胞损伤。此外,HCV 的变异能力很强,甚至在同一患者不同时期所分离的毒株也有差异,这一点可能与 HCV 感染后易慢性化和感染持续有关。

四、临床表现

丙型肝炎的临床表现与乙型肝炎相似但较轻,黄疸的发生率亦较乙型肝炎为低,但易慢性化,发生率为 50%～70%。丙型肝炎的潜伏期为 2～26 周,平均为 50 天;输血后丙肝潜伏期缩短至7～33天,平均 19 天。

(一)急性丙型肝炎

急性丙型肝炎约占 HCV 感染的 20%。急性丙肝多数为无黄疸型肝炎,常因症状轻或无症状而未能诊断。大约 25% 的急性丙型肝炎出现黄疸及与其他型病毒性肝炎相同的非特异性症状。潜伏期平均为7周,检测血清中 HCV RNA 可作为早期感染的指标。大多数患者在随后的几周中血清转氨酶水平增高,部分患者伴有乏力、食欲缺乏、恶心等症状,甚至出现进展性黄疸,暴发性肝衰竭少见。

(二)慢性丙型肝炎

HCV 感染持续超过 6 个月而进展成为慢性丙型肝炎。大多数慢性丙型肝炎患者表现为 ALT 增高、反复波动。约 1/3 患者 ALT 持续正常,但有其他肝功能损害和肝纤维化的表现。多数患者无明显症状或症状较轻,许多患者在感染 HCV 多年后才发现,部分患者在出现肝病相关并发症时才就诊发现。国外根据临床演变类型和 ALT 的变化,把慢性 HCV 感染分成三种临床类型。①反复异常型:表现为 ALT 反复明显波动,波动幅度较大后有一段平稳期,是慢性肝炎最常见的过程。肝活检可见肝细胞变性、炎性细胞浸润与坏死,伴不同程度的肝纤维化。此类型慢性肝炎的转归易进入终末期肝病(相当于肝硬化失代偿期)。②慢性持续型:ALT 呈轻度升高,并表现为持续性,肝活检呈不同程度的慢性肝炎病理改变,少数患者也可进展为终末期肝病。③健康携带者:在急性丙肝 ALT 恢复正常后,肝功能一直正常,但抗 HCV 和 HCV-RNA 持续阳性。在慢性丙型肝炎中,60% 以上的患者 20 年以内进展缓慢,无慢性肝病特异症状及体征。20%～30% 的慢性丙型肝炎患者在 20～30 年中进展成肝硬化。10%～15% 的 HCV 感染患者仅为轻、中度慢性肝炎,不发展至肝硬化。

在慢性 HCV 感染后 20 年,肝细胞癌发生率为 1%～5%;形成肝硬化后,则每年的发生率为 1%～4%。成人 HCV 感染过程可受一些因素影响。长期饮酒可使肝硬化、失代偿性肝硬化和肝细胞癌的可能性增加,另外 HCV1 型可能较其他型肝病进展快且治疗困难。

(三)儿童 HCV 感染

儿童 HCV 感染一般认为主要由输血、血制品或母婴传播所致。在儿童期感染 HCV 且发展为持续感染的患者,因症状不明显较少进行治疗,肝脏损伤进展也较成人缓慢。

五、诊断

在 HCV 感染的实验室检查中,常规检测 HCV 抗体、HCV RNA 和 ALT、胆红素等指标,此外,还可进行血清免疫球蛋白检测、外周血淋巴细胞分群、HCV 分型、腹部影像学检查等,在进行治疗前和治疗期间,为了解肝脏病变情况,应常规行肝组织学检查。

(一)HCV 抗体检测

HCV 抗体检测是初步筛选 HCV 感染的常用方法。主要检测抗-HCV 和抗-HCV IgM,方法主要有酶联免疫吸附(ELISA)、酶免疫分析(EIA)和重组免疫斑点分析(RIBA)几种。

(二)HCV

RNA 检测血清中 HCV RNA 阳性是诊断 HCV 感染的金标准。HCV 抗体阳性而 HCV RNA 阴性者代表既往感染。此外,监测血清中 HCV RNA 可以评价治疗反应。

(三)HCV 基因分型

研究认为 HCV 基因型与 IFN 治疗反应有关,故有条件者可进行基因分型。

(四)其他生化

检查多数 HCV 感染患者有 ALT 水平升高,但单独 ALT 升高不能作为 HCV 感染的诊断指标,另有约 1/3 的慢性丙型肝炎患者 ALT 持续正常,ALT 水平在 HCV 感染中与肝脏组织学活动和病情严重程度均无密切相关。

(五)肝组织活检

在证实 HCV 感染和判断疾病活动时,肝组织学检查是必要的,特别是开始抗病毒治疗前。肝组织学检查结合 ALT 水平可以明确肝脏疾病的活动性和严重程度,对治疗具有指导意义。

六、治疗

治疗原则:常规治疗与乙型肝炎相似,但丙型肝炎强调早期抗病毒治疗,无论急性或是慢性 HCV 感染,只要有病毒复制的证据存在,均应尽早行抗病毒治疗。

(一)一般治疗

急性期及慢性丙型肝炎急性发作时的处理与其他病毒性肝炎相同。此外,对于丙型肝炎应尽早进行抗肝纤维化治疗,抑制纤维组织增生而促进肝细胞再生,以利于肝组织的修复,防止纤维化的发生及发展。国外有报道秋水仙碱具有抗肝纤维化作用。其他常用的制剂有丹参滴丸、丹参片和丹参注射液、复方鳖甲软肝片等。

(二)抗病毒治疗

目前丙型肝炎的治疗主要是干扰素,联合利巴韦林可提高疗效。急性丙型肝炎应尽早采用 IFN-α 治疗,以防止慢性化。慢性丙型肝炎的治疗以干扰素为主,联合病毒唑可提高治疗效果。其中,长效干扰素的研制和应用为慢性丙型肝炎的治疗带来了新的希望。

1.治疗目标

(1)主要目标:治愈,即清除病毒、阻止疾病(坏死/纤维化)进展、消除临床症状。

(2)次要目标:延缓病情,预防或减少并发症发生,即减轻肝脏纤维化的进展、延缓肝硬化的发生、防止失代偿的发生、防止肝细胞癌的发生。

2.疗效判定

临床上大多数根据生化反应(ALT 复常)、病毒反应(用 RT-PCR 法检测 HCV-RNA)、组织学反应(肝穿显示是否有组织学改善)来判断慢性丙型肝炎的疗效。其中病毒学应答为最主要的评价指标。

(1)治疗结束时应答:指在治疗结束时 ALT 复常及 HCV-RNA 阴转。

（2）持续应答：指治疗结束后随访 6 个月或 12 个月时 ALT 持续复常和 HCV-RNA 阴转。

（3）无应答：指治疗结束时 ALT 仍异常、HCV-RNA 仍阳性者。

（4）突发和复发：突发是指在治疗期间 ALT 复常后又上升，HCV-RNA 阴转后又阳性者；复发是指治疗结束时已获得应答的患者，在停药后再次出现 ALT 异常和 HCV-RNA 阳性者。

3.α-干扰素（IFN-α）

经多年应用经验，IFN-α 仍然是治疗丙型肝炎公认首选的药物。IFN-α 治疗丙型肝炎的机制与以下作用有关：直接抑制病毒复制，促进细胞增生，加快细胞毒性 T 细胞成熟，提高自然杀伤细胞活性。

（1）急性丙型肝炎：常规 IFN-α 每次 3 MU，每周 3 次，疗程6～12 个月；或使用长效干扰素（Peg IFN）每次 180 μg，每周一次。虽然 IFN-α 在急性 HCV 感染中可有效清除 HCV，但急性 HCV 感染者仅 30％出现非特异性症状或体征而就诊，因此能够明确诊断并进行治疗的患者较少。

（2）慢性丙型肝炎：常规 IFN-α 每次 3 MU，皮下注射，3 次/周，疗程至少 18 个月。为提高疗效，治疗开始时 4 周，每次 3 MU，1 次/天。

疗效评价：单独使用常规干扰素治疗慢性丙型肝炎的效果很差，生化或病毒学持续反应率不高。在标准方案结束时，病毒学反应率有 30％～40％，在停止治疗后有较高复发率（50％～75％），病毒学持续反应率仅为 10％～20％。

复发者和无反应者再治疗：对复发者或无反应者一般再给予较大剂量和更长时间（12 个月）的治疗，复发者再治疗的持续反应率一般为 40％～60％。

影响干扰素疗效的因素。许多宿主和病毒方面的因素可影响对干扰素的治疗反应，近来国内外已发现一些可能产生较好疗效的因素是：①肝活检肝组织炎症较轻，无肝硬化改变。②血清中 HCV-RNA 水平较低者。③HCV 基因非 1 型。

不良反应：干扰素的不良反应见乙型肝炎一节。

4.干扰素和病毒唑联合治疗

病毒唑是鸟嘌呤核苷酸类似物，可抑制肌苷 5′单磷酸（IMP）脱氢酶活性，引起细胞内 GTP 减少。病毒唑用于治疗慢丙肝，单独应用无确切的抗 HCV 作用，联合 IFN-α 治疗比单用 IFN-α 或病毒唑 6 个月标准疗程有更好的持久疗效和较低的复发率。

推荐病毒唑仅与 IFN-α2b 合用，病毒唑的剂量与患者体重有关，＜75 kg 的患者用病毒唑 1 000 mg/d，＞75 kg 的患者病毒唑剂量为 1 200 mg/d。

病毒唑的主要不良反应为溶血性贫血，血红蛋白水平降低常常发生于治疗后 1～2 周内，接受病毒唑治疗的患者约有 10％血红蛋白浓度低于 100 g/L，加入 IFN-α 治疗不会使此不良反应加重。由于贫血可使心脏病加重，有严重或不稳定心脏病史患者不用病毒唑和 IFN-α 联合治疗。

在联合治疗期间，除检测 IFN-α 单独治疗所进行的实验室检查之外，每 2 月进行一次血红蛋白水平检测，如血红蛋白水平低于 85 g/L，应减少病毒唑剂量或停用。本品对缺血性心脏病、肾病及有脑血管病史者禁忌，此外本品可致畸，故妊娠者亦应禁忌。女性患者治疗开始时应证实妊娠实验阴性，告知患者在治疗期间及治疗后 6 个月内采取有效避孕措施并每月作妊娠试验一次。

5.长效干扰素

派罗欣（Peg IFN，商品名）和佩乐能是长效干扰素（第二代干扰素），是 IFN-α 与聚乙烯二醇

(Polyethylene glycol)的结合物,现有 Peg IFN-α 和 Peg IFN-α2b 两种制剂。Peg IFN 半衰期较长,可在体内较长时间维持有效的血药浓度,每周只需注射 1 次,目前主要用于丙型肝炎的治疗。长效干扰素具有持续的抗病毒效果,它的出现是丙型肝炎治疗的重要进展。PEG 干扰素(每周180 μg)联合病毒唑治疗慢性丙型肝炎已经成为慢性丙型肝炎的标准治疗方案。

(1)剂量与疗程。根据病毒的基因型决定疗程和病毒唑剂量。①基因 1 型:派罗欣 180 μg/w＋病毒唑 1 000～1 200 mg/d,疗程 48 周。②基因非 1 型:派罗欣 180 μg/w＋病毒唑 800 mg/d,疗程 24 周。③根据早期病毒学反应(治疗 12 周病毒载量下降 2 倍 log 值以上或阴性)决定是否继续治疗,以取得最佳药物经济学效益。

(2)疗效。PEG 干扰素联合病毒唑 1 000/1 200 mg/d 治疗 48 周,总的持久性病毒学应答率为 61%;PEG 干扰素联合病毒唑 1 000/1 200 mg/d 治疗 48 周,HCV 基因型 1 型持久性病毒学应答率为 51%;PEG 干扰素联合病毒唑 800 mg/d 治疗 24 周,HCV 基因型非 1 型持久性病毒学应答率为 78%。

(3)药物不良反应。Peg IFN 不良反应与常规 IFN 相似,在治疗中应严密观察。

（郑永涛）

第四节　丁型病毒性肝炎

丁型病毒性肝炎是由丁型肝炎病毒(hepatitis D virus,HDV)与 HBV 嗜肝 DNA 病毒共同引起的以肝细胞损害为主的传染病。HDV 感染易使肝炎慢性化和重型化,预后较差。

一、病原学

HDV 是一种缺陷 RNA 病毒,其外壳是嗜肝 DNA 病毒表面抗原(在人类为 HBsAg),内部含有丁型肝炎抗原(HDAg)。颗粒呈球形,直径为 35～37 nm。该病毒必须有 HBV 或其他嗜肝DNA 病毒的辅助才能复制、表达及引起肝损害。HDV 基因组为一环状单负链 RNA,全长为1 679 bp。在 HDV 感染的肝细胞中还存在着与 HDV 基因组互补的 RNA 复制中间体,称为反义链或抗基因组链,为环状正链 RNA,该 RNA 可折叠成双链杆状结构。HDV 基因组和抗基因组链上均有开放读码框架(ORF),但只有抗基因组链上的 ORF 能编码 HDAg,而对其他 ORF的功能尚不了解。在急性 HDV 感染时,可首先出现抗-HD IgM,至起病 30～40 天才消失而代之以抗-HDIgG。HDV 对各种灭活剂敏感,如用福尔马林可使 HDV 丧失感染性,对脂溶剂如氯仿等也敏感。

二、流行病学

HDV 感染呈全球性分布,但各地区感染率有所不同。我国由于 HBAg 携带率较高,故有引起 HDV 感染传播的基础。我国 HDV 感染不仅存在于边疆少数民族地区,也存在于中原、东南及北方地区。

(一)传染源

急、慢性丁型肝炎患者和 HDV 携带者是主要的传染源。

（二）传染途径

HDV 的传播方式与 HBV 相同，输血和血制品是传播 HDV 的最重要途径之一，因而在多次输血者、静脉药瘾者中感染率最高。HDV 也可经性接触传播。母婴传播 HDV 者，仅见于 HBeAg 阳性和抗-HD 阳性母亲所生的婴儿。

（三）易感人群

HBV 感染者，包括无症状慢性 HBsAg 携带者是 HDV 感染的高危人群，另外，多次输血者、静脉药瘾者、同性恋者均为易感人群。

三、发病机制

同乙型病毒性肝炎一样，丁型肝炎的发病机制还未完全阐明。目前的研究认为 HDV 的复制对肝细胞有直接的致病作用，体外实验表明，高水平表达的 HDAg 对培养肝癌细胞有直接的细胞毒作用，且 HDV 与 HBV 重叠感染时，常见肝细胞损害加重，并向慢性化发展，免疫抑制剂对丁型肝炎肝细胞病变并无明显缓解作用。但最近研究提示，免疫应答也可能是 HDV 导致肝细胞损害的主要原因。因此，就目前的研究水平来看，丁型肝炎的发病机制很可能既有 HDV 的直接致病作用参与，又有宿主免疫反应的介导所致。

四、临床表现

HDV 感染方式有两种：一是与 HBV 同时感染；二是在慢性 HBV 感染基础上重叠感染。两种不同感染方式的临床表现有所不同。

（一）HDV 与 HBV 同时感染

HDV 与 HBV 同时感染时以急性肝炎最为多见，其临床表现与单纯急性乙型肝炎相似。血清学检测显示，HBsAg 最先出现，接着 HDAg 阳性。HDV 出现后可抑制 HBV 复制，致 HBV 减少，而 HDV 感染又可随 HBV 感染的消失而终止，促使丁型肝炎病情恢复，故多数同时感染病例病程较短，预后良好，较少（小于 5％）导致慢性丁型肝炎。

（二）HDV 和 HBV 重叠感染

临床表现可由于之前的 HBV 感染状态不同而不同，但总的趋势是导致原来的病情加重。

（1）急性丁型肝炎在无症状慢性 HBsAg 携带者基础上重叠感染 HDV 后，最常见的临床表现为急性肝炎样发作，但病情常较单纯 HBV 感染重，血清 ALT 及胆红素升高且持续时间较长。

（2）慢性丁型肝炎 HDV 的重叠感染易使原有的慢性乙型肝炎病情加重，甚至恶化而导致肝功能衰竭。无症状慢性 HBsAg 携带者重叠感染 HDV 后，更易发展为慢性肝炎，且其肝硬化发展的进程加速，如原有慢性乙型肝炎基础，则可表现为慢性肝炎急性发作或恶化，甚至可发展为重型肝炎。

五、实验室检查

HDV 感染的检测方法主要有检测组织或血清中的 HDAg、HDV-RNA 或血清抗-HD。

（一）HDAg

使用免疫酶法或放射免疫法检测，HDAg 在 HDV 感染后较早出现，阳性率可分别达到 87％和 100％，有助于早期诊断。

（二）HDV

RNA 用分子杂交技术来检测 HDV-RNA 已较为常用,阳性结果是 HDV 复制的直接证据。逆转录聚合酶链反应(RT-PCR)也可用于 HDV-RNA 的检测。血清中检出 HDV-RNA 是诊断 HDV 感染的证据,除可作为早期诊断外,对慢性 HDV 感染的诊断与预后判断也有很大价值。

（三）抗-HD

用免疫酶法或放射免疫法检测血清中抗-HD 是目前初步诊断丁型肝炎的最常用方法,该法敏感性和特异性均较高。血清抗-HD 持续高滴度是识别慢性丁型肝炎的重要血清学指标。

六、诊断

丁型肝炎的诊断主要依靠实验室检测。对于无症状慢性 HBsAg 携带者突然出现急性肝炎样症状及重型肝炎样表现,以及慢性乙型肝炎患者病情突然恶化,均应考虑到 HDV 重叠感染的可能,应进一步检测 HDV 血清标志物。对于血清 HBsAg 阳性,而同时具备血清 HDAg、抗 HD、或肝活检免疫组化检出 HDAg 者,均可确诊为丁型肝炎;对于无临床表现,仅有血清 HBsAg 和 HDV 血清标志物阳性者,可诊断为无症状 HDV 携带者。

七、治疗

目前丁型肝炎仍然缺乏有效的特异性治疗方法。急性丁型肝炎的治疗同其他病毒性肝炎,以护肝对症治疗为主。对于慢性丁型肝炎,曾使用干扰素治疗,但疗效有限。使用较大剂量的干扰素似乎对 HDV 的复制有一定的抑制作用,但作用短暂,远期疗效不肯定,停药后常复发。有人从理论上推测,用抗病毒药将 HBV 抑制后可能有利于 HDV 的复制。目前已证实免疫抑制剂,如泼尼松、硫唑嘌呤等对 HDV 的感染治疗无效。在治疗研究方面,对反义寡核苷酸、核酶寄予很大的希望。

八、预防

目前对于 HDV 感染无特异的预防方法。严格筛选供血者是预防输血后丁型肝炎的有效方法。广泛的乙肝疫苗接种也有益于 HDV 感染的预防,但不能预防慢性 HBV 携带者感染 HDV。此外,控制医源性感染对于防止 HDV 的传播亦有重要意义。

（郑永涛）

第五节 戊型病毒性肝炎

戊型病毒性肝炎原称肠道传播的非甲非乙型肝炎,其临床表现及流行病学特征颇似甲型病毒性肝炎。戊型肝炎病毒最早是由前苏联学者 Balayan 等于 1983 年用免疫电镜技术(IEM)从一名经口感染的志愿者粪便中检测到的直径为 27～30 nm 病毒颗粒,并用其感染狨猴获得成功,因而认为该病毒颗粒是引起戊型肝炎的病原。此后,美国、印度和中国等学者也先后从戊型肝炎患者的粪便中检测到该病毒。1989 年 Reyes 等应用分子克隆技术获得本病毒的 HEVcDNA,并正式将此型肝炎及其相关病毒分别命名为戊型肝炎和戊型肝炎病毒。

一、病原学

戊型肝炎病毒（HEV）为无囊膜的圆球状颗粒，直径为 27～34 nm，平均为 32.2 nm。有实心和空心两种颗粒，前者为完整的 HEV，后者为有缺陷的病毒颗粒。HEV 的表面有锯齿状突起，类似嵌杯病毒。但也有报道表面无突起，具有羽毛样外廓，呈 20 面对称体。HEV 基因组为单股正链 RNA，全长约 7.6 kb，由 5′端非结构区（NS）和 3′端结构区（S）组成，5′端和 3′端各有一非编码区（NC）。此外，3′端有一个 150～300 个腺苷酸残基组成的多腺苷（A）尾巴。HEV 基因组由 3 个开放读码框架（ORFs）组成。ORF1 位于 NS 区第 28～5 107 个核苷酸，由 5 079 bp 组成，编码螺旋酶、RNA 依赖的 RNA 聚合酶，两者均与病毒复制有关。第 2 011～2 325 核苷酸为相对高变区，编码约 100 个氨基酸。ORF1 的抗原表位主要集中在 RDRP 区。ORF2 位于 S 区第 5 147～7 127 核苷酸，由 1 980 bp 组成，编码一个富含精氨酸/脯氨酸的多肽（约 100 个氨基酸），其中精氨酸占总氨基酸量的 10% 以上，可能是 HEV 的衣壳蛋白。ORF2 编码 HEV 结构蛋白，抗原表位数量多，且结构复杂。ORF3 位于 S 区的 ORF1 和 ORF2 之间，由 369 bp 组成，编码 123 个氨基酸。其 5′端与 ORF1 重叠 1bp，3′端与 ORF2 重叠 328 bp。与 ORF2 重叠的序列较为保守。ORF3 的起始端含 Met 密码子，可独立编码多肽，其中至少有 4 个抗原表位，可能为型特异性抗原表位。ORF3 编码的蛋白主要参与产生急性期血清抗-HEV IgG 抗体，其抗原表位集中于第 91～123 aa，具有型特异性。HEV 不稳定，对高盐、氯仿敏感。反复冻融（−70～80 ℃）以及在蔗糖溶液或缓冲液中，可聚集成团块而导致活性下降。HEV 在碱性环境中较稳定。

二、流行病学

人感染 HEV 后，可表现为临床型和亚临床型感染。该两类患者均可随粪便排出 HEV，从而污染水源、食物和周围环境而发生传播。本病主要发生在发展中国家，发达国家仅有个别输入性病例；以水型流行最为多见；主要发生在雨季或洪水后；青壮年发病率高；孕妇病死率高；病后有一定免疫力，但持续时间较短；目前尚无特异性免疫制剂可供预防。戊型肝炎主要发生在亚洲、非洲和中美洲等一些发展中国家；在发达国家仅有散发病例报道，多为到戊型肝炎地方性流行地区去旅游或探亲者。我国各省市自治区均有戊型肝炎发生，其中吉林、辽宁、河北、山东、内蒙古、新疆和北京曾发生本病爆发或流行，其他地区有散发病例。

（一）传染源

戊型肝炎的主要传染源是潜伏期末期和急性期早期的患者。一些灵长类动物如食蟹猴、猕猴、非洲绿猴、短尾猴和黑猩猩等虽可感染 HEV，但作为传染源的意义不大。

（二）传播途径

戊型肝炎主要经水传播。世界上首次有记载的戊型肝炎流行发生于印度新德里，是由自来水被粪便污染引起的。1986 年 9 月，我国新疆南部地区发生戊型肝炎水型流行，共计发病约 12 万例，死亡 7 百余例，是迄今为止世界上最大的一次戊型肝炎流行。至今国内外报道的戊型肝炎流行，均由水源被粪便污染所致。

HEV 可经食物传播，也可经日常生活接触传播。静脉毒瘾者、供血员、血透析患者及多次接触血液者的抗-HEV 阳性率高于一般人群，提示 HEV 也可经血传播，这与 HEV 病毒血症持续时间较长有关。HEV 经性传播未有报道。

(三)人群易感性

虽然任何年龄组均可感染 HEV,但多数戊型肝炎流行时,青壮年发病率高,儿童和老人发病率较低。各年龄组均可感染 HEV,但儿童感染 HEV 后,多表现为亚临床型,成人则多为临床型感染。男性戊型肝炎发病率一般高于女性,男女发病率之比约为 3∶10。

三、发病机制

关于戊型肝炎的发病机制目前尚不清楚。动物实验表明,主要为 HEV 诱发的细胞免疫反应介导的肝细胞溶解。根据对少数戊型肝炎患者的肝活检结果,戊型肝炎肝组织病理学的特点有别于其他型肝炎,其主要改变是门静脉区炎症,库普弗细胞增生,细胞气球样变和形成双核,胞浆和毛细胆管胆汁淤积。肝细胞坏死可表现为灶状或小片状至亚面积或大面积坏死,门静脉周围区尤为严重。本病康复后,上述肝组织病理学改变可恢复正常。

四、临床表现

感染戊型肝炎病毒后的表现与甲型肝炎相似,但重型肝炎的发生率较高。

(一)潜伏期

本病的潜伏期为 15～75 天,平均 40 天。

(二)临床类型

人感染 HEV 后,可表现为临床型或亚临床型感染。临床型戊型肝炎可表现为急性黄疸型、急性无黄疸型和重症肝炎。

1.急性黄疸型戊型肝炎

起病急,有发热、畏寒、咳嗽、鼻塞、头疼等上呼吸道症状,并伴有全身乏力,继而出现消化道症状如食欲缺乏、厌油、恶心、呕吐、上腹不适、肝区疼、腹胀、腹泻等。部分患者可有肝脏轻度肿大、触痛和叩击痛,尿色逐渐加深。此期持续数天至半个月,平均为 10 天,称为黄疸前期。然后进入黄疸期,尿色进行性加深,大便变浅,巩膜黄染,皮肤黄染,肝大,有压痛和叩击痛,部分患者有脾大,持续 2～4 周。

2.急性无黄疸型戊型肝炎

临床表现较黄疸型轻,部分患者无临床症状,呈亚临床型。

3.重型戊型肝炎

重型戊型肝炎主要见于孕妇和 HBsAg 携带者。孕妇感染 HEV 后,病情较为严重,尤其是妊娠晚期的孕妇。孕妇感染 HEV 后易发展成暴发型肝炎,其病死率明显高于非孕妇,一般为 10%～20%。

五、实验室检查

(一)抗-HEV 检测

酶免疫试验(EIA)检测抗-HEV 于发病后第 2 天即阳转,至发病后第 2 周 97.8% 戊型肝炎患者抗-HEV 阳性,于发病后 3 个月逐渐阴转,至 1 年时仅 28.1% 患者的抗-HEV 仍为阳性,但其滴度明显下降。因此,如急性期抗-HEV 滴度较高,或随病程呈动态变化(如由低滴度向高滴度,或由高滴度向低滴度,或阴转),则可诊断为急性 HEV 感染。

（二）蛋白印迹试验

本法是将聚丙烯酰胺凝胶电泳（SDS-PAGE）上的 HEV 基因重组蛋白转移至硝酸纤维素膜上，封闭后加被检血清，然后加抗人 IgG（γ链）酶结合物，最后加底物显色。本法特异性好，可作为 EIA 确证试验。

（三）免疫电镜技术（IEM）

本法同常规 IEM 相似，即用戊型肝炎患者急性期或恢复期血清作抗体，检测粪便和胆汁中 HEV。

（四）免疫荧光阻断法检测抗-HEV

本法需特殊的仪器设备和条件，因此，未被广泛应用于戊型肝炎的常规实验室诊断。

（五）PCR 法检测 HEV-RNA

本法是采用 RT-PCR 技术检测患者发病早期的粪便、血液，可做早期诊断。

六、诊断

戊型肝炎应根据患者的流行病学史、临床表现及实验室检查结果综合作出诊断。

（一）流行病学史

HEV 主要经粪口途径传播，戊型肝炎患者多有饮生水史、生食史、外出用餐史、接触戊型肝炎患者史、或到戊型肝炎地方性流行地区出差及旅游史。

（二）临床表现

戊型肝炎为自限性疾病，一般仅从临床表现很难与其他型肝炎区分，尤其是甲型肝炎。但从总体来说，急性黄疸型戊型肝炎的黄疸前期持续时间较长，病情较重，黄疸较深；孕妇重症肝炎发病率高，在中、轻度黄疸期即可出现肝昏迷，常发生流产和死胎，产后可导致大出血，出血后常使病情恶化，并可出现多脏器功能衰竭而死亡；重型戊型肝炎以急性重型为主，亚急性重型病例较少。

七、治疗

戊型肝炎类似甲型肝炎，其治疗原则详见甲型肝炎。

八、预后

戊型肝炎为自限性疾病，一般预后良好，多数患者于发病 6 周内康复。国外报道戊型肝炎的病死率为 1‰～2‰，较甲型肝炎高约 10 倍。流行病学调查结果表明，戊型肝炎病后有一定免疫力。

（郑永涛）

第六节　自身免疫性肝炎

自身免疫性肝炎（autoimmune hepatitis，AIH）是一种原因不明的慢性进行性肝脏炎症性疾病，具有典型的自身免疫性疾病特征和自身免疫调节紊乱的自身免疫性炎症疾病。AIH 多好发于女性,具有遗传易感性,以自身抗体和高 γ-球蛋白血症为特征,汇管区大量淋巴细胞和浆细胞浸润及门静脉周围炎是其典型病理组织学特征。

一、流行病学

AIH 流行病学资料有限。根据现有调查,该病患病率在不同地域之间存在差异,其在欧美人群中的发病率为 1/10 万～2/10 万,患病率为 10/10 万～20/10 万,目前在亚洲人群中的流行病学资料较少,但有研究提示亚洲人较欧美人群 AIH 患病率可能更高、预后更差。AIH 多见于女性,男女比例为 1:4,在任何年龄均可发病,但主要累及中年女性。

二、病因和发病机制

AIH 的发病机制尚未完全阐明,但目前已证实,由于遗传易感性及环境诱发因素共同作用引起自身免疫耐受缺失,产生免疫调节功能紊乱,从而导致肝脏炎症性坏死,并最终进展为肝硬化。

(一)遗传因素

目前的研究证实,有多种基因与 AIH 的发病有关,其中一些基因决定了疾病的遗传易感性和抵抗力,另一些则与疾病的进展有关。基因的多态性也表明 AIH 是一种复杂的遗传性疾病,在这些基因的表达和相互作用下,机体对环境诱发因素(如病毒或药物代谢或肝毒性物质等)产生自身免疫反应并进行调节。更重要的是单独一个等位基因不足以决定 AIH 的进展,而是多个等位基因的相互之间复杂的作用影响着 AIH 的遗传易感性、抵抗力和预后。

(二)环境因素

当人接触病原体、药物和外源性化学物质时,可增加患某种免疫性疾病的风险,这可能是先天的,也可以是诱导的。HLA-DR-DQ 等位基因之间的密切联系与抗原提呈 CD4$^+$ T 细胞结合和对合抗原有关,这表明 AIH 可被特定抗原诱导产生 II 类 HLA 分子。研究通过分析 AIH 患者肝内 T 细胞的 toll 受体发现,T 细胞只被一部分特定的抗原活化。病毒感染、药物或暴露于外源性物质为 AIH 诱发因素,主要通过分子模仿或提呈自身抗原导致凋亡小体形成。

(三)性别

AIH 具有强烈的女性易患因素,女性与男性的比例为 4:1。因此,女性可能诱导 AIH 发生,但并未证实性别差异在 AIH 发病机制中的作用。X 连锁遗传性免疫功能异常患者具有破坏性的严重症状,但与自身免疫疾病无关。统计研究发现,小儿和成人 AIH 患者男女比例是相同的,且绝经后 AIH 的发病率增加,反驳了雌激素是 AIH 主要的危险因素的说法。与男性不同,女性患者在雌激素和催乳素、生长激素、黄体酮、睾酮等激素的共同影响下会产生更强烈的免疫反应。女性妊娠期间,也可诱导或加重自身免疫疾病。有关研究表明,胎儿微嵌合体能持续存在妊娠后多年,它可能会破坏机体自身的免疫耐受,然而目前还没有任何证据证明它与 AIH 的发病机制有关。总而言之,女性患者固有和适应性免疫反应更加强烈,即 AIH 女性患者的自身抗原能更好地启动免疫反应和降低免疫调节应答。

(四)病毒感染

许多证据表明,肝脏病毒感染可能是 AIH 易感人群自身免疫反应的触发因素。关于乙型肝炎病毒、丙型肝炎病毒、人类抗核抗体和抗平滑肌抗体的蛋白质分子模拟已经被辨认,并能解释这些病毒感染患者自身抗体产生的原因。但这些的结果并不意味着 HBV 或 HCV 肝炎患者免疫介导肝细胞破坏的发病机制与 AIH 相关自身抗原免疫机制相同。自身抗体可能是病毒感染的附带反应,用于平衡感染引起的固有免疫反应和适应性免疫反应。由于甲、乙、丙等病毒感染引起肝细胞坏死,抗原提呈细胞摄取凋亡肝细胞,凋亡小泡聚集有细胞器膜的自身抗体可以解释随后发生的Ⅱ类 HLA 分子提呈多种肝细胞自身抗原现象。*HLA-DR* 或 *DQ* 等位基因具有提呈抗原功能,此类基因患者的 TCR 不仅能够识别受体,而且能导致免疫调节失调,此时若感染肝炎病毒可能会诱发 AIH 的产生。

(五)药物和肝毒性物质

药物和肝毒性物质为 AIH 的诱发因素。目前药物诱发 AIH 的发病机制有两个假说:危险示意学说和 Pichler-学说。危险示意学说指在药物代谢过程中形成药物蛋白复合物,这些复合物在肝细胞损害或应激时可触发"报警信号"导致免疫反应的发生。Pichler-学说提出了"药物和抗原特异性免疫受体的药理相互作用"的方式,即药物可直接结合在 TCRs 和 MHC 分子上,触发 TCR 信号和上调共刺激分子表达。

三、病理

AIH 的典型病理表现为汇管区大量炎性细胞浸润,并向周围肝实质侵入形成界面性肝炎。AIH 患者肝组织活检可见活动性病变,大量的肝细胞损伤,在汇管区、界面和肝实质深部有密集的淋巴细胞和浆细胞浸润,形成明显的界面性炎症,并与临床症状的严重程度相一致。当病情进展时,桥接坏死常见,可有炎性细胞和塌陷网状支架包绕变形肝细胞形成玫瑰花结样改变。汇管区的炎性细胞浸润,包括淋巴细胞、部分浆细胞、活化的巨噬细胞和少量的嗜酸性粒细胞。肝小叶界面性肝炎表现为淋巴细胞、巨噬细胞和少量浆细胞的浸润。免疫组化分析表明,汇管区的炎性细胞浸润 T 淋巴细胞以 α/β T 细胞受体,$CD4^+$ T 细胞为主,而 CD8CTLs 细胞为界面性肝炎中门静脉周围炎的主要炎性细胞。

四、临床表现

多数 AIH 患者起病隐匿,无特异性的临床症状和体征。主要临床表现为乏力、恶心、呕吐、食欲减退、上腹部不适等,少数患者可出现皮疹及不明原因发热。部分患者可呈急性甚至暴发性发作。急性 AIH 的临床表现类似于其他急性肝炎,常表现为疲劳、乏力,可伴黄疸、关节痛或血清学变化。在这些患者中必须早期识别并及时治疗,避免进展为急性肝功能衰竭。

部分患者无明显临床症状和体征,仅表现为肝功能异常。约 30% 患者起病时就已进展至肝硬化阶段,故此类患者(尤其是年老者)可出现腹水、脾大等肝硬化失代偿期的表现。部分患者可能伴发多种自身免疫性疾病,并导致多脏器受损,甲状腺疾病和关节炎是最常伴发的自身免疫性疾病,多见于女性患者。

(一)分型

AIH 根据血清学自身抗体和临床表现的不同可分为 3 型。

1.1 型

最常见的 AIH 类型。血清免疫球蛋白水平升高,抗核抗体(ANA)和平滑肌抗体(SMA)阳性,肝活检示门静脉区浆细胞浸润是 1 型 AIH 的诊断基础。其他可能出现的自身抗体包括核周型中性粒细胞胞浆抗体(pANCA)和去唾液酸糖蛋白受体抗体(抗 ASGPR)。pANCA 可见于50%~90% 的 1 型 AIH 患者中,但在 2 型 AIH 患者中缺如。1 型 AIH 占 AIH 患者的 80.8%,

70％的患者为女性,且年龄＜40 岁,多数患者对免疫抑制剂的治疗效果好,停药后不易复发。

2.2 型

较 1 型 AIH 少见,以Ⅰ型抗肝肾微粒体抗体(抗-LKM1)为特征性抗体,其他可出现阳性的自身抗体还包括抗-ASGPR 以及 1 型肝细胞溶质抗原抗体(抗-LC1)。2 型 AIH 主要发生于儿童,患者年龄多＜14 岁,主要分布于西欧,预后较 1 型 AIH 差,病情进展快,易形成肝硬化。

3.3 型

可溶性肝抗原抗体/肝胰抗原抗体(抗-SLA/抗-LP)是此型的特征性抗体,占原因不明的慢性肝炎患者的 18％～33％,且无器官和种属特异性,是目前发病及研究较少的亚型。由于多数阳性患者同时具有 1 型或 2 型 AIH 抗体,国际上对该分型仍存在争议。

(二)重叠综合征

临床上慢性肝脏疾病常伴有自身免疫现象,除自身免疫性肝炎外,乙型、丙型肝炎也可出现自身免疫现象,同时 AIH 经常与原发性胆汁性肝硬化(PBC)、原发性肝硬化性胆管炎(PSC)共同发病,造成诊断上的困难。但临床上由于不适当使用干扰素可能使自身免疫性肝炎病情恶化,而盲目使用免疫抑制剂又可能加重病毒血症,故区分自身免疫性肝炎与病毒性肝炎、PBC、PSC 的重叠表现尤为重要。

1.AIH/PBC 重叠综合征

PBC 是一种肝内小胆管慢性非化脓性炎症而导致的胆汁淤积性疾病,其主要表现为乏力和瘙痒,部分患者可有右上腹不适,以 ALP、GGT 升高为主,线粒体抗体(AMA)滴度＞1∶40 以及相应的组织学病理学特点,三者具备时可作出确诊性诊断。当 AIH 与 PBC 重叠时,可表现为 ANA 及 AMA 阳性,ALT、AST、ALP 及 GGT 均升高,而肝组织活检可既有 AIH 的特征也有 PBC 的特征。

2.AIH/PSC 重叠综合征

PSC 是一种进展性胆汁淤积性肝病,PSC 主要表现为胆管的进行性纤维增生性炎症,可侵犯整个肝内外胆管系统,引起胆汁淤积、肝纤维化和肝硬化。PSC 的诊断主要依赖独特的胆管影像学改变,表现为肝内外胆管受累,其组织学特征是纤维性闭塞性胆管炎,抗丙酮酸脱氢酶复合物 E_2 亚单位抗体是诊断 PSC 的特异性指标。当 AIH 与 PSC 重叠时,可有 AIH 的自身抗体出现,肝组织活检表现出 AIH 和 PSC 的特征,胆管造影提示 PSC 的特征。

五、辅助检查

(一)实验室检查

1.生化检查

AIH 表现为长期的血清 ALT 和/或 AST 异常,通常血清 γ-球蛋白和免疫球蛋白 IgG 水平升高。部分患者可有胆红素升高,ALP 一般正常或轻度升高,对 ALP 高于正常上限 2 倍者须考虑其他诊断或是否存在重叠综合征。

2.自身抗体

自身抗体的检测对于 AIH 的诊断具有重要意义。多数抗体单独检测结果不足以支持 AIH 诊断。因此,这些结果的应用需要结合临床证据和其他的实验室检查结果。ANA、SMA 和抗-LKM1 辅助诊断 AIH 意义极其重要,对疑似病例应首先进行这 3 种抗体检测。当这些抗体阴性时,可进一步检测抗-SLA/抗-LP、抗-LC1、pANCA 和抗-ASGRP 等以排除 AIH。

(1)ANA:是 AIH 中最常见的自身抗体(阳性率 75%),ANA 泛指抗各种核成分的抗体,是一种广泛存在的自身抗体,出现于 1 型自身免疫性肝炎。ANA 的性质主要是 IgG,也有 IgM 和 IgA,甚至 IgD 和 IgE。ANA 可以与不同来源的细胞核起反应,无器官特异性和种属特异性。但这些抗体对肝病诊断特异性及预后价值不大。但 20%～30% 的 1 型 AIH 患者两者抗体阴性。典型 1 型 AIH 的 ANA 阳性滴度明显升高(成人≥1∶80,儿童≥1∶40)。但诸多疾病,如类风湿关节炎、桥本甲状腺炎及药物等均可有 ANA 阳性。ANA 至今仍是诊断 AIH 敏感性最高的标志性抗体,应用免疫荧光染色法检测显示主要以核膜型或胞质型为主。在 AIH 中 ANA 滴度一般较高,通常超过 1∶160(间接免疫荧光法),但其滴度与病程、预后、病情进展、疾病活动度以及是否需要进行肝移植没有相关性。ANA 亚型对 1 型 AIH 的诊断价值有限,在慢性肝炎、其他自身免疫性疾病甚至健康老年人群中亦可有一定的阳性表现。

(2)SMA:在 AIH 阳性率高达 90%,并常与 ANA 同时出现,SMA 针对的是胞浆骨架蛋白,如肌动蛋白、肌钙蛋白、原肌球蛋白、肌动蛋白的聚合体形式(F-肌动蛋白),自身免疫性肝炎可出现高滴度的 SMA。在自身免疫性肝炎中,抗平滑肌抗体的主要靶抗原为 F-肌动蛋白,与肝细胞质膜有密切关系是诊断型 AIH 的特异性指标。也可见于多种肝脏疾病或风湿性疾病等。高效价的 SMA 与 ANA 同时出现(即呈阳性)是诊断型 AIH 最重要的参考指标,其阳性率高达 92.2%,此类抗体灵敏度较高,但特异性差。单一的自身抗体检测不能诊断 AIH,需结合其他临床指标才能诊断。SMA 亦无器官和种属特异性,在传染性单核细胞增多症和其他病因导致的肝病及感染性和类风湿关节炎中,这些患者血清中可呈阳性表现。AIH 患者在使用免疫抑制剂治疗病情缓解后,血清 ANA 或 SMA 滴度也常随之降低,甚至消失。但抗体水平与疾病的预后无关。

(3)抗-LKM1:为 2 型 AIH 特异性抗体,敏感性为 90%,在 AIH 中检出率较低(约 10%)。2 型 AIH 较少见,在欧洲约占 AIH 的 20%,在美国约占 AIH 的 4%,主要以抗 LKM1 阳性为特征。该型主见于女性和儿童,也见于成人,约占 20%。目前只有该型自身靶抗原已被确定,多认为细胞色素单氧化酶 P4502D6(CYP2D6)是 AIH 的特异性自身靶抗原,体外研究也表明抗 LKM1 可抑制该酶活性,用 P450IID6 作抗原可诱导建立 AIH 动物模型。新近有报道针对 CYP2D6(245～254)靶点的 CD8[+] T 细胞免疫反应可能是 2 型 AIH 的免疫反应方式。

(4)LC1:是 2 型 AIH 中还常存在的另外一种自身抗体,属器官特异性而非种属特异性自身抗体,在 2 型 AIH 患者阳性率约为 30%,可与抗 LKM1 同时存在,也可作为唯一的自身抗体出现。临床抗 LC1 多见于年龄<20 岁的年轻 AIH 患者,年龄>40 岁的 AIH 患者少见。该抗体滴度与 2 型 AIH 的疾病活动性具有相关性,对疾病的早期治疗有很大帮助,为 AIH 疾病活动标志及预后指标。抗 LC1 阳性患者一般病变相对较重。抗 LC1 浓度常与 AST 水平相平行,是判断疾病活动度的一个敏感指标。

(5)抗 SLA/LP:识别的自身抗原 SLA 是肝细胞浆内一种可溶性的、相对分子量为 50 的蛋白分子,可能是一种转运核蛋白复合物。抗 SLA/LP 对 AIH 具有很强的特异性,其检测有助于 AIH 患者的诊断及治疗,但其阳性率仅 10%～30%。此抗体阳性 AIH 患者肝脏病变常较为严重且进展快,停药更易复发。

(二)肝组织活检

AIH 组织学诊断典型的 AIH 病理改变主要表现为门静脉界面性炎症(又称碎屑样坏死),汇管和汇管周围区可见淋巴浆细胞显著浸润,并侵及肝小叶的实质,炎性细胞围绕于坏死肝细胞,最终导致肝纤维化和肝硬化。

六、诊断

AIH 临床表现多变,任何肝功能异常者均应考虑存在本病的可能。AIH 的诊断无特异性指标,患者以往病史、酒精摄入史、药物服用史及肝炎暴露史的全面回顾对于 AIH 的诊断至关重要,此外还应进一步除外病毒性和代谢性肝病,在排除其他可能导致肝损伤的病因后,确诊主要是基于生化、免疫以及组织学的特征性表现。

七、鉴别诊断

(一)病毒性肝炎

患者临床症状及组织学变化及血生化表现与 AIH 类似,常出现高球蛋白血症,同时常在血清中监测出 ANA、SMA、抗-LKM1、抗-SLA/抗-LP 等自身抗体,尤其是丙型病毒性肝炎。这类患者临床、血清学、组织学不能与 AIH 鉴别,此时病毒核酸监测有重要的鉴别价值。

(二)原发性胆汁性肝硬化

原发性胆汁性肝硬化(PBC)与 AIH 鉴别主要依据生化、组织学、免疫学特点。PBC 患者 ALP 或 GGT 显著升高,是正常的 4～5 倍或更高,ALT、AST 轻度升高,肝内胆汁淤积,胆红素升高,以结合胆红素为主,高胆固醇血症(80% 的患者),IgM 增高,ANA 阳性,肝脏病理检查胆管破坏、减少。但当 PBC 患者 AMA 阴性,胆汁淤积不显著,病变早期胆管损伤不明显时,两者鉴别很难。这类患者可通过糖皮质激素诊断性治疗和随访观察,以资鉴别。

(三)药物性肝炎

慢性药物性肝炎也会有 AIH 的特点,如高球蛋白血症和自身抗体。仔细询问服药史及肝外表现如发热、皮疹、关节痛淋巴结肿大、血象嗜酸性粒性细胞增多。肝组织学显示肝小叶或腺泡的区带坏死、微泡脂肪肝、嗜酸性粒细胞有助于诊断。

(四)非酒精性脂肪性肝炎

非酒精性脂肪性肝炎患者血清中出现 ANA 等自身抗体时,通过生化和免疫学很难与 AIH 鉴别,此时肝脏病理检查是必要的。非酒精性肝炎患者活检表现为严重的脂肪变性、多形核白细胞浸润、中心区纤维化。

八、治疗

(一)治疗的目标

改变疾病自然进程,治疗的基本原则是:改善临床症状,缓解生化指标异常,减轻肝脏炎症,阻止肝纤维化进展。治疗之后能长期维持缓解状态。国际自身免疫性肝炎小组(IAIHG)有过两种关于治疗缓解的定义:①血清 AST 下降至正常上限两倍以内;②血清 AST 完全下降至正常范围以内。在 2010 年美国肝病研究学会(AASLD)的指南中,明确将后者作为达到缓解的目标。

(二)药物治疗

1.治疗指征

(1)ALT 和 AST 水平高于参考范围上限 10 倍者。

(2)血清 ALT 和 AST 水平高于参考范围上限 5 倍,同时血清丙种球蛋白水平高于参考范围上限至少 2 倍者。

（3）肝组织学检查示桥接坏死或多小叶坏死者。

不符合上述 3 项标准的患者应根据其临床判断进行个体化治疗；界面性肝炎且组织学检查不存在桥接坏死或多小叶坏死者不需要治疗；有临床症状的 AIH 患者也需结合生化和组织学特点考虑进行免疫抑制治疗。

免疫抑制剂是治疗 AIH 首选药物。最常用的免疫抑制剂为糖皮质激素（泼尼松或泼尼松龙），可单独应用也可与硫唑嘌呤联合应用。联合用药可最大限度地减少糖皮质激素的不良反应，更适用于存在激素治疗潜在危险者，但长期应用硫唑嘌呤应警惕骨髓抑制和增加并发肿瘤的危险。目前英国胃肠病学会推荐的治疗方案主要包括初始治疗和长期治疗。

2.初始治疗

中重度肝内炎症的 AIH 患者（定义为存在下列一个或以上表现：血清 AST＞5 倍正常上限，血清球蛋白＞2 倍正常上限，肝组织学存在桥接样坏死）应接受免疫抑制治疗，其生存益处已在之前的临床试验中得到证明。

虽不满足上述标准，但下列患者仍应考虑免疫抑制治疗：①患者有临床症状；②肝活检证实肝硬化的 AIH 患者，由于这是预后不佳的特征；③年轻患者，希望能够防止其在今后的数十年间进展为肝硬化。中重度 AIH、年轻患者、存在临床症状、已进展至肝硬化、肝组织学显示轻度活动的 AIH 患者均建议行免疫抑制治疗。尚未有证据表明在老年、无临床症状的轻度 AIH 患者中行免疫抑制治疗是有益的。不建议在无生化或组织学证据提示疾病活动的患者中使用免疫抑制剂。综合考虑疗效及不良反应之间的利弊，已有多项临床试验表明，对大多数 AIH 患者而言，泼尼松龙/硫唑嘌呤联合治疗为最佳治疗方案。泼尼松龙＋硫唑嘌呤联合治疗时，前者有时以＞30 mg/d 作为初始剂量。AASLD 亦将其作为推荐剂量，甚至可根据情况加至 1 mg/(kg·d)＋硫唑嘌呤联合治疗。若血清转氨酶水平在随后的 2～3 个月内下降，则泼尼松龙可逐渐减至 10 mg/d。上述疗法可能会带来较严重的激素相关不良反应，尤其在老年、体弱的 AIH 患者中更为明显。然而，在非肝硬化患者中却能更快地使血清转氨酶恢复正常。

（1）AIH 的初始治疗建议泼尼松龙＋硫唑嘌呤联合治疗。目前尚未有足够证据支持其他药物作为 AIH 的一线治疗。推荐泼尼松龙初始剂量为 30 mg/d（4 周内逐渐减至 10 mg/d）联合硫唑嘌呤 1 mg/(kg·d)治疗，硫唑嘌呤的剂量一般以 50 mg/d 为宜，偶可加量至 75 mg/d，注意观察血象改变。高初始剂量的泼尼松龙[至 1 mg/(kg·d)]通常来说较低剂量者能更快地使血清转氨酶复常。年老体弱者慎用。当血清转氨酶下降后，应将泼尼松龙的剂量逐渐降至 10 mg/d。已存在血白细胞计数减少的患者建议行巯基嘌呤甲基转移酶（TPMT）检测，以除外 TPMT 等位基因完全缺乏者。治疗无反应或疗效不佳者，在征询专科医师的意见后可考虑提高激素剂量（包括甲泼尼龙）＋硫唑嘌呤 2 mg/(kg·d)联合治疗，或者换用他克莫司。

（2）非肝硬化患者若无法耐受泼尼松龙，可换用布地奈德。无法耐受硫唑嘌呤者，单用泼尼松龙（较高剂量）依然有效但更有可能带来相关不良反应。此类患者推荐单用泼尼松龙初始剂量为 60 mg/d，4 周内减至 20 mg/d。此外，也可考虑使用泼尼松龙 10～20 mg/d＋吗替麦考酚酯联合治疗。

（3）在患者能够耐受的前提下，硫唑嘌呤 1 mg/(kg·d)＋泼尼松龙 5～10 mg/d（允许存在不良反应）的联合治疗应持续至少 2 年并且至少在血清转氨酶恢复正常后继续治疗 1 年。泼尼松龙＋硫唑嘌呤联合治疗 2 年仍未达到缓解的患者，建议继用泼尼松龙（5～10 mg/d）＋高剂量的硫唑嘌呤[2 mg/(kg·d)]，12～18 个月后肝活检复查。或者可考虑换用其他免疫抑制剂。

激素服用过程中患者需额外补充维生素 D 和钙剂,建议每 1～2 年进行一次骨密度扫描,发现骨量减少和骨质疏松时应积极治疗。肝活检以明确肝组织炎症是否达到缓解对于今后的治疗有着极大价值。

3.长期治疗

AIH 是一种慢性复发性疾病,甚至在成功治疗诱导缓解后仍有进展至肝硬化、肝功能衰竭而需行肝移植。大多数儿童或青年时期发病的患者可带病生存 50 年以上。AIH 长期治疗的目的主要在于降低疾病的复发,减少患者因肝病死亡或行肝移植,并降低泼尼松龙相关的骨质疏松、糖尿病和肥胖,硫唑嘌呤相关的骨髓抑制、潜在的致癌风险,以及其他免疫抑制剂的相关不良反应。

有 50%～90% 的患者在达到生化和组织学缓解而停药后的 12 个月内复发。根据 IAIHG 的标准,复发定义为:血清 ALT>3 倍正常值上限。

(1)单用较高剂量的硫唑嘌呤 2 mg/(kg·d)维持,可降低泼尼松龙撤药后的复发率。上述疗法在长期治疗中被证实是安全的(未在我国患者中证实)。是否使用硫唑嘌呤维持及如何治疗首次复发取决于对复发可能性、肝病严重程度及可预见不良反应的综合判断。建议在年轻以及 LKM 抗体或 SLA 阳性患者中行常规维持治疗。

(2)复发患者应如同初发时再次接受治疗。在可耐受的前提下,一旦达到缓解应给予硫唑嘌呤维持。以硫唑嘌呤维持治疗的患者复发,当再次缓解时建议以低剂量的泼尼松龙(联合硫唑嘌呤)行长期维持治疗。不能耐受硫唑嘌呤的患者可考虑以吗替麦考酚酯维持治疗。

(3)泼尼松龙＋硫唑嘌呤联合治疗仍未能达到生化或组织学上完全缓解的患者,吗替麦考酚酯的疗效也是有限的。可考虑试用环孢素、布地奈德、地夫可特、他克莫司或环磷酰胺,但上述疗效尚未被证实。AIH 肝硬化患者以及正常已缓解的患者,无论男女,均应每 6 个月检测 1 次血 AFP 和腹部超声检查以除外肝细胞癌。

在治疗期间,需监测转氨酶、胆红素和血清丙种球蛋白水平以评价病情变化。多数患者上述指标可在 2 周内开始得到改善,组织学上的改善滞后于临床及实验室检查 3～6 个月。

4.特殊情况下的治疗

AIH 患者妊娠过程中,小剂量的泼尼松龙或硫唑嘌呤免疫抑制治疗是可行的。若停药,则应在患者分娩后及时加用免疫抑制剂以降低复发风险。

5.治疗相关不良反应

血细胞减少、恶心、情绪不稳定、高血压、外形改变、糖尿病是最常见的剂量相关不良反应,将药物减量后上述临床症状可得到改善。严重的不良反应包括精神病、严重血细胞减少、有临床症状的骨量减少伴或不伴椎体压缩性骨折,一旦出现上述临床症状需要立即停用相关药物,对于这些患者可单独应用可耐受的泼尼松或硫唑嘌呤以抑制炎症反应。部分学者建议自身免疫性肝炎患者在开始应用硫唑嘌呤前检测自身 TPMT 基因型或表现型从而避免出现硫唑嘌呤相关不良反应。但此项技术尚未在临床广泛开展,同时也有报道显示硫唑嘌呤在用于自身免疫性肝炎治疗时剂量相对较小(50～150 mg),测定 TPMT 基因型或表现型并不能预测是否出现药物相关毒性。

6.治疗失败与反应不完全

治疗失败是指患者虽能耐受治疗并有较好的依从性,但血清 AST 水平或胆红素水平仍进行性升高超过治疗前水平的 67%,并不包括治疗期间出现的不良反应。尽管治疗的各个阶段均可出现临床表现和/或生化指标恶化,但治疗失败最常发生在治疗的前2个月。此情况应停止原方案,改为单用泼尼松60 mg/d或泼尼松30 mg/d联合硫唑嘌呤150 mg/d,持续应用此剂量至少1个月。若生化指标有改善再试行减量,且应在定期监测的生化指标的指导下缓慢进行,每月泼尼松减量10 mg,硫唑嘌呤减量50 mg直至达到标准维持量。若在减量的任何阶段出现生化指标的反复应继续应用上一剂量的药物1个月。70%的患者可在两年内病情好转,恢复应用常规方案维持治疗,20%的患者可达到组织学缓解,大多数患者需要长期维持治疗。在高剂量治疗期间一旦出现肝功能失代偿表现(肝性脑病、腹水、静脉曲张出血)则需要进行肝移。

(三)肝移植

尽管免疫抑制治疗在阻止自身免疫性肝炎进展中通常是非常有效的,但是小部分患者仍可能需要肝移植治疗。有些患者因治疗得太晚而不能阻止那些会降低寿命的相关并发症的发生(如肝细胞肝癌),其他患者会出现顽固性症状,如肝性脑病,另一些患者可能治疗无效。小部分患者因未依从治疗而发展成终末期肝病。在这些情况下,肝移植仍然是唯一的治疗方法,以增加生命时间或生活质量,或两者兼而有之。

自身免疫性肝炎患者肝移植后5年生存率为80%~90%。肝移植后虽然只有一半患者能够回到全职岗位,但总体来说患者的生活质量通常还是很好的。肝移植后最佳的免疫抑制治疗仍未确定。自身免疫性肝患者肝移植后发生急性细胞排斥和胆管消失的风险更大。

九、预后

AIH若不予治疗,可进展为肝硬化,甚至引起肝功能衰竭导致死亡。多数患者对免疫抑制剂治疗应答良好,约80%患者可获得缓解,病情缓解后可保持良好的生活质量。缓解患者的10年及20年生存率超过80%。

（杨　琳）

第七节　酒精性肝病

酒精性肝病是由于长期大量饮酒所致的肝脏疾病。初期通常表现为脂肪肝,进而可发展成酒精性肝炎、酒精性肝纤维化、酒精性肝硬化。严重酗酒时可诱发广泛肝细胞坏死甚至肝功能衰竭。

一、流行病学

嗜酒者或饮酒过量的人群可出现酒精性健康问题,而酒精性肝病是酒精所致的最常见的疾病。本病在欧美等国多见,近年我国的发病率也有上升。21世纪初,南方及中西部省份酒精性肝病流行病学调查资料显示,酒精性肝病患病率为4.3%~6.5%。临床酒精性肝病的病例占同期肝病的比例在不断上升,1991年为4.2%,1996年为21.3%,至2013年有研究显示比例已达到28.8%。

二、病因和发病机制

(一)病因

饮酒后乙醇主要在小肠吸收,其中90%以上在肝内代谢,乙醇经过乙醇脱氢酶(ADH)、肝微粒体乙醇氧化酶系统(MEOS)和过氧化氢酶氧化成乙醛。血中乙醇在低至中浓度时主要通过ADH作用脱氢转化为乙醛;血中乙醇在高浓度时,MEOS被诱导,在该系统催化下,辅酶Ⅱ与O_2将乙醇氧化为乙醛。形成的乙醛进入微粒体内经乙醛脱氢酶(ALDH)作用脱氢转化为乙酸,后者在外周组织中降解为水和CO_2。在乙醇脱氢转为乙醛、再进而脱氢转化为乙酸过程中,氧化型辅酶Ⅰ(NAD)转变为还原型辅酶Ⅰ(NADH)。

(二)发病机制

乙醇对肝损害的机制尚未完全阐明,可能涉及下列多种机制。

(1)乙醇的中间代谢物乙醛是高度反应活性分子,能与蛋白质结合形成乙醛-蛋白加合物,后者不但对肝细胞有直接损伤作用,而且可以作为新抗原诱导细胞及体液免疫反应,导致肝细胞受免疫反应的攻击。

(2)乙醇代谢的耗氧过程导致小叶中央区缺氧。

(3)乙醇在MEOS途径中产生活性氧对肝组织的损害。

(4)乙醇代谢过程消耗NAD而使NADH增加,导致依赖NAD的生化反应减弱而依赖NADH的生化反应增高,这一肝内代谢的紊乱可能是导致高脂血症和脂肪肝的原因之一。

(5)肝脏微循环障碍和低氧血症,长期大量饮酒患者血液中酒精浓度过高,肝内血管收缩、血流减少、血流动力学紊乱、氧供减少,以及酒精代谢氧耗增加,进一步加重低氧血症,导致肝功能恶化。

(三)影响酒精性肝病发生和进展的危险因素

影响酒精性肝病发生和进展的危险因素有以下几方面。

1.饮酒量与饮酒年限

酒精造成的肝损伤是有阈值效应的,即达到一定的饮酒阈值,就会大大增加肝损伤风险。一般而言,平均每天摄入乙醇80 g达10年以上会发展为酒精性肝硬化,短期反复大量饮酒可发生酒精性肝炎。

2.酒精饮料种类

饮用啤酒或白酒比葡萄酒更容易引起酒精性肝病,饮用高度烈性酒比其他酒引起肝损伤的风险更大。

3.饮酒方式

空腹饮酒较伴有进餐的饮酒方式造成的肝损伤更大。

4.性别

同样乙醇摄入量女性比男性易患酒精性肝病,与女性体内ADH含量较低有关。

5.种族与遗传易感因素

种族与遗传易感因素被认为与酒精性肝病的发生密切相关,但具体的遗传标记尚未确定。日本人和中国人ALDH的同工酶有异于白种人,其活性较低,饮酒后血中乙醛浓度很快升高而产生各种酒后反应,对继续饮酒起到自限作用。

6.营养状况

维生素缺少如维生素A的缺少或者维生素E水平的下降,可能潜在加重肝脏疾病。多不饱和脂肪酸的饮食可促使酒精性肝病的进展,而饱和脂肪酸对酒精性肝病起到保护作用。

7.肥胖

肥胖或体重超重可增加酒精性肝病进展的风险。

8.肝炎病毒感染

肝炎病毒与酒精对肝脏损害起协同作用,在肝炎病毒感染基础上饮酒,或在酒精性肝病基础上并发乙型肝炎病毒(HBV)或丙型肝炎病毒(HCV)感染,都可加速肝病的发生和发展。

三、病理学

酒精性肝病病理学改变主要为大泡性或大泡性为主、伴小泡性的混合性肝细胞脂肪变性。根据病变肝组织是否伴有炎症反应和纤维化,可分为单纯性脂肪肝、酒精性肝炎、肝纤维化和肝硬化。

(一)单纯性脂肪肝

依据肝细胞脂肪变性占据所获取肝组织标本量的范围,分为 4 度($F_0 \sim F_4$):$F_0 < 5\%$肝细胞脂肪变;F_1 5%~33%肝细胞脂肪变;F_2 33%~66%肝细胞脂肪变;F_3 66%~75%肝细胞脂肪变;F_4 75%以上肝细胞脂肪变。

(二)酒精性肝炎和肝纤维化

酒精性肝炎的脂肪肝程度与单纯性脂肪肝一致,分为 4 度($F_0 \sim F_4$),依据炎症程度分为 4 级($G_0 \sim G_4$):G_0无炎症;G_1腺泡 3 带呈现少数气球样肝细胞,腺泡内散在个别点灶状坏死和中央静脉周围炎;G_2腺泡 3 带明显气球样肝细胞,腺泡内点灶状坏死增多,出现 Mallory 小体,门管区轻至中度炎症;G_3腺泡 3 带广泛的气球样肝细胞,腺泡内点灶状坏死明显,出现 Mallory 小体和凋亡小体,门管区中度炎症伴和/或门管区周围炎症;G_4融合性坏死和/或桥接坏死。

依据纤维化的范围和形态,肝纤维化分为 4 期($S_0 \sim S_4$):S_0无纤维化;S_1腺泡 3 带局灶性或广泛的窦周/细胞周纤维化和中央静脉周围纤维化;S_2纤维化扩展到门管区,中央静脉周围硬化性玻璃样坏死,局灶性或广泛的门管区星芒状纤维化;S_3腺泡内广泛纤维化,局灶性或广泛的桥接纤维化;S_4肝硬化。

酒精性肝病的病理学报告需包括肝脂肪变程度($F_0 \sim F_4$)、炎症程度($G_0 \sim G_4$)、肝纤维化分级($S_0 \sim S_4$)。

(三)肝硬化

肝小叶结构完全毁损,代之以假小叶形成和广泛纤维化,大体为小结节性肝硬化。根据纤维间隔有否界面性肝炎,分为活动性和静止性。

四、临床表现

患者的临床表现因饮酒的方式、个体对乙醇的敏感性以及肝组织损伤的严重程度不同而有明显的差异。症状一般与饮酒的量和酗酒的时间长短有关,患者可在长时间内没有任何肝脏的症状和体征。

酒精性脂肪肝一般情况良好,常无症状或症状轻微,可有乏力、食欲缺乏、右上腹隐痛或不适。肝脏有不同程度的肿大。

酒精性肝炎临床表现差异较大,与组织学损害程度相关。常发生在近期(数周至数月)大量饮酒后,出现全身不适、食欲缺乏、恶心呕吐、乏力、肝区疼痛等症状。可有发热(一般为低热),常有黄疸,肝大并有触痛。严重者可并发急性肝功能衰竭。

酒精性肝硬化发生于长期大量饮酒者,其临床表现与其他原因引起的肝硬化相似,可以门静脉高压为主要表现。可伴有慢性酒精中毒的其他表现如精神神经症状、慢性胰腺炎等。

五、辅助检查

(一)实验室检查

酒精性脂肪肝可有 AST、ALT 轻度升高。酒精性肝炎具有特征性的酶学改变,即 AST 升高比 ALT 升高明显,AST/ALT>2 有助于酒精性肝病的诊断,但是 AST 水平>500 IU/L 或者 ALT>200 IU/L 通常不认为是酒精性肝炎,应考虑是否合并有其他原因引起的肝损害。γ-谷氨酰转肽酶(GGT)是在大规模流行病学调查中应用较广泛的一个肝酶指标,但缺少较好的特异性和敏感性,但若结合其他生物标志物,GGT 可以作为酒精性肝损伤一个较好的诊断指标,GGT 和平均红细胞容积(MCV)的结合可以改善诊断的敏感性。缺糖转铁蛋白(CDT)被认为是诊断酒精性肝病比较理想的指标,但敏感性和特异性有限,其测试也受其他因素影响(如年龄、性别、BMI 和别的慢性肝病)。

(二)影像学检查

B 超检查可见肝实质脂肪浸润的改变,多伴有肝脏体积增大。CT 检查可准确显示肝脏形态改变及分辨密度变化。重度脂肪肝密度明显降低,肝脏与脾脏的 CT 值之比<1,诊断准确率高。影像学检查有助于酒精性肝病的早期诊断。发展至酒精性肝硬化时各项检查发现与其他原因引起的肝硬化相似。

(三)病理学检查

肝活组织检查是肝脏疾病诊断的金标准,是确定酒精性肝病及分期分级的可靠方法,是判断其严重程度和预后的重要依据。基于患者的一些无创伤检查,如果对酒精性肝病患者治疗方案评估上不需要更进一步了解,通常没有必要作病理诊断;如果是一个研究性治疗或治疗相关的风险考虑,风险-利益上考量活组织检查可能可以提供一些依据。

六、诊断

(一)诊断需满足的条件

(1)有长期饮酒史,一般超过 5 年,折合乙醇量男性≥40 g/d,女性≥20 g/d,或 2 周内有大量饮酒史,折合乙醇量>80 g/d。但应注意性别,遗传易感性等因素的影响。乙醇量(g)换算公式=饮酒量(mL)×乙醇含量(%)×0.8。

(2)临床症状为非特异性,可无症状,或有右上腹胀痛、食欲缺乏、乏力、体重减轻、黄疸等;随着病情加重,可有神经精神症状和蜘蛛痣、肝掌等表现。

(3)AST、ALT、GGT、TBIL、凝血酶原时间(PT)、MCV 和 CDT 等指标升高,其中 AST/ALT>2、GGT 升高、MCV 升高为酒精性肝病的特点,而 CDT 测定虽然特异但临床未常规开展。禁酒后这些指标可明显下降,通常 4 周内基本恢复正常(但 GGT 恢复较慢),有助于诊断。

(4)肝脏 B 超或 CT 检查有典型表现。

(5)排除嗜肝病毒现症感染以及药物、中毒性肝损伤和自身免疫性肝病等。

符合第 1、2、3 项和第 5 项或第 1、2、4 项和第 5 项可诊断酒精性肝病;仅符合第 1、2 项和第 5 项可疑诊酒精性肝病。符合第 1 项,同时有病毒性肝炎现症感染证据者,可诊断为酒精性肝病伴病毒性肝炎。

(二)临床分型诊断

1.轻症酒精性肝病

肝脏生物化学指标、影像学和组织病理学检查基本正常或轻微异常。

2.酒精性脂肪肝

影像学诊断符合脂肪肝标准,血清 ALT、AST 或 GGT 可轻微异常。

3.酒精性肝炎

酒精性肝炎是短期内肝细胞大量坏死引起的一组临床病理综合征,可发生于有或无肝硬化的基础上,主要表现为血清 ALT、AST 升高和 TBIL 明显增高,可伴有发热、外周血中性粒细胞升高。重症酒精性肝炎是指酒精性肝炎患者出现肝功能衰竭的表现,如凝血机制障碍、黄疸、肝性脑病、急性肾衰竭、上消化道出血等,常伴有内毒素血症。

4.酒精性肝硬化

酒精性肝硬化有肝硬化的临床表现和血清生物化学指标的改变。

(三)酒精性肝病评估系统

治疗方案的制定取决于患者病情的正确评估。酒精性肝病严重程度及存活率主要有以下 3 种方法:Child-Pugh 积分系统、Maddery 判别函数(MDF)、MELD 分级。Maddery 判别函数 $[MDF=4.6×PT(s)差值+TBIL(mg/dL)]$ 被用于分析患者病情的严重程度。患者的得分大于或等于 32 时,死亡风险程度最高,一个月的病死率高达 $30\%\sim50\%$。MELD >11 也被用于预测患者预后差的指标。

七、治疗

酒精性肝病的治疗原则是:戒酒和营养支持,减轻酒精性肝病的严重程度;改善已存在的继发性营养不良和对症治疗酒精性肝硬化及其并发症。

(一)戒酒

戒酒是治疗酒精性肝病的最主要措施。戒酒过程中应注意防治戒断综合征。如仅为酒精性脂肪肝,戒酒 4~6 周后脂肪肝可停止进展,最终可恢复正常。彻底戒酒可使轻、中度的酒精性肝炎临床症状、血清转氨酶升高乃至病理学改变逐渐减轻,而且酒精性肝炎、纤维化及肝硬化患者的存活率明显提高。但对临床上出现肝功能衰竭表现(凝血酶原时间明显延长、腹水、肝性脑病等)或病理学有明显炎症浸润或纤维化者,戒酒未必可阻断病程发展。

(二)营养支持

长期嗜酒者,酒精取代了食物所提供的热量,故蛋白质和维生素摄入不足引起营养不良。所以酒精性肝病患者需要良好的营养支持,在戒酒的基础上应给予高热量、高蛋白、低脂饮食,并补充多种维生素(如 B 族维生素、维生素 C、K 及叶酸)。

(三)药物治疗

糖皮质激素治疗酒精性肝病的作用机理是抑制细胞因子,阻断炎症发生的途径。不良反应主要有中、高剂量的激素造成伤口难以愈合,并增加对感染的易感性。这些不良反应及治疗效果的不确定性,导致许多临床医师不愿意使用激素。MDF≥32,且没有消化道出血和感染症状,可考虑应用糖皮质激素,出现肝性脑病者更支持使用激素。

美他多辛可加速酒精从血清中清除,有助于改善酒精中毒症状和行为异常。美他多辛对氧自由基导致的损伤具有保护作用,能增加还原型谷胱甘肽的水平,减少脂质过氧化导致的肝脏损伤,对维持肝脏及全身的氧化还原反应的动态平衡具有重要作用。

S-腺苷蛋氨酸治疗可改善酒精性肝病患者的临床症状和生物化学指标。多烯磷脂酰胆碱对酒精性肝病患者有防止组织学恶化的趋势。甘草酸制剂、水飞蓟宾类和多烯磷脂酰胆碱和还原型谷胱甘肽等药物有不同程度的抗氧化、抗感染、保护肝细胞膜及细胞器等作用,临床应用可改善肝脏生化学指标。双环醇治疗也可改善酒精性肝损伤。但不宜同时应用多种抗炎保肝药物,以免加重肝脏负担及因药物间相互作用而引起不良反应。

(四)抗肝纤维化

酒精性肝病患者肝脏常伴有肝纤维化的病理改变,故应重视抗肝纤维化治疗。目前有多种抗肝纤维化中成药或方剂,目前尚缺乏高质量的临床证据。今后应根据循证医学原理,按照新药临床研究规范进行大样本、随机、双盲临床试验,并重视肝组织学检查结果,以客观评估其疗效和安全性。

(五)并发症处理

积极处理酒精性肝硬化的并发症,如门静脉高压、食管胃底静脉曲张、自发性细菌性腹膜炎、肝性脑病和肝细胞肝癌等。

(六)肝移植

严重酒精性肝硬化患者可考虑肝移植,但要求患者肝移植前戒酒 3～6 个月,并且无严重的其他脏器的酒精性损害。

八、预后

酒精性脂肪肝一般预后良好,戒酒后可完全恢复。酒精性肝炎如能及时戒酒和治疗,大多可恢复,主要死亡原因为肝功能衰竭。若不戒酒,酒精性脂肪肝可直接或经酒精性肝炎阶段发展为酒精性肝硬化。

(董倩倩)

第八节　药物性肝病

药物性肝病是指某些药物所导致的肝脏损害。药物性肝病是一个十分复杂的疾病,药物本身或其代谢产物,或用药后发生变态反应都可以导致药物性肝病。药物性肝病肝脏损害的临床和病理类型很多,所致的肝脏损害的严重程度有很大差异,可以具有所有肝脏疾病的表现。临床上药物性肝病既可以是急性过程,也可以是慢性过程。轻者仅表现为血清酶学检查异常,重者可诱发急性暴发性肝衰竭或慢性进行性肝病。

一、流行病学

据文献报道,因黄疸而住院的患者中,大约 5％ 可能由药物所致,大约 10％ 的肝病与药物有关,急性重型肝炎中 20％～50％ 与药物有关。统计数据表明,在所有药物不良反应中,药物性肝病占 5％～10％。

二、病因

目前已知有 800 多种不同的药物可以导致药物性肝病,随着新药的不断问世,药物性肝病发病率也会不断增加。在我国,抗结核药导致的药物性肝损害占首位,其他较常见的药物有抗生素、非甾体抗炎药、抗肿瘤药等,值得注意的是近年中草药所致肝损害的比例上升,占药物性肝病的 20%～25%。表 7-1 列出了可导致药物性肝病的一些常见药物。

表 7-1 肝损害常见药物举例

抗生素类药物	四环素、红霉素、磺胺、氯霉素、青霉素等
抗结核药物	异烟肼、利福平、吡嗪酰胺、乙胺丁醇等
抗真菌药物	两性霉素 B、灰黄霉素、酮康唑等
肿瘤化疗药物	环磷酰胺、白消安、洛莫司汀、阿柔比星等
口服避孕药	甾体类避孕药
非甾体抗炎药	对乙酰氨基酚、阿司匹林、吲哚美辛等
免疫抑制剂	硫唑嘌呤、甲氨蝶呤、环孢素等
神经精神类药物	氯丙嗪、卡马西平、苯妥英钠等
麻醉药	氟烷、安氟烷、异氟烷等
循环系统药物	甲基多巴、奎尼丁、硝苯地平、胺碘酮等
降脂药	烟酸、他汀类及贝特类
口服降糖药	甲苯磺丁脲、氯磺丙脲等
中草药	苍耳子、雷公藤、千里光、火把花根、土三七、雄黄等

三、发病机制

各种药物导致药物性肝病的发病机制不尽相同,但本质都是药物的毒性和人体功能状况、个体易感性等因素相互作用的结果。

药物在肝脏内的代谢过程一般可分为两个阶段:药物在氧化还原酶(或水解酶)作用下生成中间代谢产物,称为第一相反应;上述中间代谢产物在转移酶作用下产生水溶性高的结合产物,称为第二相反应。第一相反应可产生更具化学活性的代谢产物,大多含极性基团,如羟基、羧基、氨基或巯基等,可对肝细胞产生损害。第二相反应可使第一相反应的代谢产物与葡萄糖醛酸酯、硫酸酯、谷胱甘肽及甲基、乙基等基团结合,使这些第一相反应的代谢产物灭活,增加其水溶性而排泄。位于光面内质网的细胞色素 P450 酶系是肝脏药物代谢第一相反应中最重要的酶系,细胞色素 P450 基因产物的个体变异、细胞色素 P450 酶的活力的个体差异直接影响药物对肝脏的损害。

(一)毒性代谢产物的直接作用

某些药物在肝脏内经过细胞色素 P450 酶的作用,代谢转化为有毒代谢产物,产生有活性的自由基、亲电子基和氧自由基,它们均可与细胞的大分子物质,如蛋白质、核酸、脂质共价结合或导致脂质过氧化,引起肝细胞损害或坏死。其损害程度与药物剂量相关。

自由基引起细胞膜和细胞器膜的不饱和脂肪酸过氧化,改变了膜的流动性和通透性,导致钙离子内流入细胞质,细胞内钙离子浓度升高,破坏了细胞的结构,并使氨基酸功能基团受损,造成肝细胞坏死。亲电子基可与肝细胞蛋白质的巯基结合,导致细胞膜的钙离子转运障碍。细胞核内的 DNA 也是亲电子基的靶分子,如与其共价连接,可引起 DNA 突变,可诱发肝癌。亲电子基与大分子物质共价连接所形成的分子复合物,形成新抗原,可诱发自身免疫性肝损害。氧自由基可造成细胞膜脂质过氧化,造成肝细胞的损害。

肝细胞具有防御药物导致肝细胞损伤的功能。其中最重要的是谷胱甘肽,谷胱甘肽可提供活性巯基,与亲电子基共价结合,从而达到内源性解毒作用;谷胱甘肽通过维持细胞内蛋白质巯基的还原状态,起到抗氧化功能;谷胱甘肽还可以清除细胞内的自由基。

(二)干扰肝细胞正常代谢

某些药物或其代谢产物可以干扰肝细胞正常的代谢过程,继而导致肝细胞的损伤。如乙硫氨酸可以与甲硫氨酸竞争 ATP,影响了甲硫氨酸的利用。有些药物可以干扰毛细胆管膜上转运器的功能,影响胆汁内胆盐、胆红素、磺溴酞钠的排泄。雌二醇可影响肝窦细胞膜 Na^+/K^+-ATP 酶的活性,使胆汁排泄减少,雌激素的这一作用可以被 S-腺苷蛋氨酸逆转。

(三)变态反应

药物可以半抗原形式与体内某些蛋白质、多肽及多糖等发生不可逆性结合,形成共价结合的全抗原,经巨噬细胞加工后,被致敏的 T 淋巴细胞识别,产生 T 杀伤细胞和抗体依赖性细胞介导的细胞毒作用。也可以是带亲电子基或自由基的药物代谢产物与肝细胞的蛋白质结合,形成抗原,诱发免疫反应。造成免疫性肝损害的药物包括苯妥英钠、磺胺类药物、氟烷等,常伴有关节炎、皮疹、肾炎等变态反应所导致的病变。某些药物所导致的慢性药物性肝病患者外周血内可检测到多种自身抗体。

四、影响药物肝毒性的因素

许多因素可以影响药物在肝细胞内的代谢过程,从而影响药物对肝细胞的毒性,现在发现这些因素主要为营养状况、年龄、性别、遗传、内分泌功能以及某些原有疾病等。

(一)营养状况和饮食习惯

营养缺乏可导致细胞色素 P450 酶的活力和量降低,同样也可以导致肝细胞内具有保护作用的物质缺乏,如谷胱甘肽、维生素 C、维生素 B_2。肥胖者对氟烷、对乙酰氨基酚、甲氨蝶呤的易感性增加。

长期饮酒可使体内谷胱甘肽消耗过多、合成不足,还可引起肝细胞内细胞色素 P450 酶的功能降低,不能有效地清除体内的反应性代谢产物,因而对药物肝毒性的易感性增加。酒精还能增加甲氨蝶呤、异烟肼、对乙酰氨基酚等药物的肝毒性。

(二)年龄

婴儿出生时第二相反应几乎缺失,故对药物毒性更敏感;老年人肝细胞内微粒体酶活性降低,肝肾功能减退,对某些药物的代谢能力下降,也容易发生药物性肝病。

(三)性别

男性的细胞色素 P450 酶的量较女性多,临床上某些药物所致的药物性肝病女性较男性多见。妊娠可加重肝脏的负担,在妊娠期使用某些药物可诱发肝脏脂肪变性。另外,特异性变态反应所导致的药物性肝损害也多见于女性。

(四)原有疾病

多种疾病可以影响药物在体内的代谢。胆道梗阻可抑制细胞色素 P450 酶系统;肝脏疾病使肝脏对药物的代谢能力降低,药物蓄积于肝脏造成肝细胞损害。肾功能损害能增加对四环素、别嘌呤醇的易感性,风湿热及类风湿关节炎增加对阿司匹林的易感性,甲状腺功能亢进增加对四氯化碳的易感性。

(五)遗传因素

遗传性特异体质或遗传因子的变异均可使某些人对一些药物的敏感性增加,例如某些药物在肝细胞内代谢的第一相反应和第二相反应在不同的种族之间有明显的差异。

(六)药物的剂量、疗程、用药方式和联合用药

一般来说,药物剂量越大,疗程越长,肝损伤越严重。如常规剂量的对乙酰氨基酚较少引起肝损害,如超剂量使用,肝损害的发生率明显增加;异烟肼多在用药 3 个月以后出现肝脏损害。

某些药物在联合应用时,其肝毒性增大,例如抗结核药利福平、异烟肼联合用药较单一用药的肝毒性更大。用药方式也对药物性肝损害有影响,一般每天小剂量给药的危险性大于每周 1 次大剂量给药;四环素静脉途径给药易出现肝毒性,而口服很少出现。

五、临床及病理表现

药物性肝病的临床及组织学表现差异很大,最常见的两种损害类型是肝细胞性损害和胆汁淤积性损害,有些药物可以产生多种类型的损害。有些病例没有症状,但有 ALT、AST 升高。药物性肝损害多有潜伏期,用药后 2 周内发病者占 50%～70%,8 周内发病者达 80%～90%。

(一)急性肝细胞损伤

急性肝细胞损伤的典型损害是肝细胞变性、坏死。坏死的严重程度不一,可以是点状坏死、灶性坏死、桥状坏死、大片状坏死或弥漫性坏死。可见嗜酸性小体,汇管区和肝小叶内有多种炎症细胞浸润,Kupffer 细胞增多,有时可见纤维化,大片状坏死可伴有肝脏网状结构的塌陷。病变主要发生于肝小叶第 3 区,少数可见于第 1 区和第 2 区,因为第 3 区药物代谢酶的浓度最高,且窦状隙内氧浓度最低。

临床表现主要有乏力、食欲缺乏、恶心、呕吐、皮肤巩膜黄染等急性肝炎样症状,重者可发生急性暴发性肝衰竭。肝脏可肿大。肝功能检查主要是 ALT、AST 明显升高,碱性磷酸酶可正常或轻度升高,胆红素也有不同程度升高,若伴有胆红素明显升高,表示病情较严重。

造成急性肝细胞损伤的药物主要有麻醉药(氟烷、恩氟烷等)、非甾体抗炎药(对乙酰氨基酚、双氯芬酸、舒林酸等)、抗惊厥药(苯妥英钠、卡马西平、丙戊酸等)、抗微生物药(异烟肼、利福平、酮康唑、磺胺嘧啶、吡嗪酰胺等)。

(二)胆汁淤积

药物所致的胆汁淤积性肝损伤的临床表现与实验室检查和肝内胆汁淤积相似。皮肤瘙痒、小便黄、皮肤巩膜黄染、食欲缺乏等症状比较明显,血清碱性磷酸酶、γ-谷氨酰转肽酶升高是突出的生化改变,ALT、AST 可轻度升高。药物所致的胆汁淤积性肝损伤可以分为以下 3 种类型。

1.非炎症性胆汁淤积

非炎症性胆汁淤积又称单纯淤胆型,表现为肝细胞分泌胆汁异常。病理变化主要是肝小叶中心区淤胆,没有或很少有肝细胞变性、坏死,毛细胆管内有胆栓,肝细胞和 Kupffer 细胞内有胆色素沉着,电镜下可见毛细胆管扩张,微绒毛缩短或消失,毛细胆管周围溶酶体增多。此型多由雌激素、雄激素、合成类固醇类药物所致,其中甲睾酮最为常见,常在服药数月后出现黄疸。

2.炎症性胆汁淤积

其特征以胆汁淤积为主,伴明显的肝细胞变性、坏死,汇管区有多种炎症细胞浸润,肝细胞可见气球样变性、轻度脂肪变性、灶性坏死。此型损害除药物的毒性作用外,常有变态反应、免疫性肝损害参与。多由氯丙嗪、依托红霉素、阿莫西林-克拉维酸、丙硫氧嘧啶、吡罗昔康、磺脲类、吩噻嗪类、三环类抗抑郁药等药物所致,预后一般较好。

3.胆管性胆汁淤积

此型较少见,临床表现与原发性胆汁性肝硬化相似。损伤的特征是小叶间淤胆,并有进行性小胆管破坏、消失。常由氟氯西林、噻苯达唑等药物所致。

另外,氟尿苷经肝动脉灌注化疗后可出现一种特殊类型的药物性肝损害,氟尿苷可诱发血管炎,导致胆管缺血性损伤,造成弥漫性胆管狭窄,表现类似于原发性硬化性胆管炎。

(三)脂肪变性(脂肪肝)

药物的肝细胞毒性可导致肝内蛋白质合成受到抑制,极低密度脂蛋白减少,三酰甘油在肝细胞内堆积,形成脂肪肝。临床上患者常有乏力、右上腹隐痛等症状,可有肝大,血清 ALT 可升高。其病理变化主要有大泡型和小泡型两种类型。

1.大泡型脂肪变性

大泡型脂肪变性多为慢性,病理改变主要是肝细胞内脂肪滴融合成大泡,占据肝细胞体积的大部分。还可见到肝细胞 Mallory 小体形成、气球样变、小叶炎症、窦周炎症和窦周纤维化等改变。此型损害典型的是由皮质类固醇、酒精、甲氨蝶呤、硫唑嘌呤、丝裂霉素等药物引起。

2.小泡型脂肪变性

此型比较少见,多为急性,与妊娠期急性脂肪肝和 Reye 综合征相似。通常伴有明显的肝细胞功能异常,并可导致暴发性肝衰竭。病理改变主要是脂肪小滴在整个肝细胞内沉积,镜下肝细胞呈泡沫样改变。大剂量静脉滴注四环素,口服丙戊酸、布洛芬、吡罗昔康等药物可导致此型肝细胞损伤。

(四)慢性肝细胞损害

一些药物导致的药物性肝损害临床过程呈慢性发展,其临床表现、血清学改变和组织学变化类似于慢性肝炎,甚至可引起肝纤维化和肝硬化。

1.慢性肝炎

药物引起的慢性肝损害通常发病缓慢,可无明显症状或症状轻微。患者常有乏力、食欲缺乏、厌食、上腹不适等症状,部分患者有肝外表现,如关节痛、多毛、闭经、皮肤黏膜病变、痤疮等。血清 ALT、胆红素、γ-球蛋白升高,凝血酶原时间延长,还可出现抗核抗体、抗平滑肌抗体阳性。如并发亚急性重型肝炎,出现腹水、门静脉高压、肝性脑病和肝肾综合征。肝活检肝细胞局灶性变性、坏死,伴有汇管区和小叶内炎症细胞浸润。

2.肝硬化

药物可以引起结节性肝硬化、胆汁性肝硬化和淤血性肝硬化。

(五)变态反应

药物诱发免疫反应导致的肝损害病理改变主要是肝细胞灶性坏死、区带性坏死,临床表现除肝功能损害的症状外,可有发热、皮疹、嗜酸性细胞增多、关节炎、肾炎等。

(六)特殊类型的药物性肝损害

1.肝肉芽肿

据统计,大约 1/3 肉芽肿性肝炎是由药物导致的,常见的诱发药物包括奎尼丁、别嘌呤醇、苯妥英钠、卡马西平、磺胺类等。患者有发热、厌食、食欲缺乏、皮肤巩膜黄染、右上腹痛等症状,常伴有全身过敏和血管炎症状。肝活检可见炎症细胞浸润和肉芽肿形成,肉芽肿多为局灶性,全身其他组织也可有肉芽肿形成。

2.肝磷脂病

服用胺碘酮、马来酸哌克昔林等药物可引起肝磷脂病,是由于药物导致溶酶体磷脂失活,磷脂分解受抑制,从而引起肝细胞内磷脂沉积。磷脂亦可在其他组织沉积。组织学特点与酒精性肝病相似,可见 Mallory 小体、小胆管增生、肝细胞脂肪变性、炎症细胞浸润。患者有 ALT 升高、肝大、皮肤病变、神经病变等表现。

3.肝脏紫斑病

长期口服雌激素、雄激素、6-巯基嘌呤、避孕药等药物可导致该病。发病机制不清,可能是药物损伤肝窦内皮细胞,网状支架塌陷,阻塞了肝血窦血流,导致肝窦扩张。病理学上,在肝脏表面及切面上可见大小不等的、充满血液的囊性空腔,显微镜下可见肝窦囊样扩张,Disse 间隙扩张,腔内充满红细胞和胶原纤维。还可见肝细胞灶性坏死、胆汁淤积、小胆管增生。该病的发生可无临床症状,或仅有肝脏增大,但病情严重者可发生腹腔出血、肝肾衰竭,病死率较高。本病禁做肝穿刺活检,超声、CT 检查有助于诊断。

4.肝静脉血栓形成

长期口服避孕药可影响凝血机制,引起肝静脉血栓形成和栓塞、肝静脉狭窄、肝脏淤血,临床上表现为 Budd-Chiari 综合征,出现腹胀、顽固性腹水、肝脏增大。病理学上可见肝小叶中央静脉扩张、肝窦充血、肝小叶中央区坏死,以后肝纤维化、肝硬化。

5.肝小静脉闭塞症

乌拉坦、硫唑嘌呤、千里光生物碱等药物可导致本病。病变主要累及中央静脉,肝小叶中央区肝窦充血,肝细胞坏死,之后肝纤维化、肝硬化。

6.肝脏肿瘤

长期口服避孕药、雄激素可引起肝脏良性腺瘤,其发生和服药时间及剂量有关。腺瘤恶变,可发生肝细胞癌或胆管细胞癌,但血清甲胎蛋白测定(AFP)水平通常不高。

7.特发性门静脉高压症

长期接触石灰、硫酸铜杀虫剂均可引起本病。病理特点是肝内门静脉末梢闭塞,门静脉血栓形成,汇管区纤维化。临床表现为门静脉高压症。

六、诊断

提高对本病的警惕性,本病的诊断并不困难。但因为药物性肝病的临床表现和实验室检查没有特异性,并且有时被患者原有疾病所掩盖,所以易被误诊。

急性药物性肝病常常有明确的服药史、较典型的临床症状和血清学改变,结合停用可疑药物后的效应,往往可以作出诊断。在诊断时应该注意用药剂量、用药途径、用药时间、合并用药、用药和肝脏损害的时间关系等因素。

慢性药物性肝病症状隐匿,由于患者常常患有其他疾病,并且大多接受多种药物治疗,要确定用药和肝脏损害之间的关系很困难。需要详细了解患者的全部用药史(包括发病前3个月内使用过的药物)、饮酒史、有无肝病、有无药物过敏史、有无过敏性疾病、原患疾病是否可累及肝脏等情况,根据药物接触史、临床表现、实验室检查作出诊断。

诊断药物性肝病可参考以下条件。

(1)肝脏损害出现在用药后1～4周,也可于用药后数月才出现。

(2)有发热、皮疹、瘙痒、关节痛、淋巴结肿大等肝外症状,如有系统性脉管炎,更有助于诊断。

(3)停药后血清ALT在1周后开始逐步下降,其他肝功能指标也有好转。

(4)可排除酒精、病毒性肝炎或其他疾病所致肝脏损害。

(5)血常规检查嗜酸性细胞>6%,单核细胞增多。

(6)淋巴细胞转化试验和/或巨噬细胞(或白细胞)移动抑制试验阳性。

(7)提示药物性肝病的组织学改变。

(8)偶尔再次用药可再次发生肝损害。

凡符合上述第1条,加(2)～(8)条中任意两条,可考虑诊断药物性肝病。

七、治疗

(一)停用相关药物

立即停用与肝损害相关的药物是治疗的关键。很多患者在停用相关药物后,肝功能可恢复正常,对与可疑药物相似的药物亦属禁忌。如患者的药物不能停用,则应全面权衡相关的利弊,改变用药剂量、用药方法,并定期检测肝功能。

(二)支持治疗

患者应卧床休息,有利于减轻肝脏负担,有助于肝细胞修复和再生。应补充足够的蛋白质、热量、B族维生素、维生素C和维生素E,以利于肝细胞修复和再生。但摄入的热量不宜过多,以免形成脂肪肝。同时要注意维持水、电解质和酸碱平衡。

(三)清除体内药物

胃肠道内残留的药物可以通过洗胃、导泻等方法清除。对于血液内的残留药物,可根据药物在体内分布的情况,可采用血液透析、利尿等方法清除。

(四)药物治疗

补充谷胱甘肽可以保护肝细胞膜,并与药物代谢产物结合,消除脂质过氧化,减轻药物的肝毒性。可每天1.2g静脉滴注。多烯磷脂酰胆碱是体内不能合成的必需磷脂,可以结合到肝细胞膜的结构中,有益于肝细胞的再生,改善肝脏损害的组织学变化,并改善肝功能。常用剂量为每天0.5～1.0g静脉滴注,病情较轻者可以减量或口服。也可选用水飞蓟宾、腺苷蛋氨酸等,有出血倾向者可用维生素K_1。

有明显胆汁淤积者,可用熊去氧胆酸。有报道患者使用熊去氧胆酸治疗后,血清ALT、胆红素、碱性磷酸酶等指标下降,肝脏组织学改变有所改善。其机制可能与改善肝细胞功能、扩张毛细胆管、增加胆汁酸排泄有关。常用剂量为100～200mg,每天3次。苯巴比妥可促进胆红素与葡萄糖酸、γ-球蛋白的结合,增加其转运,降低血浆胆红素浓度;还可增加细胞膜Na^+/K^+-ATP酶的活性。常用剂量为40～60mg,每天3次。

糖皮质激素用于药物性肝炎胆汁淤积目前尚有争议。一般认为,糖皮质激素具有非特异性抗炎、促某些酶的合成、促进胆汁分泌、抑制过敏和免疫反应等作用,但临床应用疗效不甚满意,且有较多不良反应,应慎重使用。可用泼尼松 30 mg/d,用药 5 天如胆红素下降 40%～50%,则减量继续使用,总疗程 2 周;如用药 7 天无效,应停药。

对乙酰氨基酚引起的药物性肝病可用 N-乙酰半胱氨酸解毒。

病情严重的药物性肝病可发生肝性脑病、肝衰竭,应按肝性脑病、肝衰竭给予相应处理,必要时可考虑肝移植。

八、预防

药物性肝病是一种医源性疾病,应提高警惕,预防其发生,尽量把药物性肝病的发生率降到最低。一般应注意以下几点。

(1)注意用药安全,尽量选用肝毒性较小的药物;严格遵守药典规定的剂量、疗程,尽量避免大剂量、长疗程使用同一种药物。

(2)了解有无药物性肝病的易患因素,如患者的年龄、性别、营养状况、有无药物过敏史及过敏性疾病,有无饮酒史、肝肾功能情况等。

(3)尽量避免同类药物的重复使用。

(4)用药期间血清转氨酶、胆红素、碱性磷酸酶等指标和肝脏影像学检查应该作为常规检查项目定期复查,以便及时发现药物性肝损害。

(5)一旦出现肝功能异常,应立即停药,并避免再次使用相同或化学结构相似的药物。

九、预后

急性药物性肝损害如能及时诊断、立即停药,经适当处理后大多数患者预后良好,一般 1～3 个月内肝功能逐步恢复。如有大片状或弥漫性肝细胞坏死,则预后较差,可发生肝衰竭或合并肾功能损害,病死率较高。慢性药物性肝病由于临床表现隐匿,大多无法及时诊断,常进展为肝硬化,预后大多较差。

(董倩倩)

第九节　门静脉高压症

一、概述

门静脉系统血流受阻和/或血流量增加,导致门静脉及其属支内静水压升高,称为门静脉高压症(portal hypertension,PHT)。本综合征在慢性肝病中较为常见。

二、病因

(一)肝外门静脉高压症

(1)门静脉血流受阻或血流增加:属肝前性门静脉高压。

(2)肝静脉和/或下腔静脉血流受阻:属肝后性门静脉高压,如 Budd-Chiari 综合征、心脏病(心肌病、缩窄性心包炎等)。

(二)肝内门静脉高压症

(1)非硬化性肝内门静脉高压症:如血吸虫性肝纤维化,酒精性肝纤维化,原发性或继发性胆汁性肝硬化等。

(2)硬化性肝内门静脉高压症:如慢性活动性肝炎,肝炎肝硬化,坏死后肝硬化,酒精性肝硬化和其他原因所致肝硬化。

三、发病机制

门静脉高压症发病机理的研究是一个逐步深入的过程。最初认为 PHT 完全是由于肝前、肝内及肝后门静脉流出道受阻所致,导致门静脉阻力增加,门静脉流入量减少,即所谓"后向性血流学说",后经对 PHT 患者及动物模型内脏血流动力学研究表明门静脉流入总量并不减少,而是增多,即所谓"前向性血流学说"。过去 10 年中已对产生门静脉高压和维持门静脉高压的病理生理作阶段性划分,门静脉高压的血流动力学改变包括:①门静脉流出道血管阻力增加;②门静脉侧支循环形成;③内脏血管扩张及内脏血流量增加;④血容量增加、周围血管扩张等。认为门静脉流出道血管阻力增加为门静脉高压症的首发因素,而维持和加剧门静脉高压症的则是全身血管扩张,血管阻力降低,血容量增加,局部血流量增加,整个血流动力学改变统称为高动力循环综合征。

四、临床表现

主要临床表现为食管胃底静脉曲张、脾大、腹水等,易于发生上消化道出血、肝性脑病及自发性细菌性腹膜炎等并发症。

五、诊断

(一)门体侧支循环的证据

门静脉高压症临床表现中惟有自发性门体分流是其特征改变,通过内镜检查、超声检查、X 线检查、核素扫描、CT 及 MRI 等手段对发现门体侧支循环的证据,诊断门静脉高压症均有重要意义。其中胃镜检查诊断门静脉高压既准确可靠,又十分安全,应为首选。

(二)门静脉血流动力学测定

胃镜等上述检查方法是门静脉血流动力学变化的间接反应,在多数情况下作为定性诊断。门静脉血流动力学测定更加准确直接,但缺点为多数是有创检查。临床较常用的是肝静脉嵌塞压测定和奇静脉血流量测定。

六、治疗

门静脉高压症的病因治疗大多相当困难,降低门静脉压预防出血或出血时的止血治疗是门静脉高压症治疗的主要内容。

(一)急性出血期的治疗

遇到上消化道大出血的患者,要特别注意误吸窒息,根据血压和脉搏情况立即给予静脉输注全血、新鲜血浆或代血浆,保证心、脑、肝、肾的有效血液供应。但切忌输血和输液量过多或速度过快,以免因医源因素引起复发出血。尽早进行急诊胃镜检查,明确出血原因和部位。门静脉高压症患者急性上消化道出血的主要原因是曲张静脉破裂,但亦可来自消化性溃疡、急性胃黏膜病变、胃癌等，或多病灶出血。门静脉高压患者急性上消化道出血，无论出血来源如何，均应行门静脉降压治疗。此外，静脉应用抑制胃酸分泌的药物，如 H_2 受体阻滞剂、质子泵抑制剂洛赛克等，以减轻胃黏膜糜烂和出血。

1.药物治疗

常用的降低门静脉压力的药物有生长抑素、垂体后叶素，三甘氨酰赖氨酸加压素等，其中以生长抑素效果最好，现已广泛使用。

(1)生长抑素：是一种胃肠激素，能抑制生长激素、甲状腺刺激激素、胰岛素、胰高血糖素的分泌，并可抑制其他胃肠激素及胃酸的分泌，减少内脏血流量，其最大优点是对内脏循环血流动力学有明显选择性，只引起内脏循环血流量减少和门静脉压下降，不伴有其他改变，且不良反应少。目前作为药品用于临床使用的生长抑素（思他宁）是人工合成的环状十四氨基酸肽，其与天然的生长抑素在化学结构和作用方面完全相同。其不足之处是可引起胰岛素水平显著下降，血浆半衰期短，能抑制血小板聚集而易致出血，此外价格昂贵。治疗急性上消化道出血的使用方法是，首先缓慢（3～5 分钟）静脉注射 $250 \mu m$ 思他宁（用前生理盐水溶解）作为负荷剂量，而后立即进行每小时 $250 \mu m$（约相当于每公斤体重、每小时 $3.5 \mu m$）的连续静脉滴注给药。当两次输液给药间隔大于 3～5 分钟时，应重新静脉注射 $250 \mu m$ 的思他宁，以确保给药的连续性。当大出血停止后（一般在 12 至 24 小时内），治疗应继续 48～72 小时，以防止再次出血。通常的治疗时间是 120 小时。对于连续滴注给药，须用 1 支 3 毫克的思他宁配制足够使用 12 小时的药液，溶剂既可是生理盐水，也可是 5% 的葡萄糖液。输液速度宜用输液泵精确匀速控制。本药的应用已使得其他内科药物治疗措施的使用与临床价值大为降低。

(2)垂体后叶素：此药的作用如下。①直接收缩内脏血管床的小动脉和毛细血管前括约肌，使内脏循环血流量减少，减少门静脉血流量。②收缩肝动脉，肝窦内压下降引起门静脉压降低。③明显减少胃左静脉和奇静脉血流量。因此静脉曲张本身的血流量也可能降低。

垂体后叶素的止血效果各家报道不一，以下几点有助于解释其效果不佳：①目前尚不知门静脉压必须降至多少才能达到有效的止血。垂体后叶素对出血后门静脉压和内脏血流的作用可能低于未出血者。②垂体后叶素的不良反应不允许给予较大剂量以获得满意效果。③垂体后叶素使血浆纤维蛋白溶酶原激活物水平升高，不利于止血。垂体后叶素的不良反应主要由小动脉平滑肌收缩引起，从而限制了垂体后叶素的作用。

下列方法有助于克服其不良反应：①小剂量（每分钟 0.2～0.4 U）持续静脉滴注。②与硝酸甘油、异山梨酯、硝普钠或酚妥拉明联合用药，可有效地克服相互的不良反应，加强降低门静脉压的作用。③寻求不良反应小的同功异构体，三甘氨酰赖氨酸加压素（TLP）是一种长效的血管升压素类似物，作用时间可达 10 小时，一般认为其止血效果优于血管升压素。

(3)局部喷洒去甲肾上腺素溶液（80 mg/L）、孟氏液及 H_2 受体阻滞剂，对出血量不大的患者既有助于止血，又可加速黏膜尤其是糜烂病灶的修复。在行急诊胃镜检查或内镜下硬化治疗前不宜服用孟氏液，因可使操作视野不清，影响上述诊疗。

2.三腔二囊管

这是处理急性静脉曲张破裂出血的重要方法，但一般不作为首选措施，往往是在更确实的止血治疗（如硬化剂治疗和手术治疗）前的一种迅速止血的临时措施。一般认为其止血效果与血管升压素或 TLP 与硝酸甘油联合应用差异不大，不如急诊硬化剂治疗效果好。

3.内镜下硬化剂注射或套扎治疗

此方法的优点是相对简单、快速、同时具有诊断和治疗作用,患者所受的损伤小。肝功能不良的患者也能用此法治疗,且价格便宜。外科手术治疗会给发展至此期的患者造成很大的侵袭和痛苦,具有一定的并发症,目前已部分地被硬化治疗所取代。本法应作为食管静脉曲张出血治疗的首选方法。

本疗法可分为普通法、气囊压迫法和开窗导管法。后两种方法有助于防止并发症,增加了操作的安全性和准确性,缺点是不同程度地增加了患者的痛苦。注射方法有静脉旁(黏膜内或黏膜下)注射法、静脉内注射法以及上述两者混合法。一般急诊止血多用静脉内注射,择期预防性治疗常用静脉旁注射法。常用硬化剂有:①2.5%~5%鱼肝油酸钠,或加30%葡萄糖增加其压迫作用;②5%乙醇胺油酸盐或合用凝血酶、头孢噻吩;③3%或0.5%~1.5%十四烃基硫酸钠加25%或30%葡萄糖液,或加33%乙醇;④乙氧硬化醇。以上各种硬化剂效果不一,其中以②、③最为安全有效,①不理想。

急诊硬化治疗的主要问题是出血时注射困难,特别是在食管左侧壁静脉曲张破裂出血的患者,对于这些患者,可先用生长抑素或垂体后叶素和短期三腔二囊管控制出血,或使患者右侧卧位进行操作,以便曲张的静脉暴露清楚,便于注射。注射后第一个星期或第一个月的再出血是硬化治疗的一个重要问题,在这段时间内要每周进行胃镜随访,近来有人主张在第一次注射后3天即行胃镜复查。

硬化治疗的主要并发症有食管狭窄、溃疡形成及食管穿孔、纵隔脓肿和胸腔积液,有时尚可发生异位栓塞,如肾栓塞引起血红蛋白尿等,一般都不严重。

除注射硬化剂治疗外,纤维胃镜下行曲张静脉团块的套扎术也已广泛应用。

4.经皮经肝门静脉穿刺的食管曲张静脉栓塞治疗(PTO)

本方法一度广泛应用于食管静脉曲张破裂出血的急诊止血和择期治疗,但不如内镜下硬化治疗发展快,国内未普遍开展。急诊近期止血率为71%~94%,远期再出血率较急诊手术为高,且可引起急性重症并发症,如门静脉栓塞、刺入胆囊、腹腔内出血及肺栓塞等,故不作为主要的首选方法。

5.经皮经股动脉逆行插管行脾动脉栓塞疗法

本疗法对门静脉压的作用尚有待于进一步研究。目前仅用于脾功能亢进或与内镜下硬化治疗合并应用。对提高周围血血小板和白细胞数量有效。与单纯脾切除相比较,对机体侵袭小,术后不引起显著粘连,脾静脉不会形成血栓,可保留脾脏的免疫功能。常见并发症有发热、脾区疼痛、胸腔积液、血性腹水、脾脓肿、脾外栓塞等。

(二)非出血期的治疗

1.药物降低门静脉压

应用药物改善肝脏微循环,部分患者脾可以缩小,静脉曲张可以消退,即使那些接受外科手术或栓塞疗法的静脉曲张较显著的患者,应用药物亦可将门静脉压维持在一个相对低而又稳定的水平,以达到预防出血的目的。目前用于降低门静脉压的药物主要有两类,一类是缩血管药物以减少门静脉灌流量,另一类是扩血管药物以降低门静脉系统血管阻力。

缩血管药物主要有血管升压素及其衍生物、生长抑素和β受体阻滞剂。前两者主要用于出血期;后者常用的是非选择性β受体阻滞剂普萘洛尔,其机制主要是通过阻断β_1受体减少心排血量,阻断β_2受体增加内脏血管阻力,此外,还可选择性减少奇静脉血流量。以往人们用心率减慢

25%来判断普萘洛尔的有效性,现在人们发现门静脉压下降的程度与心率或心脏指数无明显相关性。较大剂量时,门静脉属支血流量的减少较心排血量的减少更明显,因而认为奇静脉血流量可能是较好的监测指标。普萘洛尔用量个体差异大,宜在密切观察下从小剂量开始,一般给20 mg已起作用,心率不宜低于60次/分,切忌突然停药。

常用的血管扩张药有硝酸甘油、消心痛、哌唑嗪、酚妥拉明、可乐定、硝普钠、异搏定和巯甲丙脯酸等,多与血管升压素及其衍生物等血管收缩药合用,以提高疗效,减少彼此不良反应。

利尿药也是门静脉高压治疗的重要辅助用药,不管是否有腹水或水肿,小量使用适当增加尿量有助控制门静脉压力。

2.非药物治疗

在未有出血的情况下,择期内镜下硬化治疗或套扎预防食管静脉曲张破裂出血多不提倡,大多仍认为在出血时再行此类治疗为妥。

（董倩倩）

第十节　肝内胆汁淤积症

胆汁分泌是肝脏的重要功能之一,由于各种因素使胆汁分泌和/或胆汁排泄发生障碍,则形成胆汁淤积。胆汁淤积症不是一种独立的疾病,而是以黄疸和皮肤瘙痒为主要临床表现,伴有血清胆红素、胆汁酸、碱性磷酸酶和 γ-谷氨酰转肽酶活性等显著升高的综合病征。从病因和治疗学角度,可以将胆汁淤积分为肝外和肝内两大方面。肝外胆汁淤积由肝外或肝门处较大胆管的机械性梗阻所致(如结石、肿瘤、寄生虫感染、胆管狭窄等),通过外科手术或特殊介入治疗(如置管、碎石等)解除梗阻后,胆汁淤积可随之缓解。肝内胆汁淤积在解剖学上看不到梗阻存在,系肝细胞/毛细胆管病变而导致胆汁分泌及排泄障碍,属于内科治疗范畴。本节主要介绍肝内胆汁淤积症。

一、胆汁的形成和排泄

胆汁淤积从生理学角度讲属于胆汁流生成障碍,导致胆汁内无机和有机成分分泌减少甚至衰竭。胆汁的形成涉及肝细胞、胆管上皮细胞及其相关的解剖结构。肝细胞是一种极化的上皮细胞,它的基膜面向肝窦,顶端膜面向毛细胆管,各有不同的分工和功能。血液中的胆汁酸和其他的有机成分及无机盐经由基膜进入肝细胞,然后通过毛细胆管膜排入毛细胆管腔,形成胆汁。在基膜与毛细胆管膜交界处有一特殊结构,称为紧密连接,其作用是将细胞旁间隙封闭,使毛细胆管腔与肝窦隔开,阻止胆汁流入血液。如果紧密连接破裂,胆汁则会反流入肝窦,引起胆汁淤积。胆汁的成分主要是水分(96.5%~97.5%),固体成分仅占 2.5%~3.5%,其中以胆汁酸(在肝细胞内胆汁酸与牛磺酸或甘氨酸结合形成胆盐)最多(0.9%~1.8%),其次为胆红素及粘蛋白(0.4%~0.5%)、胆固醇及其他脂类(0.2%~0.4%)以及无机盐类(0.7%~0.8%)。胆汁对机体至少有两个重要作用。第一,作为某些有机溶质(胆红素)排泄的重要途径。循环中某些物质由于分子量太大,或者由于与血浆白蛋白结合太紧,不能经肾小球滤过,而需经胆汁清除。第二,借助胆盐、磷脂及胆固醇等成分消化脂肪,促进肠道内脂质和脂溶性维生素的吸收。因此,胆汁淤积不同于黄疸,前者是指胆汁全部成分的淤积,包括胆红素在内;而后者可能只有胆红素代谢障碍。

按照胆汁生成的机制,胆汁流可分为胆汁酸依赖性和胆汁酸非依赖性两种。

(一)胆汁酸依赖性胆汁流

这种胆汁的生成是血液中胆汁酸主动转运到毛细胆管的结果。肝细胞基膜至少有两种依赖钠的同向转运机制,一种对胆汁酸高度特异,另一种为对胆汁酸和其他有机阴离子(如胆红素)特异的转运系统,其转运载体蛋白的分子量分别为 48 KD 和 54 KD。在肝细胞膜 Na^+-K^+-ATP 酶作用下,钠在肝细胞内外之间保持浓度梯度,依赖钠向细胞内弥散过程中释放能量的驱动,胆汁酸自肝窦进入肝细胞内。进入肝细胞内的胆汁酸,通过胞浆内的结合蛋白或囊泡转运至毛细胆管周围,经由膜的载体系统(分子量 100 KD 的蛋白)Na^+-K^+-ATP 酶供能,主动分泌至毛细胆管腔内。由于此过程造成的渗透压差,使细胞间隙内的 H_2O 和小分子离子(如 Na^+、Cl^-、HCO_3^-)通过紧密连接,进入毛细胆管腔内形成胆汁流。

(二)胆汁酸非依赖性胆汁流

这部分胆汁的生成主要取决于无机电解质的主动转运。①Na^+-K^+-Cl^- 共转运;②HCO_3^- 分泌:肝细胞膜存在 Na^+-H^+ 交换的反向转移系统,调节细胞内 pH 和电解质的转运,刺激毛细胆管分泌 HCO_3^-。

二、胆汁淤积的发病机制

引起胆汁淤积的病因很多,各种病因引起胆汁淤积的发病机制通常不止一种,各种机制常常互相交错或共同作用。

(一)肝细胞膜的结构、物理特性和功能改变

如同其他细胞一样,肝细胞膜由双层磷脂分子构成,其分子的亲水端朝外,疏水脂肪酸朝内。在脂质膜表面和脂质双层内部有膜蛋白存在,膜脂质组成及其流动性的正常是膜蛋白(包括 Na^+-K^+-ATP 酶、蛋白载体、膜相关性受体)功能健全的必要条件。

肝细胞膜的磷脂与胆固醇含量具有一定的比例。胆固醇增多会影响膜的微粘度,从而影响膜的活动性和通透性,可以抑制钠泵活力,使囊泡和载体蛋白的转运功能障碍,从而减少胆汁流量。许多因素如药物、肝脏缺血缺氧灌注损伤、内毒素、妊娠、TPN(全胃肠外营养)、甲状腺功能亢进等均可引起肝细胞膜内脂质组成成分及流动性的改变,进而影响多种与胆汁生成有关的膜蛋白功能,使肝细胞摄取和转运功能失常,导致胆汁淤积。

(二)细胞骨架的改变

肝细胞骨架的主要结构包括微管、微丝和中间纤维,对于胆汁的形成起重要作用。细胞内的囊泡转运胆汁酸和膜载体蛋白的正常功能均有赖于完整的微管结构。邻近紧密连接处毛细胆管周围的微丝肌动蛋白的周期性收缩,有利于胆汁流入细小的毛细胆管内,同时也影响紧密连接的通透性。

形态学上,不论何种胆汁淤积,都可见微丝和胆周微丝网增多。微丝和微管功能障碍可引起:①毛细胆管正常张力消失,毛细胆管收缩力下降;②紧密连接通透性增加;③细胞内囊泡转运过程和载体转运系统受到抑制,从而引起胆汁淤积。

(三)毛细胆管的通透性改变

由于胆汁生成是溶质主动转运伴随水被动转运的结果,因此毛细胆管的通透性增加可引起

溶质逆弥散、渗透梯度丧失、水流减少，从而引起胆汁淤积。毛细胆管通透性改变可由毛细胆管膜或紧密连接的异常所致。雌二醇、石胆酸等可增加毛细胆管的通透性，导致胆汁淤积。持久的胆汁淤积，其紧密连接亦会发生断裂而导致胆汁通过肝窦反流入血。而且凡是肝细胞膜有物理特性改变时，微丝就有功能障碍，其紧密连接处均可发生通透性改变和毛细胆管渗漏。

(四)毛细胆管和肝内胆管的阻塞

如囊性纤维化时，胆汁浓稠，粘滞度增加，在毛细胆管和肝内小胆管沉积，使胆汁流动受阻，引起胆汁淤积。有些疾病如原发性胆汁性肝硬化、原发性硬化性胆管炎、肝移植排异反应等可引起肝内胆管的免疫性损伤，导致肝内胆管阻塞，引起胆汁淤积。

(五)胆汁酸代谢或转运异常所致的原发性和继发性作用

胆汁酸在胆汁淤积的发生中起双重作用。首先，胆汁酸代谢和排泄的选择性异常可引起胆汁淤积。其次，胆汁淤积时胆汁酸的聚集可引起肝细胞损伤，进一步影响溶质排泄。

非水溶性的单羟胆汁酸(如石胆酸)是胆汁酸的代谢产物，过量生成时可沉淀于肝细胞膜和毛细胆管膜引起毒性反应，沉淀于毛细胆管腔内可影响胆汁的流通，从而导致胆汁淤积。一种罕见的遗传性婴儿期致死性肝内胆汁淤积(Byler 病)是一种原发性胆汁酸肝转运缺陷的疾病，由于单羟胆汁酸血清浓度显著升高及其毒性作用，患者呈进行性胆汁淤积，最后死于肝功能衰竭。

胆汁淤积时，循环和肝细胞内胆汁酸浓度增高，体内可产生一些异常毒性胆汁酸，同时胆汁酸的合成可能减少。如果胆汁淤积不能缓解，随着病程的进展，则会进一步引起肝细胞损伤和功能异常，从而导致继发性胆汁性肝硬化。

(六)胆汁分泌调节异常

胆汁的分泌过程受到几种第 2 信使的调节，包括 cAMP、胞浆内的 Ca^{2+} 和蛋白激酶 C(PKC)等。cAMP 既刺激胆汁酸依赖性也刺激非胆汁酸依赖性的胆汁分泌。PKC 抑制胆汁酸依赖性胆汁流，增加细胞旁间隙的通透性。细胞内 Ca^{2+} 增加细胞旁间隙的通透性而使胆汁流减少，但是由于也可刺激毛细胆管收缩，可暂时性增加胆汁流。某些药物、内毒素等因素可引起第 2 信使调节异常，导致胆汁分泌障碍。

三、胆汁淤积的病理组织学改变

胆汁淤积的病理组织学变化取决于胆汁淤积的时间长短。各种病因引起的胆汁淤积都有其共同的病理学特点。其中最显著的特征是正常从胆汁排泄的物质在肝细胞内聚集和肝细胞的中毒性变化。

聚集的色素主要为胆红素及其代谢物，在肿胀的毛细胆管内由于胆汁浓缩可形成胆栓。胆汁反流入肝窦并可被 Kupffer 细胞吞噬。色素聚集主要发生于肝小叶中央区，严重胆汁淤积或病程较长时，也可见于门静脉周围区。

长期胆汁淤积时，肝细胞胞浆内胆红素沉积，肝细胞发生羽毛状变性坏死。表现为细胞肿胀、胞核固缩居中、胞浆疏松呈纤维网状结构。这些改变主要见于肝小叶中央区。另外，门静脉周围区肝细胞主要呈气球样变性，细胞肿胀，核周围细胞质呈丛束状。门静脉周围肝细胞相互融合，最后形成"胆汁湖"(bile lakes)，表现为大块色素物质沉积，周围是坏死的肝细胞环或反应性间质。在门静脉周围区可见到 Malory 小体(细胞内束状中间微丝)，这与酒精性肝病不同，后者 Malory 小体主要见于中央区。慢性胆汁淤积和慢性肝内胆管梗阻如原发性胆汁性肝硬化的门静脉周围区还可见小胆管增生。铜正常从胆汁排泄，胆汁淤积时铜排泄障碍，铜或铜相关蛋白在门静脉周围区积聚。

慢性胆汁淤积的特征性变化是所谓"胆汁淤积性肝细胞玫瑰花结",表现为扩张的毛细胆管周围有 2 个以上呈假管状排列的肝细胞。一般将门静脉周围区肝细胞肿胀、Malory 小体、铜和铜相关蛋白的积聚以及肝细胞玫瑰花结统称为"胆盐淤滞征"。

四、肝内胆汁淤积的病因

许多疾病在其发病的某一阶段或疾病的全程中可以胆汁淤积为主要表现。根据临床经过和病程,肝内胆汁淤积可分为急性、复发性、慢性以及婴幼儿期胆汁淤积四类。根据胆汁淤积发生障碍的水平,又可以分为亚细胞水平(细胞内)、胆小管水平和胆管水平三大类。

(一)急性肝内胆汁淤积

1.急性病毒性肝炎

急性甲、乙、丙、戊型病毒性肝炎的黄疸期常有胆汁淤积,表现为大便陶土色、尿色深、皮肤瘙痒,但为时短暂,多不超过 2 周。有 4%～5%病例胆汁淤积的表现可持久不退。除黄疸外,常有肝大、皮肤瘙痒、乏力等症状,一般情况常较好,食欲减退不明显。血清转氨酶轻度或中度升高,碱性磷酸酶和胆固醇则明显升高。病理上,胆汁淤积性肝炎除具备一般急性肝炎表现外,常有毛细胆管扩张,其中可见胆栓,以小叶中央区变化较为显著。本型肝炎病程可长达几个月至 1 年,但预后良好,最终多可恢复。

2.酒精性胆汁淤积

酒精性肝病患者常出现临床或组织学胆汁淤积的表现。临床上,脂肪肝、肝炎和肝硬化等各种酒精性肝病均可发生胆汁淤积,并且慢性胰腺炎等酒精相关疾病也可并发胆汁淤积样表现。有研究报道,19%的酒精性脂肪肝有组织学胆汁淤积表现,而黄疸发生率却高达 31%,并且组织学胆汁淤积与酒精性脂肪肝是否发生肝硬化无关。50%～80%的酒精性肝炎患者显示有轻-中度胆汁淤积,且酒精性肝炎合并胆汁淤积者比无胆汁淤积者更易出现腹水、肝性脑病和营养不良等并发症。少数病例可伴有高热、右上腹痛、黄疸以及外周血白细胞和中性粒细胞升高等表现,极易误诊为感染性疾病如胆管炎、胆囊炎。急性酒精性胆汁淤积罕见,系指临床上出现酒精性相关性黄疸,肝活检显示重度胆汁淤积但无显著肝细胞脂肪变和炎性细胞浸润,微胆管炎可能与胆汁淤积有关。

3.药物性胆汁淤积

许多药物如性激素、神经精神药物、抗肿瘤药物、免疫抑制药物、抗生素等可干扰胆汁生成和分泌的一个或几个环节,从而引起胆汁淤积。药物或化学物品引起的胆汁淤积常表现为胆管损伤样临床症状,大多急性起病,停药后很快缓解,预后多不严重,但有的药物可致原发性胆汁性肝硬化样慢性胆汁淤积。在病理上药物性胆汁淤积主要有以下两个类型。

(1)炎症型胆汁淤积:病变发生于肝细胞和毛细胆管,肝内常有明显炎症存在,以门静脉区显著,延及肝小叶内,伴有程度不等的肝细胞坏死。炎症浸润主要为单核细胞,伴多形核白细胞或嗜酸粒细胞。临床上除胆汁淤积的表现外,尚有发热、皮疹、关节痛等全身表现。引起该型胆汁淤积的药物主要有安定类、抗甲状腺药、降糖药以及大环内酯类抗生素等,其中氯丙嗪是引起该型胆汁淤积的代表药物。

(2)单纯型胆汁淤积:肝内炎症和坏死轻微或缺乏。主要表现为肝细胞和毛细胆管内胆汁积聚,以肝小叶中央区为明显。引起该型胆汁淤积的药物主要有天然或合成的雌激素等。与前一型胆汁淤积不同,本型胆汁淤积患者除瘙痒症状较重外,全身症状轻微。

4.手术后良性肝内胆汁淤积

手术后胆汁淤积可以是肝内型和肝外型,以前者更为多见,又称为手术后良性肝内胆汁淤积。此病征是指手术后早期出现黄疸,而缺乏其他肝胆病的临床和病理学特征。常发生于接受复杂的腹部、心脏手术或遭受多发性创伤、病情严重者。择期腹部手术后黄疸发生率低于 1%,但危重患者或大手术后发生率可高达 15%～17%。

黄疸多于手术后 2～4 天出现,3～10 天达高峰,然后迅速消退。大便可呈灰白色,尿深褐色,但无皮肤瘙痒和肝细胞功能衰竭的表现。除非合并感染,一般无发热,肝脾不肿大,肝功能试验显示血清直接和间接胆红素同时升高,转氨酶正常或轻度升高(<100 U/L),AST/ALT 比值>1,血清碱性磷酸酶正常或轻度升高,凝血酶原时间和血氨水平轻度异常。肝组织学显示毛细胆管内胆栓,肝细胞胆汁染色,以小叶中央区明显,肝小叶结构完整,无肝细胞坏死,但严重病例可见中央区肝细胞肿胀、脂肪变性。本病发病机制尚不明确,可能是获得性胆红素转运异常,而非真正的胆汁淤积。引起胆红素转运异常的原因可能与输血、组织坏死、感染、休克、缺氧等综合因素有关。本病预后取决于患者的原发病,黄疸本身对疾病预后影响不大。

5.其他

在器官移植和造血干细胞移植排异反应时,可有胆汁淤积的表现;TPN 尤其是过高蛋白摄入,可并发胆汁淤积;细菌感染,尤其是革兰阴性杆菌感染内毒素血症时,可并发急性肝内胆汁淤积。手术后肝外型胆汁淤积与胆道梗阻或手术中损伤肝外胆管有关,早期患者常合并有进行性梗阻性黄疸、胆汁性腹膜炎或胆漏,通过影像学检查一般不难确诊。

(二)复发性肝内胆汁淤积

1.良性复发性肝内胆汁淤积

良性复发性肝内胆汁淤积是 1959 年由 Summerskil 和 Walshe 首先报道,其特征为反复发作数周至数月的自限性严重瘙痒和黄疸。BRIC 呈散发性分布,约 50% 的病例有胆汁淤积家族史。本病为常染色体隐性遗传性疾病,可能与 Na^+-K^+-ATP 酶先天性缺陷有关。

本病男性多于女性,家族史明显者在婴儿期即可发病。每次发作持续时间为 2 周至 18 个月,平均 3 个月;发作次数个体差异较大,最多可超过 30 次;食欲改善为发作缓解的最早表现,继之瘙痒、黄疸消退。发作间期无任何症状和生化异常,时限可自 1 月至 33 年不等,平均每 2 年发作 1 次。首发症状为皮肤瘙痒、食欲减退,2～4 周后出现黄疸。半数患者有右上腹痛,可伴有全身不适、恶心、呕吐、腹泻、甚至脂肪泻,进而引起体重下降及维生素 K 缺乏性凝血障碍和出血倾向。

血清碱性磷酸酶升高达正常值上限的 2 倍以上,血清胆红素(几乎均为直接胆红素)升高可超过正常值的 10 倍。而血清转氨酶和 γ-谷氨酰转肽酶往往正常或仅轻度升高。肝活检显示小叶中心区胆汁淤积、扩张的毛细胆管、肝细胞及库普弗细胞中可见胆汁淤积。

2.妊娠肝内胆汁淤积症

妊娠特有的肝内胆汁淤积又称妊娠肝内胆汁淤积症,在我国和南美等高发地区发病率可达 1%～4%。本病发病机制未明,易患孕妇可能在遗传诱因作用下对生理妊娠产生的雌激素和孕激素敏感性增加,继而发生胆管细胞和肝细胞膜组成成分改变,从而导致肝内胆汁淤积。

本病多发生于妊娠 33 周以前,偶可见于妊娠早期,并随分娩临近而加重。先有皮肤瘙痒,可累及躯干及四肢皮肤,2～4 周后 10%～15% 病例出现黄疸。2% 的患者仅出现黄疸而无皮肤瘙痒。妊娠中止后症状迅速减轻至消失。患者一般状况良好，无明显消化道症状，几无孕产妇死亡，但对胎儿影响较大，发生胎儿宫内窘迫、早产和死胎的危险性增高。实验室检查显示胆汁淤积的证据，胆汁酸显著升高，而总胆红素一般不超过 85 μmol/L，可伴有血清转氨酶和 γ-谷氨酰转肽酶升高。肝活检显示小叶中央区胆汁淤积，无肝细胞坏死和炎症。

(三)慢性肝内胆汁淤积

1.原发性胆汁性肝硬化

原发性胆汁性肝硬化又称慢性非化脓性肉芽肿性胆管炎，是一种由于自身免疫机制介导的以肝内小胆管进行性非化脓性破坏性炎症为特征的慢性胆汁淤积性疾病，进一步可发展至肝纤维化与肝硬化。原发性胆汁性肝硬化主要累及中年妇女，发病不受地区和人种的限制。早期患者可无任何临床症状，只是在健康体检或因其他主诉就诊时发现血清碱性磷酸酶或胆固醇升高。有症状期最常见的症状是乏力，最特异性的症状是皮肤瘙痒。另外可伴有脂溶性维生素缺乏的表现或伴发的自身免疫性疾病的表现。晚期患者出现黄疸、肝脾大、皮肤色素沉着、黄色瘤以至腹水、脑病和消化道出血等表现。最有助于本病诊断的生化试验为血清碱性磷酸酶升高(几乎见于全部病例)、抗线粒体抗体(AMA，特别是 M2 型)阳性(95%)、IgM 升高(90%)和血沉增快(90%)。

2.原发性硬化性胆管炎

原发性硬化性胆管炎(primary sclerosing cholangitis，PSC)也是一种慢性胆汁淤积性疾病，其病变可累及肝外和/或肝内胆管，表现为胆管壁的增厚和胆管狭窄，肝活检显示胆管的纤维化、炎症及小胆管增生，呈"洋葱皮样"的纤维性闭塞性胆管炎。本病多见于中年男性，通常合并溃疡性结肠炎。早期仅有胆汁淤积的血液生化改变，有症状的患者 75% 可表现为进行性乏力、皮肤瘙痒，30%~40% 有发热、体重减轻和腹痛；50% 有黄疸和肝大。晚期可出现肝功能衰竭和门静脉高压的征象。胆管造影显示肝外和肝内胆管节段性狭窄而呈"串珠状"，为诊断本病的主要依据。

3.自身免疫性胆管病

自身免疫性胆管病(autoimmunecholangiopathy，AIC)近来报道一种综合征介于原发性胆汁性肝硬化和 PSC 之间，虽然组织学上类似于原发性胆汁性肝硬化，但患者年龄往往较轻，好发于男性，抗线粒体抗体(AMA)阴性，而抗核抗体(ANA)或抗平滑肌抗体(SMA)通常阳性，故而称之为自身免疫性胆管病(AIC)。AIC 是一独立的疾病抑或是原发性胆汁性肝硬化中的一种 AMA 阴性的变化类型，至今尚不清楚。

4.慢性病毒性肝炎

慢性病毒性肝炎在肝炎活动或进展至失代偿期肝硬化时，可以胆汁淤积为主要表现。

5.其他

如药物性慢性肝损害、结节病、溃疡性结肠炎、霍奇金病、α_1-抗胰蛋白酶缺乏症等，可伴有慢性肝内胆汁淤积。

五、胆汁淤积的诊断

(一)临床表现

不同病因其临床表现差异很大。但皮肤瘙痒和黄疸是肝内胆汁淤积的主要临床表现。皮肤瘙痒和黄疸可先后出现或同时发生，两者的严重程度也不一定平行。病期较长者，可有黄色瘤、消化吸收不良和脂溶性维生素缺乏的症状。晚期如并发肝硬化，则出现门静脉高压和肝功能衰竭的表现。

1.黄疸

黄疸是肝内和肝外胆汁淤积的首发症状,同时很少伴有乏力、明显的消化道症状和全身情况恶化的肝细胞衰竭征象。

2.瘙痒

除原发性胆汁性肝硬化等疾病瘙痒常先于黄疸出现外,多数胆汁淤积症中瘙痒和黄疸几乎同时出现。瘙痒是皮肤胆汁酸潴留刺激感觉神经所致。随着胆汁酸的肠-肝循环,胆囊中胆汁的排空与否,或因门静脉内胆汁酸不能有效地被肝脏清除,使夜间周围血中胆汁酸浓度较高,因此瘙痒有日轻夜重的昼夜变化。Bloomer 等将瘙痒分为轻度,瘙痒为间歇性,对睡眠无影响;中度,瘙痒为持续性,但能耐受,对睡眠几无影响;重度,瘙痒难以忍受,有抓痕甚至抓破皮肤,有血痂,影响睡眠。

3.黄色瘤

皮肤黄色瘤呈扁平型,分布于眼角、掌纹、乳下、颈部及胸背;结节型出现较迟且多位于腕、肘、膝、踝及臀的伸侧面,很少侵犯腱鞘,可累及骨,偶还可累及周围神经,表现为接触时有指、趾疼痛。皮肤黄色瘤与血清胆固醇浓度呈正比。如果血清胆固醇下降、胆汁淤积程度减轻或发生肝细胞衰竭,黄色瘤会消失。这种变化多见于原发性胆汁性肝硬化。

4.肝、脾大

肝外胆管梗阻的肝大重于肝内胆汁淤积,肝脏呈充实感,光滑而无压痛。脾脏仅在胆汁性肝硬化门静脉高压时肿大,病毒性或药物性肝病只有轻度肝、脾大。

5.粪、尿颜色

粪色变化反映胆汁淤积程度,表明肝外胆管梗阻为完全性或不完全性。陶土色粪便在肝内胆汁淤积时一般不超过 10 天,肝外胆管梗阻则常持续存在。粪便颜色和粪胆原定性及定量变化相一致。尿色深浅与尿胆红素含量一致。

6.脂肪泻

肠道内胆汁酸浓度降低至影响微胶粒生成的危险水平时,可发生脂肪和脂溶性维生素吸收障碍,引起脂肪泻。血浆维生素 A 浓度降低,其暗适应能力低下,出现夜盲症。维生素 D 吸收减少可引起钙的吸收障碍,可引起肝性骨营养不良,表现为骨质疏松、骨硬化,几乎无骨软化。维生素 K 吸收不良,凝血酶原时间延长,可有自发性出血倾向。

7.门静脉高压和肝细胞衰竭

门静脉高压和肝细胞衰竭见于原发性胆汁性肝硬化和继发性胆汁性肝硬化失代偿期,食管静脉曲张破裂出血和肝细胞功能衰竭为其主要死因。

(二)实验室检查

胆汁淤积的血清生化指标改变很多,但是对肝内和肝外胆汁淤积的鉴别诊断价值不大。

1.血清胆红素和胆汁酸

(1)血清总胆红素和直接胆红素:血清总胆红素常在 85 μmol/L 以上,其中直接胆红素占50%以上。有学者认为肝细胞性黄疸时直接胆红素在总胆红素中所占比例为 40%~60%,而胆汁淤积时大于 60%,在鉴别诊断上有一定参考价值,事实上,两类黄疸之间直接胆红素与总胆红素比值有相当重叠。

(2)血清胆汁酸浓度:在肝内和肝外胆汁淤积时,血清总胆汁酸浓度明显升高,比正常值高出

10～20 倍以上。胆汁酸肠-肝循环中断,可使二羟和三羟胆汁酸比值降低。胆酸盐/鹅去氧胆酸盐比值常＞1,此与肝实质损害时不同,后者比值常＜1。

2.血清酶学

(1)碱性磷酸酶(ALP)及其同工酶:胆汁淤积时胆汁酸刺激肝细胞生成碱性磷酸酶,胆汁酸的去垢净化作用可使肝细胞和毛细胆管膜脱落,也使血清碱性磷酸酶浓度增高。血清 ALP 在胆汁淤积的早期即升高,可先于黄疸而出现,如果与丙氨酸转氨酶(ALT)同时检测,ALT 大于正常的 10 倍,而 ALP 小于正常的 2.5 倍,90％可能性为肝炎,反之 90％为胆汁淤积。一般而言,血清 ALP 持续低值时胆汁淤积的可能性甚少,而显著升高不一定提示胆汁淤积,因为某些肝脏浸润性或占位性病变(如原发性肝癌)、或骨病时血清 ALP 也可显著升高。

应用聚丙烯酰胺凝胶电泳,可将血清 ALP 分离成 7 条同工酶区带,即 ALPⅠ～Ⅶ,其中 ALPⅦ为高分子的 ALP,正常人血清中缺如,肝外梗阻性胆汁淤积时阳性,而肝内胆汁淤积时阴性,此有助于肝外与肝内胆汁淤积的鉴别。

(2)γ-谷氨酰转肽酶(γ-GT):胆汁淤积时血清 γ-GT 显著升高,其临床意义与 ALP 相似,甚至比后者更敏感,且骨病时不升高。但此酶易受药物(如酒精、苯巴比妥等)诱导,故特异性不如 ALP。

(3)亮氨酸氨基肽酶(LAP):胆汁淤积时血清 LAP 升高,其临床意义与 ALP 相似,但与后者不同的是,LAP 在骨病时不升高。

(4)5′核苷酸酶(5′NT):5′NT 是一种碱性单磷酸酯酶,能专一水解核苷酸,与 ALP 的临床意义相同。肝细胞性黄疸时血清 5′NT 多小于 10 Bodansky 单位,而在胆汁淤积时往往大于此值。5′NT 升高对肝病具有特异性,其优点是在骨病或妊娠时,此酶活性无改变。

3.血清类脂和脂蛋白

(1)胆固醇:在大部分胆汁淤积病例,血清胆固醇常超过 300 mg/dL,升高的胆固醇主要为游离胆固醇,胆固醇酯绝对含量一般正常,结果胆固醇酯在总胆固醇中比例下降。如并发肝细胞损害,则胆固醇酯的绝对含量也降低。

(2)脂蛋白 X(LPX):这是一种存在于低密度脂蛋白区域,而其结构和性质与后者不同的特殊脂蛋白。在正常人血清中绝对不会出现,胆汁淤积时大部分甚至全部阳性,而无胆汁淤积的肝病极少阳性,但家族性卵磷脂胆固醇酰基移换酶(LCAT)缺乏症患者例外。对于显示胆汁淤积的存在,LPX 的敏感性和特异性超过已知的所有生化试验。但是测定 LPX 无助于鉴别肝内胆汁淤积和肝外胆道梗阻,虽有学者认为前者 LPX＜300 mg/dL,后者常大于此值,但两者间存在重叠。

(3)脂蛋白电泳:与血清总胆固醇升高相一致,β 脂蛋白明显增加,电泳上显示 β 脂蛋白区带染色增深,前 β 区带正常或消失,α 区带正常,属Ⅱ型高脂蛋白血症。

(4)磷脂:胆汁淤积时血清磷脂浓度明显升高,其升高幅度可超过胆固醇。但是肝硬化时磷脂往往正常,晚期可降低。胆汁淤积时磷脂升高的机制可能是由于淤积的胆汁酸刺激肝脏合成磷脂增多所致。

4.血浆蛋白和氨基酸

胆汁淤积只有在晚期并发肝硬化时,才出现血浆白蛋白下降,球蛋白增高。胆汁淤积时,血浆氨基酸如甘氨酸、蛋氨酸、门冬氨酸、谷氨酸高于正常,但是血浆氨基酸测定需要昂贵的氨基酸自动分析仪,临床上不实用。

5.免疫学指标

抗线粒体抗体（AMA）在肝外胆管梗阻时阴性，在原发性胆汁性肝硬化与慢性活动性肝炎时为阳性，尤其在原发性胆汁性肝硬化时阳性率更高，其中 AMA 同工酶Ⅱ（M2）的测定对诊断原发性胆汁性肝硬化的临床价值更大。

（三）影像学检查

虽然某些实验室指标有助于鉴别肝内性和肝外性胆汁淤积，但实际上两者重叠性甚大。在任何一个以直接胆红素升高为主要特征的黄疸患者，如果实验室检查提示胆汁淤积，均应做影像学检查，目的在于鉴别肝内性和肝外性胆汁淤积，后者显示肝内外胆管扩张，而前者无肝内外胆管特殊变化。各种影像学检查包括超声、CT、逆行胰胆管造影（ERCP）及经皮肝穿刺胆管造影（PTC），有助于确定肝外胆管梗阻的部位和病变的性质。胆管造影是诊断 PSC 的主要依据，但在出现临床、生化、影像学及组织学表现之前有胆道创伤、缺血、感染及胆道手术史（单纯胆囊切除术除外）者不能诊断为原发性。

六、肝内胆汁淤积的治疗

肝外胆汁淤积应以手术或介入治疗解除梗阻并治疗其原发病为主。肝内胆汁淤积时最理想的治疗是去除病因和诱因，以及治疗原发基础疾病。例如，药物性胆汁淤积时，停用相关药物是首要措施；对慢性乙型、丙型病毒性肝炎引起者，可给予抗病毒治疗；原发性胆汁性肝硬化时可采用调节免疫功能（熊去氧胆酸、皮质类固醇等）和消除铜在体内蓄积（D-青霉胺、二盐酸三乙酸四胺、锌）等治疗。对胆汁淤积症本身而言，治疗的目的在于改善瘙痒等症状和治疗并发症。对于病因不明的胆汁淤积，只能采取对症治疗。

（一）基本治疗

1.饮食

胆汁淤积时，因肠道脂肪吸收障碍，因此饮食方面应减少脂肪的摄入，每天脂肪含量应低于40 g。严格限制胆固醇含量，因胆固醇吸收后自胆汁中排泄，增加胆汁粘滞度，不利于胆汁排泄，加重胆汁淤积。有条件者可给予中链三酰甘油（MCTs），因其不需消化即可吸收。

2.补充维生素

慢性胆汁淤积时，由于肠内胆汁酸减少或缺乏，可致脂肪吸收不良和脂溶性维生素 A、D、E、K 吸收障碍，临床上可发生夜盲症、肝性骨营养不良、出血倾向等，应酌情补充维生素 A、D、E、K。维生素 A 25 000 IU，维生素 D 25 000 IU，每周 1～2 次肌内注射；维生素 K_1 10 mg/d 肌内注射或静脉滴注。

3.补充钙剂和钙调节剂（双膦酸盐类）治疗骨质疏松

维生素 D 的吸收障碍可引起钙的吸收下降，因此慢性胆汁淤积时，需补充钙剂。临床上可使用依替膦酸钠每天 400 mg×14 天，然后使用口服钙剂。

4.补充热量

胆汁淤积时因为饮食上限制脂肪含量，所以应以高糖、高蛋白质补充能量。肝硬化合并胆汁淤积时，对曾有肝性脑病发作者，应减少蛋白质摄入，以免诱发肝性脑病。

5.补充能量合剂

肝细胞对胆汁酸的摄取、代谢、分泌及胆汁流等均有赖于能量代谢，供应能量的 ATP 主要在肝细胞线粒体内合成。而胆汁淤积时，线粒体发生形态和功能变化。体外实验证明，胆汁酸能抑制线粒体呼吸链中的电子转移,而使 ATP 合成减少。因此,胆汁淤积时应补充 ATP、辅酶 A 等能量合剂。

6.补充还原型谷胱甘肽

现知谷胱甘肽及其结合物是促进非胆汁酸依赖胆汁流的主要成分,这两者的缺乏可导致肝内胆汁淤积。肝硬化患者常有腺苷蛋氨酸合成酶活性降低,肝内谷胱甘肽含量减少,补充腺苷蛋氨酸后转甲基化及转硫基化均见改善,肝内谷胱甘肽明显提高。目前还原型谷胱甘肽和 S-腺苷蛋氨酸已被广泛用于妊娠期胆汁淤积、药物性胆汁淤积、原发性胆汁性肝硬化、病毒性肝炎、酒精性胆汁淤积的治疗。

7.支持治疗

对于慢性胆汁淤积症并发失代偿期肝硬化,出现门静脉高压症、腹水征、食管静脉曲张破裂大出血以及肝功能衰竭患者,可予以输注新鲜血、血浆、清蛋白以加强支持治疗。

(二)药物治疗

药物治疗主要针对慢性胆汁淤积病例的瘙痒,某些药物对其他症状(如降低血清胆红素水平)和原发疾病也有一定疗效。

1.熊去氧胆酸(ursodeoxycholic acid,UDCA)

UDCA 在胃内酸性环境下不溶解,到达小肠后在碱性环境中才慢慢溶解,并从小肠吸收,少部分进入结肠。在门静脉血内,UDCA 与蛋白质结合,并被肝细胞摄取,在此与氨基酸结合形成可溶性牛磺熊去氧胆酸和甘氨酸熊去氧胆酸。后两者分泌入胆汁进入肠后,在肠内去结合化,经肠肝循环再进入肝内。

自从 1981 年临床上发现接受 UDCA 治疗的胆石症患者肝酶指标改善以来,一系列的临床观察显示该药对慢性胆汁淤积性肝病具有治疗作用。1985 年 UDCA 首次应用于原发性胆汁性肝硬化的治疗,迄今已有多项 UDCA 治疗原发性胆汁性肝硬化的随机双盲、安慰剂对照临床研究。所有的研究均表明该药能使胆汁淤积的生化指标如碱性磷酸酶、胆红素和胆固醇水平明显改善。虽然未见到有关生存率提高的资料,但某些研究显示该药应用后肝细胞功能衰竭和门静脉高压的并发症发生推迟,胆汁淤积的组织学特征也有改善。UDCA 对胆汁淤积时的瘙痒有明显减轻作用,以早期尚无高胆红素血症时应用最为有效。但 UDCA 对逆转肝纤维化无效,停药后原先改善的生化指标可能反跳。

多数研究显示,UDCA 对原发性胆汁性肝硬化的自然病程有一定的作用。有些学者将 UDCA 与泼尼松、硫唑嘌呤、甲氨蝶呤和秋水仙碱等其他药物合用,以加强 UDCA 的治疗作用,但至今尚未有研究提供较 UDCA 单剂治疗更为有效的转归。因为其潜在的有效性,很好的耐受性和无明显毒性作用,原发性胆汁性肝硬化患者宜推荐 UDCA 单独应用治疗。

除原发性胆汁性肝硬化外,UDCA 还用于治疗原发性硬化性胆管炎、妊娠期胆汁淤积、慢性移植物宿主排异病、胆管闭锁、Alagile 综合征(动脉肝发育不良)、囊性纤维化等并发的胆汁淤积,在部分患者有一定效果。对于原发性胆汁性肝硬化患者,UDCA 的常用剂量为 $13\sim 15$ mg/(kg·d),分 3 次口服,更低的剂量除了改善肝脏转氨酶外,无其他治疗作用。原发性硬化性胆管炎时,UDCA 的剂量为 $13\sim20$ mg/(kg·d)。在幼儿患者,剂量宜增至 $20\sim25$ mg/(kg·d),Alagile 综合征时 UDCA 剂量需 45 mg/(kg·d)。

UDCA 副反应轻微,少数患者可发生腹泻,减少剂量后消失。在胆汁淤积严重病例,该药可使肝功能损害加剧。某些患者应用 UDCA 后,瘙痒反而加重,原因不明。可能由于未从小肠吸收的 UDCA 在结肠内经细菌转化为毒性疏水性 UDCA 和石胆酸,后两者吸收后加重肝损害。

UDCA 治疗胆汁淤积的机制假说有以下几种。①"替代理论":胆汁淤积时,胆汁酸的稳定状态发生改变,胆汁酸池减少,疏水性毒性胆汁酸产生增多。UDCA 水溶性较高,对肝细胞的毒性作用比其他胆汁酸为低,应用 UDCA 后,体内胆汁酸池扩充,UDCA 能抑制肠-肝循环中其他胆汁酸吸收(其作用类似于消胆胺),毒性胆汁酸由 UDCA 竞争性替代,阻断了毒性胆汁酸导致的肝细胞和胆管损害的恶性循环。有报告原发性胆汁性肝硬化患者在 UDCA 治疗期间,血清和尿中内源性胆汁酸减少,UDCA 成为主要胆汁酸。②UDCA 可能具有直接的肝细胞保护作用:在体外动物实验中发现 UDCA 结合体可以保护肝细胞和毛细胆管膜免受疏水性毒性胆汁酸的损害。③UDCA 具有免疫调节作用:正常肝脏内 MHC-Ⅰ类抗原(即 HLA-Ⅰ抗原)表达限于肝窦细胞和胆管上皮细胞,正常肝细胞不表达 MHC-Ⅰ类抗原。原发性胆汁性肝硬化时,可观察到肝细胞膜和细胞质内有异常的 MHC-Ⅰ类抗原表达。已知 MHC-Ⅰ类抗原的存在为细胞毒性 T 淋巴细胞溶解靶细胞所必需,因此推测,原发性胆汁性肝硬化时肝细胞异常的 MHC-Ⅰ类抗原表达与进展期门静脉周围区肝细胞坏死有关。原发性胆汁性肝硬化患者在 UDCA 治疗后,肝细胞异常表达的 MHC-Ⅰ类抗原明显减少,激活的 T 淋巴细胞显著减少或消失。有学者发现 UDCA 能抑制人单核细胞产生细胞因子,阻止化学趋向因子引起的中性粒细胞内细胞质钙升高。提示 UDCA 可减少细胞因子的产生,抑制免疫机制介导的肝内炎症坏死反应。另外 UDCA 还有抑制细胞凋亡的作用。④利胆作用:内源性胆汁酸仅在与甘氨酸或牛磺酸结合后才能分泌入胆汁,而 UDCA 可以以非结合性阴离子形式分泌。非结合性 UDCA 离子在胆管内很容易质子化。来自胆管上皮/血浆的 H_2O 和 CO_2 在胆管内起反应,释放出 H^+,与 UDCA 结合生成 UDCAH,即 UDCA$+H_2O+CO_2\rightarrow$UDCAH$+HCO_3^-$,UDCAH 具有嗜脂性,迅速从胆管吸收,进入胆管周围血管丛内,然后回入肝内,再分泌入胆汁,胆汁流的增加可从胆管内清除胆栓,有助于胆汁淤积的消除。UDCA 还可以刺激胆管细胞分泌,增加胆汁流。

2.S-腺苷蛋氨酸(S-adenosyl-Methionine,AdoMet)

AdoMet 是由蛋氨酸和三磷腺苷合成的自然化合物,在体内转甲基和转巯基反应中起重要作用。通过甲基转移作用,使肝细胞活动正常;通过巯基转移作用,增加肝细胞的内生解毒作用,有效改善慢性肝病引起的胆汁淤积及酒精性肝病异常的生化指标。SAMe 合成酶在慢性肝病时活性降低。有研究报道 SAMe 对良性复发性肝内胆汁淤积治疗无效。

用法:初始治疗每天 500~1 000 mg,静脉滴注或肌内注射,如用静脉滴注时,必须非常缓慢,疗程 2~4 周。维持治疗每天 1 000~2 000 mg,分次口服,片剂为肠溶性,必须整片吞服,不能嚼碎。两餐之间服用,吸收效果更好。

3.肾上腺皮质激素

激素治疗胆汁淤积有较好的效果,特别对有自身免疫倾向的病例。激素治疗胆汁淤积的机制目前尚不明确,可能与其增加胆盐非依赖性胆汁分泌、非特异性抗炎等作用相关。泼尼松使用剂量 40 mg/d,连续使用一周,多数胆汁淤积病例胆红素可下降 50%,待正常后,逐渐减量,减至 10 mg,可维持 1~2 个月,以防止反跳。但是若用药一周后,胆红素无明显下降,即应停用,以防激素不良反应发生。

4.酶诱导剂

苯巴比妥能增加胆汁酸非依赖性胆汁流,诱导细胞色素 P450,诱导各种酶活性(如葡萄糖醛酸转化酶、Na^+-K^+-ATP 酶、胆固醇-7α-羟化酶),增加胆汁酸羟化,有利于胆汁排泄,从而减少血清中胆汁酸含量,缓解皮肤瘙痒,并可使血清胆红素下降。用量 60～180 mg/d,因苯巴比妥有安眠作用,故推荐晚间服用剂量大于早晨服用剂量,以减轻白日的困倦。

由于苯巴比妥并不是对每例患者均有效,且具有中枢抑制作用,故有学者建议使用强有力的酶诱导剂利福平。该药比苯巴比妥作用强,用药期短,不良反应少。利福平通常剂量 300～600 mg/d,有学者报道在家族性良性复发性肝内胆汁淤积患者使用利福平后,瘙痒症状完全消失,血清碱性磷酸酶降低。利福平的治疗作用可能与其增加细胞色素 P450 活性,或抑制肠内胆汁酸或其他致痒源吸收有关。因利福平本身有导致肝功能损害的不良反应,因此在使用利福平期间应密切监测肝功能指标。

5.阴离子交换树脂

消胆胺(cholestyramine,考来烯胺)和降脂树脂 2 号是不能吸收的阴离子结合树脂,能选择性的结合肠腔内胆汁酸和其他阴离子,抑制肠道中胆汁酸的再吸收,使肠道吸收胆汁酸减少,从而减少胆汁酸的肠肝循环;并促使肝内胆固醇转化为胆汁酸,因而能降低血清胆固醇,增加胆汁流量。此类药能缓解瘙痒,但机制不明,曾有人把其效果归功于胆汁酸的降低,但血清内胆汁酸浓度与瘙痒之间并无相关性,消胆胺也能缓解非胆汁淤积相关性瘙痒(如尿毒症和真性红细胞增多症)。

消胆胺和降脂树脂能有效地控制大部分病例的瘙痒,有效剂量为 12～24 g/d。降脂树脂较易为患者接受,但其结合胆汁酸的能力较差。在胆囊功能完好的患者,以早晨给药效果最好,因为此时胆汁酸池的大部分存储于胆囊内,而在胆囊切除患者,可分次给药,但临睡前剂量宜大些。树脂的异味往往使患者难以坚持应用,可将药物置于牛奶或果汁内服用。常见不良反应有恶心、消化不良、胀气、便秘等。大剂量时尤其在儿童可发生低氯性碱中毒。长期用药可加剧脂肪泻,引起脂溶性维生素缺乏,维生素 D 吸收障碍可致肝性骨营养不良。因此,长期使用,需补充脂溶性维生素。

6.阿片受体拮抗剂

基于中枢神经阿片受体系统活性增加与瘙痒发生有关,临床上应用阿片受体拮抗剂治疗胆汁淤积时的瘙痒。纳洛酮是一种竞争性 μ、δ、κ 阿片受体拮抗剂。1979 年 Bernstein 等报道给一例原发性胆汁性肝硬化患者皮下注射纳洛酮 0.8 mg 后瘙痒减轻,而皮下注射生理盐水无效。随后,在慢性胆汁淤积性肝病伴瘙痒患者的随机双盲安慰剂对照研究中,发现纳洛酮治疗瘙痒的效果显著。但是纳洛酮口服后生物利用度甚低,因此必须经胃肠外途经给药,静脉滴注与皮下注射均有治疗作用。纳美芬和纳曲酮是两种口服阿片受体拮抗剂,其化学结构与纳洛酮相似,但口服生物利用度高,并具有对阿片受体拮抗作用强及半衰期长的优点。为避免患者应用阿片受体拮抗剂后出现阿片戒断症状,因此使用时宜从小剂量开始,几周内逐渐递增至维持量。据报道,口服阿片受体拮抗剂能增加神经元表面的阿片肽受体,对瘙痒有持续作用,但胆汁淤积的生化指标无改变。

7.3-羟 3-甲基戊二酰辅酶 A 还原酶抑制剂(HMG-CoA 抑制剂)

HMG-CoA 抑制剂即他汀类药物(如舒降之、普拉固、来适可等),能抑制肝脏合成胆固醇,减少胆汁酸生成量,治疗后血清胆固醇明显降低,黄疸、瘙痒、黄色瘤等症状可明显改善。有观察连续使用 3 年以上者,无明显不良反应发生。

8.瘙痒的其他治疗

(1)H_1 型抗组胺药:慢性胆汁淤积患者血液组胺水平升高,胆汁酸可诱导淋巴细胞脱颗粒,

提示 H_1 型抗组胺药可用于治疗胆汁淤积。一份对照交叉性研究比较了安慰剂、消胆胺、扑尔敏（经典的 H_1 拮抗剂）和特非那定（新型 H_1 拮抗剂，无中枢神经系统作用）对 8 例原发性胆汁性肝硬化和原发性硬化性胆管炎患者的治疗效果，发现在抗瘙痒方面，消胆胺疗效最好，特非那定也有效，且不良反应最小，扑尔敏无效。

(2)5-羟色胺 3(5-HT3)受体拮抗剂：近期有报道应用 5-HT3 受体拮抗剂昂丹司琼静脉注射或口服可以缓解瘙痒症状，其作用机制尚不明确，可能瘙痒的发生与中枢神经递质系统有关。

(3)雄激素：有报道提示该类药物能缓解顽固性瘙痒，如甲基睾丸酮舌下含服 25 mg，一周内瘙痒可缓解。但是由于该药具有致胆汁淤积作用，可以引起血清胆红素升高，应用时应慎重。

(4)血液灌洗和血浆置换术：可在各种药物治疗无效时使用，对减轻黄色瘤和合并的神经痛往往有良好效果。

(5)光疗：单独光疗或加上消胆胺也可缓解瘙痒。

（董倩倩）

第十一节 脂 肪 肝

脂肪肝是指各种原因引起的肝细胞内脂肪堆积，最早于 1842 年由 W.Bowman 提出，随后的研究资料主要来自肝活检病理学报道。20 世纪 80 年代起，随着 B 超和 CT 检查的普及，脂肪肝作为一种常见的影像学发现而逐渐引起临床关注，但真正将脂肪肝作为一种临床综合征或者独立性疾病来对待，还是在 1986 年 F.Schafner 等提出脂肪性肝病(fatty liver disease,FLD)概念之后。病理上，FLD 指病变主体位于肝小叶，并以肝细胞大泡性脂肪变性和脂肪贮积为主要改变的广泛疾病谱，包括单纯性脂肪肝、脂肪性肝炎、脂肪性肝硬化三种主要类型，临床上则有酒精性脂肪性肝病(alcoholic liver disease,ALD)（简称酒精性肝病）和非酒精性脂肪性肝病(non-alcoholic fatty liver disease,NAFLD)之分。

一、概念

脂质是生物体内的一类重要物质，主要分为脂肪和类脂两大类。前者即中性脂肪-甘油三酯(triglyceride,TG)，后者包括磷脂、胆固醇/胆固醇酯、类固醇及糖脂。正常人每 100 g 肝脏湿重含 4～5 g 脂质，主要用于构成生物膜的脂质双层结构，其中磷脂占 50% 以上，TG 占 20%，游离脂肪酸(free fatty acid,FFA)占 20%，胆固醇占 7%，其余为胆固醇酯等。

肝脏是人体内脂质代谢最为活跃的器官，肝细胞在体内脂质的摄取、转运、代谢及排泄中起着重要作用。在正常肝组织内，仅贮存维生素 A 的肝星状细胞胞浆内含有少量脂滴，而肝细胞由于其脂质合成与排泄保持动态平衡，一般并无脂质堆积，仅偶见营养良好者肝小叶内散在性肝细胞脂滴存在（一般不超过 5%）。

当肝内脂肪含量超过肝脏湿重的 5%，或肝组织切片光镜下每单位面积见 30% 以上肝细胞有脂滴存在时，称为脂肪肝。脂肪肝时肝细胞内异常蓄积的脂质 50% 以上为 TG，其他脂类成分、糖原含量、蛋白质及水分也相应增加，但磷脂/胆固醇酯比例常下降。

绝大多数的脂肪肝是由于 TG 在肝内积聚所致；但也可由其他脂质引起，如由于脂代谢酶的遗传性缺陷而导致类脂在单核巨噬细胞系统异常沉积的类脂质沉积病、Wolman 病、胆固醇酯贮积病、Gaucher 病(葡萄糖脑苷脂堆积)等,以及由于胺碘酮、环己哌啶(心舒宁)等药物诱发的肝细胞溶酶体磷脂沉积病。通常所述脂肪肝主要指肝细胞胞浆内 TG 堆积,根据其脂滴大小不同分为小泡性、大泡性以及混合性脂肪肝三种类型,前者因呈急性经过故有急性脂肪肝或特殊类型脂肪肝之称,狭义的脂肪肝即 FLD 主要指慢性大泡性或大泡性为主的混合性脂肪肝。丙型肝炎、自身免疫性肝病、Wilson 病等有时虽也可引起肝细胞内 TG 异常堆积,但因其有特定疾病命名,故亦不属于 FLD 范畴。

二、病理学

大体观察脂肪肝的肝脏外形常呈弥漫性肿大,边缘钝而厚,质如面团,压迫时可出现凹陷,表面色泽苍白或带灰黄色,切面呈黄红或淡黄色,有油腻感。肝组织切片 H.E 染色或油红 O 染色光镜下示肝细胞肿大,胞质内含有数量不等及大小不一的脂滴或脂肪空泡。多数病例脂滴首先累及肝腺泡 3 区,但亦有以肝腺泡 1 区病变为主者,严重时脂滴弥漫累及整个肝腺泡。

根据肝脏脂肪含量占肝湿重的比例,或肝组织切片 H.E 染色或脂肪染色光学显微镜下脂肪变性肝细胞占视野内总体肝细胞的百分比,可将脂肪肝分为轻度、中度和重度三种类型(表 7-2)。光镜下肝小叶内不足 30％视野的肝细胞内有脂滴存在称为肝细胞脂肪变性。根据肝细胞脂肪变性累及的范围可将脂肪肝分为常见的弥漫性脂肪肝和弥漫性脂肪肝伴正常肝岛以及少见的局灶性脂肪肝。

表 7-2 脂肪肝的组织学分型

类型	脂肪/肝重(％)	脂变肝细胞/总的肝细胞(％)
轻度	≥5	≥30
中度	≥10	≥50
重度	≥25(～50)	≥75

起初肝细胞内蓄积的脂质呈多个无膜包绕的微球状,直径 1～3 μm,位于肝细胞浆无结构区域,胞核居中。当脂滴数量增多、直径增大至 5 μm 时,光镜下可见脂滴呈串珠状聚集在肝细胞窦面,进而细胞质内充满这些微小脂滴,此即小泡性脂肪变。随着肝内脂肪含量增加,微小脂滴大小可保持不变或迅速融合成单个或多个直径大于 25 μm 的大脂滴,将细胞核和细胞器挤压至细胞边缘,此即大泡性脂肪变。大泡性脂肪变在吸收消散时往往先变成多个小的脂滴。因此,小泡性脂肪变可为大泡性脂肪变的轻型、前期或恢复期的表现形式。

小泡性脂肪肝一般不伴有肝细胞坏死和炎症,但其线粒体损害明显。而大泡性脂肪肝常呈慢性经过,病程早期表现为单纯性脂肪肝,肝活检仅示肝细胞脂肪变性;进一步发展为脂肪性肝炎,即在脂肪变的基础上合并肝细胞气球样变、小叶内炎症,并常伴有肝细胞点状坏死及肝纤维化;晚期可通过进展性肝纤维化最终发生脂肪性肝硬化。

三、病因学

(一)大泡性脂肪肝

大泡性脂肪肝的主要病因包括:①营养缺乏,如恶性营养不良病(Kwashiorkor)、消瘦、全胃肠外营养(total parenteral nutrition,TPN)、热带儿童肝硬化、重度贫血、低氧血症以及短期饥饿、体重急剧下降等;②营养过剩,包括肥胖、2 型糖尿病、高脂血症以及短期内体重增长过快等;③药物性,包括氨丝氨酸、博莱霉素、嘌呤霉素、四环素等抗生素,天冬酰胺、氮胞苷、氮尿苷、甲氨蝶呤等细胞毒性药物,以及华法林、二氯乙烷、乙硫胺酸、溴乙烷、雌激素、糖皮质激素、酰肼、降糖氨酸、雄激素、黄樟醚等其他药物;④中毒性,包括锑、钡盐、硼酸盐、二硫化碳、铬酸盐、低原子量的稀土、铊化物、铀化物、有机溶剂、毒性蘑菇以及乙醇及其代谢产物乙醛等;⑤先天代谢性疾病,如脂质萎缩性糖尿病、家族性肝脂肪变、半乳糖血症、糖原累积病、遗传性果糖不耐受、高胱氨酸尿症、系统性肉碱缺乏症、高酪氨酸血症、Resfum 病、Schwachman 综合征、Weber-Christian 综合征、Wilson 病等;⑥其他,如丙型肝炎、炎症性肠病、胰腺疾病、获得性免疫缺陷综合征、结核病,以及空-回肠旁路术、胃成形术、广泛小肠切除术、胆胰转流术等外科手术。其中肥胖症、空-回肠短路手术、TPN、糖尿病、乙醇、大剂量雌激素等因素可引起脂肪性肝炎,而其他因素一般只引起单纯性脂肪肝。

(二)小泡性脂肪肝

小泡性脂肪肝的主要病因有妊娠急性脂肪肝,Reye 综合征,牙买加人呕吐病,丙戊酸钠、四环素、水杨酸、fialuridine 等药物中毒,磷、蜡样芽孢杆菌毒素中毒,先天性尿素酶缺乏症,线粒体脂肪酸氧化基因缺陷,乙醇性泡沫样脂肪变性,以及丁型肝炎等。

(三)肝磷脂沉积症

肝磷脂沉积症主要由于溶酶体内磷脂内堆积,常见病因包括 Wolman 病,胆固醇酯贮积病,以及胺碘酮、环己哌啶等药物中毒,后者尚可引起脂肪性肝炎。

各种致病因素与其肝脂肪变类型之间虽有一定相关性,但有时并不尽然。例如,酗酒主要引起大泡性脂肪肝,但偶亦可导致小泡性脂肪肝,同样妊娠和 AIDS 既可引起小泡性脂肪肝也可导致大泡性脂肪变。就肝病理学改变而言,至今无法准确区分酒精性和非酒精性 FLD。尽管现有检测手段十分先进,但至今仍有 20% 左右的脂肪肝病因不明。

四、发病机制

脂肪肝的发病机制复杂,主要涉及正常的肝细胞发生 TG 堆积、脂肪变性的肝细胞发生气球样变和点状坏死、小叶内炎症以及脂肪肝并发纤维化等诸方面。

(一)单纯性脂肪肝

各种致病因素可通过影响以下一个或多个环节导致肝细胞 TG 堆积。①由于高脂饮食、高脂血症以及外周脂肪组织动员增加导致脂肪的合成原料 FFA 输送入肝增多;②线粒体功能障碍导致肝细胞 FFA 氧化磷酸化以及 β 氧化减少;③肝细胞合成 TG 能力增强或从碳水化合物转化为 TG 增多,或肝细胞从肝窦乳糜微粒残核内直接摄取 TG 增多;④极低密度脂蛋白(very low density lipoprotein,VLDL)合成及分泌减少导致 TG 转运出肝障碍。

小泡性脂肪肝主要由于线粒体功能障碍导致 FFA 氧化利用减少所致,而大泡性脂肪肝则与肝细胞脂质合成与排泄失衡有关,其中胰岛素抵抗相关的营养过剩性脂肪肝主要由于脂肪合成显著增多所致,而营养不良以及某些药物和毒性物质则主要通过影响 VLDL 的合成与分泌而诱发脂肪肝。肝脏局部血流供应异常可能与局灶性脂肪肝以及弥漫性脂肪肝伴正常肝岛有关。

(二)脂肪性肝炎

单纯性脂肪肝是 FLD 的早期阶段,尽管脂肪变性的肝细胞尚能存活,但其对各种继发打击特别敏感。单纯性脂肪肝时伴存或继发的胰岛素抵抗、FFA 增多、肝脏细胞色素 P450(cytochrome P450,CYP)2E1 和 CYP4A 表达增强、氧应激和脂质过氧化损伤、肠源性内毒素血症或肝脏对内毒素敏感性增强、库普弗细胞激活及其释放的炎性细胞因子和介质等,均可导致脂肪变的肝细胞发生气球样变性、点状坏死,同时吸引中性粒细胞和淋巴细胞趋化至肝小叶内,从而形成脂肪性肝炎。此外,氧应激可通过形成活性氧引起肝细胞内蛋白质、DNA 和脂质变性并积聚,进而形成 Malory 小体并激发自身免疫反应。因此,氧应激/脂质过氧化损伤在脂肪性肝炎的发生中可能起重要作用。

(三)脂肪性肝纤维化

与酒精性脂肪肝可直接导致肝纤维化不同,非酒精性脂肪肝必须通过脂肪性肝炎这一中间阶段过渡才能进展为肝硬化,提示导致脂肪性肝炎的各种因素及其所致炎症本身为脂肪性肝纤维化发生的前提条件。脂肪肝时肝组织内异常增加的脂质(特别是过氧化脂质)、FFA,以及可能并存的铁负荷过重和高瘦素血症,均可通过增强脂质过氧化反应和/或刺激 Kupffer 细胞释放炎症介质,进而促进肝星状细胞激活、转化及合成大量细胞外基质,从而诱发进展性肝纤维化。肝微循环障碍、肝细胞缺血缺氧等因素也参与脂肪性肝纤维化的发病。

临床病理研究表明,绝大多数 FLD 处于单纯性脂肪肝阶段,仅有部分病例并发脂肪性肝炎,而进展性肝纤维化和肝硬化者则更少见。为此,Day 和 James 的"多重打击(multiple-hit)"学说认为,胰岛素抵抗等初次打击主要导致肝细胞脂肪变性并启动细胞适应程序,而这些适应反应可增加细胞对其他应激的反应性,结果通过氧应激/脂质过氧化损伤等二次打击诱发肝细胞坏死和炎症浸润。而接着增加的炎症介质可激活肝星状细胞诱发肝纤维化。除非能够及时阻止炎症-坏死循环,引起细胞外基质的降解超过合成,否则将会发生肝硬化。

五、流行病学

急性脂肪肝非常少见,普通人群患病率一般低于 10/100 000,但其分布国家和地区广泛。1984 年美国产妇妊娠急性脂肪肝发病率为 1/13 328,怀孕双胞胎、初产妇以及后代为男性者发病率相对较高,病因不明,部分病例可能与静脉滴注大剂量四环素有关。1973 年美国报道 Reye 综合征 2 900 例,其中 800 例死亡,并且 98% 患者年龄小于 20 岁,当时推测其发病率为 2.8%~4.7%。流感病毒、水痘病毒感染和/或服用阿司匹林以及宿主的易感性可能与其发病有关。近来随着对其发病危险因素的控制,Reye 综合征发病率明显下降,在 1980-1997 年间新发 Reye 综合征 1 207 例。我国仅有妊娠急性脂肪肝、Reye 综合征以及四氯化碳中毒性脂肪肝的零星报道。

通常流行病学所调查的脂肪肝为慢性脂肪肝。在西欧、日本和美国,B 超普查显示普通成人脂肪肝检出率高达 25%,脂肪肝现已成为健康体检人群血清转氨酶升高的常见原因,嗜酒和肥胖与脂肪肝的高发密切相关,地理分布和尸体解剖学显示,肝硬化的流行率在肥胖的嗜酒者中最高,提示长期饮酒和肥胖对脂肪肝的发病有协同作用。目前脂肪肝的起病渐趋低龄化,日本儿童脂肪肝的患病率高达 2.6%。

我国目前已有多篇通过 B 超调查脂肪肝患病率的报道,由于所调查人群的样本对象、年龄和性别构成比不同,各组报道结果差异较大。有学者曾对上海市 4 009 名机关职员进行调查,结果脂肪肝患病率为 12.9%，随着年龄增大，脂肪肝患病率增加，50 岁以前男性脂肪肝患病率显著高于女性，其后性别差异不明显。相关分析表明，肥胖（特别是内脏性肥胖）、高血脂、高血糖、高血压以及年老等指标与脂肪肝密切相关；而血清 HBsAg 阳性率与脂肪肝患病率之间虽有相关性，但随着年龄增大，两者的发展趋势正好相反。进一步的病例对照研究显示，嗜酒、高脂高蛋白饮食、临睡前加餐、睡眠过多或白天精神萎靡、嗜睡，以及有肥胖症和/或糖尿病、脂肪肝家族史等为脂肪肝的危险因素；而有一定的工作节奏和劳动强度，经常参加体育锻炼，以及少量饮酒则为脂肪肝的保护因素。

六、临床表现

脂肪肝的临床表现与其病因、病理类型及其伴随疾病状态密切相关。根据起病方式可将脂肪肝分为急性和慢性两大类。前者病理上多表现为小泡性脂肪肝，而后者则为大泡性或以大泡性为主的混合性脂肪肝。

(一)急性脂肪肝

急性脂肪肝临床表现类似急性或亚急性重症病毒性肝炎，但愈合后一般不会发展为慢性肝病。患者常有疲劳、恶心、呕吐和不同程度黄疸，甚至出现意识障碍和癫痫大发作。严重病例短期内迅速发生低血糖、肝性脑病、腹水、肾衰竭以及弥散性血管内凝血(disseminated intravascular coagulation，DIC)，最终可死于脑水肿和脑疝。当然，也有部分急性脂肪肝病例临床表现轻微，仅有一过性呕吐及肝功能损害的表现。

妊娠期急性脂肪肝一般发生于妊娠第 7～9 个月，常于上呼吸道感染后起病，主要表现为伴有出血倾向和暴发性肝功能衰竭的多脏器功能不全，常伴有高血压、蛋白尿、少尿以及急性胰腺炎。尽管黄疸明显但罕见皮肤瘙痒。

Reye 综合征主要见于儿童，多在流行性感冒或水痘后出现，某些患者有近期服用水杨酸盐类药物史。患儿在出现剧烈的恶心、呕吐后迅速发生昏迷。肝脏可肿大，但无黄疸和局灶性神经体征。

(二)慢性脂肪肝

慢性脂肪肝主要为肥胖、糖尿病和慢性酒精中毒所致的 FLD，起病隐匿，临床症状轻微且乏特异性。即使已发生脂肪性肝炎甚至肝硬化，有时症状仍可缺如，故多在评估其他疾病或健康体检作肝功能及影像学检查时偶然发现。肝大为慢性脂肪肝的常见体征，发生率可高达 75% 以上，多为轻至中度肿大，表面光滑、边缘圆钝、质地正常或稍硬而无明显压痛。门静脉高压等慢性肝病体征相对少见，脾大检出率在脂肪性肝炎病例一般不超过 25%。局灶性脂肪肝由于病变范围小，临床表现多不明显。

部分慢性脂肪肝患者在其漫长病程中，除有其原发疾病表现外，可出现肝区疼痛、腹胀、乏力、食欲缺乏等主诉，主要与肝脂肪浸润导致肝大、肝包膜过度伸张有关。在肝内脂肪浸润消退、肝大回缩后，相关症状可缓解。极少数酒精性和糖尿病性脂肪肝因肝细胞脂肪迅速沉积或并发脂肪性肝炎，可出现右上腹疼痛、局部肌紧张和反跳痛，同时伴发热、外周血白细胞总数增加以及中性粒细胞核左移等全身炎症反应表现，易误诊为外科急腹症。

像大多数其他慢性肝病一样，FLD 患者的临床表现与其组织学改变相关性差。在 FLD 某一阶段缺乏肝病相关征象并不提示其预后良好，因为许多脂肪性肝炎甚至肝硬化患者在肝功能衰竭和门静脉高压并发症发生之前往往呈"良性"临床经过。

恶性营养不良病引起的脂肪肝一般见于饮食中蛋白质摄入不足的儿童,常有右上腹触痛、水肿、腹水和生长发育迟缓,可出现肝纤维化但不会进展为肝硬化。饮食中补充蛋白质后肝脏病变可迅速逆转。蛋白质-热量营养不良引起的脂肪肝见于饥饿状态或某些胃肠道疾病,如严重的吸收不良,多仅表现为转氨酶轻度升高。肥胖者行空回肠旁路减肥手术引起的脂肪肝,部分是蛋白质-热量不足所致,常发生亚急性脂肪性肝炎,如果不加干预则病变可迅速进展为失代偿期肝硬化。

皮质类固醇等药物引起的单纯性脂肪肝,临床表现轻,停药后病变恢复,临床意义不大;但胺碘酮、甲氨蝶呤等药则易导致脂肪性肝炎,并可发生亚急性肝功能衰竭和失代偿期肝硬化。

七、实验室改变

脂肪肝患者的血液学、生化指标与其肝活检组织学检查结果的相关性较差,仅 20%～30%经肝活检证实的脂肪肝病例有 1 项或多项肝功能生化指标异常。并且,至今尚无理想的定性和定量反映脂肪肝有无及其程度的实验指标。但是,血液实验室检查指标的检测确实有助于判断脂肪肝的病因、病理类型及其病情轻重和预后。

急性小泡性脂肪肝患者如出现肝、肾功能不全以及 DIC 相关的血液学指标改变,常提示病情严重。慢性大泡性脂肪肝其血清转氨酶(ALT 和 AST)、碱性磷酸酶(ALP)、γ-谷氨酰转肽酶(GGT)以及 C 反应蛋白等可轻度升高,转氨酶升高幅度一般不超过正常值上限的 2～4 倍;而血清胆红素、白蛋白和凝血酶原时间(prothrombin time;PT)以及靛青绿(ICG)清除率一般正常。如果血清转氨酶持续升高或明显异常则提示并发脂肪性肝炎,胆红素升高和 PT 延长可反映脂肪性肝炎的程度较重。Ⅲ型前胶原肽、Ⅳ型胶原-7S 成分、透明质酸等多种血清纤维化指标的联合检测,可反映是否已并发脂肪性肝纤维化和肝硬化。

肥胖、糖尿病引起的营养过剩性脂肪肝患者血清 AST/ALT 比值多小于 1,GGT 升高常不明显。血清胆碱酯酶和卵磷脂胆固醇酰基转移酶活性在营养过剩性脂肪肝时常升高,而其他原因性脂肪肝多无明显变化,甚至呈下降趋势。空腹血液葡萄糖、胰岛素、脂质和尿酸水平升高也常反映机体营养过剩。低血浆蛋白(包括清蛋白、转铁蛋白)以及低胆固醇血症,常提示蛋白质能量缺乏所致的营养不良性脂肪肝。酒精性脂肪肝时转氨酶很少超过正常值的 6 倍,AST/ALT比值常大于 2,线粒体 AST(ASTm)和 GGT 显著升高,GGT/ALP 比值大于 2。此外,平均红细胞容积和免疫球蛋白 A 选择性升高(IgA_1/IgA_2 比值降低),血清糖类缺乏性转铁蛋白(carbohydrate deficient transferrin;dTF)及其与总转铁蛋白比值升高等有助于酒精性脂肪肝的诊断。血清铜蓝蛋白浓度降低,而与白蛋白结合的血清铜含量增加提示 Wilson 病。HCV 等血清学标记物的检测可明确有无肝炎病毒现症感染。

八、放射/影像学改变

肝脏实时超声、计算机体层摄影(computer tomography;CT)、磁共振显像(magnetic resonance imaging;MRI)等检查可见脂肪肝患者有肝大和弥漫性或局灶性肝脏灰度/密度的改变,现已广泛用于判断脂肪肝的有无以及肝内脂肪的分布类型。由于影像学检查对肝内脂肪浸润程度的判断不够精确,并且对肝内炎症和纤维化的识别能力极差,只有在发现肝脏萎缩变小、肝脏硬度增加以及脾脏肿大等门静脉高压征象时才提示并发脂肪性肝硬化。因此,现有影像学检查虽对单纯性脂肪肝的诊断有帮助,但它既不能检出脂肪性肝炎也不能早期发现脂肪性肝纤维化和肝硬化。

(一)实时超声

肝组织脂肪变弥漫性累及 10％ 的肝细胞时,实时超声(B 超)图像便可出现异常改变;当组织学脂肪沉积于肝超过 30％ 的肝细胞时,B 超即可检出脂肪肝;肝脂肪含量达 50％ 以上的脂肪肝,超声诊断的敏感性高达 90％。对于 B 超诊断为胆囊结石合并脂肪肝的患者行胆囊切除的同时取肝组织活检,89.9％ 有不同程度的肝细胞脂肪变性。

B 超诊断脂肪肝有以下特征:①可见致密的点状高回声,又称明亮肝;②肝深部即远场回声衰减,肝肾回声对比度加大;③肝内管腔结构模糊不清;④肝大,饱满,肝缘变钝。近来趋于把这些标准量化,以综合积分判断脂肪肝的程度。彩色多普勒超声对局灶性脂肪肝的鉴别诊断和肝内血流异常的发现有一定参考价值。鉴于 B 超检查具有简便、价廉以及无创伤和无危害等优点,目前 B 超已作为诊断脂肪肝和随访其病情演变的首选方法,并已广泛用于人群脂肪肝的流行病学调查。但应注意 B 超诊断脂肪肝的特异性不够理想,超声诊断之脂肪肝与其肝组织学变化之间并不总是呈正相关关系。其原因主要为超声缺乏客观性定量指标,且各检查医师对脂肪肝的判定标准也不统一;此外,肝脏回声强度可受肝纤维化的程度、超声检查仪的质量以及患者皮下脂肪厚度等许多因素的影响。

(二)计算机体层摄影

CT 平扫正常肝脏密度(CT 值)高于脾脏和肝内血管,肝脏的 CT 值较脾脏一般要高出 7～8 HU。弥漫性脂肪肝在 CT 图像上表现为肝脏的密度普遍低于脾脏、肾脏和肝内血管的密度,重度脂肪肝时其肝脏 CT 值甚至变为负值。由于 CT 值的高低与肝内脂肪浸润程度呈负相关,而脾脏 CT 值多较固定,故可根据肝/脾 CT 比值来衡量脂肪肝的程度,或作为随访疗效的客观依据。脂肪肝时可见脾脏的 CT 值较肝脏高,肝/脾 CT 值之比小于 0.9;并且,肝内门静脉或肝静脉像清晰可见。有报道认为,脂肪肝患者在肝脂肪变性累及 40％ 以上的肝细胞时,CT 方可作出脂肪肝的诊断。因此,CT 对脂肪肝诊断的敏感性低于 B 超,但相比而言,CT 诊断脂肪肝的特异性以及对局灶性脂肪肝判断的准确性远高于 B 超。近来已有探索用 CT 图像的面罩式覆盖法定量分析肝内脂肪浸润的报道。

(三)MRI 和 DSA

MRI 对脂肪肝的确诊并不敏感,无论从信号强度,还是计算弛豫时间,均难以将脂肪肝与正常肝组织相区分,这与脂肪肝肝脏含水量不增加有关。临床上可利用这一缺点,鉴别 CT 上难以与肝脏恶性肿瘤区分的局灶性脂肪肝和弥漫性脂肪肝伴正常肝岛,其中位相磁共振(phase-contrast MRI)对局灶性脂肪肝的诊断最为可靠。由于 MRI 缺乏 CT 值那样的定量分析指标,故仅凭 MRI 确诊脂肪肝确实很困难。脂肪肝的数字减影血管造影(digital sub traction angiography;DSA)检查可表现为肝动脉轻度扩张,全部分支呈现充血倾向,但病灶中的血管形态、走行和分布均无异常,并且无病理性血管征象。目前 MRI 和 DSA 主要用于实时超声及 CT 检查确诊困难者,特别是局灶性脂肪肝难以与肝脏肿瘤鉴别而又不愿接受肝活检组织学检查者。

九、诊断与鉴别诊断

脂肪肝的完整诊断应包括脂肪肝的病因及其诱因、程度和分期,以及伴随疾病状态等诸方面,并需排除其他各种脂肪性及非脂肪性肝脏疾病,以便制定有效的治疗方案并估计患者的预后。

(一)诊断

随着各种影像学检测技术的发展,单纯依赖影像学技术即可作出脂肪肝的诊断。进一步的血液学实验室检查有助于判断脂肪肝的病因及其是否合并肝功能损害(脂肪性肝炎)、肝纤维化,对于急性脂肪肝则可明确有无多脏器功能不全的征象。但是准确判断脂肪肝的病期以及明确脂肪肝的少见病因,可能仍需依靠肝活检组织学检查。现多主张在 B 超引导下经皮肝穿刺活检,这远较过去的盲目肝穿法准确安全,对于局灶性脂肪肝或弥漫性脂肪肝伴正常肝岛与肝癌鉴别有困难时尤具优越性。由于肝活检组织病理学观察有时也有误导现象,并且即使确诊也缺乏有效的治疗措施,以及伴随肝活检的费用和危险性等种种原因,因此目前认为肝活检组织学检查仅用于某些特殊的临床情况,而对一般患者则无需肝活检证实其脂肪肝的诊断。

最近 James OFW 建议对于 B 超和/或 CT 检查确诊的脂肪肝,在粗略判断肝内脂肪浸润的程度和分布类型后,需通过仔细询问饮酒史,结合酒精中毒和血清学肝炎病毒现症感染指标的检测,排除酒精性脂肪肝以及丙型肝炎等脂肪性肝病,以确保非酒精性脂肪肝诊断的正确无误。对于非酒精性脂肪肝患者,如出现无其他原因可解释的血清 ALT、GGT 和/或 TG 持续异常,需考虑已并发 NASH。通过详细了解工业毒物接触和特殊药物应用、胃肠外营养、减肥手术以及伴随疾病状态等病史资料,并测量患者体重指数、腹围/臀围比值、血压,以及血液葡萄糖、脂质、尿酸、蛋白质等指标,有助于客观分析非酒精性脂肪肝可能的病因和诱因以及伴随疾病状态。对于少数病例最后可能还需决定是否需作肝活检组织学检查。对所取肝活检组织需综合评估脂肪肝的病理改变以帮助了解其病因、肝结构损害程度和预后。完整的病理学评估包括:肝细胞内脂滴的类型,累及肝腺泡的部位,以及脂肪肝的分型和分期。

(二)鉴别诊断

NASH 需与慢性病毒性肝炎、自身免疫性肝炎、不典型的 Wilson 病等相鉴别。根据前者肝细胞损害、炎症和纤维化主要位于肝小叶内并且病变以肝腺泡 3 区为重,而其他疾病的肝组织学改变主要位于汇管区门静脉周围等病理特征不难作出鉴别诊断。详细的病史资料、肝炎病毒血清学标记物、各种自身抗体和铜蓝蛋白的检测有助于相关疾病的明确诊断。但应注意这些慢性肝病患者可因营养过度、缺乏运动、或并存肥胖和糖尿病等情况同时合并脂肪肝。

非酒精性脂肪性肝病的肝病理学改变与酒精性肝病极其相似,通过向患者及其家属和同事询问其饮酒史,对于两者的鉴别诊断价值极大。酒精性肝病一般发生于每天饮用乙醇量超过 30 g(女性为 20 g)持续 5 年以上的长期嗜酒者。此外,短期内大量饮酒亦可导致酒精性肝损伤。由于种族和个体差异以及伴存疾病的影响,个体对酒精的安全阈值相差很大。因此,只有每周乙醇消耗量小于 20 g 的患者才不考虑其肝损系酒精所致。对于部分可能隐瞒饮酒史者,酒精中毒相关实验指标的检测有助于明确其脂肪性肝疾病的病因。

十、预防和治疗

脂肪肝的防治宜联合应用饮食治疗、运动治疗、行为修正治疗以及中西药物辅助等综合措施,其中去除病因和诱因,积极控制原发基础疾病最为关键。对于大多数脂肪肝患者,有时通过节制饮食、坚持中等量的有氧运动和戒酒等非药物治疗措施,就可达到控制体重和血糖、降低血脂以及促进肝组织学改变逆转的目的。由于营养过剩性脂肪肝易合并动脉粥样硬化性心、脑血管疾病,而这些疾病的防治往往比脂肪肝本身的治疗更为重要,故在考虑脂肪肝的诊疗方案时,应有整体的观点,需根据患者脂肪肝的分型和分期及其伴随疾病状态和严重程度,制定个体化治疗方案。急性小泡性脂肪肝一旦确诊,需立即收住重症监护病房,在去除病因的同时给予综合性抢救措施,以防治多脏器功能衰竭,提高患者的存活率。局灶性脂肪肝除针对其可能的病因进行治疗外,一般无需特殊处理。

慢性脂肪肝的药物治疗目前尚处于经验积累阶段,现主要用于伴有肝损害的脂肪性肝炎患者,旨在促进肝内脂肪和炎症的消退,防治肝细胞坏死和纤维化。由于脂肪肝的病因和发病机制复杂,许多问题尚在研究之中,迄今尚未找到防治脂肪肝的特效药物。复合维生素 B、胆碱和蛋氨酸等传统去脂药物,临床实践证明疗效并不肯定,现仅用于营养不良等特殊类型的脂肪肝。在综合治疗的基础上,熊去氧胆酸、必需磷脂、维生素 E、水飞蓟素和牛磺酸等药物,可能有助于改善脂肪肝患者的临床症状、血液生化指标并促进其肝组织学改变康复。国内各地有关脂肪性肝疾病的中成药及中药验方很多,其中可能不乏疗效良好者,具体有待正规临床试验证实其确切疗效及安全性。

鉴于脂肪肝与高脂血症关系密切,降血脂药物对脂肪肝的影响引人关注。尽管如此,至今国外尚无降血脂药物防治脂肪肝有效的临床报道,并且降脂药物应用不当极易诱发肝损伤,甚至加剧肝内脂肪沉积。因此,目前认为不伴有高脂血症的脂肪肝原则上不用降血脂药物,高脂血症与脂肪肝并存时则需根据其基础病因、对综合治疗措施的反应以及发生冠心病的危险性等因素,综合考虑是否需要针对其血脂异常类型进行降血脂药物治疗。此外,通过防治肠源性内毒素血症、限制 Kupffer 细胞激活、保护肝细胞的能量贮备以及抑制 CYP2E1 活性的各种药物和措施,不久可望用于脂肪肝的临床验证。

十一、预后和转归

脂肪肝的自然转归和预后主要取决于其病因及病理类型。各种原因所致的急性小泡性脂肪肝的临床表现和预后与急性重症肝炎相似,常有进行性肝性脑病、肾衰竭和 DIC,严重病例在起病数小时至数天内死亡,总的病死率高达 60%。但是此类患者罕见发生大块肝组织坏死,因此如能得到及时有效的处理,病情可望迅速好转,几乎不留任何后遗症。

绝大多数慢性大泡性脂肪肝患者肝组织学改变进展缓慢甚至呈静止状态,预后相对良好。部分患者即使已并发脂肪性肝炎和肝纤维化,如能得到及时诊治,肝组织学改变仍可逆转,罕见因脂肪囊肿破裂并发脂肪栓塞而死亡。尽管流行病学研究显示,随着患者肥胖程度和血糖水平的增加,病死率显著升高,预期寿命明显缩短,但死因多非肝源性。因此,影响肥胖、糖尿病、高脂血症相关性脂肪肝患者预后的主要因素,可能并非肝脏疾病本身,而是同时并存的动脉粥样硬化性心、脑血管疾病。但是接受空-回肠旁路减肥手术以及体重和血糖波动较大的脂肪肝患者,因并发亚急性脂肪性肝炎可很快进展为失代偿期肝硬化,最终死于肝功能衰竭、肝癌及其相关并发症。少数慢性 NASH 患者可缓慢进展为肝硬化,一旦发生肝硬化则其预后与一般门静脉性肝硬化相同。但非酒精性脂肪性肝硬化多见于 50 岁以上的 NASH 患者,而 40 岁以下的 NASH 很少合并肝纤维化,至今尚无儿童脂肪肝并发肝硬化的报道。局灶性脂肪肝常为一可逆性改变,在随访中有的可见到病灶形态改变或消失,故其对患者的健康并不构成危害。肝炎后脂肪肝的预后主要取决于病毒性肝炎本身的进程,但同时合并的肥胖、糖尿病相关性脂肪肝可能有助于促进其肝病进展。酒精性脂肪肝因可直接通过中央静脉周围纤维化或合并酒精性肝炎进展为失代偿期肝硬化,因此预后相对较非酒精性脂肪肝差,患者多数死于肝病相关并发症,偶尔亦可死于脂肪栓塞、低血糖和重症胰腺炎。

（杨　琳）

第十二节 肝 脓 肿

肝脏是机体重要的代谢器官,位于门静脉循环系统的远端,汇集来自门静脉的肠道血流,参与处理代谢消化分解产物,易遭受各种细菌、病毒及寄生虫等感染。肝脓肿是病原体侵入肝脏形成的占位性感染灶,主要有化脓性肝脓肿和阿米巴肝脓肿。化脓性肝脓肿是一种少见但严重的疾病,在西方国家人群的发病率为 20/10 万,其严重性取决于感染的来源及患者的基础体质。阿米巴肝脓肿是肠道阿米巴感染的并发症,多见于热带溶组织内阿米巴流行的地区,发病多见于免疫抑制的男性青年。化脓性肝脓肿和阿米巴肝脓肿均易发生于肝右叶,这与门静脉分支走向有关,主要的临床症状是高热、肝区疼痛、肝大伴或不伴黄疸。

在 1892 版的《原则和医学实践》中,William Osler 描述肝脓肿主要来源于肠道痢疾和其他溃疡性的感染、阑尾炎,偶见于伤寒、直肠感染和骨盆脓肿。他把门静脉菌血症与脓肿形成的过程称为"脓肿门静脉炎"。事实上,在预防性使用抗生素的时代,即 20 世纪 40 年代,肝脓肿的主要病因是门静脉炎或门静脉菌血症。阑尾炎约占 1/3。门静脉炎的其他原因包括憩室炎、盆腔脓肿、结肠肿瘤穿孔以及直肠疾病。当今脓肿可发生在所有年龄段。约 60% 为单发,它们主要位于肝右叶(>70%),据说为门静脉血流的结果。在没用抗生素的情况下,肝脓肿一定会导致死亡。在 19 世纪后期 Waring 做了大量相关的报道,发现并发症如播散到相邻的内脏或破溃入腹膜的发生率为 28%。尽管自发引流的意义已得到了普遍的认可,但更倾向于开放引流,只有 15% 会行手术治疗。很少有脓肿可自行缓解。至 20 世纪 40 年代引进使用抗生素后,门静脉炎成为引起肝脓肿的一少见病因。胆道疾病,如胆道结石、狭窄和恶性肿瘤,特别是胆道恶性梗阻,成为后 50 年的主要病因。肝右叶病灶仍然占主导地位,可能因为肝右叶占肝脏体积比例大。抗生素改变了肝脓肿的自然发展史,将病死率下降至 50% 以下。

在过去的 20 年里,肝脓肿的性质一直在改变。虽然胆道原因仍然占主导地位,在接受复杂的医疗干预的老年患者中,脓肿发生的比例越来越大,如经皮肿瘤消融、化疗栓塞(特别是胆肠吻合术后)、胆汁转移或引流术或肝移植。

一、化脓性肝脓肿

(一)流行病学

细菌性肝脓肿是一种严重感染,其发病率为 15/10 万~44.9/10 万接诊患者。此前一系列研究显示,男性发病率更高,但最近的报道性别分布无差异。好发年龄在 60~70 岁。在一系列相关研究中,单发和多发脓肿发生率分别为 58% 和 42%,66% 在右叶,8% 在左叶,26% 在两叶。孤立的肝脓肿常位于右叶,而多发性脓肿常发生在两叶。

(二)病因

肝脓肿形成机制包括来自胆道或腹部感染的传播、血行感染、不明原因或隐源性病因。目前,继发于胆道梗阻的胆道感染是造成化脓性肝脓肿的主要原因,而胆道梗阻的原因存在地理差异:西方国家主要由胆道恶性肿瘤引起,而在亚洲国家胆石症及肝内胆管结石更为常见。还有部分患者找不到明显的细菌入侵途径,称为隐源性肝脓肿。其中 1/3 的病例可能是隐源性。近年来,肝脓肿患者的平均年龄有所提高,且更多见于良性或恶性胆道梗阻和肝外恶性肿瘤的患者,虽然抗生素逐步升级,但是病死率反而更高。

以下腹腔内疾病可能会导致肝脓肿的发生,包括憩室炎、阑尾炎、肠穿孔和炎症性肠病。肝脓肿可在肝细胞癌动脉化疗栓塞后形成。多发性肝脓肿与胆道疾病如结石和胆管癌有关。肝脓肿形成的基础疾病是糖尿病、恶性肿瘤和高血压。本病可来自胆道疾病、门静脉血行感染、肝动脉血行感染或开放性肝损伤时直接感染。

(三)微生物学

肝脓肿可以掺杂各种细菌感染,其可以通过菌血症直接损害肝脏或相邻部位的扩散形成。最常见的病原菌是大肠埃希菌、肺炎克雷伯杆菌、链球菌和厌氧菌。类杆菌属是厌氧菌中最常见的。也有关于米勒链球菌的报道。脓肿穿刺液中往往可见不止一种病原体生长,即使血培养结果只有一种病原体。细菌和念珠菌的耐药率在增加,最有可能继发于胆道支架的置入和长期抗生素使用。

继发于致命的肺炎克雷伯杆菌的肝脓肿的特异性综合征,已报道主要集中在南亚-东亚地区,可波及眼睛和中枢神经系统。这种感染是由有更高耐吞噬性的荚膜 K_1/K_2 菌株引起。在感染的患者中糖尿病的患病率较高。

(四)临床表现

早期多为非特异性的前驱症状,精神萎靡、呕吐、贫血、体重下降。头痛、肌肉及关节疼痛等。随后可以出现寒战、高热及肝区疼痛等不适,但疼痛可能不局限于右上腹,常伴血清碱性磷酸酶的升高。低清蛋白血症,白细胞计数增多以及丙氨酸转氨酶水平的增高也较常见。值得注意的是,这些症状并不常见于老年人和免疫抑制的患者。体征,如肝大(50%),摩擦音(50%),呼吸系统表现(50%),黄疸(25%)可扪及肿块(25%),或脾大(25%)比较常见,可能对诊断有帮助。所谓的经典三联征:黄疸、发热、腹部压痛则比较罕见。邻近膈肌的肝脓肿可以引起胸膜炎性胸痛、咳嗽及呼吸困难,当这些症状与上诉非特异性症状同时存在时,容易导致诊断困难。腹腔内并发症包括脓肿破溃入腹腔,胆道或胃肠道,门静脉或肠系膜静脉血栓形成。据报道如果发展为败血症、肝脏和多器官衰竭和肠系膜静脉血栓形成的患者致死率高。该病死率比多发性肝脓肿更高。恶性肿瘤被认为是病死率的另一个独立的危险因素。

(五)诊断

用腹部 CT 进行影像学和超声检查至关重要。B 超的阳性诊断率高达 75%～95%,为初步诊断的首选方法。超声的表现根据脓肿的分期略有不同,早期为模糊的高回声景象,随着脓肿的逐渐成熟和脓腔的形成,可见低回声或无回声的肿块。应当注意脓腔脓液非常稠厚时,可能与肝脏的实质性包块混淆。此外,超声还可以显示胆道结石及胆管扩张,肝内胆管结石,因此对于肝脓肿有很大的病因诊断鉴别价值。CT 对于鉴别诊断肝脏其他性质的包块具有重要的诊断价值,其敏感性高达 95%。对比增强检查,门静脉期可见显著的环形强化的脓肿壁及无明显强化的中央脓腔。CT 是诊断脓肿内气体的最灵敏的方法。MRI 与 CT 或者超声相比,在诊断肝脓肿不具有优越性。ERC、经皮肝穿胆管造影术或 MRC 适用于其他病因不明的情况下。不过,ERC 不适用于之前行过胆汁转移术的患者。有将近一半的患者会出现血培养阳性结果,3/4 的患者的脓肿穿刺物培养阳性。腹部平片及胸部 X 线片对诊断肝脓肿无特异价值。胸部 X 线片可显示肺不张、胸腔积液或右侧膈肌抬高。实验室检查有白细胞计数升高、贫血、低清蛋白血症、转氨酶及碱性磷酸酶升高等。持续的高血糖提示患者可能并存糖尿病,或者由于脓毒症导致血糖控制不佳。

(六)治疗

1.引流脓腔

有效治疗肝脓肿需要充分引流。在20世纪50～70年代,手术引流很常见。部分是因为缺乏敏感的放射学工具进行诊断,虽然其也能找到脓肿来源并提供明确的脓肿引流位置。

然而,在20世纪70年代,敏感成像技术的发展使术前诊断成为可能,并允许对病变进行定向穿刺引流。这也可以帮助鉴别脓肿的原因。

目前,经皮置管引流联合抗生素已经成为了化脓性肝脓肿的一线及最重要的治疗方法,可有效治疗76%～91%的病例。抽吸脓腔内脓液进行诊断及细菌培养的同时,需放置引流管进行持续引流或者一次性将脓液抽吸干净。经皮细针穿刺的成功率高,微创且住院时间短,但有很大的可能需要再次进行抽吸。当细针穿刺一次不能成功地将所有的脓液抽吸干净时,应进行置管引流。更典型地,可放置一个8～12 F的法式经皮胆道引流管。在平均5天后可看到脓肿的大小显著地减少(小于原来的50%),引流管可以在2～4周后移除,但有些医师倾向于保持导管的放置,直到完全消除,一般要15周。过早地拔除引流管与复发有关。

初次直接进行经皮置管引流的适应证:脓液稠厚不适合细针吸引;脓腔直径>5 cm;脓腔壁厚,不适合穿刺;多房性肝脓肿。多发性脓肿不是经皮置管引流的禁忌证,但这种情况应该每个脓腔放置相应的引流管。尽管两者的成功率均很高,但还是将近10%的患者操作失败。引流不成功或者失败的原因主要是:导管口径过细,脓液稠厚;导管的位置不适合引流;导管过早移除;脓腔的纤维包裹壁非常厚,导管置管困难。与胆道系统相交通的肝脓肿也可以采用PCD置管的方式进行引流,虽然持续的胆汁漏出会影响脓肿的闭合,但是这并非是PCD的禁忌证。

2.合理的抗生素治疗

抗生素的选择要通过培养和药敏结果来定,包括第三代头孢菌素、头孢西丁、替卡西林-克拉维酸、哌拉西林-他唑巴坦、氨苄西林-舒巴坦、环丙沙星、左氧氟沙星、亚胺培南和美罗培南。在未确定致病菌之前,首选覆盖革兰阳性需氧菌和厌氧菌的广谱抗生素,如阿莫西林、氨基苷类加甲硝唑;或者三代头孢菌素加甲硝唑等药物,然而该方案不能覆盖肠球菌。此外,氨基苷类抗生素应谨慎使用,因为对于胆道疾病的患者,特别是伴有败血症、脱水和高龄的患者,肾毒性的风险很大。具体的方案与地区的细菌及药敏谱有关。抗生素的持续时间还没有具体的规定,但通常为4～6周,而且应该根据对治疗的反应进行个体化治疗。当患者情况稳定,并已进行过引流后,静脉注射抗生素可以换成口服。在多个小型肝脓肿不便于引流时,抗生素可能是唯一的选择。此外,需要及时发现及解除胆道梗阻,梗阻的持续存在会影响抗生素的效果。

3.手术治疗

直接进行手术治疗的唯一适应证是脓肿破入腹腔引起化脓性腹膜炎或者多发性肝脓肿伴胆管阻塞,不能通过非手术方式解决时。当然,反复保守治疗无效或者PCD出现出血及脓液外溢等并发症时也需要通过手术处理。手术的同时应处理潜在的并发疾病,尤其是导致胆道感染的疾病。

传统的手术方式:首先细针穿刺,然后钝针穿刺,手指拨断多发性脓肿的间隔形成一个大腔,将适当大小的引流管放置低位,保证充分引流。若能术后引流的同时进行灌洗则效果更佳。部分上述方法均不适合的患者可以进行肝叶切除术。

患者的最终预后取决于潜在的病因或共存疾病,当然,延误诊治也是不良预后的重要原因。

二、阿米巴肝脓肿

(一)流行病学

阿米巴病是地方病,在温带和热带气候可发现,如印度、埃及和南非。每年有 4 万～10 万人死于阿米巴病。在美国,阿米巴病的患者为到流行国家的移民和游客。感染途径通常为摄入污染的食物或水果。男同性恋者之间的传播明显增加。据美国方面的报道,34 000 的 HIV 阳性患者中只有 2 例患有溶组织内阿米巴病。日本、韩国、澳大利亚和我国台湾地区报告表明男性同性恋中的发病率显著增高。发病率的增加很可能是由于肛门-口交和这种寄生虫在亚太地区流行率的增加。

(二)病因

滋养体附着,然后侵入结肠上皮细胞进入黏膜下层,通过各种蛋白水解酶和炎性细胞作用,形成"烧瓶样溃疡",这会导致腹泻和肠道组织的破坏。滋养体通过门静脉循环到达肝脏,从而导致脓肿的形成。

(三)微生物学

阿米巴痢疾有两种形式。囊肿是摄入的形式,能动滋养体在回肠末端或结肠形成。溶组织内阿米巴可以通过分子技术与大肠埃希菌毒蛾进行鉴别,后者不具有致病性。

(四)临床表现

阿米巴感染后可无症状,但每年有 4%～10% 的无症状患者将会发展为侵袭性疾病。肝脓肿是最常见的肠外表现。患者可有或无阿米巴性结肠炎的表现,可能要经过数月甚至数年后才会演变为肝脓肿。症状和体征包括腹泻(可能带血)、腹痛与压痛、肝大、发热、咳嗽、体重减轻、碱性磷酸酶增加和白细胞计数增多。通常在肝右叶会形成单一性脓肿;不太常见于肝左叶脓肿。细菌双重感染和败血症可能会发生,所以需要用抗生素对抗肠道微生物和葡萄球菌。蔓延到邻近部位可能会引起膈肌、膈下区、胸膜、肺和心包的感染,导致瘘的形成和脓性分泌物的积聚。

(五)诊断

含滋养体的红细胞可诊断阿米巴感染。滋养体可在肝脓肿的边缘发现,但通常不是在中央坏死的部分。超声和 CT 下表现为肿块性质。当溶组织内阿米巴存在时,血清学检查呈阳性,但当大肠埃希菌存在时,血清学检查为阴性。间接血凝试验在阿米巴病患者中阳性率几乎达到100%。在溶组织内阿米巴感染率低的地区,阳性结果支持急性感染诊断;而在高患病率地区,阳性结果可能意味着既往感染,而不是急性期感染。粪便抗原-酶联免疫吸附试验现在可用于诊断溶组织内阿米巴,具有非常良好的灵敏度和特异度。PCR 测试目前只用于研究,还不能用于常规临床诊断。鉴别化脓性和阿米巴肝脓肿可能比较困难。在 577 例肝脓肿病例中,细菌性肝脓肿的高危因素包括年龄>50、多发性脓肿、肺部表现和间接血凝试验滴度<256 IU。

(六)治疗

甲硝唑是首选药物。当脓肿体积很大或呈多发性脓肿时,可合并使用氯喹来抗滋养体。除在比较复杂的病例外,很少建议行手术引流。管腔剂,其中包括双碘喹啉、巴龙霉素和二氯尼特,是消除肠道溶组织内阿米巴和防止复发所必需的。

(杨 琳)

第十三节 肝 硬 化

肝硬化是一种以肝细胞广泛变性坏死,组织弥漫性纤维化,假小叶和再生结节形成,正常肝小叶结构严重破坏为特征的慢性进行性肝病。临床上多系统受累,以肝功能损害和门静脉高压为主要表现,晚期常出现消化道出血,肝性脑病,继发感染等严重并发症。

一、病因

肝硬化的病因在我国以病毒性肝炎为主,西方国家以酒精中毒多见。常见肝硬化的病因如下。

(一)病毒性肝炎

我国占首位的是病毒性肝炎后肝硬化,约占肝硬化的70%,乙型与丙型、丁型肝炎可以发展成肝硬化。急性或亚急性肝炎如有大量肝细胞坏死和纤维化可以直接演变为肝硬化,但是更重要的演变方式是经过慢性肝炎阶段。从病毒性肝炎发展至肝硬化病程可长达20～30年。

(二)慢性酒精中毒

慢性酒精中毒指长期饮酒时其代谢产物乙醛对肝的影响,导致肝血管、肝细胞受损,纤维化程度升高,最终导致肝硬化。一般每天摄入乙醇50 g,10年以上者8%～15%可导致肝硬化。酒精可加速肝硬化的程度。

(三)肝内外胆道梗阻及胆汁淤积

肝血液回流受阻,遗传代谢性肝病,非酒精性脂肪肝炎,自身免疫性肝病,药物性肝损伤等诸多因素,均有可能导致肝硬化。

(四)化学药物或毒物

长期反复接触某些化学毒物如磷、砷、四氯化碳等,或者长期服用某些药物如四环素、甲基多巴等,均可引起中毒性肝炎,最后演变为肝硬化。

(五)遗传和代谢疾病

由遗传性和代谢性疾病的肝病变逐渐发展而成肝硬化,称为代谢性肝硬化。在我国以肝豆状核变性最为常见。

二、发病机制

肝硬化的主要发病机制是进行性纤维化,上述各种病因引起广泛的肝细胞坏死,导致正常肝小叶结构破坏。肝内星状细胞激活,细胞因子生成增加,胶原合成增加,降解减少,肝窦毛细血管化、纤维组织弥漫增生、纤维间隔血管交通吻合支产生以及再生结节压迫,使肝内血液循环进一步障碍,肝脏逐渐变形、变硬,功能进一步减退,形成肝硬化。由于弥漫性屏障的形成,降低了肝细胞的合成功能,影响了门静脉血流动力学,造成肝细胞缺氧和营养供给障碍,加重细胞坏死。此外,门静脉小分支与肝静脉小分支之间通过新生血管或扩张的肝窦等发生异常吻合,门静脉与肝动脉之间也有侧支形成。这是发生肝功能不全和门静脉高压症的基础。

三、临床表现

肝硬化往往起病缓慢,症状隐匿,可能隐伏数年至十数年之久(平均 3～5 年),我国以 20～50 岁男性为主,青壮年患者的发病多与病毒性肝炎有关。随着病情的发展,到后期可出现黄疸、腹水及消化道和肝性脑病等并发症。根据肝脏功能情况,临床将肝硬化分为代偿期肝硬化和失代偿期肝硬化两类,两类肝硬化的临床症状表现各不相同。

(一)临床表现

1.代偿期肝硬化临床表现

症状较轻,缺乏特异性。以乏力、食欲减退出现较早,可伴有腹胀不适、恶心、上腹隐痛、轻微腹泻等,多呈间歇性,因劳累或伴发病而出现,经休息或治疗后可缓解。患者营养状态一般,肝轻度大,质地结实或偏硬,无或有轻度压痛,脾轻度或中度大。肝功能检查结果正常或轻度异常。

2.失代偿期肝硬化临床表现

(1)肝功能减退的临床表现。①全身症状:一般情况与营养状况较差,消瘦乏力,精神不振,严重者衰弱而卧床不起。皮肤干枯,面色黧暗无光泽(肝病面容较为特征性表现),可有不规则低热、舌质绛红光剥,夜盲及水肿等。②消化道症状:食欲缺乏,甚至厌食,进食后常感上腹饱胀不适,恶心或呕吐,对脂肪和蛋白质耐受性差,稍进油腻肉食易引起腹泻,患者因腹水和胃肠积气终日腹胀难受。这些症状产生多与门静脉高压时胃肠道瘀血水肿,消化道吸收障碍,肠道菌丛失调等有关。半数以上患者有轻度黄疸,少数有中、重度黄疸,提示肝细胞有进行性或广泛坏死。③出血倾向和贫血:常有鼻出血、牙龈出血、胃肠出血等倾向,与肝合成凝血因子减少,脾功能亢进,毛细血管脆性增加等有关。贫血症状多与营养不良,肠道吸收障碍,胃肠失血,脾亢等因素有关。④内分泌紊乱:主要有雌激素增多,雄激素减少,有时糖皮质激素亦减少。在男性患者常有性欲减退、睾丸萎缩、毛发脱落及乳房发育等;女性有月经失调、闭经、不孕等。患者面部、颈、上胸、肩背和上肢等上腔静脉引流区域出现蜘蛛痣和/或毛细血管扩张;在手掌鱼际、小鱼际和指端腹侧部位有红斑,称为肝掌。肝对醛固酮和抗利尿激素灭能作用减弱,水钠潴留使尿量减少和水肿,腹水形成和加重。患者面部和其他暴露部位可见皮肤色素沉着。

(2)门静脉高压症三大临床表现。①脾大多为轻、中度大,部分可达脐下。晚期脾大常伴有脾功能亢进。②侧支循环的建立和开放:食管和胃底静脉曲张;腹壁静脉曲张,外观呈水母头状;痔静脉扩张,有时扩张形成痔核。③腹水是肝硬化最突出的临床表现,腹水形成的机制为钠、水的过量潴留,与下列腹腔局部因素和全身因素有关:a.门静脉压增高;b.低清蛋白血症,清蛋白<30 g/L时,血浆胶体渗透压降低,血浆外渗;c.淋巴液生成过多;d.继发性醛固酮增多致肾钠重吸收增加;e.抗利尿激素分泌增多致水的重吸收增加;f.有效循环血容量不足,肾交感神经活动增强,前列腺素、心房肽等活性降低,导致肾血流量、排钠和排尿量减少。腹水出现前常有腹胀,大量腹水使腹部膨隆、腹壁绷紧发亮,状如蛙腹,患者行走困难,有时膈肌显著抬高,出现端坐呼吸和脐疝。部分患者伴有胸腔积液,多见于右侧。

(3)肝触诊:早期表面尚平滑,晚期可触及结节或颗粒状,通常无压痛。小结节性肝硬化起病多隐匿,门静脉高压不如血吸虫病性肝纤维化突出,肝功能减退不如大结节性肝硬化显著。大结节性肝硬化起病急、进展快,以肝功能损害为严重,早期可有中度以上黄疸,血吸虫病性肝纤维化的临床表现以门静脉高压症为主,巨脾多见,黄疸、蜘蛛痣则少见。

(二)并发症

肝硬化的并发症有以下几点。

(1)上消化道出血为最常见的并发症。多突然发生大量呕血或黑粪,常引起出血性休克或诱发肝性脑病,多为食管胃底静脉曲张破裂,也可是并发溃疡病和急性胃黏膜糜烂所致。

(2)肝性脑病是本病最严重的并发症,亦是最常见的死亡原因。

(3)感染常并发细菌感染,如肺炎、胆道感染大肠埃希菌败血症和自发性腹膜炎等,自发性腹膜炎多为革兰阴性杆菌引起,起病急,症状重。

(4)肝肾综合征又称功能性肾衰竭,其特征为自发性少尿或无尿、氮质血症、稀释性低钠血症和低尿钠;但肾却无重要病理改变。

(5)原发性肝癌多在大结节性或大小结节混合性肝硬化基础上发生。如短期内出现肝迅速肿大,持续肝区痛,血性腹水,肝表面肿块等,应高度怀疑。

(6)电解质和酸碱平衡紊乱常见的电解质紊乱有:①低钠血症;②低钾低氯血症与代谢性碱中毒,低钾低氯血症可导致代谢性碱中毒,并诱发肝性脑病。

四、辅助检查

(一)血常规检查

在肝功能代偿期,血常规多在正常范围内。在失代偿期,由于出血、营养失调和脾功能亢进等因素而发生轻重不等的贫血。在脾功能亢进时,血白细胞及血小板计数均降低,其中以血小板计数降低尤为明显。

(二)尿液检查

尿常规检查时,乙型肝炎肝硬化合并乙肝相关性肾炎时尿蛋白阳性。由于肝功能减退,肝不能将来自肠道的尿胆原变为直接胆红素,故尿中尿胆原增加,腹水患者尿钠排出降低,肝肾综合征时<10 mmol/L,尿钠/尿钾<1。

(三)肝功能试验

肝硬化初期,肝功能检查多无特殊改变或仅有慢性肝炎的表现,如转氨酶升高等。随着肝硬化发展、肝功能储备减少,则可有肝硬化相关的变化,如 AST>ALT,清蛋白降低、胆碱酯酶活力降低、胆红素升高等。

(四)影像学检查

1.B 超检查

B 超见肝脏缩小,肝表面明显凸凹不平,锯齿状或波浪状,肝边缘变钝,肝实质回声不均、增强,呈结节状,门静脉和脾门静脉内径增宽,肝静脉变细、扭曲,粗细不均,腹腔内可见液性暗区。

2.CT 检查

CT 诊断肝硬化的敏感性与 B 超所见相似,但对早期发现肝细胞癌更有价值。

3.MRI 检查

对肝硬化的诊断价值与 CT 相似,但在肝硬化合并囊肿、血管瘤或肝细胞癌时,MRI 具有较大的鉴别诊断价值。

(五)上消化道内镜或钡餐 X 线食管造影检查

可发现食管胃底静脉曲张的有无及严重程度。

(六)病理学检查

肝穿病理学检查仍为诊断肝硬化的金标准,特别是肝硬化前期、早期肝硬化如不做肝穿病理检查,临床上往往不易确定。肝组织学检查对肝硬化的病因诊断亦有较大帮助。

五、诊断与鉴别诊断

(一)诊断

肝硬化诊断主要根据为以下5条。

(1)有病毒性肝炎、长期饮酒等有关病史。

(2)有肝功能减退和门静脉高压症的临床表现。

(3)肝脏质地坚硬,有结节感。

(4)肝功能试验常有阳性发现。

(5)肝活组织检查见假小叶形成。

(二)鉴别诊断

1.与引起腹水和腹部肿大的疾病鉴别

如缩窄性心包炎、结核性腹膜炎、腹腔内肿瘤、慢性肾小球肾炎和巨大卵巢囊肿等。

2.与表现为肝大的疾病鉴别

主要有原发性肝癌、慢性肝炎、华支睾吸虫病、血吸虫病、肝棘球蚴病,某些累及肝的代谢疾病和血液病等。

3.与肝硬化并发症的鉴别

(1)肝性脑病:应与低血糖、尿毒症、糖尿病酮症酸中毒等鉴别。

(2)上消化道出血:应与消化性溃疡、糜烂出血性胃炎、胃癌等鉴别。

(3)肝肾综合征:应与急性肾小管坏死、慢性肾小球肾炎等鉴别。

六、治疗原则

依据《慢性乙型肝炎防治指南(2010)》《酒精性肝病的治疗(2010)》以及中华医学会《临床诊疗指南(消化系统疾病分册)》中有关内容,对肝硬化的治疗原则归纳如下。

(一)祛除病因治疗

已经明确病因的肝硬化,应去除病因。例如,酒精性肝硬化者必须绝对戒酒。其他病因所致肝硬化亦应禁酒;有血吸虫病感染史者应予抗血吸虫治疗;对于血中乙肝标志物及 HBV-DNA 有活动性复制者,可视情况给予抗乙肝病毒治疗。对于有先天性代谢性肝疾病者,应给予相应的特殊治疗(如对肝豆状核变性进行驱铜治疗)。

(二)一般治疗

肝硬化患者往往全身营养状况差,支持疗法目的在于恢复全身情况,供给肝脏足够的营养以利于肝细胞的修复、再生。

(1)休息:代偿期的肝硬化可适当工作或劳动,但应注意劳逸结合,以不感疲劳为度。肝硬化失代偿期应停止工作,休息乃至基本卧床休息。但长期卧床有可能导致全身肌肉失用性萎缩,影响生活质量。

(2)饮食:肝硬化患者的饮食原则上应是高热量、足够的蛋白质、限制钠摄入和充足的维生素。每天应供给热量 25～35 kcal/kg(1 kcal＝4.184 kJ),蛋白饮食以每天 1～1.5 g/kg 为宜,其余的热量由糖类和脂肪供给(比例 60：40)。对有肝性脑病前驱症状者,应暂时限制蛋白摄入。但长期极低蛋白饮食及长期卧床可导致肌肉总量减少,因而降低肝外组织(主要是肌肉)清除血氨的能力,反而更易发生肝性脑病。有食管静脉曲张者应避免坚硬、粗糙的食物,以免损伤食管黏膜引起出血。因肝硬化患者多有水钠潴留,故应少盐饮食,尤其有腹水者更应限制钠的摄入。

(3)支持治疗失代偿期患者多有恶心呕吐,宜静脉输入高渗葡萄糖液以补充热量,输液中加入维生素 C,胰岛素,氯化钾等,维持水、电解质和酸碱平衡。较重者可用复方氨基酸,清蛋白等。

(三)药物治疗

肝硬化的治疗药物主要包括以下 3 类。

1.抗病毒药物

(1)最大限度地长期抑制 HBV,减轻肝细胞炎症坏死及肝纤维化,延缓和减少肝脏失代偿、肝硬化、HCC 及其并发症的发生,从而改善生活质量和延长存活时间。

(2)一般包括了干扰素-α 以及核糖核酸类的药物。

(3)我国已经批准普通干扰素-α 和聚乙二醇化干扰素-α 用于乙型肝炎病毒治疗。核糖核酸的药物包括拉米夫定、阿德福韦酯、恩替卡韦、替比夫定等。

2.抗纤维化药物

肝细胞的损伤、坏死是肝纤维化的起因,因此抑制肝脏炎症、保护肝细胞是抗肝纤维化治疗的关键和基础。目前用于抗肝纤维化治疗的药物有磷脂酰胆碱、秋水仙碱、S-腺苷蛋氨酸、己酮可可碱、血管紧张素 II 受体拮抗剂、脯氨酸-4-羟化酶抑制剂、转化生长因子 β_1 受体拮抗剂、血小板衍生生长因子抑制剂等。

3.抗氧化和保肝治疗

对于酒精性肝硬化患者应采取必要的药物治疗,主要是给予抗氧化和保护肝脏药物。抗氧化药物现在普遍采用的有维生素 E 和水飞蓟宾,这两种药物均可用于酒精性肝硬化的长期治疗。甘草酸制剂、多不饱和卵磷脂制剂以及双环醇等,有不同程度的抗氧化、保护肝细胞膜及细胞器等作用,临床应用可改善肝脏生物化学指标。

(四)手术治疗

对于失代偿肝硬化,肝移植已成为有效的治疗方法和手段。需要进行肝移植手术的患者手术前需要作充分的评估,避免患者接受不必要的手术。酒精性肝硬化患者必须戒酒 6 个月以上才可以接受肝移植手术,并且手术前患者需要做全面的检查,保证良好的身体状态,存在其他严重并发症的患者不能接受肝移植手术。

(五)并发症的治疗

肝硬化并发症有腹水、肝肾综合征、自发性腹膜炎及食管胃底静脉曲张等。对其治疗如下。

1.腹水的治疗

限制钠、水的摄入,每天摄钠 500～800 mg,进水 1 000 mL 左右;利尿药螺内酯和呋塞米联合应用,可起协同作用,并减少电解质紊乱,原则上先用螺内酯。根据尿钠/尿钾比值选择合适药物;放腹水加输注清蛋白;提高血浆胶体渗透压,每周定期少量、多次静脉输注鲜血或清蛋白。

2.上消化道出血

应采取急救措施,包括静卧、禁食、迅速补充有效血容量、加强监护(静脉输液、输鲜血)以纠正出血性休克和采取有效止血措施及预防肝性脑病等。

3.自发性腹膜炎

强调早期、足量和联合应用抗菌物,一经诊断就立即进行,选用主要针对革兰阴性杆菌并兼顾革兰阳性球菌的抗菌药物,选择2~3种联合应用,然后根据治疗的反应和细菌培养结果,考虑调整抗菌药物;开始数天剂量宜大,病情稳定后减量;由于本并发症容易复发,用药时间不得少于2周。可同时腹腔内注射抗生素配合治疗。

4.肝肾综合征

迅速控制上消化道大量出血、感染等诱发因素;严格控制输液量,量出为入,纠正水、电解质和酸碱失衡;输注右旋糖酐、清蛋白,或浓缩腹水回输提高循环血容量,改善肾血流,在扩容基础上应用利尿药;血管活性药如八肽加压素,多巴胺可改善肾血流量,增加肾小球滤过率;避免强烈利尿、单纯大量放腹水及服用损害肾功能的药物。

（李　强）

第十四节　肝　结　核

肝结核较为少见,因缺乏特异的症状和体征,故临床误诊误治率较高。多数肝结核系全身粟粒性结核的一部分,称为继发性肝结核,患者主要表现为肝外肺、肠等结核引起的临床表现,一般不出现肝病的临床症状,经过抗结核治疗肝内结核可随之治愈,临床上很难作出肝结核的诊断。据报道,死于粟粒性结核的病例尸检资料显示肝结核发生率可达100%;造成死亡的慢性肺结核中,肝内结核可达50%~99%。原发性肝结核系指结核累及肝脏,并成为其全部临床表现的原因,或者当发生肝结核时,其他部位的结核病灶已自愈或非常隐匿而未发现,肝脏为唯一发现结核的器官。此时,患者有结核病的全身表现和/或肝病的局部表现,如发热、畏寒、盗汗、乏力、消瘦、恶心、呕吐、腹胀、腹泻、肝区疼痛及触痛、肝大及黄疸等。

一、病因及发病机制

肝脏血运和淋巴丰富,一般进入人体的结核杆菌均能到达肝脏。但肝脏的再生修复能力较强,并且具有丰富的单核吞噬细胞系统,胆汁也有抑制结核菌生长的作用,因此并非侵入肝脏的结核菌都能形成病灶。只有当机体免疫功能低下或大量结核菌侵入肝脏或肝脏本身存在某些病变,如脂肪肝、肝纤维化、肝硬化或药物损伤时才较容易发生肝结核。

近年发现人类免疫缺陷病毒(HIV)感染者或其患者肝结核发病率显著增加,提示细胞免疫在肝结核的发生发展中占有重要地位。

结核杆菌侵入肝脏的途径有:①肝动脉,为引起肝结核的主要途径。全身血行播散性结核病,或身体任何部位的活动性结核病灶,由于机体免疫力降低,或由于某些局部因素,结核病灶破溃,结核杆菌进入血液循环,经肝动脉进入肝脏。②门静脉,少数肝结核病可经门静脉途径感染。门静脉系统源头的器官或组织结核病如肠结核或肠系膜淋巴结结核病灶中的结核杆菌通过门静脉而侵入肝脏。③脐静脉,胎儿期胎盘结核病灶中的结核杆菌通过脐静脉进入胎儿体内引起先天性肝结核。④淋巴系统,肝内淋巴管直接与腹腔淋巴丛、腹膜后淋巴结相通,故腹腔内结核可经淋巴入肝形成感染灶。⑤直接蔓延,肝脏邻近器官组织的结核病灶可直接侵及肝脏。

二、病理

肝结核的基本病理变化为肉芽肿。可因侵入的结核菌数量、部位和机体免疫功能状态等因素的差异发展成不同的病理类型。

(一)粟粒型

粟粒型最常见,为全身血行播散性粟粒型结核的一部分。病变为粟粒大小至 2 cm,质硬,呈白色或灰白色多发小结节,可广泛散布于全肝。此型病情严重,临床诊断困难,多为尸检或剖腹探查时发现。

(二)结节型

结节型较少见。病灶比较局限,形成 3 cm 以上、质硬、灰白色的单发或多发结节,甚至融合成团块,酷似肿瘤,又称结核瘤。

(三)脓肿型

结核病灶中心坏死形成白色或黄白色干酪样脓液,可单发或多发,脓腔多为单房,多房少见。

(四)胆管型

肝结核病变累及胆管或脓肿破入胆管形成胆管结核病变,表现为胆管壁增厚、溃疡或狭窄。此型很少见。

(五)肝浆膜型

肝浆膜型表现为肝包膜发生粟粒性结核灶或包膜增生肥厚形成所谓的"糖衣肝"。较为罕见。

三、临床表现

肝结核无特异症状和体征,少数病例可无任何表现,往往在体检或因其他疾病行 B 超、CT 等影像学检查时发现肝有占位病变。

(一)全身症状

一般有发热(80%),乏力、食欲缺乏(75%),盗汗、消瘦(42%),及腹胀、恶心、呕吐、腹泻等症状。

(二)局部表现

肝大(88%)多在肋下 2~6 cm,中等硬度,有轻至中度压痛及肝区叩击痛;脾大(45%)多为轻度,约半数以上有触痛;黄疸(10%)多为轻至中度。

四、辅助检查

(一)实验室检查

常有不同程度贫血(80%),白细胞数多正常或偏低,少数可增高,脾大时可有全血细胞减少。血沉增快。结核菌素试验常呈强阳性。肝功能轻至中度受损,表现为胆红素升高、白蛋白降低、球蛋白升高、转氨酶和碱性磷酸酶升高。

(二)影像学检查

腹部 X 线平片可见肝脏普遍性增大,若肝内有钙化灶对诊断有帮助,如呈弥漫性粟粒状钙化则支持诊断。B 超、CT 或 MRI 检查可发现较大结节、钙化灶和脓肿。B 超主要表现为低回声;如同时存在纤维化和钙化,则其内声影不均,并可出现点状强回声;形成脓肿时表现为弱回声,其内声影不均或无回声。CT 多表现为低密度占位性病变或液性脓肿样病灶,有的伴高密度点状钙化灶,周边可有增强;粟粒型者多有肝大,偶见散在多发小结节病灶。MRI 检查呈现一般脓肿性病灶或实体占位病变,T_1 多为低信号病灶,T_2 可为等强度或高信号病灶。

(三)腹腔镜检查

可见肝脏表面有散在或孤立的黄白色或乳白色结节及多发的粟粒状结节,同时作镜下直视活检可明确诊断。

五、诊断

肝结核的临床表现和常规检查均无特异性,临床诊断比较困难,尤其对肝外无结核病灶的原发性肝结核更是如此,多数病例需经腹腔镜或 B 超引导下经皮肝穿刺活检才能确诊。因此凡遇到下列情况应警惕肝结核的可能性:①长期不明原因的发热,伴畏寒、乏力、盗汗、食欲缺乏及肝区疼痛;②体检发现肝脾大、肝区压痛、腹水、黄疸;③血沉增快、消瘦、贫血、肝功能试验异常。对这类患者应进行结核菌素皮试、影像学检查如腹部 CT、B 超等,必要时行腹腔镜检查并取材活检。对于高度疑似但又不能确诊的病例可试用抗结核药物治疗。

六、治疗

(一)一般治疗

适当休息,加强营养;对体弱、病重者应加强支持治疗。

(二)护肝治疗

由于本病存在有肝功能损害,而大多数抗结核药物都有肝毒性,所以对肝结核患者的护肝治疗十分重要。

(三)抗结核治疗

抗结核化学药物治疗应遵循早期、联合、适量、规律和全程用药的原则,方法与血行播散性结核相同,采用 WHO 提出的督导下短程化疗。具体方案可选用 2SRHZ/4$R_3$$H_3$、2ERHZ/4$R_2$$H_2$ 等,疗程 6～9 个月(S 为链霉素,H 为异烟肼,R 为利福平,Z 为吡嗪酰胺,E 为乙胺丁醇,药物前的数字代表月数,药物后右下角的数字表示每周用药次数)。初期如出现高热可在有效抗结核药物治疗的同时加用泼尼松 10 mg,3 次/天,热退可尽快减少剂量。耐药结核病尤其是多药耐药结核病(MDR-TB)是目前临床结核病防治中所面临的最为棘手的问题。对于 MDR-TB 的控制,最重要的措施在于预防其发生。对已经出现的 MDR-TB,应尽早进行有效治疗,方案至少包含4 种药物,必要时 6～7 种药物,根据病变范围、药物效力、药敏试验并参考以前的用药史决定,并力争做到个体化。

(四)结核性肝脓肿的处理

在积极全身抗结核治疗的同时,对脓肿反复穿刺抽脓并用 0.5％SM 冲洗脓腔后注入 INH 50～100 mg,可加快脓肿的愈合。

(李　强)

第十五节 肝 衰 竭

肝衰竭是多种因素引起的严重肝脏损害,导致其合成、解毒、排泄和生物转化等功能发生严重障碍或失代偿,出现以血液凝固功能障碍、黄疸、肝性脑病、腹水等为主要表现的一组临床症候群。我国 2012 年《肝衰竭诊疗指南》根据病理组织学特征和病情发展速度,将肝衰竭分为急性、亚急性、慢加急性、慢性 4 类。我国目前临床上以慢加急性肝衰竭为主,疾病进展快,病死率较高。

一、病因

在我国,引起肝衰竭的首要病因是肝炎病毒(主要是乙型肝炎病毒)、其次是药物及肝毒性物质(如乙醇、化学制剂等)。在欧美国家,药物是引起急性、亚急性肝衰竭的主要原因;酒精性肝损害常引起慢性或慢加急性肝衰竭。儿童肝衰竭还可见于遗传代谢性疾病。

二、病理学

目前,肝衰竭的病因、分类、分期与肝组织学改变的关联性尚未取得共识。以乙型肝炎病毒感染所致肝衰竭为例,各类肝衰竭典型病理表现为 ALF 肝细胞一次性坏死,坏死面积≥肝实质的 2/3 为大块坏死;或亚大块坏死(1/3～2/3 肝实质),肝窦网状支架不塌陷或非完全塌陷。亚急性肝衰竭肝组织呈新旧不等的亚大块坏死或桥接坏死;较陈旧的坏死区网状纤维塌陷,或有胶原纤维沉积;残留肝细胞有程度不等的再生,并可见细小胆管增生和胆汁淤积。慢加急性肝衰竭在慢性肝病病理损害的基础上,病因不同,形态学表现不一,乙型肝炎病毒相关慢加急性(亚急性)肝衰竭(acute-on-chronic liver failure,ACLF)的病理表现为肝硬化/肝纤维化基础上沿中央静脉分布的亚大块肝实质坏死(坏死面积 15%～90%),酒精性 ACLF 以严重的炎症和肝细胞变性为特征。此外严重的淤胆、卵圆细胞来源的肝再生以及病理上表现的脓毒血症均是所有慢加急肝衰竭病理共有的特征。而慢性肝衰竭主要为弥漫性肝脏纤维化以及异常结节形成,可伴有分布不均的肝细胞坏死。

三、发病机制

肝衰竭的发病机制十分复杂,受多种因素影响,具体机制目前尚未完全明确,主要包括以下两个方面。

(一)各种因素对肝细胞的直接损伤

各型肝炎病毒都可引起肝衰竭,这些病毒的致病性与其数量、毒力、变异有关。大量临床研究发现肝炎病毒感染,特别是肝炎病毒的重叠感染或混合感染和变异株的感染与肝衰竭的发生密切相关。

(二)免疫损伤机制

1.固有免疫系统功能紊乱

固有免疫在急性、亚急性和慢加急性肝衰竭的发生发展过程中发挥着主要作用。固有免疫系统受到病原刺激,可产生一种非病原特异性的炎症反应,其主要效应细胞是吞噬细胞如巨噬细胞、中性粒细胞和单核细胞,在肝内则为 Kupffer 细胞。肝衰竭发生过程中,Kupffer 细胞的功能紊乱可能发挥了重要作用。

2.细胞因子的作用

细胞因子由活化的免疫细胞和某些基质细胞分泌,可介导和调节免疫。一些促炎因子和抑炎因子的失衡与肝衰竭发生时免疫功能的紊乱有直接关系。细胞因子参与肝衰竭的发生机制主要包括以下两种:①参与肝衰竭、肝细胞坏死发生过程;②参与构成抑制肝细胞再生的细胞外环境,导致肝衰竭时肝细胞再生障碍。

3.微循环障碍与门静脉高压

肝衰竭时内毒素作用于肝窦内皮细胞及微血管,引起肝微循环障碍;肝衰竭患者往往会表现为更严重的高动力循环状态,心排血量增加,周围循环充血且低应答,平均动脉压下降,内脏血管充血,门静脉高压,甚至导致肾灌注不足。肝脏微循环障碍及门静脉高压,使肝细胞营养供应不足,药物难以进入肝脏发挥作用,代谢废物难以排出,从而进一步加重肝细胞损伤,损伤的肝脏进一步释放血管活性物质和各种细胞因子,形成恶性循环,导致肝脏进行性损伤,启动多器官功能衰竭甚至危及生命。

四、分类和诊断

(一)分类

肝衰竭分为 4 类:ALF、亚急性肝衰竭、ACLF 和慢性肝衰竭。

(二)临床诊断

1.ALF

急性起病,2 周内出现Ⅱ度以上肝性脑病并有以下表现者:①极度乏力,有明显厌食、腹胀、恶心、呕吐等消化道症状;②短期内黄疸进行性加深;③出血倾向明显,血浆凝血因子活动度≤40%(或 INR≥1.5),且排除其他原因;④肝脏进行性缩小。

2.亚急性肝衰竭

起病较急,2～26 周出现以下表现者:①极度乏力,有明显的消化道症状;②黄疸迅速加深,血清总胆红素大于正常值上限 10 倍或每天上升≥17.1 μmol/L;③伴或不伴有肝性脑病;④出血倾向明显,血浆凝血因子活动度≤40%(或 INR≥1.5)并排除其他原因者。

3.ACLF

东西方诊断上存在差异。西方以酒精性(西方型)为主,因此几乎所有的西方型 ACLF 均发生在肝硬化基础上。而东方型 ACLF 以乙型肝炎病毒为代表,可以发生在肝硬化或非肝硬化基础上。西方型 ACLF 的诊断标准按照欧洲肝病学会 ACLF 诊断标准(表 7-3),以多脏器衰竭的数量作为评判依据。

表 7-3　慢性肝功能衰竭协会-器官功能衰竭评分

器官/系统	检测项目	1分	2分	3分
肝脏	TB(μmol/L)	<102.6	102.6～205.2	≥205.2
肾脏	Cr(μmol/L)	<176.8	176.8～309.4	≥309.4 或肾脏透析
神经	HE 分级	0	Ⅰ～Ⅱ	Ⅲ～Ⅳ

续表

器官/系统	检测项目	1分	2分	3分
血液凝固	INR	<2.0	2.0～2.5	≥2.5
循环	平均动脉压(mmHg)	≥70	<70	使用升压药
呼吸	SpO_2/FiO_2	>357	215～357	≤214

上述六大脏器中出现以下任何一种情况均诊断为 ACLF:①单独肾衰竭;②1 个脏器衰竭合并肾或神经系统损伤;③2 个或以上脏器衰竭。其中达到肾衰竭的评分为 2 分,其余 5 个脏器衰竭需达到 3 分。

东方型 ACLF 诊断根据亚太肝病协会共识意见来进行诊断:慢性肝病基础上,短期内发生急性或亚急性肝功能失代偿的临床症候群,表现为以下几方面。①极度乏力,有明显的消化道症状;②黄疸迅速加深,血清总胆红素大于正常值上限 10 倍或每天上升≥17.1 μmol/L;③出血倾向明显,血浆凝血因子活动度≤40%(或 INR≥1.5)并排除其他原因者;④失代偿性腹水;⑤伴或不伴肝性脑病。

东西方定义和诊断标准主要差异如下:①包含的器官不同。东方诊断标准侧重于肝衰竭的表现,而西方诊断标准强调多器官功能衰竭;②肝衰竭的诊断标准不同。东方诊断标准侧重于早期,INR≥1.5,有或无肝性脑病,而西方对血液凝固和神经系统衰竭的诊断标准分别是 INR≥2.5,肝性脑病Ⅲ/Ⅳ期,侧重于病情晚期。

4.慢性肝衰竭

在肝硬化基础上,肝功能进行性减退和失代偿:①血清总胆红素明显升高;②清蛋白明显降低;③出血倾向明显,血浆凝血因子活动度≤40%(或 INR≥1.5)并排除其他原因者;④有腹水或门静脉高压等表现;⑤肝性脑病。

(三)分期

根据临床表现的严重程度,亚急性肝衰竭和 ACLF 可分为早期、中期和晚期。

1.早期

(1)极度乏力,并有明显厌食、呕吐和腹胀等消化道症状。

(2)黄疸进行性加深(血清总胆红素≥171 μmol/L 或每天上升≥17.1 μmol/L)。

(3)有出血倾向,30%<血浆凝血因子活动度≤40%(或 1.5<INR≤1.9)。

(4)未出现肝性脑病或其他并发症。

2.中期

在肝衰竭早期表现基础上,病情进一步发展,出现以下 2 条之一者:①出现Ⅱ度以下肝性脑病和/或明显腹水、感染;②出血倾向明显(出血点或瘀斑),20%<血浆凝血因子活动度≤30%(或 1.9<INR≤2.6)。

3.晚期

在肝衰竭中期表现基础上,病情进一步加重,有严重出血倾向(注射部位瘀斑等),血浆凝血因子活动度≤20%(或 INR≥2.6),并出现以下 4 条之一者:肝肾综合征、上消化道大出血、严重感染、Ⅱ度以上肝性脑病。

(四)肝衰竭诊断格式

肝衰竭不是一个独立的临床疾病,而是一种功能性诊断。在临床实际应用中,完整的诊断应包括病因、临床类型及分期。如病毒性肝炎,慢性,乙型,慢加急性肝衰竭(早期)。

五、实验室检查

(一)血清胆红素测定

血清胆红素常呈进行性增高,多超过 171 μmol/L,最高可达 800 μmol/L 以上。

(二)血清转氨酶检查

ALT 及 AST 常明显升高,尤以后者升高明显。AST/ALT 比值对估计预后有意义,存活者比值介于 0.31～0.63,死亡者多在 1.20～2.26。肝衰竭时,由于肝细胞大量坏死,ALT 及 AST 活性反而迅速下降。与此形成对比的是,血清胆红素显著升高,此现象称为"胆酶分离"现象,对肝衰竭的诊断及预后意义重要。

(三)血清胆固醇与胆固醇酯

胆固醇与胆固醇酯主要在肝细胞内合成。如低于 2.6 mmol/L 则提示预后不良,ALF 时胆固醇脂也常明显下降。

(四)血清胆碱酯酶活力

胆碱酯酶有两种,乙酰胆碱酯酶和丁酰胆碱酯酶。后者在肝细胞内合成,肝衰竭时此酶活力常明显下降。

(五)血清清蛋白

最初可在正常范围内,如清蛋白逐渐下降则预后不良。但这种变化的敏感度不高,主要系因清蛋白的半衰期可达 3 周,其合成明显降低需 2～3 周才逐渐显现。

(六)血液凝固功能检查

1.凝血因子Ⅱ时间检查

凝血因子Ⅰ、Ⅱ、Ⅴ、Ⅶ、Ⅹ中任何一种缺乏均可致凝血因子Ⅱ时间延长。凝血因子Ⅱ时间的表示方法有 3 种:①凝血因子Ⅱ时间延长的秒数,比对照值延长 3 秒为异常;②INR＞1.2 为异常;③血浆凝血因子活动度,由凝血因子Ⅱ时间计算而来。凝血因子Ⅱ时间测定是目前最常用的评价肝细胞功能指标之一,但需排除维生素 K 缺乏所致的凝血因子Ⅱ时间延长。

2.活化部分血液凝固活酶时间检查

参与内源性血液凝固系统的任何因子缺乏时均可致活化部分血液凝固活酶时间延长。活化部分血液凝固活酶时间延长首先提示因子Ⅷ、Ⅸ、Ⅺ、Ⅻ缺乏,但也提示Ⅰ、Ⅱ、Ⅴ、Ⅹ因子缺乏。肝衰竭时活化部分血液凝固活酶时间延长较为常见。

3.纤维蛋白原定量检查

由于肝细胞合成能力降低及并发弥散性血管内血液凝固等原因,可出现血浆纤维蛋白原含量降低。

4.凝血因子测定

Ⅱ、Ⅴ、Ⅶ、Ⅸ、Ⅹ等因子明显减少。

(七)其他检查

肝炎病毒标志物及其他病毒抗体的检查有助于病因的诊断。血氨、血浆氨基酸测定有助于肝性脑病的诊断及处理。细菌学检查及鲎试验有利于确定感染的存在。电解质检查对监测患者病情极为重要。

六、治疗

(一)病因治疗

所有的肝衰竭患者应明确病因,并给予必要的病因特异性治疗,包括发病原因及诱因。针对单一病因 ALF 的特异治疗手段很少,如以 N-乙酰半胱胺酸治疗对乙酰氨基酚过量引起的ALF,立即分娩以治疗妊娠相关的 ALF。其他虽在使用但未被证明有效的治疗措施包括应用活性炭和静脉应用大剂量青霉素治疗蘑菇中毒;应用糖皮质激素治疗自身免疫性肝炎;应用铜螯合剂、血浆去除术和抗氧化剂治疗 Wilson 病;对乙型肝炎病毒脱氧核糖核酸阳性的肝衰竭患者,不论其检测出的乙型肝炎病毒脱氧核糖核酸滴度高低,建议立即使用核苷(酸)类药物抗病毒治疗;应用血流动力学支持疗法治疗休克或缺血引起的肝损伤;应用外科减压手术或经颈静脉肝内门体分流术治疗急性 Budd-Chiari 综合征。

(二)内科综合治疗

1.支持治疗

(1)卧床休息。

(2)加强病情监测:应加强多学科协作综合治疗,并进行血液凝固功能、血氨及血液生物化学指标的监测,床边 B 超监测肝脏大小及腹水变化。

(3)推荐肠道内营养,供给足够热量,饮食以高糖类、低动物蛋白、低脂肪为宜。每天总热量成人应在 35～50 kcal/kg。入液量应控制在 2 000 mL 左右,并补充足量的 B 族维生素、维生素C、维生素 K 等。临床上多给 10%～20% 葡萄糖,同时配给支链氨基酸。

(4)积极纠正低蛋白血症,补充清蛋白或新鲜血浆,并酌情补充凝血因子。

(5)纠正电解质、酸碱平衡:定期随访血气及电解质检查,及时发现,及时纠正。

(6)保持室内空气流动,注意消毒隔离,加强口腔护理及肠道管理,预防医院内感染发生。

2.其他治疗

(1)免疫调节治疗:目前对于肾上腺皮质激素在肝衰竭治疗中的应用尚存在不同意见。非病毒感染性肝衰竭,如自身免疫性肝病及急性乙醇中毒(严重酒精性肝炎)等是其适应证。其他原因所致的肝衰竭早期,若病情发展迅速且无严重感染、出血等并发症者,可酌情使用并及早停药。后期为调节肝衰竭患者机体的免疫功能、减少感染等并发症,可酌情使用胸腺素-α_1 等免疫调节剂。

(2)促进肝细胞再生:疗效不肯定,但可试用,包括以下几方面。①肝细胞生长因子及肝细胞刺激物质,有促进 DNA 合成,促进肝细胞再生,抑制肿瘤坏死因子,增加 Kupffer 细胞功能,增加肝细胞对氨基酸的摄取,增加 ATP 酶活性等作用。②前列腺素 E_1,能改善组织灌流,但对已有出血的患者不能应用。③生长激素可增加肝细胞再生能力,提高巨噬细胞吞噬功能,增加肠黏膜屏障功能,可考虑使用。

(3)微生态调节治疗:可应用肠道微生态调节剂、乳果糖等,减少肠道细菌易位或降低内毒素血症及肝性脑病发生。

3.并发症防治

(1)脑水肿治疗:对于列入肝移植的患者应行颅内压监测;颅内高压发生后,应给予甘露醇及过度通气。但是预防性应用上述方法并无好处,不予推荐。类固醇皮质类药物不宜应用于控制ALF 患者的颅内高压。

（2）抗感染治疗：应行定期监测培养，以早期发现潜在的细菌或真菌感染，以便根据培养结果尽早采取适当治疗措施。

（3）肾功能不全处理：密切注意肝衰竭患者的液体复苏及血管内血容量的维持。伴急性肾衰竭患者如需要透析支持，建议采用持续性而不是间歇性血液透析。

（4）出血的防治：只有在出血和进行侵入性操作前才推荐对血小板减少症和血液凝固时间延长者进行补充治疗。ALF 患者应接受 H_2 受体阻滞剂或 PPI 治疗，以预防因为应激性溃疡导致的酸相关性胃肠道出血。

（三）人工肝支持系统

人工肝是指通过体外的机械、物理化学或生物装置，清除各种有害物质，补充必需物质，改善内环境，暂时替代衰竭肝脏部分功能的治疗方法，能为肝细胞再生及肝功能恢复创造条件或等待机会进行肝移植。人工肝支持系统分为非生物型、生物型和组合型 3 种。非生物型人工肝已在临床广泛应用并被证明确有一定疗效。生物型及组合生物型人工肝不仅具有解毒功能，而且还具备部分合成和代谢功能，是人工肝发展的方向，现正处于临床研究阶段。

（四）肝细胞和干细胞移植

利用动物或人肝细胞经微载体、球形体、微囊凝胶滴等植入系统植入人的腹腔或脾脏，以取代人的肝脏功能。在动物实验模型中已证实纯化肝脏干细胞灌注具有治疗肝衰竭潜力，但是否适用于人类尚待研究。

（五）原位肝移植

肝移植是目前治疗肝衰竭的有效手段，中长期（5 年）生存率可达到 70％。应掌握时机。

七、预后

肝衰竭尚缺乏敏感、可靠的临床评估指标或体系。多因素预后评价模型如序贯器官衰竭评估、终末期肝病模型、Child-Pugh 评分等，以及单因素指标如凝血因子Ⅱ时间、Ⅴ因子、INR、肾功能、胆红素水平、血钠、动脉血 pH 等对肝衰竭预后评估有一定价值，可在临床上参考使用。

（李 强）

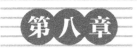 # 胆道疾病

第一节　急性胆囊炎

　　急性胆囊炎是由于胆囊管梗阻、化学性刺激和细菌感染引起的胆囊急性炎症性病变,95%以上的患者有胆囊结石,称结石性胆囊炎;5%的患者无胆囊结石,称非结石性胆囊炎。其临床表现可有发热、右上腹疼痛和压痛,恶心、呕吐、轻度黄疸和血白细胞计数增多等,是仅次于急性阑尾炎的常见急腹症。多见于中年以上女性,男女之比为1:2。

一、病因与发病机制

　　急性胆囊炎的主要病因是梗阻、感染及缺血。90%的梗阻是由胆结石嵌顿所致。此外尚有蛔虫、梨形鞭毛虫、华支睾吸虫、黏稠炎性渗出物所致梗阻及胆囊管扭转畸形、胆囊管外肿大淋巴结及肿瘤的压迫等原因所致胆囊管梗阻或胆囊出口梗阻。胆囊小结石使胆囊管嵌顿,较大结石可阻塞在胆囊颈部或胆囊壶腹部,使胆囊腔内压力渐次增高,造成严重的胆绞痛。胆囊结石阻塞胆囊颈、管部常发生于进食油腻食物后,当含脂高的食糜通过十二指肠时,十二指肠及上段空肠壁内的细胞分泌缩胆囊素,可使胆囊发生强有力的收缩,将结石推向颈管部。此外,当患者平卧或向左侧卧位时,胆囊颈管部处于最低位置,结石可滚落到颈部,随着胆囊黏膜分泌黏液,腔内压力增高,将结石嵌入颈管部造成胆绞痛发作。这可理解急性胆囊炎常可由脂肪餐诱发,或在夜间睡眠时发作。当嵌顿结石复位后,胆绞痛可突然缓解;体位的改变,或呕吐时腹内压的改变,有时可促使嵌顿结石复位,如结石持续嵌顿,随着胆囊黏膜对胆汁中水分的吸收,胆汁中有形成分浓度增高,尤其是胆汁酸盐浓度的增加,造成对胆囊壁强烈的化学刺激,使胆囊黏膜水肿和黏液分泌增加,并因胆囊排出障碍而使胆囊膨胀,囊腔内压力增高,囊壁的血管和淋巴管受压而致缺血和水肿加重;胆囊上皮细胞也因炎症损伤而释放出磷脂酶,使胆汁中的卵磷脂变成有毒性的溶血卵磷脂,从而又加重了黏膜上皮的损害,使黏膜屏障遭受破坏。胆囊炎早期以化学性炎症为主,随着病变的发展,胆囊壁缺血和黏膜损伤,胆汁淤滞,可造成继发细菌感染。致病菌多从胆道逆行进入胆囊或血液循环或淋巴途径进入胆囊,在胆汁流出不畅时造成感染。主要是革兰阴性杆菌,以大肠埃希菌最为常见,其次有克雷伯杆菌、粪肠球菌、铜绿假单胞菌等。常合并厌氧菌感染。

　　急性胆囊炎也可在胆囊内没有结石的情况下发生,称为非结石性胆囊炎。可由胆道感染使

细菌逆行侵入胆囊发生,常见于胆道蛔虫症。此外,伤寒杆菌、布鲁杆菌及梨形鞭毛虫使胆囊胆汁感染,也可引起急性胆囊炎,但较少见。胆囊排空发生障碍时,在胆汁淤滞基础上,身体其他部位的感染灶,通过血运播散到胆囊,也可引起急性胆囊炎,此种情况常见于严重创伤和大手术后。某些神经与精神因素的影响:如迷走神经切断术后、疼痛、恐惧、焦虑等,也可使胆囊排空障碍,而导致胆汁淤积,囊壁受到化学性刺激引起胆囊炎。

二、诊断

(一)临床表现特点

常见的临床表现。①腹痛:2/3 以上患者腹痛发生于右上腹,也有发生于中上腹者。如是结石或寄生虫嵌顿胆囊管引起的急性梗阻性胆囊炎,疼痛一般是突然发作,通常剧烈可呈绞痛样,多于饱餐,尤其是进食高脂肪食物后发生,也可在夜间或深夜突然发作。如短期内梗阻不能解除,则绞痛可呈刀割样,可随体位改变或呼吸运动而加剧。疼痛可放射至右肩部、右肩胛下部。当引起梗阻的结石一旦松动或滑脱,则疼痛可立即缓解或消失。急性非梗阻性胆囊炎早期,右上腹疼痛一般常不剧烈,并多局限于胆囊区,随着病情的发展,当胆囊化脓或坏疽时则疼痛剧烈,可有尖锐刺痛感,疼痛范围扩大,提示炎症加重,且有胆囊周围炎,甚至腹膜炎的可能。老年人因对疼痛敏感性降低,有时可无剧烈腹痛,甚至无腹痛症状。②恶心、呕吐:60%～70%的患者可有反射性恶心、呕吐,呕吐物量不多,可含胆汁,呕吐后疼痛无明显减轻。胆囊管或胆总管因结石或蛔虫梗阻者呕吐更频繁。严重的呕吐可造成脱水及电解质紊乱。③寒战、发热:热度与炎症范围和严重程度有关。发病初期常为化学性刺激引起的炎症,因而不发热或有低热,随着细菌在淤滞胆汁中繁殖,造成细菌性感染,炎症逐渐加重,体温随之升高。当发生化脓性或坏疽性炎症时,可出现高热。

1.症状

患者多呈急性病容,严重呕吐者可有失水和虚脱征象。约 20%的患者有轻度黄疸,多由胆囊炎症、肿大胆囊、结石或乏特乳头水肿阻碍胆汁排出所致。严重黄疸是胆总管结石性梗阻的重要征象。严重病例可出现周围循环衰竭征象。腹部检查可见右上腹部稍膨胀,腹式呼吸受限,右肋下胆囊区有腹肌紧张、压痛、反跳痛、墨菲(Murphy)征阳性。有 1/4～1/3 的患者在右上腹可扪及肿大的胆囊和炎性包块(胆囊炎症累及网膜及附近肠管而形成的包块)。当腹部压痛及腹肌紧张扩展至腹部其他区域或全腹时,则提示已发生胆囊穿孔、急性弥漫性腹膜炎或急性出血坏死型胰腺炎等并发症。

2.体征

延至腹部其他区域或全腹时,则提示胆囊穿孔,或有急性腹膜炎、重症急性胰腺炎等并发症存在。少数患者有腹部气胀,严重者可出现肠麻痹。

急性胆囊炎经过积极治疗,或嵌顿于胆囊管中的结石发生松动,患者的症状一般于 12～24 小时后可得到改善和缓解,经过 3～7 天后症状消退。如果有胆囊积脓,则症状持续数周。如急性胆囊炎反复迁延发作,则可转为慢性胆囊炎。

急性非结石性胆囊炎通常在严重创伤、烧伤、腹部非胆道手术如腹主动脉瘤手术、脓毒症等危重患者中发生。其病理变化与急性结石性胆囊炎相似,但病情发展更迅速。致病因素主要是胆汁淤滞和缺血,导致细菌的繁殖且供血减少,更易出现胆囊坏疽、穿孔。本病多见于男性、老年患者。临床表现与急性胆囊炎相似,腹痛症状常因患者伴有其他严重疾病而被掩盖。因此,临床上对危重的、严重创伤及长期应用肠外营养支持的患者,出现右上腹痛并伴有发热时应警惕本病的发生。若右上腹压痛及腹膜刺激征,或触及肿大的胆囊、墨菲征阳性时,应及时做进一步检查以明确诊断。

(二)辅助检查

一般均增高。白细胞总数和病变的严重程度及有无并发症有关,如白细胞计数$>20\times10^9/L$,且有显著核左移,应考虑并发胆囊穿孔或坏死的可能。

1.白细胞计数及分类

应在未使用抗生素前,先做血培养和药物敏感试验。在超声引导下细针穿刺胆囊中胆汁做细菌培养和药物敏感试验是最有价值的确定病菌的方法。

2.细菌学检查

可测定胆囊和胆道大小、囊壁厚度、结石、积气和胆囊周围积液等征象,对急性胆囊炎的诊断准确率为$85\%\sim95\%$。

3.B超检查

对诊断胆囊肿大、囊壁增厚、胆管梗阻、周围淋巴结肿大和胆囊周围积液等征象有一定帮助,尤其对并发穿孔和囊壁内脓肿形成价值最大。

4.CT 和 MRI 检查

对黄疸不严重、肝功能无严重损害者,可实行静脉胆道造影检查:静脉注射30%胆影葡胺20 mL,如胆管及胆囊均显影,则可排除急性胆囊炎;胆管显影而经 4 小时后胆囊仍不显影时,可诊断急性胆囊炎;若胆管、胆囊均不显影,多数为急性胆囊炎。

5.胆道造影

对症状不典型的患者,^{99m}Tc-EHIDA 检查诊断急性胆囊炎的敏感性 97%,特异性 87%,由于胆囊管的梗阻,胆囊不显影;如胆囊显影,95%的患者可排除急性胆囊炎。

(三)诊断注意事项

右上腹急性疼痛伴发热、恶心、呕吐,体检右上腹有肌抵抗伴压痛,墨菲征阳性,白细胞计数增高,B超检查有胆囊壁水肿,放射性核素扫描阳性,即可诊断为本病,如过去有胆绞痛病史,则诊断更可肯定。应注意与以下几种疾病鉴别:急性胰腺炎患者常有饮酒、暴食、腹部外伤等诱因,疼痛为持续刀割样。压痛、肌紧张、反跳痛都集中表现在中上腹部偏左部位。血、尿淀粉酶增高。胆囊结石排入胆总管并在壶腹部嵌顿时,可诱发急性胰腺炎,谓之胆石性胰腺炎。此时患者主要临床表现为急性胰腺炎,可伴发或无急性胆囊炎。B超检查和CT 扫描对急性胰腺炎的诊断

1.急性胰腺炎

急性胰腺炎既往病史中常有溃疡病的临床表现,如反酸、胃部不适、规律性疼痛及季节性发病的特点;而胆囊结石常表现为餐后饱胀、嗳气及脂餐诱发胆绞痛时的"胃痛"症状。两者的"胃痛"表现各有特点。溃疡病急性穿孔时腹痛为突发性上腹部剧烈胀痛,并迅速扩散至全腹,出现气腹、板状腹、移动性浊音阳性等体征;而急性胆囊炎体征多局限在右上腹部,很少发生弥散性腹膜炎,因而急性胆囊炎发作时患者辗转不安,不断变动体位,而溃疡病穿孔时患者因疼痛而保持平卧,并拒绝改变体位。两者依据临床特点和辅助检查不难鉴别。

2.溃疡病穿孔

胆囊结石患者心血管病的发病率较高。急性胆囊炎发作时可在原来心血管病的基础上,出现暂时性心电图改变,易误诊为心绞痛或心肌梗死。而急性心肌梗死患者可有上腹部疼痛的表现;或当出现急性心力衰竭时,肝脏急性淤血肿胀,引起 Glisson 鞘的被动牵拉,导致上腹部出现

疼痛、压痛、肌紧张等症状和体征,在既往有胆囊结石病史或胆绞痛病史的患者,易误诊为急性胆囊炎而行急诊手术。因此,对此类患者应常规行心电图检查。

3.冠心病(心绞痛和急性心肌梗死)

急性重症黄疸型肝炎可有右上腹压痛和肌卫,发热,白细胞计数增高,诊断时应注意鉴别。

4.急性病毒性肝炎

尚应注意鉴别的疾病有高位阑尾炎、右下肺炎或胸膜炎、右侧带状疱疹等。青年女性患者应与淋球菌性肝周围炎相鉴别,这是由生殖器官的淋病双球菌感染扩散至右上腹,引起肝周围炎,可有发热、右上腹部疼痛,易误诊为急性胆囊炎。如妇科检查发现附件有压痛,宫颈涂片可见淋病双球菌可资鉴别;如鉴别有困难则可行腹腔镜检查,在本病可见肝包膜表面有特殊的琴弦状粘连带。膈面胸膜炎也可有胆囊区触痛,这也是流行性胸痛的特征。

三、治疗

(一)非手术治疗

卧床休息,轻者可给予清淡流质饮食或暂禁食,严重病例禁食饮,并下胃管进行持续胃肠减压,避免食物及胃酸流经十二指肠时,刺激缩胆囊素的分泌。应静脉补充营养、水及电解质。

1.一般处理

(1)药物:可选用阿托品 0.5 mg 或山莨菪碱 10 mg 肌内注射,或硝酸甘油0.3～0.6 mg舌下含化;疼痛剧烈者可加用哌替啶 50～100 mg 肌内注射。

(2)针灸:针刺足三里、阳陵泉、胆囊穴、中脘、合谷、曲池,采用泻法,留针20～30分钟。

2.解痉止痛

口服 50％硫酸镁 5～10 mL,3 次/天;去氢胆酸片 0.25 g 或胆酸片 0.2 g,3 次/天;消炎利胆片或利胆片亦可服用。

3.利胆药物

运用抗生素是为了预防菌血症和化脓性并发症,应选择在血和胆汁中浓度较高的抗生素。通常选用氨苄西林、克林霉素、氨基糖苷类、第二、三代头孢菌素和喹诺酮类抗生素。因常伴有厌氧菌感染宜加用甲硝唑或替硝唑。

4.中医药治疗

用大柴胡汤加减,方剂组成:柴胡 9 g、黄芩 15 g、姜半夏 9 g、木香 9 g、广郁金 12 g、生大黄(后下)9 g,热重加板蓝根 30 g、黄柏 9 g,有黄疸者加茵陈蒿 15 g,待呕吐稍减后煎汤服用。

(二)手术治疗

行胆囊切除术是急性胆囊炎的根本治疗。急诊手术指征:①发病在 48～72 小时者;②经非手术治疗无效或病情恶化者;③有胆囊穿孔、弥散性腹膜炎、并发急性化脓性胆管炎、急性重症胰腺炎等并发症者。手术方法有胆囊切除术、部分胆囊切除术、胆囊造口术、超声导引下经皮经肝胆囊穿刺引流术(percutaneous transhepatic gallbladder drainage,PTGD)等。

约30％的患者于诊断明确,经补充水、电解质和抗生素治疗后24～48 小时行胆囊切除术;约30％的患者因一时不能确诊,则需做进一步检查;约30％的患者因伴有严重心、肺或其他疾病只能先行综合性内科保守治疗;约 10％的患者在住院观察期间发生急性胆囊炎的并发症(胆囊积脓、气肿性胆囊炎、胆囊穿孔等)而行紧急胆囊造瘘术,以引流脓液及去除结石,一般经过 6～8 周,病情稳定后再行择期切除胆囊。肝硬化患者比正常人群更容易发生胆囊结石。失代偿肝硬化合并胆囊结石患者多伴有门静脉高压和凝血功能障碍,行胆囊切除术治疗风险很高。学者对失代偿肝硬化合并胆囊结石患者先做脾切除加经网膜右静脉插管,埋置骨髓输注装置,做自体骨髓输注,改善肝功能。一般3个月后肝功能基本恢复正常,影像学检查肝脏体积增大,肝硬化程度降低。如果患者没有胆囊结石的症状,可以长期观察。如果胆囊结石合并胆绞痛经常发作,待肝功能重建以后再次手术切除胆囊,手术的风险将明显降低。

(郑永涛)

第二节　慢性胆囊炎

一、概述

慢性胆囊炎是各种致炎因子所导致的胆囊壁全层炎性细胞浸润、溃疡、纤维化等慢性炎性增厚、甚至钙化性改变,胆囊腔缩小,胆囊功能障碍比运动功能减退明显。多为急性胆囊炎后遗改变,急性胆囊炎经积极保守治疗后,虽然胆囊壁炎性水肿可以消退,但炎性细胞浸润后会出现结缔组织增厚和纤维化,甚至肌层为纤维组织所代替,胆囊壁出现瘢痕化。胆囊内结石长期、慢性刺激胆囊壁,可导致胆囊黏膜慢性增厚和纤维化,最终导致胆囊功能丧失。此外,胆固醇代谢异常,肠道、胆道感染和慢性病毒性肝炎,胆道系统运动功能失调(如迷走神经切断术后、EST术后、胆道支架放置术后),胆囊血管病变均可导致慢性胆囊炎的发生。

二、诊断依据

(一)临床表现

1.病史

常有急性胆囊炎发作史,胆囊结石病史等。

2.症状

多不典型,可有厌食油腻,反复上腹饱胀、隐痛不适、右肩背放射痛和沉重感尤其饱食后明显,脂肪泻等,偶有胆绞痛发作。

3.体征

多无明确腹部体征,墨菲征阴性,部分可有右上腹深压痛,肝区叩击痛。

4.并发症

胆囊内瘘、梗阻性黄疸、胆囊癌变、胆囊结石形成,胆石性肠梗阻等。老年患者由于对疼痛敏感差,常出现严重并发症方来就医,因此,出现并发症概率显著高于青壮年人群。

(二)辅助检查

1.实验室检查

多无特殊表现,部分可有转氨酶轻度升高。

2.影像学检查

(1)B超检查:可显示胆囊萎缩、变形(葫芦状等),囊壁增厚、毛糙,囊内结石光团,脂餐后胆囊不收缩或收缩量<1/3。诊断的敏感性和准确率均在90%以上,为首选方法。

（2）CT 检查：多应用于鉴别诊断和进一步证实 B 超诊断，临床应用广泛。可见胆囊萎缩，胆囊壁增厚达 3 mm 以上、不光滑，胆囊内结石影；增强扫描可见动脉期胆囊壁强化；特殊类型的慢性胆囊炎可见囊壁不均匀、极度增厚、囊腔消失，甚至出现肝脏浸润（黄色肉芽肿性胆囊炎）等。

（3）其他检查。口服胆道造影和静脉胆道造影：胆囊不显影，或脂餐后未见收缩，收缩量小，是传统的诊断方法，目前已很少应用；MRI 和 MRCP 检查：较少应用于慢性胆囊炎的诊断，可用于鉴别诊断。

三、治疗原则

（一）手术治疗

适用于胆绞痛反复发作、症状明显，非手术治疗无效、结石性慢性胆囊炎，以及影像学提示胆囊壁增厚不均或有浸润表现者。基本手术方式为胆囊切除术，多选用腹腔镜手术切除，对有可疑浸润者，术中应送冰冻病理检查。此外，尚包括胆囊部分切除术，适用于胆囊与肝脏粘连严重，难以分离者；胆囊扩大切除术，适宜于黄色肉芽肿性胆囊炎或疑有恶变者。

（二）非手术治疗

适用于症状轻微、无明确胆绞痛发作和急性胆囊炎发作史；或年老体弱，不能耐受手术者。方法包括短时间抗生素应用、低脂饮食、消炎利胆中药应用、解痉止痛药和制酸药物应用等。

四、转归与预后

大部分慢性胆囊炎腹痛症状会反复发作，且频度渐增，最终多需要手术处理，手术效果良好，择期手术并发症发生率低，预后良好。结石性胆囊炎恶变率为 0.5%～1%，且随着年龄增长而逐渐增高。

（郑永涛）

第三节　胆囊胆固醇沉积症

一、定义

胆囊胆固醇沉积症又称胆囊胆固醇性息肉，是胆囊内的一种球型或乳头型息肉，为一种非炎症性慢性胆囊疾病，直径多小于 10 mm，在胆囊息肉病中最多见，占 50% 以上。

二、病因和发病机制

胆囊胆固醇沉积症形成原因尚不甚明确，可能是由于胆汁中高浓度胆固醇的刺激及胆固醇晶体被胆囊黏膜上的巨噬细胞吞噬，逐渐形成黄色的息肉样病变，堆积或突出于黏膜表面。或是由于胆囊黏膜细胞的乙酰辅酶 A 胆固醇酯酰基转移酶（ACAT）的活性增强，胆固醇酯的合成增加。病理改变主要在胆囊黏膜上皮细胞的基底膜内有胆固醇沉积，组织细胞过度膨胀，形成黄色小结节，有细蒂与胆囊相连。有两种类型：一是弥漫型，结节布满胆囊，典型者形似草莓，病理上称为"草莓样"胆囊；另一种为局限性隆起，单个或多发，形如息肉。多发生于体部和颈部，直径多小于 1 cm,体积增长缓慢,质脆,容易脱落,在多种成核因素作用下,形成结石。

三、临床表现和体征

该病发病男女均等,患者大多无症状,或仅有右上腹憋胀不适、隐痛、消化不良等类似慢性胆囊炎的表现。偶有右上腹轻微压痛,有的可伴有胆囊结石或肝功能异常。位于胆囊颈部的息肉可堵塞胆囊管而引起急性胆囊炎,偶有息肉脱落嵌顿于壶腹部,引起胰腺炎发作。长期随访观察,显示该病一般不会发生癌变。

四、诊断

胆囊胆固醇沉积症的诊断主要依据 B 超检查,典型的声像图为胆囊壁上乳头状或球状强回声光团,不伴有声影,光团不随体位而改变,部分病变带细蒂与胆囊壁相连,可单发,常多发,直径多在 5 mm 左右,一般不超过 10 mm。部分病例同时并存胆结石,可伴有声影。B 超诊断符合率可达 90％以上。其他检查方法:①口服胆囊造影,可见胆囊内充盈缺损,与胆囊壁贴近,不随体位改变,胆囊功能往往正常。②腹部 CT 检查,常规扫描间距过宽,容易漏诊,故不列为常规检查,主要用于与胆囊癌鉴别,此时要密层扫描。③内镜超声检查,胆固醇息肉的回声特征为极细小强光点或强光点聚集,伴或不伴无回声区,而胆囊腺肌病和腺瘤或腺癌声像表现为强回声肿块、多发微囊或"彗星尾"征象。

五、治疗

由于该病患者大多无特殊症状,一般不会发生癌变,少数患者息肉可自行脱落排出体外,故无须特殊治疗。需注意低脂清淡饮食,避免暴饮暴食。利胆药物如熊去氧胆酸等对息肉无明显效果。但需动态观察,定期进行 B 超检查,以免误诊。

对出现下列情况者应考虑手术治疗。

(1)合并胆囊疾病,如胆囊结石、急性或慢性胰腺炎,有明显临床症状者。

(2)大小在 10 mm 以上的单发息肉,或在定期随访中有息肉迅速增大者。

(3)息肉位于胆囊颈部者。

(4)疑有早期胆囊癌者。

六、评估

胆囊胆固醇沉积症是一种常见的胆囊息肉病,是一种良性病变,一般不会癌变,临床表现无特异性,诊断主要依靠 B 超检查,目前无有效的药物治疗,对有明显临床症状、较大的单发息肉、短期迅速增大、胆囊颈息肉,以及疑有癌变者,宜行胆囊切除术。

(郑永涛)

第四节　急性梗阻性化脓性胆管炎

急性胆管炎是细菌感染引起的胆道系统的急性炎症,大多在胆道梗阻的基础上发生。如胆道梗阻未能解除,感染未被控制,病情进一步发展至胆道系统脓液形成,称为急性梗阻性化脓性胆管炎(acute obstructive suppurative cholangitis,AOSC),急性胆管炎和 AOSC 为同疾病的不同发展阶段。

一、病因和病理

最常见原因为胆管结石(76.0%～88.5%),其次为胆道蛔虫(22.6%～26.6%)和胆管狭窄(8.7%～11.0%),胆管及壶腹部肿瘤,原发性硬化性胆管炎,胆肠吻合术后,经 T 形管造影或PTC 术后亦可引起。正常情况下,由肠道经门静脉系进入肝的少量细菌可被肝单核-巨噬细胞系统所吞噬。即使由于正常的防御机制未能防止细菌进入胆汁,或细菌由肠道逆行进入胆道,如胆道系统完整无损,胆汁引流通畅,也足以清除胆汁中的细菌。但当胆管梗阻时,胆汁中的细菌则大量繁殖而导致胆管炎或化脓性变化。

胆道梗阻后,胆管内压升高,梗阻以上胆管扩张,管壁增厚,胆管黏膜充血、水肿,炎性细胞浸润,黏膜上皮糜烂脱落,形成溃疡。肝充血肿大,镜下肝细胞肿胀、变性,汇管区炎性细胞浸润,胆小管胆汁淤积。病变晚期肝细胞发生大片坏死,胆小管可破裂形成胆小管门静脉瘘,可在肝内形成多发性脓肿及引起胆道出血。肝窦扩张,内皮细胞肿胀,内含胆色素颗粒血栓。大量细菌和毒素经肝静脉进入体循环引起全身性化脓性感染和多器官功能损害或衰竭。

二、临床表现

患者多有胆道疾病史或胆道手术史,发病急剧,病情进展快,并发症严重。除有一般胆道感染的查科三联征(腹痛、寒战高热、黄疸)外,可较快出现休克、神经中枢系统受抑制表现。

(一)症状

1.发热

发热起病初期即出现明显寒战、发热,体温持续升高。

2.疼痛

疼痛依据梗阻部位而异,肝外梗阻者明显,呈上腹部阵发性剧烈绞痛或持续性胀痛,肝内梗阻者较轻或无。

3.黄疸

多数患者可出现明显黄疸,但如仅为一侧肝胆管梗阻可不出现黄疸,行胆肠内引流术后的患者黄疸较轻或无。

4.神经系统症状

其主要表现为精神淡漠、嗜睡、神志不清,甚至昏迷;合并休克时可表现为躁动、谵妄等。

(二)体征

体温常持续在 39～40 ℃或更高。脉搏快而弱,可达 120 次/分以上,血压下降,呈急性重病容,可出现皮下斑或全身发紫。剑突下及右上腹部有不同范围和不同程度的压痛或腹膜刺激征;可有肝大及肝区叩击痛,墨菲征阳性有时可扪及肿大的胆囊。

三、辅助检查

(一)实验室检查

白细胞计数常＞20×10^9/L,中性粒细胞比例升高,胞质内可出现中毒颗粒。血小板计数降低,如<10×10^9/L 表示预后严重。凝血酶原时间延长,肝、肾功能受损,低氧血症、脱水、酸中毒、电解质紊乱较常见,特别是老年人或合并休克者。

(二)影像学检查

以 B 超为主,可床旁检查,能及时了解胆道梗阻的部位和病变性质,以及肝内、外胆管扩张等情况。必要时可行 CT、ERCP 等检查进一步明确诊断。

四、治疗原则

(一)非手术治疗

非手术治疗既是治疗的手段,又可作为术前准备。①联合应用足量有效的广谱抗生素。②纠正水、电解质、酸碱紊乱。③恢复血容量,纠正休克;应用肾上腺糖皮质激素,血管活性剂,改善通气功能。④对症给予解痉、止痛剂、应用维生素 K 等处理。如病情严重或恶化者应立即手术治疗。

(二)手术治疗

手术治疗首要目的在于抢救患者生命,手术应力求简单有效。常采用胆总管切开减压、取石、T 形管引流。

(郑永涛)

第五节 硬化性胆管炎

硬化性胆管炎是一种以胆管慢性炎症和纤维化损害为特征的胆汁淤积性肝病,最终可发展为胆汁性肝硬化。按其病因可分为原发性和继发性,后者多见于胆管结石、反复胆道感染及胆道手术后,也可继发于动脉注射氟尿嘧啶及局部注射乙醇或乙醛治疗肝囊肿等。此外,艾滋病患者合并隐孢子虫、巨细胞病毒及毛孢子菌等感染,也可发生硬化性胆管炎。下面重点讨论原发性硬化性胆管炎(primary sclerosing cholangitis,PSC)。

一、病因

PSC 的病因至今未明,感染因素是较早的观点之一。由于 PSC 常伴发炎症性肠病(IBD),一般报道在 70% 左右,其中以溃疡性结肠炎(ulcerative colitis,UC)最多见,克罗恩病较少,故认为细菌及其毒素从炎性改变的肠壁经门静脉至胆管周围而发病。此后的研究结果表明细菌假说遇到了有力的驳斥;从未观察到 PSC 有典型的细菌性门静脉炎的临床表现;未发现细菌性肝脓肿;UC 发生 PSC 者仅占 5%;不少 PSC 伴 UC 者是在确诊 PSC 数年后发生 UC;PSC 病变发展不因 UC 行结、直肠切除治愈而停止。某些病毒尤其是巨细胞病毒可引起胆管损害,但其与 PSC 发病的关系尚未得到证实。

遗传因素与 PSC 的发病有一定关系。文献中有少量在同一家族中兄弟姐妹均患 PSC 的报道。人体白细胞抗原(Human leukocyte antigen,HLA)的一些等位基因如 *HLA-B8*、*DR3*、*DRw52α* 等在 PSC 患者血液中的检出率增高,也提示遗传的倾向性。

目前更看重免疫机制。在细胞免疫方面,发现肝门管区及胆管周围浸润的炎性细胞均以

T淋巴细胞为主,门管区多数是具有免疫辅助诱导功能的T淋巴细胞亚型CD4$^+$,胆管周围主要聚集有抑制免疫和细胞毒性的另一亚型CD8$^+$细胞。正常人的胆管上皮皆表达HLA-Ⅰ类抗原,而研究发现PSC患者的胆管上皮则表达HLA-Ⅱ类抗原——DR,但部分原发性胆汁性肝硬化(PBC)及各种原因所致的肝外胆管梗阻者的胆管上皮中也有相同异常发现。胆管上皮的HLA-DR表达与PSC的发病关系尚不清楚。体液免疫方面的证据多为非特异性的:PSC患者血中各种免疫球蛋白水平不同程度的升高;抗细胞核因子及抗平滑肌抗体阳性;血液和胆汁中免疫复合物水平增高及廓清受损;血中抗中性粒细胞胞浆抗体(ANCA)多为阳性。有研究发现,一种仅表达于肝外胆管上皮和结肠上皮的肽类物质,在16例PSC中约2/3患者血清检测为阳性,而其他肝病及继发性肝外胆管狭窄者检测均为阴性,但其病理生理作用还不清楚。

根据上述免疫异常现象、某些HLA等位基因阳性,以及PSC常伴发免疫相关疾病(除常见的UC外,还可伴发硬化性甲状腺炎、风湿性关节炎、腹膜后纤维化、红斑狼疮、类肉瘤病等),故普遍推断PSC是一种免疫介导性疾病。

二、病理

PSC的组织病理改变:早期仅见肝门管区以大、小淋巴细胞为主的炎性细胞浸润,多核细胞少见,极少发现肉芽肿;继而出现纤维组织增生,小点片坏死,胆小管数量减少,同时胆管壁及其周围慢性炎性细胞浸润及纤维组织逐渐增多,胆管上皮细胞从立方状变为多形性并逐渐萎缩消失,基底膜断裂、增厚,胆管壁纤维化加重、增厚、不光滑、狭窄甚至闭塞。多数为肝内外胆管均受累,也可仅累及肝内或肝外胆管。Larusso等按病变程度分为4期。①Ⅰ期,肝门管区及胆管慢性炎症;②Ⅱ期,门管区周围炎及炎症区纤维化;③Ⅲ期,纤维化加重,出现纤维隔和/或桥性坏死;④Ⅳ期,胆汁性肝硬化。

三、临床表现

PSC多见于男性,男女之比约为2:1。多在壮年期发病(平均35~50岁),起病缓慢,常见症状有疲乏、体重减轻、皮肤瘙痒、间歇性黄疸、上腹疼痛等,或伴有畏寒、发热、复发性胆管炎症状。晚期可出现持续黄疸、肝脾大、腹水、上消化道出血、肝昏迷等胆汁性肝硬化和门脉高压的临床表现。

四、实验室检查

实验室检查主要显示血清碱性磷酸酶、胆红素、转氨酶和多种免疫球蛋白升高,还可发现自身免疫抗体如抗细胞核因子和抗平滑肌抗体。

五、影像学检查

影像学检查对诊断PSC具有重要价值。B超和CT可发现病变胆管管壁明显增厚,管腔狭窄甚至闭塞,其近侧胆管轻度扩张。磁共振胰胆管造影(MRCP)可完整地显示胆管树,是以诊断为目的的首选检查。内镜下逆行胰胆管造影(ERCP)是诊断硬化性胆管炎的"金标准",且能配合治疗。ERCP可见胆管树局灶性或弥漫性狭窄,呈枯树枝样或蜘蛛足样,如间以正常或憩室样扩张的胆管节段,则呈串珠样改变。肝内胆管明显扩张者也可选择经皮肝穿刺胆管造影(PTC)。肝活检病理检查是了解炎症范围、纤维化程度、有无肝硬化,以及对病情分期的重要依据。

六、诊断

目前 PSC 的诊断标准是根据 Mayer 诊断标准加以修改而成,即:①胆管造影显示胆管系统有明显狭窄,典型者呈枯枝状;②手术探查发现病变胆管呈纤维性狭窄,管壁增厚,管腔缩小,病变长度在 3 cm 以上;③无胆道结石存在;④既往无胆道手术史;⑤病理学检查证实胆管壁纤维化,并排除原发性胆汁性肝硬化;⑥病理组织学检查排除胆管癌;⑦没有继发性硬化性胆管炎的证据。

有一种称之为"小胆管"的 PSC,其诊断非常困难,因为受累的胆管太小,以至 ERCP 不能显示其异常处。这种患者常伴有 IBD,肝功能检验显示淤胆表现,肝活检与通常的 PSC 相似。儿童的 PSC 诊断比较困难,因其诸多表现更像自身免疫性肝炎,在与后者鉴别时,应多次行 ERCP 检查,特别是伴有 IBD 者。

七、治疗

PSC 病因不明,除了对晚期患者实施肝移植外,迄今尚无任何治疗方法能有效控制其病变的进行性发展,现有的措施仅能起到暂时缓解症状和改善肝功能的作用。

(一)对症和并发症治疗

1.瘙痒

PSC 患者的瘙痒以夜间和气温高时为甚,高脂饮食会加重症状。瘙痒的主要机理尚不明确,通常认为可能与皮肤内胆酸淤滞有关,可用考来烯胺治疗。对胆汁分泌较多者,绝大多数有效,如不能耐受考来烯胺,则可用盐酸降脂树脂替代。最近认为瘙痒很可能由阿片样肽受体介导,故对考来烯胺没有反应的患者可用纳洛酮。此外还可用其他药物如利福平、甲睾酮、熊去氧胆酸、苯巴比妥或紫外线照射及血浆过滤疗法。

2.脂肪泻与维生素缺乏

PSC 晚期可能发生脂肪泻和脂溶性维生素吸收不良。脂肪吸收不良可能与分泌入小肠的结合胆汁酸减少,以及 PSC 相关的胰腺功能不足有关。在晚期 PSC 患者中,维生素 A 缺乏者超过 82%,维生素 D、E 缺乏者占 43%~57%。因此对 PSC 患者应经常进行脂溶性维生素监测,缺乏者及时给予相应补充。

3.代谢性骨病

PSC 患者发生的代谢性骨病以骨质疏松多见,其机理尚不十分明确,可能与淤胆导致成骨抑制有关,故建议用 $25\text{-}OH\text{-}D_3$、钙剂、熊去氧胆酸,以及降钙素治疗。

4.胆管炎

细菌性胆管炎与胆道中的操作、胆道结石或阻塞性狭窄有关。广谱抗生素可应用于反复发作的胆管炎,但其并不能阻止 PSC 的病情发展。环丙沙星对胆道有高渗透性,可用于细菌性胆管炎的治疗和预防。其他也可用阿莫西林等药物。

5.胆管癌

10%PSC 患者会发展至胆管癌。由于血清肿瘤标志物(CEA、CA19-9)对此特异性不高,胆道造影易与原来胆管不规则狭窄的表现相混淆,而胆管冲洗/活检细胞学检查又常为阴性,故早期诊断比较困难。目前应用正电子发射扫描成像(PET)对诊断较有帮助。一般认为如长期有慢性溃疡性结肠炎和肝硬化的患者,并发胆管癌概率较高。由于对已经明确的胆管癌行手术、化疗、放疗效果都不理想,故有些专家建议对 PSC 应早期进行肝移植以避免发展到胆管癌。

(二)一些比较特殊的药物治疗

1.排铜药物

PSC 患者肝脏铜的浓度较高。一项双盲随机前瞻性试验显示 D-青霉胺可以增加尿铜的排泄,但对症状、实验室检查、肝组织学改变、疾病的进展情况,以及存活率等均无改善,且 21% 患者用 D-青霉胺会产生明显的不良反应,因此该药的临床应用受到限制。

2.抗纤维化药物

曾经有报道用秋水仙碱能减少 PSC 的死亡率。但是一项双盲实验显示,PSC 患者用秋水仙碱治疗(1 mg/d)3 年,与安慰剂组相比较,其症状、血清生化指标、肝脏组织学改善,以及存活时间均无显著差异。

3.熊去氧胆酸

熊去氧胆酸(UDCA)是一种亲水性的胆汁酸,是目前 PSC 治疗药物中应用最多的一种。它比较安全,没有明显的不良反应,患者能较好耐受。UDCA 能使血清中胆酸浓度增加 20% ~ 30%、胆汁流量增加,以及胆汁及尿中排泄的胆酸增加,能保护细胞,稳定细胞膜,减少胆管异常 HLA 的表达,改善 T 细胞反应,减少免疫球蛋白,以及细胞因子的产生。UDCA 常规剂量为 13~15 mg/(kg·d)。一项双盲对照实验显示,同安慰剂相比,常规剂量的 UDCA 使血清 ALP、转氨酶水平有显著降低,但对于疾病的发展进程、存活时间却没有差异。最近有人用大剂量的 UDCA,25~30 mg/(kg·d)治疗,显示 UDCA 能延长患者的存活时间($P = 0.04$)。此外,UDCA 还能降低伴有溃疡性结肠炎患者发生肠肿瘤的概率。

4.免疫抑制剂及抗炎药

较常用的免抑制剂有硫唑嘌呤、环孢素、甲氨蝶呤等,抗炎药主要为糖皮质激素。单用免疫抑制剂或者糖皮质激素对阻止 PSC 的病情进展没有作用。早先曾对 10 例 PSC 患者用小剂量的甲氨蝶呤(每周15 mg)治疗 1~5 个月,全部患者的症状、肝功能均有所改善,9 例进行肝活检显示 6 例肝组织学有改善,其中 2 例胆道造影也显示正常。但后来的另一项双盲试验显示,用小剂量甲氨蝶呤仅使 ALP 降低,而肝组织学、胆道造影均无改善。另外有人应用新型强力免疫抑制剂 FK506 治疗 10 例 PSC 患者,用药 1 年后,胆红素、AKP、转氨酸下降 70% ~ 86%,且对肾功能无影响,但目前还没有更多的相关资料。

UDCA、免疫抑制剂和抗炎药是目前治疗 PSC 最引人注目的药物,且联合用药效果相对较好。一项试验对 15 例 PSC 患者联合用 UDCA、硫唑嘌呤、泼尼松,平均治疗 41 个月,转氨酶显著下降。其中 10 例做肝活检,有 6 例显示组织学改善。在同一个试验中,7 例开始时只用 UDCA,患者转氨酶无明显下降,当加入免疫抑制剂后,则转氨酶明显降低。

(三)内镜和放射介入治疗

该疗法是近年研究较多、进展较快的领域之一。内镜和放射介入治疗虽不能影响 PSC 的基本病变,但能部分解除胆管狭窄,改善胆汁流,控制复发性细菌性胆管炎,改善肝功能,延缓病情进展和胆汁性肝硬化的发生。经治疗后患者临床状况改善,可为接受肝移植手术创造条件。最近 Kawas 强调,血清转氨酶等进行性增高、黄疸加深或胆管炎患者可能是内镜治疗的最大受益者。

1.内镜下胆管扩张术

于常规 ERCP 检查术后,向明显狭窄部位插入 7~10 F 钢丝引导分级扩张器或直径为 4~

8 mm 的球囊,将扩张器来回通过狭窄段,球囊内则注入造影剂,使之膨胀,将狭窄部位撑大,维持30~60 秒。术后生化指标常明显改善,但术后再狭窄发生率高,故常在扩张成功后再放置内支撑管。

2.内镜下经乳头放置胆管内支撑管

ERCP 检查后,先行乳头肌切开术,如胆管内有小结石,可用网篮取出,然后向胆管内放置支撑管。支撑管的材料质量、形状与手术成功率有很大关系。术前及术后长期服用 UDCA 和抗生素,以防感染和支撑管为胆泥堵塞。目前主张在内镜下扩张狭窄部位后短期放置支架较为适宜。Ponsioen 等报道,平均置管 11 天(1~23 天),83%患者瘙痒、右上腹痛、畏寒发热等症状和生化改变得以长期改善,并能维持数年之久,明显降低了术后即刻和后期发生胆管炎的危险性,故认为短期置管安全有效。

3.鼻胆管引流及胆道清洗

适用于胆管壁水肿、炎症、溃疡而引起的管腔狭窄但管壁无严重纤维化,或内镜扩张、置支撑管失败的 PSC 患者。经内镜放置鼻胆管后,用特殊灌注装置将加有皮质类固醇和抗生素的灌洗液自动灌洗胆管。一般每天 4 次,14 周为 1 个疗程。疗程结束后拔除鼻胆管,放置内支撑管。此法使患者甚感痛苦,住院时间长,可能合并感染,且因外引流会使胆汁丢失而引起胆汁酸代谢紊乱。

4.经皮介入治疗

经皮穿刺胆管,扩张胆管或放置内支撑管。该治疗耗时,可并发感染、出血、胆汁性腹膜炎等,且因胆管狭窄常为弥漫性,技术上困难较大,不宜作为首选治疗,可用于不能做 ERCP 的患者。

(郑永涛)

第六节 良性胆管狭窄

良性胆管狭窄(benign biliary stricture,BBS)目前仍然是临床肝胆胰外科医师面临的具有挑战性的问题。其中绝大多数是胆囊切除术的并发症。随着胆道外科手术的广泛开展和腹腔镜手术的不断普及,这一问题更加突出。

一、病因

(一)损伤性

占肝外胆管狭窄的 90%左右,主要为医源性损伤。绝大多数胆管损伤发生于胆囊切除术或其他上腹部手术中。腹腔镜胆囊切除术的发生率为 0~1.2%,高于传统的开腹胆囊切除术。在临床上,胆管损伤的近期表现为胆漏,以及梗阻所引起的症状,晚期则表现为胆管狭窄。

(二)炎症性

胆道感染所致胆管壁炎症、溃疡及纤维组织增生均可引起胆管狭窄。常见于胆管结石引起的胆管管壁溃疡后,以胆总管末端(Oddi 括约肌狭窄)、肝门部及肝内胆管为主。寄生虫引起的慢性炎症也是原因之一。

(三)肝移植术后

引起移植后狭窄的主要原因是缺血与再灌注损伤、肝动脉或门静脉栓塞、缝合过密、免疫排斥反应,以及吻合口周围积胆汁、积血、Oddis 括约肌功能紊乱等所导致吻合口的纤维组织过度增生。

(四)胰腺病变

慢性胰腺炎反复发作,胰腺组织纤维化或形成假性囊肿,可压迫胰内段胆管致其狭窄。

(五)其他

如先天性胆管狭窄、胆管良性肿瘤等。原发性硬化性胆管炎常同时累及肝内、外胆管。上腹部肿瘤放疗也可造成胆管损伤引起狭窄。肝十二指肠韧带内肿大淋巴结的压迫、胆管周围感染形成的纤维化瘢痕等亦可引起。

二、病理

胆管狭窄引起胆汁引流不畅,近段胆管压力增高并继发性扩张,胆汁淤积产生梗阻性黄疸。如果狭窄不解除,很容易引起继发性感染,使原有症状加重。长期淤胆易导致胆色素结石形成,并继发胆汁性肝硬化、门脉高压症。

三、分型

Bismuth 根据狭窄的部位不同将胆管狭窄分为五型。

(1)Ⅰ型:肝总管低位狭窄,狭窄部位距肝门近端>2 cm。

(2)Ⅱ型:肝总管中位狭窄,狭窄部位距肝门近端<2 cm。

(3)Ⅲ型:肝总管高位狭窄,狭窄近端达左右肝管汇合处。

(4)Ⅳ型:左右肝管汇合处狭窄。

(5)Ⅴ型:二级肝管狭窄。

四、临床表现

取决于狭窄的程度及感染的范围和轻重。胆道术后所致者症状出现可早可晚,但术后 2 年后出现的胆管狭窄大多由于胆总管结石而非胆道损伤引起。症状无特异性,大多数患者狭窄的初期常表现为上腹部隐痛不适、腹胀、食欲缺乏、发作性黄疸或胆管炎。胆管炎为最常见表现,典型症状包括发作性右上腹痛、寒战、发热及轻度黄疸,抗感染治疗多有效,复发的间歇时间不等。体检常无明显阳性发现。持续性黄疸多见于双侧肝胆管狭窄,单侧肝胆管狭窄容易致患侧肝组织萎缩,健侧则增生、肿大。少数患者确诊时已发生胆汁性肝硬化伴门脉高压,出现相应的临床表现。

五、诊断

诊断良性胆管狭窄时,在排除恶性病变后,需准确判断狭窄部位、程度、范围、有无相邻血管损伤。此外,还应确定有无并发症,如梗阻性黄疸、肝硬化、胆管炎、脓毒症等,这些资料对选择治疗方式及时机、判断治疗难易和成败,以及预测是否容易复发具有重要意义。病史对良性胆管狭窄的诊断具有重要意义。肝移植术后患者发生黄疸,反复胆道感染或是胆管结石形成,即应想到本症可能。

（一）实验室检查

转氨酶可有轻度升高,血清谷氨酰转酞酶（γ-GT）、总胆红素和直接胆红素增高。合并感染时血白细胞增高,核左移。病史较长合并肝硬化者可有血清蛋白降低。

（二）影像学检查

可提供胆管狭窄的直接证据,并对狭窄部位、程度、性质及有无结石、内瘘等并发症的诊断有较大价值。

1.口服或静脉胆道造影

图像较模糊,对诊断病理性胆总管狭窄帮助不大,故已很少采用。

2.B超

最简便、安全、无创、应用广泛。但由于十二指肠的影响,对胆管、十二指肠后段和胰腺诊断不令人满意。

3.CT

对胆管扩张、结石、占位性病变均有较高的诊断率,但仅能提供各个切面胆管的断层图像。

4.经内镜逆行胆胰管造影（endoscopic retrograde cholangiopancreatography,ERCP）

基本无创,目前为胆总管狭窄的首选诊断方法。梗阻不完全时,可以显示胆道全貌;梗阻完全时,仅可显示梗阻远侧情况。

5.经皮肝穿刺肝胆管造影（percutaneous transhepatic cholangiography,PTC）

能清晰显示梗阻近侧胆管,而且对梗阻严重者可行 PTCD 从而达到治疗目的。必要时,联合 ERCP 检查,可以全面了解胆道系统情况。

6.经 T 型管胆道造影检查

对于没有拔除 T 型管的患者可经 T 型管进行胆道造影,以明确狭窄的部位及程度,但要注意无菌操作及同时应用适当的抗生素以预防可能发生的感染。

7.磁共振胆胰管显像（magnetic resonance cholangiopancreatography,MRCP）

MRCP 是应用核磁共振胆管重建的方法,无须插管,不用造影剂,避免了并发症和造影剂过敏等不良反应,具有简便、安全、无创的优点,不受梗阻程度影响,可显示梗阻近远侧胆管情况,对胆管狭窄的部位、长度、程度和性质的诊断具很高的敏感度和准确性。对 ERCP 失败和不宜行PTC 或 ERCP 者是最有效的替代方法。在胆树影像上,良性狭窄肝内胆管呈枯树枝状改变,可与恶性狭窄常呈现的软藤征样改变相鉴别。

六、治疗

胆管的良性狭窄是上腹部手术的一个严重并发症,若不治疗可转化为反复发作的胆管炎、胆汁性肝硬化、肝衰竭直至死亡。因此,应强调早诊断早治疗,方可获得较好的治疗效果和预后。

（一）内镜及放射介入治疗

越来越多的外科医师主张首先尝试采用内镜或放射介入治疗胆管损伤与狭窄,尤适合于损伤程度轻、低位胆管狭窄、发现较早的病例,以及胆管损伤后病情危重和腹腔镜胆囊切除术后的患者。方法有狭窄段球囊扩张及扩张后置管引流、植入支架等。目前经皮球囊扩张和内镜下放置支架已成为治疗良性胆道狭窄的首选步骤。PTC 和 ERCP 既可用于胆道疾病的诊断也是内镜及放射介入治疗的前提。

1.经 ERCP 途径

(1)内镜下乳头括约肌切开术(endoscopic sphincterectomy,EST)。适用于胆总管末端和乳头部狭窄长度小于 1.5 cm 者,也可用于 Oddi 括约肌功能紊乱,Oddi 括约肌压力明显增高者,还可作为各种 ERCP 治疗前的准备。方法:先行 ERCP,以了解狭窄的部位和范围、判断切口大小,换用高频电凝切开刀,于乳头开口 11～12 点位置通电烧灼。切开方法有退刀切开法、推进切开法和乳头开窗法,其中退刀切开法最为常用。切开长度应不超过十二指肠乳头头侧隆起的根部即冠状带,一般在 1.0～1.5 cm,大于 2.5 cm 危险性大大增加。并发症有出血、肠穿孔、急性胰腺炎、胆管炎等。

(2)内镜下引流术。内镜治疗胆道狭窄仅适于胆系尚保持有完整连续性的病例。置管引流治疗可达到减黄消炎的目的,并可扩张狭窄段,为手术创造条件。分内、外引流两种:外引流为通过鼻胆管将胆汁引流到体外;内引流即胆道内支撑,又分塑料支架和金属支架。两种引流各有优缺点,外引流能直接观察引流量及引流物的性状,且能行胆道冲洗,缺点是患者喉头有不适感不易接受,还易引起水电解质紊乱。相反,内引流虽不易引起水电解质紊乱,但不能行胆道冲洗,无法直接观察引流的效果,且金属支架价格昂贵较难普及。

1)内镜下胆管狭窄球囊扩张、支架置入术(内引流术)。适应证:主要用于不完全性胆管狭窄,尤其是胆总管中上段狭窄。所需器械材料:>3.2 mm 活检孔道的十二指肠镜,ERCP 造影导管,引导钢丝,胆道扩张探条、气囊,胆道支架(各型号),支架推进器。方法:支架置放术前应先行 ERCP,以确定狭窄部位、程度、长短,将导丝通过狭窄部位,退出造影导管,换用球囊进行扩张,注意要使球囊跨过狭窄两端,一般压力为 53.4 kPa(400 mmHg),维持 1～2 分钟,反复扩张 2～3 次即可。为保持扩张效果,退出球囊后应置入内支撑导管或直接置入塑料支架。由于金属支架有良好的形状记忆特性和膨胀性,如置放金属支架,也可不必先行球囊扩张,导丝通过狭窄部位后即以推进器推送支架,X 线下定位后,将支架安放于适当位置。近期并发症发生率多在 2%～10%,主要是急性胆管炎,急性胰腺炎,胆管穿孔、出血;远期并发症主要为支架堵塞、移位或穿孔。注意事项:支架有塑料支架(聚四氟乙烯)和金属支架(多为镍钛合金,如 Teflon)。塑料支架容易移位而且放置 3～6 个月后常因堵塞而需要更换。镍钛记忆合金支架具有球囊扩张和胆道支撑双重作用,不易堵塞或移位,置入简便,对机体损伤小,临床应用广泛,缺点是不能更换且价格昂贵。根据管腔狭窄的情况可选用不同直径和长度的支架,一般应使支架直径大于扩张后的胆管直径 1～2 mm,支架两端超出狭窄部位 2 cm。防止支架扩张不全:置入支架前应用胆道扩张导管充分扩张狭窄段胆道,同时要注意顺应正常胆道解剖走向,逐步扩张,切忌粗暴,以免造成胆道和周围血管的损伤。避免阻塞其他胆道分支。

2)内镜下鼻导管外引流术(endoscopic nasobiliary drainage,ENBD)。外引流方法与内镜下支架置放术大致相同,只是于胆管内放置鼻胆管,退出内镜后,再将引流管从口咽转至鼻腔拉出,并固定于面颊部,接引流袋即可。此法最适宜于术前引流减黄,因鼻导管长期存留会对鼻和消化道黏膜刺激、压迫,影响患者的生活,不宜长期保留。

2.经皮途径

(1)经皮肝穿球囊扩张术、胆道内支架置放术。①适应证:高位肝外胆管较短的狭窄或胆肠吻合口狭窄,胆管扩张显著,狭窄段距肝门有一段距离者。②方法:经皮肝穿球囊扩张术,先行 PTC,选择距狭窄段较近的扩张胆管,避开大血管,行经皮经肝胆管引流(PTCD);若肝内胆管均显著扩张,应选择肝左外下支,因其距腹壁最近,易于操作及 B 超监测;1 周后胆管炎得到控制,瘘管初步形成,用扩张导管或球囊扩张瘘管,每周1~2次,2~3周后即可扩至16 F大小,支架放置时间不能少于6个月。经皮肝穿胆道内支架置放术,先在X线下以seldinger法经皮肝穿刺胆管,置入导丝,并将其通过胆管狭窄部,然后在导丝引导下将内支架插到胆管狭窄部并释放,手术即告完成。Walstent以其弹性回复力,持续、轻柔地扩张狭窄部,在一周左右可扩张到最大直径。术后留置引流管于胆管内行PTCD,并常规应用抗生素、维生素K及保肝药,PTCD管拔除时间可依病情而定。③禁忌证:凝血时间延长、出血倾向者。④并发症:主要有出血、气胸、胆汁瘘、胆汁性腹膜炎等。减少进针次数,避免损伤大血管,进出肝实质时嘱患者屏气等措施有助于减少并发症发生。经皮肝穿球囊扩张及内支架置放术属创伤性操作,虽较为简单但有较高的死亡率,多为危重情况下和晚期胆道恶性梗阻时的治疗措施。

(2)经皮经T形管窦道途径 T形管尚保留者均可采用此法。适用于胆-肠吻合口狭窄、胆-胆吻合口狭窄、胆管下端炎性狭窄等,只要狭窄范围局限,经T形管窦道插管可及者均可。先行T管造影判明病情,经胆道镜沿T形管向狭窄部置入导丝,再沿导丝插入扩张导管,由8 F开始,依次换用10 F、12 F直至18 F,将18 F导管固定保留,接引流装置即可。扩张亦可分期进行。或用球囊扩张,沿导丝插入扩张球囊,使狭窄部位于球囊中央,向球囊注水,使压力保持在20.0~26.7 kPa(150~200 mmHg),持续10秒左右,反复4~6次,至狭窄段扩张至6~8 mm,每天一次,连续2周,为防止复发,术后应置入支撑导管或内支架6月,以防再狭窄形成。

原发性硬化性胆管炎患者,由于其肝内外胆管普遍狭窄,手术、内镜等治疗均不能达到满意治疗效果。

(二)其他

激光、高频电、微波等也有报道用于胆管狭窄的治疗,取得了一定效果,原理是通过内镜活检孔导入激光、高频电、微波探头,利用相应技术达到治疗目的,但远期疗效尚待观察。

(郑永涛)

第七节　胆道蛔虫病

胆道蛔虫病是肠道蛔虫病最常见的并发症之一,由蛔虫自肠道上窜钻入胆道所引起。

一、病因及发病机制

蛔虫成虫一般寄生在小肠中下段,当其生活环境改变时,活动性增强,向上移行。蛔虫有钻孔癖好,因此,进入十二指肠的蛔虫常经胆总管开口(Oddi括约肌)钻入胆道。目前认为蛔虫进入胆道可能与下列因素有关。

(一)胃肠道功能紊乱

当人体出现发热、妊娠、恶心、呕吐、腹泻或手术等应激状态时,造成肠道内环境的改变,胃肠蠕动功能失常,促使蛔虫活动频繁而上下游动。

(二)胃酸水平低下

蛔虫喜碱厌酸,加之有钻孔习性,故当胃酸分泌减少时,十二指肠处的pH升高,是蛔虫上行的原因之一,蛔虫在十二指肠处的活动能力增强,极易通过Oddi括约肌而钻入胆道。

(三)服驱虫药量不足

蛔虫因受到药物的刺激而兴奋,即沿肠道上窜钻入胆道。

(四)胆道疾病

反复胆管结石、胆道感染及 EST 术后,Oddi 括约肌功能受到损害而松弛,胆道手术后的胆总管-空肠吻合口长期开放,均便于蛔虫钻入。

蛔虫钻入胆道后,可以自动或被动地退出(或排出),已为一致公认。但若一次进入胆管内的蛔虫较多,蛔虫钻入肝内胆管或胆囊内或嵌顿在胆管内,尤其是在合并胆管结石、肿瘤及其他原因狭窄时,自动退出胆管的可能性很小。

二、病理变化

钻入胆道的蛔虫多为一条,但也有十数条甚至百余条者。蛔虫经十二指肠乳头进入胆管引起乳头炎症,继而 Oddi 括约肌因受到刺激而痉挛,引起剧烈疼痛。蛔虫退出胆道或完全进入胆道后,对 Oddi 括约肌的刺激消失,痉挛引起的剧痛得以缓解。一般蛔虫很少进入胆囊,多数停留在胆管系统中,大多停留于肝外胆管,偶尔也进入肝内胆管。蛔虫在胆道内的活动(翻转、扭结)可引起强烈刺激,也可引起阵发性疼痛。正是由于蛔虫体的活动,使胆汁的通道不致被完全阻断,因而一般不出现黄疸。

蛔虫进入胆道后可将肠道细菌带入胆道内(大多数为革兰阴性杆菌),可引起化脓性胆管炎、胆管周围炎,以致出现胆道出血、感染性休克和败血症等轻重不等的并发症。蛔虫钻入肝内胆管可引起胆管穿破或蛔虫性肝脓肿,嵌塞肝内胆管可引起急性重型肝炎。蛔虫性肝脓肿是虫体残骸和细菌共同所致的肝脓肿。蛔虫穿破脓腔可引起腹膜炎,如位于肝表面可穿破横膈进入胸腔引起脓胸。此外,胆道蛔虫还能引起急性胰腺炎及其一系列并发症。

进入胆道内的蛔虫有的可退出胆道。未退出者,活动逐渐减少,在一定时间内大多数死于胆道内,残骸腐烂、碎裂,随胆汁排出,部分残骸、角皮或虫卵长时间停留于胆管内,可成为胆石的核心,形成继发结石,因此,它也是原发性肝内胆管结石的成因之一。

三、临床表现

胆道蛔虫症多发于儿童和青壮年,女性较多见。大多数患者有肠道蛔虫症、吐虫或排虫史。部分患者有过近期驱虫治疗。

(一)腹痛

腹痛是本病的主要症状,常位于剑突下的中上腹,呈阵发性钻顶样剧烈绞痛,患者辗转反侧、坐卧不安、大汗淋漓,患者常采取弯腰屈膝体位,以手按腹,两手呈欲将衣衫撕破之势,呻吟不止。一般疼痛持续数分钟或 10 余分钟后缓解,这是虫体退出或整个虫体进入胆管或暂时安静不扭动之故。发作过后缓解期患者可毫无症状如同常人或轻度右上腹隐痛。这种发作时剧痛难忍和间歇期如同常人的明显差别,是本病的特点之一。腹部绞痛的同时,常伴恶心、呕吐,或干呕,呕吐物为胃内容物和胆汁,约 1/3 患者吐出蛔虫,后者对本病的诊断具有特殊价值。部分病例整个虫体进入胆管亦可无痛。

(二)无或仅轻度黄疸

无或仅轻度黄疸是本病的另一特点。因为虫体圆滑活动,不易完全堵塞胆道。若后期继发感染及炎症引起胆管梗阻可伴有明显黄疸,这见于 20% 病例。

（三）寒战、发热

寒战、发热多发生于发病 24 小时后伴胆道感染者。

（四）腹部体征

本病早期剑突下或右上腹仅有轻微固定压痛，无反跳痛及肌卫。严重的症状、轻微的体征是本病的又一特点。皮肤巩膜可有轻度黄染，如压痛范围扩大，需警惕出现并发症之可能。

四、辅助检查

（一）血常规

外周血白细胞轻度升高，嗜酸性粒细胞比例增多。如白细胞计数升高明显，提示合并细菌感染。

（二）找虫卵

大便集卵可查到蛔虫卵。若没有查出蛔虫卵，也不能排除本病，部分患者可在十二指肠引流液中找到蛔虫卵。

（三）B 超检查

能较清楚地显示肝内、外胆管，且方便、易重复。蛔虫进入胆总管后，B 超下可见胆总管内条形管腔影，内部回声不均匀，活虫体还可见其蠕动，如虫体已死或钙化，则为条索样强回声影。

（四）ERCP 检查

能清楚地了解胆管内有无蛔虫及其位置、形态和数量，同时还能在内镜直视下进行取虫治疗。此外，还能直接观察十二指肠乳头区附近有无蛔虫。

静脉胆道造影存在胆道显影不良或不显影，十二指肠低张造影无法诊断完全钻入胆道内的蛔虫，故目前上述两种检查方法应用较少。

如疑有合并肝、胆、胰并发症时，可进行相应检查。

五、并发症

蛔虫进入胆道后不一定立即出现并发症，只有当机体抵抗力下降、胆道发生梗阻、胆汁引流不畅时才可能出现并发症。常见并发症如下。

（一）胆道感染

化脓性胆管炎，占 40％；胆囊炎，占 40％；败血性休克，占 6％。此时，患者除右上腹绞痛外，常伴寒战、高热、皮肤巩膜黄染、腹胀加剧。查体右上腹压痛范围扩大，并有肌紧张。如出现胆道梗阻，可扪及肿大的胆囊。急性胆囊炎时，墨菲征阳性。

（二）胆道出血

出现率为 3.5％。常发生于胆道感染的基础上，先有发热、腹痛等，随后出现呕血、黑便。

（三）肝脓肿

在肝内胆管炎的基础上，可继发肝炎、肝脓肿。肝脓肿常为多个分散小脓肿，脓肿破溃时，可出现膈下积脓或脓胸。

（四）急性胰腺炎

出现率为 3.5％。由于蛔虫刺激 Oddi 括约肌痉挛及虫体堵塞，造成胆汁和胰液引流不畅，使感染的胆汁和/或胰液逆流入胰管而激活胰酶，引起急性胰腺炎；虫体钻入胰管可引起坏死性胰腺炎;虫卵沉积于胰管引起炎症、纤维化,可致慢性胰腺炎,这是早年我国胰腺炎的一种特殊原因。

(五)胆系结石症

胆系结石症发生率约为 19%。胆道内的蛔虫残骸碎段或残留角质可作为结石核心,形成结石。此种结石多为胆色素性结石。此外,雌性蛔虫每天产出大量虫卵,也可成为结石核心。

(六)其他

胆总管穿孔率约<1%,胆囊穿孔<1%,腹膜炎占 6%,脓胸占 2%~6%,胆管狭窄占 1%~3.5%。

六、诊断及鉴别诊断

诊断依据为:①右上腹或剑突下阵发性绞痛,尤其伴有"钻顶痛",缓解期如常人者;②腹部剧痛时伴恶心、呕吐,少数患者有吐蛔虫或便蛔虫史;③症状重体征轻,仅在剑突下和右季肋部压痛;④超声检查可见胆管扩张,内有线条状游动的虫体;⑤ERCP 示胆道内蛔虫,或内镜直视下见十二指肠乳头有蛔虫嵌顿。

应注意与急性胰腺炎、胆囊炎、胆系结石、胃十二指肠溃疡急性穿孔等的鉴别。

七、治疗

非手术治疗的主要目的是解除胆道及 Oddi 括约肌痉挛,缓解疼痛,排出钻入胆管内的蛔虫,预防和治疗感染及驱蛔治疗。

(一)解痉止痛

1.阿托品

阿托品为抗胆碱能药物,可解除平滑肌痉挛。成人每次 0.5~1.0 mg 皮下注射;儿童每次每千克体重 0.01~0.03 mg。阿托品可抑制腺体分泌,引起口干舌燥,能解除迷走神经对心脏的抑制,使心跳加速,瞳孔散大,眼压升高。用药过多可使皮肤潮红、精神兴奋、烦躁不安、谵语惊厥,重者则呈抑制状态。

山莨菪碱亦为抗胆碱能药,可使平滑肌松弛,解除胆管痉挛,并有镇痛作用,毒性较小,抑制腺体分泌及扩瞳作用较弱。

2.哌替啶

哌替啶能抑制大脑皮层痛觉区,具有镇痛作用,但同时兴奋胆道平滑肌,使张力增强,Oddi 括约肌收缩,甚至痉挛,故须与阿托品合用,可收到较好的止痛解痉效果。但应注意哌替啶止痛可掩盖胆道穿孔、腹膜炎等急腹症,从而延误抢救时机。

另吗啡、氯丙嗪亦须与阿托品等合用。

3.针刺疗法

针刺鸠尾、上脘、足三里、太冲、肝俞、内关诸穴可解痉止痛;针刺肝俞、胆俞、足三里使胆囊收缩、胆汁排出量增加和胆管内压增高;针刺内关可止呕。太冲穴位小剂量阿托品注射的解痉作用优于注射常规剂量阿托品,有显著的效果。耳针可针刺肝胆、交感及神门有很快的解痛作用,其机制可能是通过收缩胆管而排出虫体。

4.维生素 K_3

肌内注射或穴位注射可使胆绞痛缓解,且无阿托品、山莨菪碱、吗啡、哌替啶、氯丙嗪等药的不良反应,但可引起溶血性贫血、高胆红素血症及肝细胞损害,用量不宜过大。

(二)抗生素

一般不用。对可疑并发感染或已经证实有感染者可应用。由于蛔虫带入胆管的细菌多为革兰阴性杆菌,故应首选针对此类细菌的抗生素。

(三)驱蛔治疗

一般不用使虫体痉挛性收缩的驱蛔药如山道年、驱虫丹等。多用麻痹蛔虫虫体的驱虫药。目前常用的驱虫药如下。

1.甲苯咪唑

甲苯咪唑为人工合成的苯并咪唑类广谱高效驱虫剂,其作用机理系抑制线虫对葡萄糖的利用,导致 ATP 缺乏而被驱出,另外还有抑制虫卵发育的作用。口服吸收较少(仅为服药量的0.3%),在肠道内保持高浓度,80%以原形在 24～32 小时后从粪便排出。临床应用显示对蛔虫、钩虫、蛲虫、绦虫和鞭虫均有很好的疗效。治疗蛔虫病虫卵转阴率为 83%～100%。

用法为胶囊(片)剂,100 mg,成人和儿童均为每次 100 mg,每天 2 次,可连服 2～3 天。

不良反应极轻,个别有轻微头晕、腹部不适,可自行消失,少数病例服药后蛔虫游走造成腹痛,可合并服用小剂量噻嘧啶,即可避免。

2.左旋咪唑

左旋咪唑为广谱驱虫药。其抗虫原理是通过抑制琥珀酸脱氢酶的活性,影响虫体无氧代谢,阻断能量供应而使虫体肌肉麻痹,失去附着力而排出体外。但对哺乳动物的琥珀酸脱氢酶无影响。口服吸收好,30 分钟后血药浓度达高峰。本药能驱除蛔虫、钩虫及蛲虫。治疗蛔虫病时虫卵转阴率为 95%～98%,效果最好。

用法为片剂,25 mg,50 mg,成人一次 100～200 mg,儿童按 1.5 mg/kg 计算,睡前一次顿服。

不良反应少,偶有头晕、恶心及腹痛等,短时期内可消失。不宜与亲脂性药品同服,肝、肾功能不全者忌用。

3.阿苯达唑

为广谱高效驱虫药,干扰虫体对葡萄糖及多种营养物质的吸收,使虫体衰竭死亡。成人一次口服400 mg即可。

4.噻嘧啶

抑制虫体内胆碱酯酶的活性,使神经和肌肉间信息传递中断,虫体麻痹而被排出体外。口服吸收较少,大部分直接从肠道排出体外。成人每天 1 次,每次 1.2～1.5 g,连服 3 天。小儿则按30 mg/kg,1 次服用。

(四)内镜治疗

ERCP 不仅有利于该病的诊断,还能进行有效的治疗,借助十二指肠镜取出蛔虫是一种迅速有效的治疗方法。对于部分暴露于十二指肠乳头处的蛔虫,内镜下可用圈套器或网篮套住虫体随镜身一起退出。如虫体完全进入胆管,可将网篮经内镜置入胆总管套取蛔虫,取虫后再行ERCP 检查直至完全取出为止。如插管有阻力,可注射阿托品 0.5 mg,或行 Oddi 括约肌球囊扩张;一般不主行 EST。值得注意的是,要尽量避免在胆管内截断蛔虫。一旦发生,应用气囊导管将残留虫体取尽或留置鼻胆管引流等,用 $8×10^4$ U 庆大霉素的生理盐水 50 mL 冲洗,直到虫体完全排尽为止,否则残留虫体将会成为继发结石的核心。

(董倩倩)

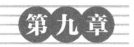

胰腺疾病

第一节 急性胰腺炎

急性胰腺炎(AP)是指因胰酶异常激活对胰腺自身及周围器官产生消化作用而引起的、以胰腺局部炎性反应为主要特征,甚至可导致器官功能障碍的急腹症。其中约 20% 为重症急性胰腺炎(SAP),病情凶险,治疗棘手。近年来,按病程分期进行个体化治疗的治疗理念和多学科诊治(MDT)的治疗模式的应用,显著降低了 SAP 的病死率。

一、流行病学

在过去 30 年中,AP 发病率呈逐渐上升的趋势。据报道,AP 的年发病率为(4.9～73.4)/10 万。国内发病率相关数据少见,调查的流行病资料显示,上海市(1988～1995 年)胰腺炎估计发病率为 18.6/10 万,其中男性 17.0/10 万,女性 23.0/10 万。在我国,胆石病仍是急性胰腺炎的主要病因。高甘油三酯血症已跃居第二,酒精性居第三。但西方国家和日本易发酒精性胰腺炎。

二、病因

(一)胆道疾病

能够引起 AP 的胆道疾病有胆管炎症、结石、寄生虫、水肿、痉挛等,这些原因阻塞胰管均会导 AP 的发生。

(二)高脂血症

高脂血症性 AP 发病率呈上升态势,我国 10 年间由 8.1% 上升至 18.2%,目前已超过酒精而成为仅次于胆道疾病的第二大病因。

(三)酒精

轻度饮酒一般不会引起 AP,只有严重酗酒史(饮酒≥50 g/d,且＞5 年)时方可诊断为酒精性 AP。酒精性 AP 在西方国家是第二大病因(占 AP 的 25%～35%)。

(四)其他病因

如药物、病毒感染原、肿瘤以及代谢原因(如高钙血症)等均可引起 AP。此外,逆行胰胆管造影(ERCP)后、腹部手术后等医源性因素诱发的 AP 发病率也呈上升趋势。

(五)特发性急性胰腺炎(IAP)

IAP 定义是指最初实验室(包括脂质和钙水平)和影像学检查(如腹部超声和 CT)后不能确

定病因的胰腺炎,有些最终可能找出病因,而大部分不能确诊。这些 IAP 可能与解剖和遗传等因素相关,如胰腺分裂、Oddis 括约肌功能障碍以及遗传缺陷(如胰蛋白酶原基因突变)等。

三、发病机制

既往对 AP 发病机制的研究已取得一定进展,如传统的胰酶自身消化学说、炎症因子学说、免疫遗传学说等。这也大大降低了 AP 的死亡率。改善了预后。同时,近年来一些研究也对 AP 的发病机制提出了新的认识,例如,钙离子通路导致线粒体通透性转换孔和钙释放激活在 AP 发生的作用机制;肥胖、高脂血症介导的 AP 机制,这些已被阐明,为临床上解决 AP 诊治的关键问题和靶向药物研究提供了理论依据,例如营养支持的时间和方式,胆囊结石相关 AP 的胆囊切除术时机以及感染性坏死的处理等。

(一)钙离子通道

腺泡细胞中 Ca^{2+} 浓度病理性升高是 AP 的触发点,其可介导促细胞死亡和促炎途径,例如过早的激活胰蛋白酶原、NF-κB 途径激活和线粒体功能障碍。酒精和胆汁酸可破坏细胞内外 Ca^{2+} 浓度动态平衡,并通过肌醇 1,4,5-三磷酸酯受体信号通路引起全面而持续的病理性细胞溶质 Ca^{2+} 升高,Ca^{2+} 作为信号传导机制的一部分从 ER 释放,该机制启动酶原胞吐并刺激线粒体中 ATP 产生。研究显示,在 ERCP 术后胰腺炎和胆源性胰腺炎中发生的导管阻塞由升高的细胞外 Ca^{2+} 浓度介导,其导致线粒体通透性转换孔在高电导状态下打开,并且该过程导致产生 ATP 所需的膜电位丧失,进而导致细胞钙毒性的线粒体功能障碍最终引发腺泡细胞的坏死。研究表明,钙通道阻滞剂可预防 AP 和人类腺泡细胞动物模型中的细胞坏死,从而降低局部和全身损伤程度。

(二)胰蛋白酶原激活

胰蛋白酶原早期激活是另一种重要的病理性细胞事件,可导致腺泡细胞坏死。各种胰腺损伤可引发溶酶体与腺泡细胞内的酶原融合,这一过程称为定位。共定位发生在其他毒素激发的腺泡内细胞事件的背景下,例如包含继发于细胞骨架功能障碍的酶原颗粒的蛋白酶的胞吐作用减少以及溶酶体和消化酶的合成增加,一旦酶原颗粒与溶酶体融合,组织蛋白酶 B 将激活胰蛋白酶原为胰蛋白酶。研究显示胰蛋白酶导致膜脆性增加,致使漏出的内吞空泡释放胰蛋白酶和组织蛋白酶 B,空泡可能会破坏细胞骨架和/或细胞器。胰蛋白酶的释放会在腺泡细胞内外引起自身消化,组织蛋白酶 B 的释放会导致坏死性凋亡,这是一种受调节的坏死形式。

(三)酒精和高甘油三酯血症

在 AP 发作期间,其破坏了酶原颗粒的正常顶端分泌路径。酒精抑制顶端分泌,而促进基底外侧分泌。腺泡细胞坏死还导致酶释放到胰腺区域,例如,脂肪酶通过基底外侧膜自由释放到间质、胰周区域和血流。脂肪酶将循环甘油三酯和储存在胰腺内和胰周脂肪细胞中的甘油三酯水解成饱和及不饱和的游离脂肪酸(FFA),亚油酸、油酸和亚麻酸等 FFA 通过抑制线粒体复合物 I 和 V 以及增加 TNF 和其他趋化因子水平来增加炎症反应而引起细胞毒性。

(四)基因突变

目前已鉴定出几种在 AP 中具有致病作用的突变,其中包括蛋白酶丝氨酸-1、丝氨酸蛋白酶抑制剂 Kazal 1 型、胰凝乳蛋白酶 C、密蛋白-2 和钙敏感受体基因的突变。

四、病理

(一)急性水肿型胰腺炎

胰腺局限或弥漫性水肿、肿大变硬、表面充血、包膜张力增高。镜下可见腺泡、间质水肿,炎性细胞浸润,血管变化常不明显,渗液清亮。

(二)急性出血坏死型胰腺炎

重型者变化为高度充血水肿,呈深红、紫黑色。镜下见胰组织结构破坏,有大片出血坏死灶、大量炎细胞浸润。继发感染可见脓肿,胰周脂肪组织出现坏死,可形成皂化斑。

五、临床表现

(一)症状

急性胰腺炎的典型症状为急性发作的持续性上腹部剧烈疼痛,常向背部放射,伴有腹胀、恶心、呕吐,且呕吐后疼痛不缓解,部分患者可出现心动过速、低血压、少尿等休克表现,严重脱水和老年患者可出现精神状态改变。

(二)体征

轻者仅表现为腹部轻压痛,重者可出现腹膜刺激征,偶见腰肋部皮下淤斑征(Grey-Turner征)和脐周皮下淤斑征(Cullen征)。

六、辅助检查

(一)血清酶学

血清淀粉酶和/或脂肪酶升高3倍以上时,要考虑AP,二者的活性高低与病情严重程度不呈相关性。血清淀粉酶和/或脂肪酶升高3倍以上时,要考虑AP。与淀粉酶相比,脂肪酶升高出现更早并且持续更久。血清淀粉酶一般在AP发作后6~12小时内升高,3~5天恢复正常;血清脂肪酶一般在AP发作后4~8小时内升高,24小时达峰值,8~14天恢复正常。因此对于发病12小时后至3天内就诊的患者,淀粉酶的敏感性更高,而对于早期或者后期就诊的患者,脂肪酶的敏感性可能更高,但二者的活性高低与病情严重程度无相关性。

(二)血清标志物

能反映AP严重程度的血清标志物包括C-反应蛋白(CRP)、尿素氮、肌酐、血钙和降钙素原等,对MSAP和SAP需加以监测。血清CRP是反映SIRS或感染的重要指标,发病72小时后的血清CRP≥150 mg/L提示AP病情较重。持续升高的BUN>7.5 mmol/L、升高的红细胞压积(HCT)>44%、肌酐进行性上升也是病情重症化的指标。血钙降低通常提示胰腺坏死严重。降钙素原(PCT)水平的升高也是作为有无继发局部或全身感染的参考指标。

七、诊断

急性胰腺炎的诊断标准包括以下3项。

(1)上腹部持续性疼痛。

(2)血清淀粉酶和/或脂肪酶浓度至少高于正常上限值3倍。

(3)腹部影像学检查结果显示符合急性胰腺炎影像学改变。

上述3项标准中符合2项即可诊断为急性胰腺炎。

八、局部并发症

(一)急性胰周液体积聚(APFC)

发生于病程早期,表现为胰周或胰腺远隔间隙液体积聚,并缺乏完整包膜,可以单发或多发。

(二)急性坏死物积聚(ANC)

发生于病程早期,表现为混合有液体和坏死组织的积聚,坏死物包括胰腺实质或胰周组织的坏死。

(三)包裹性坏死(WON)

一种包含胰腺和/或胰周坏死组织且具有界限清晰炎性包膜的囊实性结构,多发生于 AP 起病 4 周后。

(四)胰腺假性囊肿

有完整非上皮性包膜包裹的液体积聚,起病后 4 周,假性囊肿的包膜逐渐形成。

(五)感染性胰腺坏死

感染性胰腺坏死(IPN)包括早期的 ANC 合并感染和后期的 WON。

九、全身并发症

AP 的全身并发症包括全身炎症反应综合征、器官功能衰竭、脓毒症、腹腔内高压/腹腔间隔室综合征和胰性脑病。

(一)全身炎症反应综合征(SIRS)

SIRS 是 AP 最常见的全身并发症,多发生于 MSAP 和 SAP。AP 时符合以下临床表现中的 2 项及以上,可以诊断为 SIRS:①心率>90 次/分;②体温<36 ℃或>38 ℃;③白细胞计数<4×10^9/L 或>12×10^9/L;④呼吸频率>20 次/分,或 PCO$_2$<4.3 kPa(32 mmHg)。SIRS 持续存在将会增加 AP 发生器官功能衰竭的风险。

(二)器官功能衰竭(OF)

AP 相关器官衰竭主要为呼吸、肾脏和循环衰竭,是 AP 最严重的全身并发症,也是 SAP 致死的主要原因。OF 可根据改良 Marshall 评分来评定。一种器官评分≥2 则定义为器官功能衰竭;器官功能在 48 小时内恢复者为一过性器官衰竭,否则为持续性器官衰竭(POF);≥2 个器官衰竭并持续 48 小时以上者,则为持续性多器官衰竭(PMOF)。肠道功能衰竭在 SAP 中也可以发生,但目前其定义和诊断标准尚不明确。

(三)脓毒症

SAP 患者若合并脓毒症,病死率升高(50%～80%)。脓毒症主要以革兰阴性杆菌感染为主,也可有真菌感染。

(四)腹腔内高压(IAH)和腹腔间隔室综合征(ACS)

在 SAP 中,严重的肠道屏障功能障碍和高内毒素水平可引起 IAH 和 ACS,促炎反应引发了积液、腹水及后腹膜水肿,也可因过度的补液治疗导致 IAH。ACS 会导致腹腔和腹腔外重要的脏器发生功能障碍,死亡率明显升高。膀胱压(IAP)的间接指标:IAP 持续或反复>1.6 kPa(12 mmHg或 16 cmH$_2$O)定义为 IAH。IAH 分为四级:Ⅰ级腹腔内压力 1.6～2.0 kPa(12～15 mmHg);Ⅱ级 2.1～2.7 kPa(16～20 mmHg);Ⅲ级 2.8～3.3 kPa(21～25 mmHg);Ⅳ级>3.3 kPa(25 mmHg)。当出现持续性 UBP>2.7 kPa(20 mmHg),并伴有新发的器官功能不全或衰竭时,就可以诊断 ACS。

(五)胰性脑病

AP 的严重全身并发症之一,可表现为耳鸣、复视、谵妄、语言障碍及肢体僵硬、昏迷等,多发生于 AP 早期,但具体机制不明。

十、分型、分期

(一)分型

1.RAC 分级

(1)轻症急性胰腺炎(MAP):占急性胰腺炎的 80%～85%,不伴有器官功能障碍及局部或全身并发症,通常在 1～2 周内恢复,病死率极低。

(2)中重症急性胰腺炎(MSAP):伴有一过性(≤48 小时)器官功能障碍和/或局部并发症,早期病死率低,如坏死组合合并感染,则病死率增高。

(3)重症急性胰腺炎(SAP):占急性胰腺炎的 5%～10%,伴有持续性(＞48 小时)器官功能障碍,病死率高。器官功能障碍的诊断标准基于改良 Mar-shall 评分系统,任何器官评分≥2 分可定义存在器官功能障碍。

2.DBC 分级

基于器官功能障碍和感染 2 项影响预后的因素进行分类。

(1)轻型急性胰腺炎:无胰腺(胰周)坏死及器官功能障碍。

(2)中型急性胰腺炎:无菌性胰腺(胰周)坏死和/或一过性(≤48 小时)器官功能障碍。

(3)重型急性胰腺炎:感染性胰腺(胰周)坏死或持续性(＞48 小时)器官功能障碍。

(4)危重型急性胰腺炎(CAP):持续性器官功能障碍伴感染性胰腺(胰周)坏死。DBC 分级中,器官功能障碍依据序贯器官衰竭(SOFA)评分系统进行。

(二)分期

急性胰腺炎的病程分期急性胰腺炎的病程可分为早期和后期,两个阶段相互重叠,分别对应急性胰腺炎病程中的两个死亡高峰。早期指发病至发病后 2 周,其特点为出现全身炎性反应综合征(SIRS)及器官功能障碍。虽然急性胰腺炎早期阶段可出现局部并发症,但此时的局部并发症不是疾病严重程度的主要决定因素。后期指发病 2 周后,其特点为可能持续存在的 SIRS、器官功能障碍及局部并发症。

十一、治疗

MAP 的治疗以禁食、抑酸、抑酶、补液治疗为主。MSAP 及 SAP 需要采取补液治疗、器官功能维护、可应用抑制胰腺外分泌及胰酶的抑制剂(尚缺乏高质量的临床证据)、早期肠内营养、合理使用抗菌药物、处理局部及全身并发症。

(一)早期液体复苏

推荐采用"目标导向治疗"策略。

(1)早期液体复苏目的是改善有效循环血容量和器官灌注不足,具体补液措施可分为快速扩容和调整体内液体分布 2 个阶段,必要时使用血管活性药物(如去甲肾上腺素或多巴胺)维持血压。补液量包括基础需要量和流入组织间隙的液体量。

(2)输液种类包括胶体物质(天然胶体如新鲜血浆、人血清蛋白)、0.9%NaCl 溶液(生理盐水)和平衡液(乳酸林格氏液)。扩容时应注意晶体与胶体的比例(推荐初始比例为晶体∶胶体＝2∶1),并控制输液速度(在快速扩容阶段可达 5～10 mL/(kg·h)。早期液体复苏时需设立复苏终点,每隔 4～6 小时评估液体需求,避免补液过度。

(3)液体复苏:在保障初期快速扩容的同时,也应避免过度的液体复苏,否则可能加重组织水肿并影响脏器功能。复苏成功的指标包括尿量＞1 mL/(kg·h)、平均动脉压(MAP)＞8.7 kPa(65 mmHg)、心率＜120 次/分、BUN＜7.14 mmol/L(如果 BUN＞7.14 mmol/L,在24 小时内下降至少 1.79 mmol/L)、HCT 在 35％～44％。入院后的 24～48 小时,应每隔 4～6 小时评估液体需求。在达到复苏指标后,应控制液体输注速度和输液量,并可小剂量应用利尿剂避免组织水肿。

(二)呼吸机辅助通气

SAP 发生急性肺损伤时应给予鼻导管或面罩吸氧,维持氧饱和度在 95％以上,要动态监测患者血气分析结果。当进展至 ARDS 时,应加强监护,及时采用机械通气呼吸机支持治疗。

(三)镇痛治疗

疼痛是急性胰腺炎的主要症状,缓解疼痛是临床重要的治疗目标。明显疼痛的急性胰腺炎患者应在入院 24 小时内接受镇痛治疗。

(四)营养支持治疗

相较于肠外营养,肠内营养对于不同严重程度的急性胰腺炎患者是安全、可耐受的,可降低感染性并发症、多器官功能障碍发生率和病死率。患者对鼻胃管和鼻空肠管的耐受性,以及操作后并发症发生率和病死率差异无统计学意义。鼻胃管有较好的安全性和可行性。相较于鼻空肠管,鼻胃管的放置更便捷,但当患者存在胃排空延迟或幽门梗阻时,应使用鼻空肠管。建议急性胰腺炎发病 24 小时或 48 小时内启动肠内营养,并且在胃肠功能能耐受的情况下,尽早经口进行营养。

(五)急性胰腺炎的药物治疗

现阶段仍缺乏针对急性胰腺炎的特异性药物。有关蛋白酶抑制剂及胰酶抑制剂,如生长抑素及其类似物在急性胰腺炎中的治疗价值尚缺乏高质量的临床证据。

(六)抗菌药物

对于无感染证据的急性胰腺炎,不推荐预防性使用抗菌药物。对于可疑或确诊的胰腺(胰周)或胰外感染(如胆道系统、肺部、泌尿系统、导管相关感染等)的患者,可经验性使用抗菌药。

(七)ACS 的处理

SAP 患者可合并 ACS,当腹内压＞2.7 kPa(20 mmHg)时,常伴有新发器官功能障碍,是急性胰腺炎患者死亡的重要原因之一。ACS 的治疗原则是及时采用有效的措施降低腹内压,包括增加腹壁顺应性,如使用镇痛药、镇静药、肌松药等;清除胃肠内容物,如采用胃肠减压、灌肠、使用促胃肠动力药等方式;避免过量液体滴注,并引流腹腔或腹膜后积液等,如经皮穿刺引流。不建议在急性胰腺炎早期将 ACS 作为开腹手术的指征。

(八)局部并发症的处理

(1)没有明显症状或感染征象的部分 APFC 和 ANC 可在发病后数周内自行消失,无须干预,仅在合并感染时才有穿刺引流的指征。APFC 可待胰腺假性囊肿形成后(一般＞6 周),考虑行进阶式微创引流/清除术(不限定手术方式)。对于有症状或合并感染、直径＞6 cm 的假性囊肿及 WON 可施行微创引流治疗。在引流之前需针对性选择增强 CT、MRI、MRCP、EUS 等排除囊性肿瘤、假性动脉瘤、肠憩室及非炎症性的液体积聚等情况。

(2)IPN 是急性胰腺炎后的严重并发症,约 30％ 的坏死性胰腺炎患者出现继发感染,病死率达 30％。IPN 的主要治疗手段包括应用抗菌药物、经皮穿刺引流(PCD)或内镜下穿刺引流、外科视频辅助清创或内镜下清创及开腹手术。目前认为 IPN 的首选干预策略为"Step-up"方式,即首先进行穿刺引流,对引流效果不佳的患者依次进行视频辅助清创和开腹手术。随着内镜技术的进步,内镜下"Step-up"手术的使用逐渐增多。

(九)胆源性胰腺炎的内镜治疗

伴发胆总管结石嵌顿且有急性胆管炎的 ABP,推荐入院 24 小时内行 ERCP 术;伴发胆总管结石嵌顿但无明确胆管炎的患者,推荐在入院 72 小时内行 ERCP。

(十)高脂血症急性胰腺炎治疗

除急性胰腺炎的常规治疗外,针对高脂血症性急性胰腺炎的早期治疗应包括禁食水≥24 小时后的饮食调节,使用降血脂药物及其他辅助降脂手段(小剂量低分子肝素、胰岛素、血脂吸附和/或血浆置换)控制血脂。早期控制甘油三酯水平是否影响急性胰腺炎并发症发生率与病死率仍有争议。目前,推荐尽快将甘油三酯水平降至＜5.65 mmol/L。

(十一)胰瘘与胰管断裂综合征的处理

胰瘘多由各种原因引起的胰管破裂所致,其治疗原则为通常引流和抑制腺分泌为主,必要时可行内镜和外科手术治疗。20％～40％ 的坏死性胰腺炎患者可伴有胰管部分或完全的中断,WON 患者合并胰腺与胰管断裂综合征(DPDS)的比例最高。胰管的完整性可通过 MRCP 评估。

(十二)门静脉、脾静脉血栓形成及胰源性门静脉高压的处理

门静脉、脾静脉血栓形成在急性胰腺炎患者中的发生率约为 13％,严重者可导致肝功能衰竭、门静脉高压、脾脏和肠管坏死等。血栓形成与胰腺坏死位置和程度有关。研究发现,门静脉、脾静脉血栓形成后,抗凝治疗并未提高血管再通率,反而增加出血的发生率。胰源性门静脉高压又称左侧门静脉高压,多由急、慢性胰腺炎导致。多数胰源性门静脉高压无明显临床表现,可随访观察。少数患者表现为上消化道大出血,除对症止血治疗外,积极处理胰腺原发疾病是治疗的关键,对反复出血者,可考虑行脾脏切除术等治疗。

(十三)并发肠瘘、腹腔出血的处理

急性胰腺炎后发生的肠瘘以结肠瘘常见,多由胰液腐蚀或手术操作等原因引起,治疗方式包括通畅引流及造口转流手术。对于发生腹腔出血的患者,建议先行血管造影检查明确出血部位,如为动脉性出血,则行血管栓塞术治疗;如未明确出血部位或栓塞失败、出血持续,可行手术治疗。

(十四)中医中药

中药作为 AP 的治疗方法之一,有良好的疗效。单味中药,如生大黄口服或灌肠、芒硝外敷等可以缓解腹痛、腹胀、全身炎症反应;复方制剂,如清胰汤、大承气汤、柴芍承气汤有抗炎、缓解肠麻痹、保护肠黏膜屏障等作用。

十二、随访

(1)21％ 的首发急性胰腺炎患者会发展为复发性急性胰腺炎(RAP),其特征为急性胰腺炎发作次数≥2 次,且两次发病间隔≥3 个月。病因治疗是预防急性胰腺炎反复发作的主要手段。

胆囊切除术有助于预防胆源性胰腺炎反复发作;对高脂血症患者,通过低脂饮食和减重后血脂控制仍不佳者需要口服降脂药物治疗。

(2)急性胰腺炎患者 1 年内胰腺外分泌功能不全的发生率为 61%～85%,部分患者的外分泌功能不全会持续 6～18 个月;约 1/3 的患者会出现胰腺内分泌功能不全,约 40% 的患者会在急性胰腺炎后出现糖尿病或糖尿病前驱表现。因此,急性胰腺炎患者康复后均需进行规律随访。MAP 患者随访至出院后 6 个月,MSAP 及 SAP 患者至少持续至出院后 18 个月。

(郑永涛)

第二节　慢性胰腺炎

慢性胰腺炎(CP)是一种由遗传、环境等因素引起的胰腺组织进行性慢性炎症性疾病,其病理特征为胰腺腺泡萎缩、破坏和间质纤维化。临床以反复发作的上腹部疼痛,胰腺内、外分泌功能不全为主要表现,可伴有胰管结石、胰腺实质钙化、胰管狭窄、胰管不规则扩张、胰腺假性囊肿形成等。

关于慢性胰腺炎发病率或患病率的数据尚不充分。尸检报道的患病率为 0.04%～5.00%,基于 CT、超声或 ERCP 报告的有明显的胰腺组织学异常的 CP 年发病率为(3.5～4.0)/10 万。对于部分组织学变化不甚明显的 CP,常不易被上述影像学技术发现而低估了 CP 的实际患病率和发病率。

一、病因

致病因素多样,由遗传、环境和/或其他致病因素共同引起。酗酒是 CP 主要的致病因素之一,在西方国家及日本占 50%～60%,在我国约占 20%。目前认为遗传因素在 CP 发病中起重要作用,常见易感基因包括 *PRSS1*、*SPINK1*、*CTRC* 和 *CFTR* 等。遗传性慢性胰腺炎为常染色体显性遗传,外显率为 80%。主要突变位于 *PRSS1* 基因上。我国特发性慢性胰腺炎主要致病突变为 SPINK1c.194+2T>C。此外,CP 致病因素还包括高脂血症、高钙血症、胰腺先天性解剖异常、胰腺外伤或手术、自身免疫性疾病等,吸烟是 CP 独立的危险因素。复发性急性胰腺炎(RAP)是形成 CP 的高危因素,约 1/3 的 RAP 患者最终演变为 CP。

二、临床表现与诊断

(一)临床表现

慢性胰腺炎的发病率及严重程度是与胰腺病理改变的性质、程度有关,主要表现为腹痛及胰腺内、外分泌功能及形态的异常。

1.本病典型症状为腹痛、脂肪泻及糖尿病的症状

(1)腹部症状:腹痛为最突出及最常见的临床症状。腹痛常为剧痛,多位于中上腹,或右上腹、左上腹,放射至背部、前胸部等处。随着时间推移,腹痛的严重程度通常会减轻,并且持续时间减少。随着胰腺纤维化加重,部分患者腹痛可逐渐减轻甚至消失。发作期常伴有恶心、呕吐。部分患者无腹痛症状,仅有恶心、呕吐、食欲缺乏等表现。慢性胰腺炎晚期可出现腹泻,称为脂肪

泻,表现为粪便量显著增多、伴有酸臭或者恶臭,部分患者可出现黄疸及腹部包块。

（2）胰腺外分泌功能异常表现：通常表现为营养不良、贪食、营养缺乏及生长障碍,尤其是脂溶性维生素 A、维生素 D、维生素 E、维生素 K 的缺乏引发的夜盲症、皮肤粗糙及钙吸收不良等表现。

（3）胰腺内分泌功能异常表现：由于 CP 胰岛细胞受累,胰岛素分泌不足,导致糖耐量试验异常,后期可有显性糖尿病的表现。

（4）查体：多数患者可有腹部压痛不明显或仅有轻度压痛。

2.辅助检查

（1）实验室检查：缓解期血细胞分析常为正常；急性发作期多有外周血白细胞计数增多,中性粒细胞比例升高,血淀粉酶、血脂肪酶升高。还可出现血糖增高、肝功能异常、低血钙、血气分析和 DIC 指标异常等。胆总管有梗阻或炎症时,可伴有血清胆红素增高。

（2）影像学检查：①腹部 X 线检查,部分患者可见胰腺区的钙化、胰石或局限性的肠袢膨胀。②腹部B 超和 CT,可见胰腺体积增大或缩小,扩张的胰管及钙化、结石,亦可发现胰腺的假性囊肿。B 超和 CT 均有一定的假阳性,但相比较而言,CT 较 B 超稍好。③经内镜逆行性胰胆管造影（ERCP）,可见胰管的多发性狭窄、珠串状改变及结石。ERCP 为胆、胰管疾病诊断的敏感性、特异性均为最高的检查方法,但具有创伤性检查,易发生胆道逆行性感染及急性胰腺炎。④口服胆道造影,可见胰腺肿胀及假性胰腺囊肿、对周围肠道的压迫、推移,显示胆管及胆囊情况,排除胆道疾病。

（二）诊断

常依据典型的临床表现（反复发作上腹痛或急性胰腺炎等）、影像学检查（如提示胰腺钙化、胰管结石、胰管狭窄或扩张等）、病理学特征性改变、胰腺外分泌功能不全表现等可做出诊断。

三、治疗

CP 的治疗原则为祛除病因、控制症状、改善胰腺功能、治疗并发症和提高生活质量等。

（一）一般治疗

CP 患者需禁酒、戒烟,避免过量高脂、高蛋白饮食,适当运动。

（二）内科治疗

1.急性发作期治疗

治疗原则同急性胰腺炎。

2.胰腺外分泌功能不全的治疗

主要应用外源性胰酶替代治疗（PERT）。首选含高活性脂肪酶的肠溶包衣胰酶制剂,于餐中服用。疗效不佳时可加服 PPI、H_2RA 等抑酸剂。营养不良的治疗以合理膳食＋PERT 为主,症状不缓解时可考虑补充中链甘油三酯。脂溶性维生素缺乏时可适当补充维生素 D,尚无临床循证证据推荐补充维生素 A、维生素 E、维生素 K。

3.糖尿病

改善生活方式,合理饮食。怀疑存在胰岛素抵抗的患者,排除禁忌后可选用二甲双胍治疗,其他口服降糖药物不良反应显著,不做首选；口服药物效果不佳时改为胰岛素治疗。对于合并严重营养不良患者,首选胰岛素治疗。由于 CP 合并糖尿病患者对胰岛素较敏感,应注意预防低血糖的发生。

4.疼痛治疗

目前,对慢性胰腺炎疼痛治疗推荐阶梯式止痛疗法。首先需要评估疼痛频率、严重度、对生活和其他活动的影响程度。可忍受的疼痛或即使有剧痛但不频繁者,应劝患者戒烟、戒酒,给予低脂饮食,补充胰酶,同时抑酸。疼痛严重或发作频繁者,以及有服用麻醉药止痛倾向的患者,可在上述治疗的基础上根据患者影像学异常进行内镜治疗,如括约肌切开术、胰管取石术和胰管内支架置入术。内镜治疗无法解决的胰管结石、胰管狭窄及胰腺囊肿则建议外科治疗,胰管的形态学变化决定了不同的手术方式。值得注意的是,目前尚无足够证据表明随着治疗方式有创性的增加,慢性胰腺炎疼痛的缓解率因此而提高。腹腔神经丛阻断术似乎对慢性胰腺炎的效果也有限。

(郑永涛)

第三节　自身免疫性胰腺炎

自身免疫性胰腺炎(AIP)是一种少见病,占慢性胰腺炎发病率的 5%～6%,自身免疫性胰腺炎确切的病因尚未明确,自身免疫性因素是该病的基础,起病隐匿,症状缺乏特异性,血清 IgG4 水平升高诊断意义大,是自身免疫性胰腺炎的特征性的表现,自身免疫性胰腺炎影像学表现胰腺弥漫性或局限性肿大,糖皮质激素长期治疗对自身免疫性胰腺炎有显著疗效。

一、自身免疫性胰腺炎的临床分型与临床表现

AIP 虽归属于慢性胰腺炎,但是临床表现却不同于慢性胰腺炎,与慢性胰腺炎不同的是,AIP 在急性期多以梗阻性黄疸为主要临床表现(约占 63%),仅有 35% 左右的患者有轻至中度的腹痛,出现急性胰腺炎或严重腹痛者非常少见。更重要的是上述症状通过激素治疗后均可好转。同时,AIP 的胰腺外表现很常见,可累及胆道、唾液腺、泪腺、后腹膜、淋巴结、肝脏、肺、肾脏等,且受累的胰腺外器官的组织学改变与胰腺类似,提示其致病机制可能相同。西方学者报道的 AIP 胰腺外表现以炎症性肠病为主,溃疡性结肠炎的发生率可达 17%,而日本学者报道的主要为硬化性胆管炎、Sjögen 综合征及腹膜后纤维化样表现,出现炎症性肠病者非常少见(3.8%),可能与人种差异有关。AIP 的胰腺外表现可以与胰腺本身的病变程度不平行。

AIP 除上述胰腺和胰腺外表现外,尚有患者出现胰腺和胰周静脉闭塞、门静脉狭窄和胰周动脉受累,进而出现相应症状,与普通慢性胰腺相同病理生理变化。

AIP 组织病理学分为 2 个类型,分别是淋巴浆细胞性硬化性胰腺炎(lympho plasmacytic sclerosing pancreatitis,LPSP)和特发性导管中心性胰腺炎(idiopathic duct centric pancreatitis,IDCP);两者共同的组织病理学特点是导管周围淋巴浆细胞浸润及轮辐状纤维化,不同的是LPSP 不伴有粒细胞上皮损伤。2009 年 Chari 等首次根据胰腺组织学特点,提出 AIP"亚型"的概念,将 AIP 分为以 LPSP 为特征性表现的 I 型和以 IDCP 为特征性表现的 II 型。

二、诊断与诊断标准

AIP 有其自身临床症状、影像学、血清学和组织学特点，但因缺乏特异性指标，故诊断需结合各方面特点，有时甚至需要包括消化科、胰腺外科、放射科和病理科等各相关科室的密切沟通和细致切磋。而 AIP 对激素反应良好，正确的诊断可避免不必要的手术创伤。由此可见，对诊断标准的理解与把握显得尤为重要。

（1）影像学表现在 AIP 的诊断中占有至关重要的位置。事实上，部分病例的诊断与放射科医师的典型描述和有价值的提示密不可分。从诊断标准的演变史中不难发现，影像学的描述一直不可或缺。

AIP 的影像学特点如下。①胰腺：呈弥漫性、局限性或局灶性肿大，典型者为"腊肠样"改变，部分不典型病例可出现局部肿块，需要与胰腺癌相鉴别；②胰胆管：主胰管弥漫性变细或局限性狭窄，病变累及胆总管下段时可造成局部呈陡然向心性狭窄，狭窄区往往较细长；③由于胰周积液、炎症或脂肪组织纤维化而出现胰周"鞘膜"征，增强时表现为动脉期密度略低，延迟期均匀强化。

可采用的检查方法包括增强 CT/MRI、磁共振胰胆管成像（MRCP）、超声内镜、逆行性胰胆管造影（ERCP）及胆管内超声（IDUS）等。近年来，超声内镜在 AIP 诊断中的作用日显重要，它不仅能观察胰腺和胆管系统，还可观测胰周淋巴结，并进行组织活检。但超声内镜检查的准确性受操作者经验和设备等因素的影响。

（2）血清 IgG4 升高是 AIP 最为特征性血清学变化。IgG 可分为 4 个亚类，其中 IgG4 仅占血清总 IgG 的 3%～6%。以往认为 IgG4 升高仅见于过敏性皮炎、某些寄生虫感染、寻常型天疱疮、落叶型天疱疮等少数疾病。但自从 Hamano 等首次报道 IgG4 与 AIP 的相关性以来，多项研究提示 IgG4 诊断 AIP 的敏感性为 67%～94%，特异性为 89%～100%。IgG4 一般定为高于正常的 2 倍。但血清 IgG4 不能单独用于诊断 AIP，其水平正常并不能排除 AIP。另有研究报道，IgG4 联合血清总 IgG 和自身抗体检查，包括类风湿因子、抗核抗体、抗乳铁蛋白抗体和碳酸酐酶 Ⅱ 抗体等，可提高诊断的准确率。

各国纷纷推出了 AIP 的诊断标准，但它们均是在日本 2006 年的修改版的基础上，最主要是把胰腺外表现和对于激素治疗的反应纳入了诊断标准中；这些标准主要对于影像学不典型或者 IgG4 正常或增高倍数低于 2 倍时，可助于 AIP 诊断；同时这些诊断标准主要是针对 Ⅰ 型 AIP。2011 年 AIP 国际指南诞生，鉴于影像学不典型和/或血清 IgG4 升高小于正常值的 2 倍等不典型，将 AIP 诊断标准分成了典型和不典型 2 个亚型，对于不典型亚型 2 要注意与胰腺癌相鉴别，并提出了 Ⅱ 型 AIP 2 个亚型诊断标准。在 2012 年我国也推出了 AIP 的诊断标准，综合了上述的诊断标准，提出 A、B 和 C 3 种诊断标准。这一诊断标准简明易行；在 C（相当于亚型 2）将除外胰腺癌加入诊断的标准中。

胰腺癌和胆管癌是必须加以鉴别的疾病。在应用各种方法均无法鉴别时，即使采用激素试验性治疗，也应在胃肠病专家密切观察下进行，以避免贻误病情。关于激素试验性治疗，Moon 等研究显示，为期两周 0.5 mg/（kg·d）泼尼松龙的试验性治疗即可获得影像学的明显改善，而对治疗无反应的患者经手术证实均为胰腺癌。但需要注意的是，部分胰腺癌也可能对激素治疗有反应。

三、治疗

AIP 的治疗以口服激素为主。如激素疗效不佳,首先需要考虑诊断是否正确,然后可换用或联用免疫调节剂乃至利妥昔单抗。对胰腺内、外分泌功能不全者应给予相应治疗。已经确诊的 AIP 患者无须常规进行 ERCP,对诊断不明确或黄疸较重患者可考虑内镜介入治疗。

(一)口服激素治疗

尽管有少部分 AIP 患者可自行缓解,但目前仍公认口服糖皮质激素是 AIP 的首选治疗方法。激素治疗可进一步证实诊断、缓解梗阻性黄疸等症状、改善组织结构异常、在急性期改善胰腺内外分泌功能。

(二)免疫调节剂和利妥昔单抗

硫唑嘌呤(AZA)、6-巯基嘌呤(6-MP)或霉酚酸酯(MMF)等免疫调节剂可用于激素治疗无效的患者。初步研究表明,利妥昔单抗(RTX)对激素和免疫调节剂抵抗的 AIP 患者效果良好。

(三)熊去氧胆酸

国内外有研究报道给予熊去氧胆酸治疗 AIP 患者,并发的糖尿病好转,肝功能损害明显改善,胰腺体积减小。但其治疗机制尚不明确,且临床应用报道尚少,其价值需进一步研究。

(四)内镜介入治疗

已经确诊的 AIP 患者无须常规进行 ERCP。诊断不明确或黄疸较重患者可考虑内镜介入治疗;也有观点认为激素可迅速降低黄疸,无须积极行 ERCP 干预。对激素治疗风险较大的患者,可首先行内镜介入治疗缓解黄疸。

(五)外科治疗

AIP 患者不建议手术治疗,当临床难以排除恶性肿瘤时可考虑手术。

四、AIP 的认识与进展

从 AIP 的诊断标准几经修改,从日本标准、韩国标准、欧美标准、亚洲标准到 2011 年国际 AIP 诊断标准推出,反映出人们对 AIP 的认知从表浅到深入、从典型到不典型、从局限到全面的过程。虽然各种标准不尽相同,但总体而言不外乎影像学、血清学、组织学、激素治疗反应和胰腺外器官受累等几个方面。

从 Ⅰ 型 AIP 的胰腺外器官受累和血清 IgG4 明显增高的特点,近年提出了 IgG4 相关性系统性疾病(IgG4-related systemic disease,IgG4-RSD)的概念,因为它们又可以视为一类以 IgG4 阳性浆细胞和 T 淋巴细胞广泛浸润全身不同器官为主要病理特点的纤维炎症性疾病。受累脏器包括胰腺、胆管、胆囊、纵隔和腹腔淋巴结、甲状腺、涎腺、肾脏、肺脏等。基于相似的血清学和组织学特点,目前认为 AIP 是 IgG4-RSD 重要的组成部分。关于 AIP 两型之间的不同,也有人提出这可能是 2 种不同的疾病,以及其复发及复发治疗,仍有很多问题有待研究。

(董倩倩)

第四节 胰腺囊肿

随着高分辨率影像技术的广泛开展,越来越多的胰腺囊肿被发现,对这类疾病认识和了解也逐渐增加和积累。胰腺囊肿主要包括真性囊肿、假性囊肿和囊性肿瘤,在临床工作中需要正确区分鉴别,性质不同,恶性潜能不同,相应的治疗措施也不同。

一、流行病学

胰腺囊肿并非临床罕见病,由于研究人群、研究方法的不同,各国报道的胰腺囊肿检出率差异较大。据研究报道:在无临床症状健康成人中,胰腺囊肿的检出率在 2.6% 左右;在 80 岁以上高龄人群中,至少有 8% 的人存在胰腺囊肿。目前,我国在胰腺囊肿方面尚无大规模流行病学调查,但普遍认为胰腺囊肿检出率呈上升态势。

二、病因

胰腺真性囊肿主要由胰腺外分泌腺先天畸形或胰管后天阻塞所致,其特点是囊肿内壁覆有一层上皮细胞,占胰腺囊肿的 10% 左右;假性囊肿多继发于急、慢性胰腺炎,以及胰腺外伤后,炎性或血性渗液引起纤维及肉芽组织增生包裹渗液形成囊肿,缺乏上皮细胞覆盖,占全部胰腺囊肿的 80% 左右;囊性肿瘤病因不明,可能与遗传、免疫、基因突变等多种因素有关,占胰腺囊性病变的 10%～13%。

三、病理及病理生理

胰腺真性囊肿分先天性和后天性,先天畸形所致真性囊肿罕见,病理呈现为胰腺实质纤维化、胰腺实质萎缩缺失、囊腔充满浆液或黏液、囊腔内覆扁平上皮,同时合并肾脏、肝脏等器官的多发囊肿;后天胰管阻塞所致囊肿内壁为导管上皮或扁平上皮细胞,囊液清亮,富含大量的胰酶。假性囊肿多继发于急、慢性胰腺炎,以及胰腺外伤后,在急性胰腺炎、胰腺外伤时,胰管破裂、胰液外渗,导致胰腺本身及胰周组织自身消化、坏死、液化,造成胰液、炎性渗出等积聚形成囊肿,其内含胰腺分泌物、肉芽组织、纤维组织等;在慢性胰腺炎时,胰腺实质局灶性纤维化改变,造成胰管表现狭窄、胰液排出不畅,形成胰腺假性囊肿。

依据 WHO 消化系统肿瘤分类标准,囊性肿瘤分为浆液性囊性肿瘤(serous cystic neoplasm, SCN)、黏液性囊性肿瘤(mucinous cystic neoplasms, MCN)、导管内乳头状黏液瘤(intraductal papillary mucinous neoplasm, IPMN)、实性假乳头状瘤(solid pseudopapillary neoplasm, SPN)。按累及部位可将 IPMN 进一步分为主胰管型(MD-IPMN)、分支胰管型(BD-IPMN)及混合型(MT-IPMN)。SCN 多单发,常见于胰腺体尾部,囊内大量薄壁小囊肿,切面呈"蜂窝状"或"海绵状",组织学表现为囊壁衬覆单层上皮细胞,无核分裂象,胞质透明并富含糖原,间质内富含管状结构。MCN 多单发,常见于胰腺体尾部,呈单腔或多腔,上皮细胞层下的卵巢样间质为 MCN 特征表现。IPMN 多为单发,常见于胰头或钩突部,表现为弥漫性或节段性胰管扩张,扩张的胰管内充满黏液,典型的组织学特征为囊性扩张的胰管衬以高柱状黏液上皮细胞,形成具有纤维血管轴心的真性乳头结构。SPN常单发,胰腺各部位均可发病,组织学表现为均匀一致的多边形细胞围绕纤维血管蒂呈复层排列,形成假玫瑰花结及假乳头结构。

四、临床表现

胰腺囊肿的临床表现大致相同,缺乏特异性表现,因而单从临床表现较难区分真性囊肿、假性囊肿和囊性肿瘤。临床上,胰腺囊肿多表现为腹痛、腹胀、腹部包块等非特异性临床症状或体征。部分患者随囊肿的增大,可以压迫邻近脏器,压迫胆总管,造成胆汁淤积、黄疸;压迫胰管,引起胰腺外分泌障碍、胰腺炎;压迫周围邻近血管可导致区域性门静脉高压、腹水;压迫胃、十二指肠出现恶心、呕吐、肠梗阻。

胰腺真性囊肿患者多以腹部包块就诊,囊肿较大者,可压迫胃、十二指肠、胆管,出现黄疸、恶心、呕吐等临床症状。胰腺纤维化囊性病为遗传性疾病,临床少见,常伴其他先天畸形,同时合并肾脏、肝脏、肺的多发囊肿。

假性囊肿最常见的临床症状为腹痛、早饱、恶心、呕吐、体重下降,为囊肿压迫胃、十二指肠影响进食所致。体检可发现腹部膨隆、上腹部压痛,可触及半球形、有囊感的肿物,合并感染时可有发热及触痛,少数病例由于囊肿压迫邻近脏器可引起梗阻性黄疸和肠梗阻。

胰腺囊性肿瘤患者常在体检、影像学检查时发现,多表现为非特异性临床症状,包括腹痛、腹胀、肿块、恶心、呕吐、腹泻和体重减轻等;IPMN患者可以反复发作,急性胰腺炎常为首发临床症状。

五、辅助检查

(一)影像学检查

影像学是诊断胰腺囊肿的重要依据,包括腹部超声、CT、MRI、正电子发射体层摄影术(positron-emission tomography,PET)等。

腹部超声为首选的检查方法,具有无创、经济、定位诊断准确率高、可重复的优点,可用于胰腺囊肿的筛查、囊实性病变的区分、肿瘤位置的确定,还可了解囊肿与邻近组织器官的关系。

CT、MRI分辨率高,有助于发现较小的胰腺囊肿,可从囊肿形态、囊壁厚薄、囊腔内容物等方面初步辨别囊肿的性质,还可显示囊肿与周围组织结构的解剖关系,以及胰腺以外部位的病变。MRCP可显示病变与胰管的交通情况、胰管内有无充盈缺损。SCN的典型征象一种是呈现为单发的、多个薄壁小囊构成的囊性病变增强后可见囊壁及分隔强化,呈特征性的"蜂窝状"或"海绵状",另一种是由单个或多个较大囊腔(>2 cm)组成,无中央纤维瘢痕或钙化。MCN多见于胰腺体尾部,单发或多发,囊腔可被分隔为多个小囊,呈"橘子样"切面。MD-IPMN的CT典型征象为主胰管弥漫性或节段性扩张,周围胰腺实质萎缩;BD-IPMN为分支胰管扩张,局部有多个相互交通的囊腔形成小叶状或葡萄串状;MT-IPMN为分支胰管扩张延伸至主胰管。SPN为单发、边界清晰、包裹良好、质地不均、血管密度低的占位病变,伴中央或散在坏死灶,囊壁多较厚并伴强化。

PET在良恶性胰腺囊肿的诊断与鉴别诊断具有重要价值。

(二)超声内镜及超声内镜引导下细针穿刺活检

超声内镜(endoscopic ultrasonography,EUS)能更接近病变,可较好地显示囊腔内结构、分隔、多房性、血流情况,并可经超声内镜引导下细针穿刺活检(EUS-FNA)行细胞学及囊液检查,通过检测囊液性状、淀粉酶水平、肿瘤标志物及其他标志物,对胰腺囊肿的诊断与鉴别诊断具有重要意义。同时能够对胰腺囊肿定位,确定其与胃肠壁的位置关系,实时监测进针途径,以准确穿刺囊肿放置引流管,达到治疗的目的。

EUS-FNA 细胞学诊断特异性高,准确的穿刺取样、正确的标本处理、经验丰富的病理医师可提高诊断准确性,但部分患者因穿刺液中细胞成分稀少,无法获取足量细胞的样本行细胞学诊断。

(三)囊液的实验室检查

FNA 抽吸囊液有助于胰腺囊性肿瘤的鉴别诊断,部分学者使用拉线征来衡量囊液的黏稠度,测量黏液线拉伸至断裂时的最大长度,长度越长提示潜在恶性或恶性的可能大。

肿瘤标志物对诊断胰腺囊肿诊断价值有限。囊液肿瘤标志物检测主要包括癌胚抗原(CEA)、CA19-9、CA24-2、CA50、CA125 等,其中 CEA 对区别黏液性和非黏液性囊肿临床意义较大,但其表达水平与胰腺囊肿的良恶性无明显相关性。

囊液淀粉酶水平主要反映胰腺囊肿是否与胰管交通。囊液淀粉酶检测对胰腺假性囊肿的辅助诊断有重要价值,其敏感度高达 94%～100%。在胰腺假性囊肿中,囊液淀粉酶水平较高,通常>250 U/L;而在 SCN 及 MCN 等囊性肿瘤中,囊液淀粉酶的水平大多较低。

此外,IL-1β、K-ras、p53、p16、DPC4、BRCA2、端粒末端转移酶、黏蛋白等一系列分子标志物被用于胰腺囊肿的良恶性鉴别,展现了良好的临床应用前景。

(四)ERCP

ERCP 对胰腺囊肿的诊断与鉴别诊断具有重要意义,ERCP 是了解胰腺囊肿是否与主胰管相交通的最敏感的方法,SCN 和 MCN 与骨髓增殖性疾病不交通,而胰腺假性囊肿和 IPMN 多与骨髓增殖性疾病交通,其中部分 IPMN 患者呈现黏液从扩张的“鱼嘴状”十二指肠乳头溢出的特异性表现。此外,ERCP 可收集胰液行细胞学及生物化学诊断,提高胰腺囊肿良恶性鉴别的准确性。

六、诊断与鉴别诊断

依靠病史、临床症状、体征结合影像学检查多不难作出胰腺囊肿的初步诊断,但进一步明确囊肿的类型(真性囊肿、假性囊肿和囊性肿瘤),尤其是囊性肿瘤,以及其进一步的分类则较为困难,通常需要 CT、MRI、EUS、ERCP、囊液的实验室检查乃至 PET 等多种化验检查联合诊断与鉴别诊断。此外,胰腺囊肿还需与胰腺囊肿、胰腺癌等疾病鉴别。

七、治疗

胰腺囊肿性质不同,恶性潜能不同,相应的治疗措施也不同。真性囊肿原则上手术治疗,在除外囊性肿瘤的前提下,针对囊肿可行内引流术,针对后天性胰管阻塞去除病因治疗;单发的孤立囊肿可行囊肿切除术,胰体尾多发囊肿可采用胰体、尾切除术。

胰腺假性囊肿的治疗时机目前仍存争议,缺乏统一认识。据报道,很大比例的(20%～68%)胰腺假性囊肿可自行吸收消退。因此,对于早期的胰腺假性囊肿,尤其是急性胰腺假性囊肿,病程<6 周,囊肿直径<6 cm,诊断明确,临床症状轻微者,可采用内科保守治疗结合严密的随访观察。通过早期使用生长抑素的类似物,抑制胰液、胰酶分泌,促进囊肿的闭合消退。

手术是治疗胰腺假性囊肿最重要、最有效的方法,根据囊肿位置、大小、性质及有无感染等情况选择内引流术、外引流术或囊肿切除术及胰腺部分切除术。内引流术适用于囊肿成熟、囊壁有足够的强度与厚度者,依据囊肿位置、大小可选择囊肿胃后壁吻合术、囊肿十二指肠吻合术、囊肿空肠 Roux-en-Y 吻合术,原则上要除外囊性肿瘤、于囊肿最低位吻合、吻合口要大(切除部分囊壁)、避免吻合口狭窄或引流不畅、去除囊肿内分隔以充分引流。外引流术简单、易行,但并发症发生率及病死率高,主要适用于病情严重、囊肿体积巨大且增长迅速,并发感染、出血等并发症的患者。随着经皮穿刺置管引流术(percutaneous catheter drainage,PCD)的开展,单纯外引流为目的的手术已被取代。PCD 在达到外引流目的的同时,还具备简单安全、创伤小、可多次治疗并迅速改善患者状况等优点。囊肿及胰腺部分切除术多用于多发胰尾小囊肿。内镜治疗是近年来新兴的治疗方法,通过内镜在假性囊肿与胃肠道间造口并放置支架,使囊肿内容物通过支架流入胃肠道,包括经乳头囊肿引流、内镜囊肿胃引流和内镜囊肿十二指肠引流。

　　胰腺囊性肿瘤,对于临床症状明显、确诊或可疑恶性者推荐手术治疗;对无临床症状、肿瘤较小的患者应积极治疗还是密切随访观察,目前仍存争议。手术以明确诊断、提高长期生存率、缓解临床症状为目的,以完整切除病变、适当清扫局部淋巴结、尽可能保留胰腺实质,以及剩余胰腺的重建或引流为原则,依据病变位置、病灶多少、患者全身状况、术后生活质量,以及各种术式的并发症及病死率选择术式。常用术式包括保留胰腺的切除术、局部胰腺切除术及全胰腺切除术。SCN 无恶变倾向,为良性肿瘤,如有临床症状、>4 cm 及囊性病变性质不确定可手术治疗,但一般不需清扫胰周淋巴结。MCN 具有恶变倾向,建议采取肿瘤根治性切除术,可根据病变位置选择保留幽门的胰十二指肠切除术、节段性胰腺切除术或胰腺远端切除术等,通常不必清扫胰周淋巴结。MD-IPMN 及 MT-IPMN 均建议手术治疗,根据病变范围行胰十二指肠切除术、远端胰腺切除术等;BD-IPMN的恶变倾向相对较低,对囊肿体积迅速增大、高级别异型增生的患者行手术治疗。SPN 主要采取手术治疗,根据病变位置可行局部切除术、保留十二指肠的胰头切除术、胰腺节段切除术、胰腺远端切除术。对周围组织结构有明显侵犯者,应当予以扩大切除范围,但不需要常规清扫胰周淋巴结。近年来,部分学者开始尝试应用非手术治疗胰腺囊性肿瘤,主要有EUS 引导下注射消融术、光动力疗法,以及放化疗,取得了一定的临床疗效,但还有待于进一步研究探讨。

(董倩倩)

参考文献

[1] 刘国伟.消化道常见病内镜诊断图谱[M].沈阳:辽宁科学技术出版社,2021.

[2] 杨云生,陈旻湖,唐承薇.临床消化病学图解[M].北京:科学技术文献出版社,2021.

[3] 王韶峰.消化系统常见疾病内镜表现及治疗图谱[M].长春:吉林大学出版社,2022.

[4] 关景明,马骁,李冀,等.消化系统疾病诊疗与康复[M].北京:科学出版社,2021.

[5] 田淇第,陈爱武,张其昌.消化系统慢性病诊断与治疗[M].郑州:河南科学技术出版社,2021.

[6] 吴萍.消化内科临床实践[M].天津:天津科学技术出版社,2021.

[7] 陈玉龙.消化心身疾病基础与临床[M].北京:科学出版社,2021.

[8] 焉鹏.消化内科疑难病例解析[M].济南:山东科学技术出版社,2022.

[9] 王晓艳,刘世坤,袁洪,等.消化系统疾病处方速查[M].北京:人民卫生出版社,2021.

[10] 白丽萍.消化系统疾病诊疗精要[M].天津:天津科学技术出版社,2021.

[11] 马立兴,张诒凤,王超颖,等.消化内科诊疗常规[M].哈尔滨:黑龙江科学技术出版社,2022.

[12] 刘娜.消化系统疾病理论基础与实践[M].哈尔滨:黑龙江科学技术出版社,2021.

[13] 翟兴红.消化病中西医诊疗手册[M].北京:中国中医药出版社,2022.

[14] 陈曦.消化系统疾病内科诊治要点[M].北京:科学技术文献出版社,2021.

[15] 张慧.消化系统疾病诊断与治疗策略[M].成都:四川科学技术出版社,2021.

[16] 薛萌.消化系统疾病与内镜技术进展[M].天津:天津科学技术出版社,2021.

[17] 王强.消化内科疾病理论基础与诊治实践[M].哈尔滨:黑龙江科学技术出版社,2021.

[18] 田九振.精编消化疾病诊疗学[M].长春:吉林科学技术出版社,2022.

[19] 魏新亮,宋慧,魏思忱,等.消化科医师处方手册[M].郑州:河南科学技术出版社,2020.

[20] 乔永法.消化系统疾病临床诊治与新进展[M].天津:天津科学技术出版社,2021.

[21] 李茜.消化内镜科普手册[M].成都:四川大学出版社,2022.

[22] 杜晓健.消化系统疾病临床诊断与治疗[M].昆明:云南科技出版社,2020.

[23] 唐印华,田永刚,张新,等.消化系统经典病例诊疗思维与实践[M].北京:清华大学出版社,2021.

[24] 常惠礼,黎小妍,吴新荣,等.消化系统疾病[M].北京:人民卫生出版社,2021.

[25] 苗秋实.现代消化内科临床精要[M].北京:中国纺织出版社,2021.

[26] 穆红.消化系统疾病诊疗[M].天津:天津科学技术出版社,2020.

[27] 唐艳.消化内科常见疾病诊疗方法[M].西安:陕西科学技术出版社,2021.

［28］施瑞华.内镜下消化病微创治疗［M］.北京：科学技术文献出版社,2020.

［29］陈磊,柏健鹰,刘爱民,等.消化内镜治疗学典型病例图谱［M］.北京：科学技术文献出版社,2021.

［30］张国欣,张莉,柳朝晴.消化内科常见疾病治疗与护理［M］.北京：中国纺织出版社,2021.

［31］周平红,钟芸诗,姚礼庆.消化内镜治疗学［M］.上海：复旦大学出版社,2020.

［32］谭松.消化系统疾病临床诊断与治疗［M］.昆明：云南科技出版社,2020.

［33］戴文玲.现代消化内科疾病诊治与护理［M］.长春：吉林科学技术出版社,2020.

［34］任旭,杨幼林,张德凯.消化内科主治医生 550 问［M］.北京：中国协和医科大学出版社,2021.

［35］王岩.实用消化系统疾病诊断与治疗［M］.沈阳：沈阳出版社,2020.

［36］宋亚华,安苗,秦赟,等.胃肠息肉患者实施无痛消化内镜下高频电刀治疗对并发症及术后恢复的影响［J］.现代消化及介入诊疗,2022,27(5):603-605.

［37］向谦,周婷,熊玲,等.非酒精性脂肪肝病患者粪便中短链脂肪酸改变的临床研究［J］.四川医学,2021,42(1):40-44.

［38］王天懿,李鑫,徐有青.酒精性肝硬化与非酒精性脂肪性肝硬化的临床特征比较［J］.中国医刊,2022,57(8):848-850.

［39］刘铁刚.雷贝拉唑钠肠溶片与胃复春片联合治疗慢性胃炎伴反流性食管炎的临床效果评价［J］.当代医学,2022,28(9):117-119.

［40］李梅英,董卫青.铝碳酸镁联合奥美拉唑治疗老年胃食管反流症的临床疗效观察［J］.中国药物与临床,2021,21(1):79-80.